Hefte zur Unfallheilkunde
Beihefte zur Zeitschrift „Unfallheilkunde/
Traumatology"
Herausgegeben von J. Rehn und L. Schweiberer

163

4. Deutsch-Österreichisch-Schweizerische Unfalltagung in Lausanne

8. bis 11. Juni 1983

47. Jahrestagung
der Deutschen Gesellschaft für Unfallheilkunde e. V.

19. Jahrestagung der Österreichischen Gesellschaft
für Unfallchirurgie

69. Jahrestagung der Schweizerischen Gesellschaft
für Unfallmedizin und Berufskrankheiten

Kongreßbericht zusammengestellt von
U. Heim J. Poigenfürst C. Burri

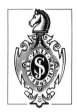

Springer-Verlag
Berlin Heidelberg New York Tokyo 1984

Reihenherausgeber:

Prof. Dr. Jörg Rehn, Chirurgische Klinik und Poliklinik
der Berufsgenossenschaftlichen Krankenanstalten „Bergmannsheil",
Hunscheidtstraße 1, D-4630 Bochum

Prof. Dr. Leonhard Schweiberer, Direktor der Abteilung für Unfallchirurgie der Chirurgischen Universitätsklinik, D-6650 Homburg/Saar

Deutsche Gesellschaft für Unfallheilkunde e. V.
Präsident: Prof. Dr. Caius Burri, Ärztlicher Direktor der Abteilung für Unfallchirurgie, Hand-, Plastische und Wiederherstellungschirurgie der Universität Ulm, Steinhövelstr. 9, D-7900 Ulm
Generalsekretär: Prof. Dr. Alfred Pannike, Direktor der Abteilung für Traumatologie am Zentrum für Chirurgie der Universität Frankfurt, Theodor-Stern-Kai 7, D-6000 Frankfurt

Österreichische Gesellschaft für Unfallchirurgie
Präsident: Primarius Prof. Dr Johannes Poigenfürst, Ärztlicher Leiter der Allgemeinen Unfallversicherungsanstalt Unfallkrankenhaus Lorenz Böhler, Donaueschingenstraße 13, A-1200 Wien
Sekretär: OA Dr. Heinz Kuderna, Unfallkrankenhaus Lorenz Böhler, Donaueschingenstraße 13, A-1200 Wien

Schweizerische Gesellschaft für Unfallmedizin und Berufskrankheiten
Präsident: Priv.-Doz. Dr. Urs Heim, Chirurgie FMH, Thunstraße 106, CH-3074 Muri-Bern
Sekretäre: Prof. Dr. Hans Schlegel, Chefarzt SUVA, Fluhmattstraße 1, CH-6002 Luzern
Dr. Pierre Corboud, Chirurgie FMH, Rue Vogt 3, CH-1700 Fribourg

Mit 111 Abbildungen

ISBN 3-540-12603-1 Springer-Verlag Berlin Heidelberg New York Tokyo
ISBN 0-387-12603-1 Springer-Verlag New York Heidelberg Berlin Tokyo

CIP-Kurztitelaufnahme der Deutschen Bibliothek. Deutsch-Österreichisch-Schweizerische Unfalltagung:
... Jahrestagung d. Dt. Ges. für Unfallheilkunde e.V. ; ... Jahrestagung d. Österr. Ges. für Unfallchirurgie ;
... Jahrestagung d. Schweizer. Ges. für Unfallmedizin u. Berufskrankheiten ; Kongressbericht. - Berlin ;
Heidelberg ; New York ; Tokyo : Springer. ISSN 0340-1464. Teilw. mit d. Erscheinungsorten Berlin,
Heidelberg, New York. NE: Deutsche Gesellschaft für Unfallheilkunde. 4. In Lausanne, 8. bis 11. Juni 1983 :
47. Jahrestagung d. Dt. Ges. für Unfallheilkunde e.V. ; 19. Jahrestagung d. Österr. Ges. für Unfallchirurgie ;
69. Jahrestagung d. Schweizer. Ges. für Unfallmedizin u. Berufskrankheiten. - 1984.
(Hefte zur Unfallheilkunde ; 163)
ISBN 3-540-12603-1 (Berlin ...)
ISBN 0-387-12603-1 (New York ...)
NE: GT

Das Werk ist urheberrechtlich geschützt. Die dadurch begründeten Rechte, insbesondere die der Übersetzung, des Nachdruckes, der Entnahme von Abbildungen, der Funksendung, der Wiedergabe auf photomechanischem oder ähnlichem Wege und der Speicherung in Datenverarbeitungsanlagen bleiben, auch bei nur auszugsweiser Verwertung vorbehalten. Die Vergütungsansprüche des § 54, Abs. 2 UrhG werden durch die 'Verwertungsgesellschaft Wort', München, wahrgenommen.

© by Springer-Verlag Berlin Heidelberg 1984
Printed in Germany

Die Wiedergabe von Gebrauchsnamen, Handelsnamen, Warenbezeichnungen usw. in diesem Buch berechtigt auch ohne besondere Kennzeichnung nicht zu der Annahme, daß solche Namen im Sinne der Warenzeichen- und Markenschutz-Gesetzgebung als frei zu betrachten wären und daher von jedermann benutzt werden dürften.

Produkthaftung: Für Angaben über Dosierungsanweisungen und Applikationsformen kann vom Verlag keine Gewähr übernommen werden. Derartige Angaben müssen vom jeweiligen Anwender im Einzelfall anhand anderer Literaturstellen auf ihre Richtigkeit überprüft werden.

Druck- und Bindearbeiten: Beltz Offsetdruckerei, Hemsbach/Bergstr.
2124/3140-5 4 3 2 1 0

Geleitwort

Der Bundesrat heißt die Teilnehmer an der 4. Deutsch-Österreichisch-Schweizerischen Unfalltagung, die zum zweitenmal in der Schweiz stattfindet, herzlich willkommen. Ein besonderer Gruß sei an die Besucher aus Deutschland und aus Österreich gerichtet, die mit ihrem Erscheinen mithelfen, menschliche Kontakte und fachliches Wissen und Können über die Landesgrenzen hinaus zu vertiefen. Solche gemeinsamen Veranstaltungen sind, gerade für Fachgebiete mit einer sehr schnellen wissenschaftlichen Entwicklung – wie die Unfallchirurgie – von hohem Wert.

Die Unfallchirurgie hat im Laufe der letzten zwei Jahrzehnte eine große Bedeutung erlangt, sowohl bei der Behandlung von frischen Verletzungen bei Verkehrs-, Sport- und Arbeitsunfällen als auch bei der sekundären Beseitigung verbliebener Unfallfolgen. Die großen Leistungen auf diesen Gebieten und die allgemein anerkannten Fortschritte in Diagnostik und Therapie sind das Verdienst Ihrer Fachrichtung. Dafür empfangen Sie unser aller Dank. Gleichzeitig sollen die bisherigen großen Erfolge Sie ermuntern, weiter zu forschen und nach praktischen Lösungen zu suchen, um weitere Fortschritte zu erzielen.

Die heutige Lage im Gesundheitswesen der entwickelten Länder ist – gerade in Ihrem Kreise – bekannt: Stichworte wie Kostenexplosion und Vertechnisierung mögen genügen. Wie kann dieser Entwicklung begegnet werden? Welche grundsätzlichen Überlegungen drängen sich auf? Einmal müssen wir uns alle im Gesundheitsbereich vermehrt des Wortes Verzicht erinnern. Es gilt dies für Nachfrager wie für Anbieter, für Behörden wie für Einzelpersonen. Ein zentraler Punkt gilt der persönlichen Verantwortung: jeder muß und soll sich selber für seine Gesundheit verantwortlich fühlen. Die Verstärkung der Prävention im allgemeinen und der Unfallverhütung im besonderen ist ein weiteres Anliegen. Schließlich ist die Zusammenarbeit zwischen den im Gesundheitswesen beteiligten Kreisen wie Behörden, Ärzteschaft, Krankenkassen, medizinische Fakultäten usw. zu vertiefen. Grundsätzlich: ein Umdenken und ein Neubesinnen ist vonnöten.

Ich wünsche allen Teilnehmern der Tagung Bereicherung in fachlicher und menschlicher Hinsicht. Ich würde mich freuen, wenn Sie daneben etwas Zeit zur Entdeckung der landschaftlichen und kulturellen Reize dieser Gegend fänden.

Alphons Egli, Bundesrat

Vorwort

Das wissenschaftliche Programm der 4. Deutsch-Österreichisch-Schweizerischen Unfalltagung, die vom 8.–11. Juni 1983 in Lausanne stattfand, gliederte sich in 5 Teile: a) 7 Hauptthemen; b) „neue Erfahrungen" in Diagnostik, Operationstechnik und klinischen Beobachtungen; c) „experimentelle Traumatologie"; d) „freie Mitteilungen" zu den Hauptthemen, und e) eine Posterschau.

Die Vorträge über „experimentelle Traumatologie" und „neue Erfahrungen" konnten unter der redaktionellen Leitung von C. Burri früh zusammengefaßt und gedruckt werden. Der entsprechende Forumband – Band 165 in der Reihe ‚Hefte zur Unfallheilkunde' – ist bereits publiziert und lag bei Kongreßbeginn vor. Seine 1. Auflage war damals schon vergriffen. Nachdrucke sollen folgen.

Die Publikation der Vorträge zu den Hauptthemen, der freien Mitteilungen sowie der ausgestellten Poster war einem zweiten Hauptband vorbehalten. Dieser enthält also die Vorträge und Rundtischgespräche über Abdominaltrauma, Verletzungen der Wirbelsäule, Verletzungen der Schulterweichteile, Therapie der Gesichtsschädelverletzungen, Traumatologie im Katastrophenfall, neuropsychiatrische Folgen des Schädel-Hirn-Traumas, Knorpelläsionen and Knie- und Sprunggelenk. Die dazugehörigen freien Mitteilungen wurden den Hauptthemen angegliedert, ebenso die Texte der ausgestellten Poster. Freie Mitteilungen ohne Bezug zu den Hauptthemen und die Texte der entsprechenden Poster figurieren am Schluß. Der Umfang der Manuskripte mußte erheblich eingeschränkt werden, wofür sich die Herausgeber bei den Autoren nochmals entschuldigen möchten. Es gelang uns, fast alle wissenschaftlichen Beiträge zu veröffentlichen. Wir danken den Autoren für die Einhaltung der redaktionellen Vorschriften sowie die fristgerechte Zusendung der Manuskripte.

Dem Springer-Verlag danken wir für seine Bereitschaft, auch diesen zweiten Band in der gewohnt perfekten Form und vorbildlichen Ausstattung erscheinen zu lassen. Der Band möge mithelfen, die Erinnerungen an die 4. Deutsch-Österreichisch-Schweizerische Unfalltagung in Lausanne wachzuhalten.

U. Heim
J. Poigenfürst
C. Burri

Posterpreise

Für die Posterausstellung wurde ein Wettbewerb mit 3 Preisen ausgeschrieben. Diese sind von den 3 Gesellschaften im Pool gestiftet worden. Die Beurteilung der Poster erfolgte durch eine Jury, bestehend aus Vorstandsmitgliedern.

Folgende Poster wurden ausgezeichnet:

1. Preis

„Indikationsstellung und Resultate der Osteosynthesen von 100 HWS-Verletzungen" von M. Aebi, J. Mohler und G. A. Zäch, Basel (s. S. 169)

2. Preis

„Indikation zur Operation und operative Möglichkeiten bei Verletzungen der unteren Brust- und Lendenwirbelsäule" von H. Daniaux, W. Russe, D. Zur Nedden, T. Lang, H. Resch, K. Suckert, R. Sailer und W. Gell, Innsbruck (s. S. 170)

3. Preis

„Grenzen der konservativen Behandlung bei Halswirbelfrakturen, Luxationen und Luxationsfrakturen mit und ohne Teillähmung" von B. Zifko und G. Prendinger, Wien (s. S. 171)

Die Preisverleihung mit Übergabe der Urkunden erfolgte am Vormittag des 11. Juni 1983 im großen Vortragssaal des Palais de Beaulieu in Lausanne durch den Präsidenten der Jury, Prof. E. Baur, Luzern.

Mitarbeiterverzeichnis*

Aebi, M. 162[1], 169
Ahlers, J. 98
Ahnefeld, F. W. 272
Arndt, M. 91
Aigner, K. 87

Bader, B. 385
Balasch, H. 82
Bandi, W. 213
Bartels, H. 215
Bartsch, H. 164
Bauer, J. 25, 154
Bauknecht, K.-J. 83
Beck, E. 185, 199
Benedetto, K. P. 372
Bertha, G. 308, 311
Berg, R. 368
Bernett, P. 366, 386
Betz, A. 376
Bilow, H. 153
Bindewald, H. 33
Bock, W. J. 399
Böhler, J. 121, 145
Böhler, A. 131
Börner, M. 159
Bötel, U. 150
Boltze, W.-H. 157
Brandebur, O. 154
Brandenberg, J. 331
Braun, A. 396
Breyer, H.-G. 83
Brinkmann, K. E. 149
Brückner, W. L. 82
Brusic, V. 213
Buchinger, W. 92
Burch, H. B. 200
Burri, C. 3

Charissis, G. 83
Clodius, L. 245
Contzen, H. 255, 268
Clemens, M. 91
Cremer, K. 151

Daniaux, H. 148, 170
Decker, S. 381
Deigentesch, N. 386
Dietz, J. 364
Dingels, W. R. 204
Dolder, E. 307
Dürig, M. 86

Egkher, E. 385
Egli, M. 286, 304
Egloff, D. V. 390
Ehrenberger, K. 232, 240
Eitel, F. 376
Eke, G. 306
Engelhardt, P. 376
Erdweg, W. 172
Eulenberger, J. 213

Faensen, M. 217
Farkas, T. 357, 374, 384
Fasol, P. 400
Feifel, G. 50, 75
Feldkamp, G. 358
Fill, H. 101
Flaschka, G. 311
Flesch, R. 80
Frank, G. 275, 304
Frei, E. 96, 263, 268
Frey, D. 311
Friedebold, G. 204

Galis, D. 203
Galle, P. 99, 199
Ganz, R. 378
Gaudernak, T. 317
Gelehrter, G. 161
Gell, W. 170
Gemmel, H.-W. 167
Gemperle, M. 68, 75
Genoni, M. 371
Glötzer, W. 372
Goris, R. J. A. 83
Gotzen, L. 334
Goymann, V. 365
Graeber, M. 366
Gronert, H.-J. 208
Grote, W. 163
Güssbacher, A. 396
Guthy, E. 83

Häuptli, J. 97, 244
Hager, J. 101
Hamster, W. 309, 397
Harder, F. 86
Harland, U. 368
Harms, J. 149, 158
Haspel, J. 100
Hasper, F. 382
Hatz, O. 388
Hauser, J. 85
Havemann, D. 311
Heberer, M. 86
Heckl, R. W. 158
Heim, Ch. 380
Heim, U. 1
Helbing, G. 327
Henneking, K. 87

---
* Die Anschrift jedes erstgenannten Autors ist bei dem entsprechenden Beitrag angegeben
[1] Seite, auf der der Beitrag beginnt

Herfarth, C. 33, 75
Herrmann, F. 83
Hertel, P. 313
Hertz, H. 131, 145, 389
Herzog, U. 209
Hesse, J. 322
Hesse, W. 322
Hierholzer, G. 342
Hildebrandt, U. 50
Höllerl, G. 95
Horaczek, A. 235
Hossli, G. 250, 268
Hovy, L. 369
Huggler, A. H. 209
Hummel, A. 149

Ittner, G. 99

Jäger, M. 192, 199
Jahna, H. 156
Jeannet, E. 257, 268
Jekić, M. L. 208
Johner, R. 200
Jost, J. O. 91

Kaiser, G. 79
Kalbe, P. 360
Kamran, D. 87
Kefenbaum, A. 204
Keller, H. 358
Kempf, L. 149, 152
Keyl, W. 192
Kieser, Ch. 358
Kind, H. 279, 304
Kieninger, G. 101
Kinzl, L. 128, 145
Kirschner, P. 363
Kistler, D. 100
Klaiber, R. 307
Klaue, P. 88
Kleinfeld, F. 172
Kleinschmidt, J. 82
Knoch, M. 89, 94
Koelbing, H. M. 17
Kohn, D. 192
Kollmann, H. 242

Kovisek, G. 338
Kratzat, R. 396
Kraumann, H. 103
Krösl, W. 168
Kroitzsch, U. 99, 212
Kümmerle, F. 80, 90
Künzi, W. 307, 244
Kuner, E. H. 377
Kunz, M. 206
Kutscha-Lissberg, E. 235

Ladurner, G. 308, 311
Lang, H.-D. 151
Lang, D. 155
Lang, T. 148
Largiadèr, J. 96
László, G. 391
Lauber, A. 85
Laumann, U. 201
Lechner, H. 311
Lehrberger, K. 334
Leitgeb, N. 387
Leutenegger, A. 271
Leyendecker, K. 159
Lies, A. 359
Lindenmaier, H. L. 377
Link, W. 94
Löfke, H. 81
Lottersberger, E. 387
Ludin, H.-P. 284
Ludolph, E. 168
Lumenta, C. B. 399
Lutz, G. 145

Maag, F. 304
Mähring, M. 110
Marberger, H. 58, 75
Marcus, D. 218
Maronna, U. 367
Martinek, H. 212
Marty, A. 85
Matter, J. 87
Matuschka, H. 92
Maurer, J. 79
Mayer, H.-R. 101
Mayer, K. 309, 397
Mayer, R. 100

Meeder, P. J. 370
Mehrkens, H. H. 272
Meier, H. 89
Melzer, C. 202
Menardi, G. 101
Menke, W. 388
Meyer, J. 91
Möllhoff, G. 297, 304
Mohler, J. 162, 169
Morscher, E. 138, 145
Moser, K. D. 160, 392
Müller, A. 218
Müller, G. 100, 101
Müller, H. A. 207
Müller, H. J. 366
Müller, K. H. 204
Müller, We. 180
Müller-Färber, J. 167
Muhr, G. 136, 145
Mumenthaler, M. 284, 304
Musil, F. 306

Narakas, A. 211
Nath, G. 83
Nemes, G. 357, 374, 384
Neugebauer, W. 101
Noesberger, B. 378

Oberli, H. 203
Ochsner, P. E. 371, 383
Ode, A. 364
Oestern, H.-J. 161
Opitz, A. 235, 240, 389
Ostorharics-Horváth, G. 306

Paar, O. 366
Pabst, R. 87, 102
Paeslack, U. 165
Parzer, R. 362
Pauluzzi, C. 161
Pechlaner, S. 393, 394
Peiper, H.-J. 81
Peitsch, W. 81
Pellet, S. 243
Pennig, D. 91

Pepersack, W. 244, 245
Petracic, B. 151
Pfeifer, K.-J. 25
Pfister, U. 364, 370
Pfulg, M. E. 245
Piek, J. 399
Pilars de Pilar, C. E. 82
Piotrowski, W.-P. 242
Plaue, R. 152
Pöldinger, W. 201, 304
Poigenfürst, J. 2, 338
Pralle, H. 87
Prendinger, G. 171
Priesching, A. 41, 75
Probst, C. 227
Probst, J. 114, 145, 401
Puhl, W. 165
Puhlvers, E. 166, 365

Quintus, D. 152

Raaymakers, E. L. F. B. 375
Radanov, B. 284
Raemy, H. 200
Rahmanzadeh, R. 217
Rath, H. 270
Raveh, J. 396
Reczek, W. 387
Refior, H. J. 202, 210
Rehn, J. 199
Reilmann, H. 84, 102
Reiser, M. 215
Renner, A. 357, 374, 384
Resch, H. 148, 170
Reschauer, R. 158, 243, 308, 311
Ritter, G. 218, 363
Rogge, D. 360
Rogner, O. 311
Roosen, K. 163
Rossi, R. 272
Rückert, K. 80, 90
Rüedi, Th. 46, 75, 271
Rühl, H. 83
Rüter, A. 351

Ruidisch, M. H. 155
Russe, W. 148, 170
Rychtařik, F. 103

Sailer, R. 170
Sandbach, G. 273
Scale, D. 361, 367
Schabus, R. 131, 175
Scharf, W. 338
Schatz, K. 161
Scharplatz, D. 271, 380
Schedl, R. 273, 400
Scheele, J. 80, 94
Scheuer, J. 358
Schild, H. 388
Schilli, W. 219
Schlenkhoff, D. 25
Schmid, A. 79
Schmid, L. 93
Schmitt-Neuerburg, K. P. 163
Schneider, G. 308
Schneider, H. 338
Schnetzer, J. 92
Schreiber, A. 331
Schreyer, T. 80
Schwarzkopf, W. 98, 363
Schrötner, O. 158
Schröttner, O. 243
Schweiberer, L. 25, 75, 376
Schweiger, H. 94
Schwiedernoch, G. 165
Sebek, W. 400
Seegerer, K. 270
Seemann, P.-S. 209
Segantini, P. 96, 97
Seggl, W. 243
Seith, G. 87
Servit, Z. 306
Sieber, A. 203
Sieber, G. 83
Skorpik, G. 317
Šlégl, O. 103
Spängler, H. 93, 273, 400
Spich, P. 164
Spier, R. 157, 206

Springorum, H. W. 379
Srnka, D. 216
Stadler, H. 95
Stäubli, H. U. 200, 378
Stanković, P. 81
Starker, M. 80, 90
Stenzl, W. 95
Stich, H. 396
Stix, P. 311
Stoltze, D. 149, 158
Strauch, D. 166
Streli, R. 160
Strickner, M. 93, 400
Strohecker, J. 242
Stürz, H. 210
Sükösd, L. 372
Suckert, K. 148, 170
Suren, E. G. 247, 268
Szyszkowitz, R. 110, 145, 158

Terbrüggen, D. 382
Thümler, P. 166, 365
Tiedtke, R. 217
Tiling, Th. 79
Timmermans, C. J. 375
Tritthart, H. 158, 243
Tscheliessnigg, K. H. 95
Tscherne, H. 161
Turi, A. 372

Urbanský, M. 154
Urfer, K. 85

van der Sluis, R. F. 83
van der Werken, C. 83
Verdan, C. 5
Voesten, H. G. J. 375
Vogel, K. 151
Vogl, W. 393
Volkert, R. 388

Wagner, M. 175, 199
Walser, H. 307
Walz, P. 98
Wanivenhaus, A. 362
Weigand, H. 218

Weigert, M. 164
Weise, K. 370
Weiss, H. 163
Wentzensen, A. 364
Wetzel, E. 149
Widhalm, R. 362
Wilker, D. 376

Wilmer, K.-G. 165
Wischhöfer, E. 270
Wörsdörfer, O. 105, 145
Wolf, N. 80

Zäch, G. A. 162, 169
Zellweger, G. 96, 97

Zichner, L. 361, 369
Zifko, B. 171
Zilch, H. 204
Zimmermann, J. 357, 374, 384
Zollinger, H. 331, 371, 383
Zur Nedden, D. 148, 170

Inhaltsverzeichnis

Eröffnungsansprachen 1

Präsident der Schweizerischen Gesellschaft für Unfallmedizin und
Berufskrankheiten (U. Heim) 1

Präsident der Österreichischen Gesellschaft für Unfallchirurgie (J. Poigenfürst) 2

Präsident der Deutschen Gesellschaft für Unfallheilkunde e. V. (C. Burri) 3

Ehrenpräsident (C. Verdan) 5

Festvortrag:
Paracelsus und seine „Grosse Wundartzney" (1536/37) (H. M. Koelbing) 17

I. Abdominaltrauma 25

Diagnostik des Abdominaltraumas (L. Schweiberer, J. Bauer, K.-J. Pfeifer und
D. Schlenkhoff) 25

Splenektomie – Immunologische Aspekte (C. Herfarth und H. Bindewald) 33

Versorgung der schweren Leberverletzung (A. Priesching) 41

Verletzungen des Magen-Darm-Traktes (Th. Rüedi) 46

Verletzungen von Pankreas und Duodenum (G. Feifel und U. Hildebrandt) 50

Nierenverletzung bei stumpfen Bauchtraumen (H. Marberger) 58

Pathophysiologie des Abdominaltraumas (M. Gemperle) 68

Rundtischgespräch
(Leitung: M. Allgöwer, H. Spängler) 75

Freie Mitteilungen 79

Wertigkeit der Ultraschalldiagnostik beim stumpfen Bauchtrauma
(Th. Tiling, A. Schmid, J. Maurer und G. Kaiser) 79

Ultraschall und Peritoneallavage in der Diagnostik des stumpfen Bauchtraumas
(K. Rückert, M. Starker, T. Schreyer und F. Kümmerle) 80

Stellenwert der Peritonealspülung in der Diagnostik des stumpfen Bauchtraumas
(N. Wolf, J. Scheele und R. Flesch) 80

Stellenwert der Peritoneallavage in der Diagnostik des stumpfen Bauchtraumas
(P. Stanković, W. Peitsch, H.-J. Peiper und H. Löfke) 81

Humorale Immunveränderungen nach Splenektomie
(J. Kleinschmidt, C. E. Pilars de Pilar, W. L. Brückner und H. Balasch) 82

Immunologische Befunde nach traumabedingter Splenektomie
(H.-G. Breyer, H. Rühl, G. Sieber, F. Herrmann, K.-J. Bauknecht und C. Charissis) .. 83

Vergleichende Untersuchungen zur Behandlung von Milzverletzungen mit YAG-Laser und Infrarotkontaktkoagulation
(C. van der Werken, R. J. A. Goris, R. F. van der Sluis, E. Guthy und G. Nath) 83

Blutstillung der verletzten Milz durch Infrarotkontaktkoagulation
(H. Reilmann und E. Guthy) 84

Zur organerhaltenden Versorgung von Milzverletzungen
(A. Marty, J. Hauser, K. Ufer und A. Lauber) 85

Die Replantation autologen Milzgewebes. – Eine Alternative zur Splenektomie?
(M. Dürig, M. Heberer und F. Harder) 86

Orthotope Regeneration nach Milzruptur im Kindesalter und im Tiermodell bei verschiedenen organerhaltenden Operationstechniken
(D. Kamran und R. Pabst) 87

Splenektomie und Reimplantation von Milzgewebe nach Bauchtrauma unter Berücksichtigung immunologischer Parameter
(K. Henneking, K. Aigner, G. Seith, H. Pralle und I. Matter) 87

Intraabdominelle Begleitverletzungen bei Milzrupturen (P. Klaue) 88

Diagnostik und Behandlung der Zwerchfellruptur (M. Knoch und H. Meier) 89

Chirurgie der Pankreasverletzungen (M. Rückert, M. Starker und F. Kümmerle) 90

Pankreasverletzungen nach stumpfem Bauchtrauma
(D. Pennig, M. Clemens, J. O. Jost, J. Meyer und M. Arndt) 91

Retroperitoneale Duodenalverletzung bei geschlossenen und penetrierenden Abdominaltraumen (J. Schnetzer, W. Buchinger und H. Matuschka) 92

Die perforierende und penetrierende Bauchverletzung (Erfahrungsbericht über 78 Fälle) (M. Strickner, L. Schmid und H. Spängler) 93

Die operative Versorgung von Leberverletzungen
(W. Link, M. Knoch, J. Scheele und H. Schweiger) 94

Diagnostik und Versorgung mittels Fibrinklebung bei Leber- und Milzverletzungen (H. Stadler, G. Höllerl, W. Stenzl und K. H. Tscheliessnigg) 95

Intrahepatische Hämatome: Diagnose und Therapie unter Berücksichtigung computertomographischer Verlaufskontrollen
(G. Zellweger, P. Segantini, J. Largiadèr und E. Frei) 96

Die Bedeutung des Nierentraumas beim Mehrfachverletzten
(P. Segantini, J. Häuptli und G. Zellweger) 97

Die Verletzungen der Harnröhre bei vorderen Beckenringfrakturen
(J. Ahlers, P. Walz und W. Schwarzkopf) 98

Differenzierte Atemtherapie beim schweren Abdominaltrauma
(W. Koller, N. Mutz, G. Pauser und R. Schedl) 98

Analyse von Fehlindikationen zur Laparotomie beim stumpfen Bauchtrauma
(G. Ittner, P. Galle und U. Kroitzsch) 99

Häufigkeit und Verlauf des Abdominaltraumas beim polytraumatisierten Patienten
(G. Müller, R. Mayer, D. Kistler und J. Haspel) 100

Zur Problematik des stumpfen Bauchtraumas bei begleitendem Schädel-Hirn-Trauma
(H.-R. Mayer, W. Neugebauer, G. Kieninger und C. Müller) 101

Posterpublikationen 101

Verlaufskontrollen nach Lebertraumen im Kindesalter
(J. Hager, G. Menardi und H. Fill) 101

Der Einfluß wiederholter Antigenstimulation auf die Regeneration autologer
Milzreplantate (H. Reilmann und R. Pabst) 102

Die zweizeitige Milzruptur (H. Kraumann, O. Šlégl und F. Rychtařik) 103

II. Verletzungen der Wirbelsäule 105

Pathophysiologie der Wirbelsäulenverletzungen (O. Wörsdörfer) 105

Diagnostik der Wirbelsäulenverletzungen (R. Szyszkowitz und M. Mähring) 110

Konservative Therapie der Wirbelsäulenverletzungen (J. Probst) 114

Operative Therapie der Verletzungen der Halswirbelsäule (J. Böhler) 121

Operative Therapie der Verletzungen von Brust- und Lendenwirbelsäule (L. Kinzl) .. 128

Primärbehandlung der Querschnittläsion (H. Hertz, R. Schabus und A. Böhler) .. 131

Therapie der pathologischen Wirbelfrakturen (G. Muhr) 136

Operative Korrektur posttraumatischer Wirbelsäulendeformitäten (E. Morscher) ... 138

Rundtischgespräch
(Leitung: H. Tscherne, M. E. Müller) 145

Freie Mitteilungen 148

Die Bedeutung der Computertomographie (CT) für die operative Planung von
Wirbelsäulenverletzungen
(H. Daniaux, D. Zur Nedden, W. Russe, T. Lang, H. Resch und K. Suckert) 148

Die Probleme der Diagnostik bei Frakturen im zervikothorakalen Übergang
(K. E. Brinkmann, J. Harms und D. Stoltze) 149

Der Stellenwert der Computertomographie und Szintigraphie in der
Wirbelbruchdiagnostik (A. Hummel, E. Wetzel und L. Kempf)............... 149

Die instabilen Verletzungen der unteren LWS. Unfallanalysen, Behandlung und
Ergebnisse (U. Bötel).. 150

Funktionelle Frühbehandlung bei stabilen Brüchen der Brust- und Lendenwirbelsäule (H.-D. Lang, K. Cremer, B. Petracic und K. Vogel) 151

Indikation und Ergebnisse der funktionellen Wirbelbruchbehandlung
(R. Plaue, L. Kempf und D. Quintus) 152

Funktionelle Ergebnisse nach konservativer Behandlung von Frakturen der Hals- und Lendenwirbelsäule (H. Bilow) 153

Ergebnisse mit der funktionellen Behandlung von Wirbelbrüchen im thorakolumbalen Bereich (O. Brandebur, J. Bauer und M. Urbanský) 154

Ergebnisse der konservativen Behandlung der Halswirbelsäulenverletzung mit Rückenmarkbeteiligung (D. Lang und M. H. Ruidisch) 155

Die konservative Therapie von Frakturen und Luxationsfrakturen des Dens axis
(H. Jahna)... 156

Indikation zur Behandlung von Wirbelbrüchen mit dem 3-Punkte-Stützkorsett nach Bähler-Vogt (W.-H. Boltze und R. Spier) 157

Der posttraumatisch enge Spinalkanal (D. Stoltze, R. W. Heckl und J. Harms) 158

Die Behandlung von Halswirbelverletzungen mit dem Halo-Fixateur externe
(R. Reschauer, R. Szyszkowitz, O. Schrötner und H. Tritthart) 158

Luxationsstückbrüche in der BWS-LWS-Region mit neurologischem Defizit und ihre operative Behandlung mit dem Distraktionsinstrumentarium nach Harrington
(M. Börner und K. Leyendecker) 159

Osteosynthesen an der Halswirbelsäule von vorne (K. D. Moser und R. Streli) 160

Osteosynthesen mit minimaler Versteifung in der Behandlung der
Halswirbelverletzungen (G. Gelehrter †, K. Schatz und C. Pauluzzi) 161

Taktik und Ergebnisse in der operativen Behandlung von
Halswirbelsäulenverletzungen (H.-J. Oestern und H. Tscherne) 161

Indikation, Technik und Resultate der operativen Versorgung von 75 Frakturen des thorakolumbalen Überganges (1978–1982) (J. Mohler, M. Aebi und G. A. Zäch) ... 162

Vorteile der notfallmäßigen Plattenstabilisierung nach Roy-Camille bei instabilen Wirbelsäulenfrakturen Mehrfachverletzter
(K. P. Schmit-Neuerburg, H. Weiss, K. Roosen und W. Grote) 163

Indikation und Technik bei der operativen Behandlung der frischen
posttraumatischen Querschnittlähmung (H. Bartsch, P. Spich und M. Weigert) 164

Zum Problem der Kyphoseentstehung bei traumatischen Querschnittlähmungen
unter Berücksichtigung unterschiedlicher Therapieformen
(W. Puhl, V. Paeslack, G. Schwiedernoch und K.-G. Wilmer) 165

Metastasen im Bereich der Wirbelsäule und ihre operativ-orthopädische Versorgung
(E. Puhlvers, P. Thümler und D. Strauch) 166

Das Schleudertrauma der Halswirbelsäule in der Begutachtung — Ein medizinisches
oder juristisches Problem? (H.-W. Gemmel und J. Müller-Färber) 167

Die Begutachtung des Peitschenschlagsyndroms in der gesetzlichen
Unfallversicherung, in der privaten Unfallversicherung und im Haftpflicht- bzw.
Gerichtsverfahren (W. Krösl) 168

Die vorgeschädigte Wirbelsäule — Ein Problem bei der Unfallbegutachtung
(E. Ludolph) 168

Posterpublikationen 169

Indikationsstellung und Resultate der Osteosynthese von 100 HWS-Verletzungen
(1. Preis Posterwettbewerb) (M. Aebi, J. Mohler und G. A. Zäch) 169

Indikation zur Operation und operative Möglichkeiten bei Verletzungen der
unteren Brust- und Lendenwirbelsäule (2. Preis Posterwettbewerb)
(H. Daniaux, W. Russe, D. Zur Nedden, T. Lang, H. Resch, K. Suckert, R. Sailer
und W. Gell) 170

Grenzen der konservativen Behandlung bei Halswirbelfrakturen, Luxationen und
Luxationsfrakturen mit und ohne Teillähmung (3. Preis Posterwettbewerb)
(B. Zifko und G. Prendinger) 171

Zur Behandlung von Frakturen der Halswirbelsäule mit dem Halo-Fixateur externe
(F. Kleinfeld und W. Erdweg) 172

III. Verletzungen der Schulterweichteile 175

Pathophysiologie der Schulterverletzung (M. Wagner und R. Schabus) 175

Klinische und radiologische Diagnostik der Schulterverletzungen (We. Müller) 180

Die Schulterluxation (E. Beck) 185

Verletzungen der Rotatorenmanschette (M. Jäger, W. Keyl und D. Kohn) 192

Rundtischgespräch
(Leitung: J. Rehn, P. Galle) 199

Freie Mitteilungen 200

Radiologisches Vorgehen bei der Schulterluxation
(R. Johner, H. B. Burch, H. U. Stäubli und H. Raemy) 200

Funktionsdiagnostik des Schultergelenks — elektromyographische und
stereophotographische Untersuchungen (U. Laumann) 201

Makroskopische und mikroskopische Autopsiebefunde an der Rotatorenmanschette.
Eine Untersuchung an 100 Schultergelenken (C. Melzer und H. J. Refior) 202

Schulterreposition ohne Narkose. Erfahrungen mit der Technik nach Nöller
(H. Oberli, D. Galis und A. Sieber) 203

Zur Entwicklung einer habituellen Schulterluxation aus einer ersten traumatischen
Luxation (H. Zilch, G. Friedebold und A. Kefenbaum) 204

Habituelle Schulterluxation — Eine retrospektive Studie nach 267 Erstverrenkungen
(K. H. Müller und W. R. Dingels) 204

Langzeitergebnisse nach der Behandlung von Schulterverrenkungen mit dem
Brust-Arm-Gips (R. Spier und M. Kunz) 206

Traumatische Ausrisse der Rotatorenmanschette und ihre Behandlung
(H. A. Müller und H. Weigand) 207

Die Läsionen der Rotatorenmanschette (M. L. Jekić) 208

Indikationen und operative Technik bei Supraspinatusverletzungen (H.-J. Gronert) . . 208

Klinische Ergebnisse bei 23 operativ behandelten Rotatorenmanschettenrupturen
(P.-S. Seemann, U. Herzog und A. H. Huggler) 209

Rekonstruktion der Rotatorenmanschette über den transakromialen Zugang —
Operative Technik und Ergebnisse (H. J. Refior und H. Stürz) 210

Die Rekonstruktion von Nervus axillaris-Läsionen bei Schultertrauma. Erfahrungen
und Resultate bei 52 operierten Fällen (A. Narakas) 211

Der subakromiale Schmerz: Pathologie, Differentialdiagnose und Therapie
(H. Martinek und U. Kroitzsch) 212

Posterpublikationen 213

Das Außenrotationsphänomen bei Rotatorenruptur, eine Funktionsumstellung
des M. subscapularis? (W. Bandi, J. Eulenberger und V. Brusic) 213

Die Computertomographie in der Diagnostik von Schultergelenkverletzungen
(H. Bartels und M. Reiser) 215

The Indication for a Modified Putti-Platt Operation for Recurrent Dislocation of
the Shoulder (D. Srnka) 216

Die Behandlung der Schultereckgelenkverletzung unter besonderer Berücksichtigung
des Bandapparates (R. Tiedtke, R. Rahmanzadeh und M. Faensen) 217

Einteilung der Frakturen des proximalen Humerusendes nach biomechanischen,
prognostischen und therapeutischen Gesichtspunkten
(H. Weigand, A. Müller, D. Marcus und G. Ritter) 218

IV. Therapie der Gesichtsschädelverletzungen 219

Die Therapie der Gesichtsschädelverletzungen aus kieferchirurgischer Sicht
(W. Schilli) 219

Neurochirurgische Erfahrungen bei 205 operierten Patienten mit traumatischen
frontobasalen Liquorfisteln (Ch. Probst) 227

Die Therapie der Gesichtsschädelverletzungen aus der Sicht des Otorhinolaryngologen
(K. Ehrenberger) 232

Spätfolgen nach konservativ behandelten frontobasalen Frakturen
(A. Opitz, E. Kutscha-Lissberg und A. Horaczek) 235

Rundtischgespräch
(Leitung: B. Spiessl, H. Kuderna) 240

Freie Mitteilungen 242

Zur Akutversorgung offener Frontobasaltraumen — Primär- und Spätergebnisse
(J. Strohecker, W.-P. Piotrowski und H. Kollmann) 242

Erfahrungen mit der Primärversorgung der offenen Läsionen des Gesichtsschädels
(S. Pellet) 243

Läsionen des Nervus opticus und Chiasmus nach frontobasalen Frakturen
(H. Tritthart, O. Schröttner, R. Reschauer und W. Seggl) 243

Frontobasale Defektfrakturen. Erstversorgung aus plastisch-neurochirurgischer Sicht
(W. Pepersack, W. Künzi und J. Häuptli) 244

Sekundäre Korrekturen bei nicht- oder insuffizient operierten Frontobasaltraumen
(M. E. Pfulg, W. Pepersack und L. Clodius) 245

V. Traumatologie im Katastrophenfall 247

Triage und lebensrettende Sofortmaßnahmen (E. G. Suren) 247

Schock- und Schmerzbekämpfung (G. Hossli) 250

Taktik und Technik beim Massenunfall (H. Contzen) 255

Planung für den Katastrophenfall (E. Jeannet) 257

Erlebte Katastrophenchirurgie (E. Frei) 263

Rundtischgespräch
(Leitung: R. Lanz, F. Wechselberger) 268

Freie Mitteilungen 270

Der Massenanfall von Verletzten im großstädtischen Bereich: Eine Bewährungsprobe
für den organisierten Notarztdienst (E. Wischhöfer, H. Rath und K. Seegerer) 270

Das Schicksal von 57 Opfern eines schweren Busunglücks in den Schweizer Alpen
(D. Scharplatz, A. Leutenegger und Th. Rüedi) 271

Ärztliche Einsatz- und Aufgabenbereiche im Katastrophenfall
(R. Rossi, F. W. Ahnefeld und H. H. Mehrkens) 272

Posterpublikationen 273

Organisatorische Maßnahmen im Krankenhaus bei Massenunfall
(G. Sandbach, R. Schedl und H. Spängler) 273

VI. Neuropsychiatrische Folgen des Schädel-Hirn-Traumas 275

Neuropsychiatrische Folgen des Schädel-Hirn-Traumas — Vorübergehende psychische
Unfallschäden (G. Frank) 275

Langdauernde psychische Unfallfolgen (H. Kind) 279

Bleibende neurologische Unfallschäden nach Schädel-Hirn-Trauma
(M. Mumenthaler, B. Radanov und H.-P. Ludin) 284

Traumatische Epilepsie (M. Egli) 286

Posttraumatische Depressionen (W. Pöldinger) 291

Suizid in versicherungsmedizinischer Sicht (G. Möllhoff) 297

Rundtischgespräch
(Leitung: H. P. Hartmann, J. Gerchow) 304

Freie Mitteilungen 306

Experimentelle Grundlagen und klinische Erfahrungen der medikamentösen
Prophylaxe posttraumatischer Epilepsien (F. Musil und Z. Servit) 306

Katamnestische Untersuchung unserer wegen Spätepilepsie traumatischen Ursprungs
behandelten Kranken (G. Eke und G. Ostorharics-Horváth) 306

Posttraumatische Frühepilepsie (E. Dolder, W. Künzi, R. Klaiber und H. Walser) 307

Klinisch neurologische EEG- und computertomographische Befunde bei der posttraumatischen Epilepsie (G. Bertha, G. Ladurner, R. Reschauer und G. Schneider) .. 308

Empirische Untersuchungen zu abnormen psychischen Reaktionen nach Hirntraumen
(W. Hamster und K. Mayer) 309

Klinische Gesichtspunkte des chronischen Subduralhämatoms
(G. Ladurner, P. Six, G. Flaschka, R. Reschauer, G. Bertha und H. Lechner) 311

Sozialpsychologische Aspekte der Genesung von Unfallpatienten
(D. Havemann, O. Rogner und D. Frey) 311

VII. Knorpelläsionen and Knie- und Sprunggelenk 313

Diagnostik der Knorpelläsion (P. Hertel) 313

Klinische Erfahrungen mit dem Fibrinkleber bei der Versorgung von osteochondralen
Frakturen (T. Gaudernak und G. Skorpik) 317

Knorpeltransplantation (W. Hesse und I. Hesse) 322

Chondrozytentransplantation (G. Helbing) 327

Therapie der chronischen Knorpelschäden an Knie- und Sprunggelenk
(A. Schreiber, J. Brandenberg und H. Zollinger) 331

Der retropatellare Knorpelschaden (L. Gotzen und K. Lehrberger) 334

Osteotomien bei der posttraumatischen Gonarthrose
(W. Scharf, J. Poigenfürst, G. Korisek und H. Schneider) 338

Arthrodesen bei der posttraumatischen Gonarthrose (G. Hierholzer) 342

Prothesen bei posttraumatischer Gonarthrose (A. Rüter) 351

Freie Mitteilungen 357

Knorpelmikroläsionen am Kniegelenk
(T. Farkas, I. Zimmermann, A. Renner und G. Nemes) 357

Der Wert der Arthroskopie für Diagnostik und Therapie der Chondropathia patellae
(G. Feldkamp) 358

Die osteochondralen Abscherfrakturen der Patella und ihres Gleitlagers
(H. Keller und Ch. Kieser) 358

Traumatische Knorpelläsion am Kniegelenk (A. Lies und I. Scheuer) 359

Langzeitergebnisse der allogenen Knorpeltransplantation (D. Rogge und P. Kalbe) .. 360

Die homologe Knorpeltransplantation in der Behandlung des Knorpeldefektes
am Kniegelenk (L. Zichner und D. Scale) 361

Benjamin-Osteotomie des Kniegelenks als Alternative
(A. Wanivenhaus, R. Widhalm und R. Parzer) 362

Ergebnisse der interligamentären Tibiakopfumstellungsosteotomie bei arthrotischen
und posttraumatischen Fehlstellungen
(W. Schwarzkopf, G. Ritter und P. Kirschner) 363

Die Indikation zur gelenknahen Tibiakopfosteotomie und unikondylären
Schlittenprothese bei Kniegelenkarthrose
(A. Wentzensen, U. Pfister, J. Dietz und A. Ode) 364

Die Hemipatellektomie nach Goymann zur Behandlung der Gleitwegarthrose
(E. Puhlvers, P. Thümler und V. Goymann) 365

Frühergebnisse nach Patellaosteotomie bei Chondropathia patellae
(O. Paar und P. Bernett) 366

Behandlungsergebnisse der Operation nach Bandi bei diversen posttraumatischen
Zuständen des Kniegelenks (H. J. Müller und M. Graeber) 366

Totalersatz des Kniegelenks nach Blauth bei Gonarthrosen
(U. Maronna und D. Scale) 367

Die Behandlung schwerer Knorpelschäden des Kniegelenks
mit dem Geomedic-Knie (U. Harland und R. Berg) 368

Behandlungsmaßnahmen bei der Osteochondronekrose des Kniegelenks
(L. Zichner und L. Hovy) 369

Indikationsstellung und Behandlungsergebnisse der Kniegelenkarthrodese
(K. Weise, P. J. Meeder und U. Pfister) 370

Rehabilitationswert von Kniearthrodesen
(H. Zollinger, P. E. Ochsner und M. Genoni) 371

Posterpublikationen 372

Technik der arthroskopischen Meniskusteilresektion
(W. Glötzer und K. P. Benedetto) 372

Die Arthrographie des oberen Sprunggelenks (L. Sükösd und A. Turi) . . . 372

Tierexperimentelle Untersuchung über die Möglichkeit einer primären Knorpelheilung
(I. Zimmermann, T. Farkas, A. Renner und G. Nemes) 374

VIII. Verschiedenes 375

Freie Mitteilungen 375

Die Abduktionsfraktur des Schenkelhalses
(E. L. F. B. Raaymakers, C. J. Timmermans und H. G. J. Voesten) 375

Die Hüftkopffraktur und ihre Prognose (P. Engelhardt) 376

Die Behandlung der proximalen und distalen Diaphysenfrakturen von Femur und
Tibia durch die Verriegelungsnagelung
(A. Betz, D. Wilker, F. Eitel und L. Schweiberer) 376

Die zentralen Talusfrakturen — Behandlung und Prognose
(H. L. Lindenmaier und E. H. Kuner) 377

Marginale Zirkulation bei schweren Verletzungen im Fuß- und Sprunggelenkbereich
(H. U. Stäubli, R. Ganz und B. Noesberger) 378

Das Stauchungstrauma der distalen Femurepiphysenfuge und konsekutive
Achsenfehlstellung — Indikation und Technik der Korrekturosteotomie
(H. W. Springorum) 379

Knochendefekt als extreme Form einer atrophen Klavikulapseudarthrose
(Ch. Heim und D. Scharplatz) 380

Klinische Analyse typischer Implantatbrüche (S. Decker) 381

Ersterfahrung mit der Freeman-Prothese des Kniegelenks
(D. Terbrüggen und F. Hasper) 382

Der Wert des Rohrfixateurs bei speziellen Arthrodesen im oberen Sprunggelenk
(P. E. Ochsner und H. Zollinger) 383

Dynamischer Bandersatz in der Versorgung von 50 chronischen acromioclaviculären
Verrenkungen (G. Nemes, T. Farkas, A. Renner und I. Zimmermann) 384

Behandlung der habituellen Kniescheibenluxation durch Medialverlagerung der
Tuberositas tibiae (E. Egkher und B. Bader) 385

Sportliche Rehabilitation nach plastischen Kreuzbandoperationen
(N. Deigentesch und P. Bernett) 386

Posterpublikationen 387

Ultraschallmeßtechnik über den Heilverlauf von Frakturen
(E. Lottersberger, W. Reczek und N. Leitgeb) 387

Funktionelle Gelenkachsendarstellung der unteren Extremitäten
(W. Menke, H. Schild, R. Volkert und O. Hatz) 388

Extensionsvorrichtung zur intraoperativen Anwendung bei Azetabulumfrakturen
und frischen Wirbelsäulentraumen (Korrektur von Fehlstellungen)
(H. Hertz und A. Opitz) 389

Freie Transplantation der 2. Zehe (D. V. Egloff) 390

Die Anwendung der neuen Selbstassistenzapparatur (Robotassistent)
in der Handchirurgie (G. László) 391

Zinkenplattenosteosynthese der Frakturen des distalen Radiusendes nach Streli
(K. D. Moser) 392

Zur Schraubenarthrodese der Fingergelenke (S. Pechlaner und W. Vogl) .. 393

Indikation zur operativen Versorgung nach Verletzungen des ulnaren
Daumengrundgelenkbandes (S. Pechlaner) 394

Klinische Erfahrungen mit dem Fibrin-Antibiotikum-Verbund bei der Osteomyelitis
(A. Braun, R. Kratzat und A. Güssbacher) 396

Osteoplastik am Gesichtsschädel mit einer neuen Substanz — Biozement (BZ).
Tierexperimentelle Resultate (J. Raveh und H. Stich) 396

Empirische Untersuchungen zur Interaktion von Hirnverletzung, Alter und
Erkrankungsdauer bei Schädel-Hirn-Traumen (W. Hamster und K. Mayer) 397

Zur Diagnostik der Kombinationsverletzungen von Gehirn und Rückenmark unter
besonderer Berücksichtigung der BWS-Verletzungen
(J. Piek, C. Lumenta und W. J. Bock) 399

Die Langzeitregistrierung des intrakraniellen Druckes bei Schädel-Hirn-Verletzten
im klinischen Routinebetrieb
(R. Schedl, P. Fasol, W. Sebek, H. Spängler und M. Strickner) 400

Schlußansprache
J. Probst, 1. Stellvertretender Präsident der Deutschen Gesellschaft
für Unfallheilkunde e. V. 401

Eröffnungsansprachen

U. Heim[1]

Präsident der Schweizerischen Gesellschaft für Unfallmedizin und Berufskrankheiten

Meine sehr verehrten Damen und Herren,

ich begrüße Sie herzlich im Namen der SGUB. In diesen Gruß schließe ich besonders diejenigen Gäste ein, welche beim Mittagessen der vereinigten Vorstände noch nicht dabeisein konnten, vor allem Herrn Prof. M. E. Müller, Bern. Er hat diese gemeinsamen Unfalltagungen begründet und die erste 1972 in Bern präsidiert.

Mir als Vertreter des Gastlandes und als Ältestem unter den Organisatoren ist die Ehre des Vorranges zugefallen.

Und so beginne ich – wie bei einem medizinischen Problem – mit der Vorgeschichte dieser Tagung und versuche Ihnen zu erklären, wie es dazu kam, daß wir heute alle hier versammelt sind.

Der Auftrag an die schweizerische Gesellschaft, zum zweitenmal in ihrem Lande einen gemeinsamen Kongreß durchzuführen, war nicht einfach: Die SGUB ist die weitaus kleinste und auch die schwächste der drei Gesellschaften. Ihre bescheidenen Jahresversammlungen, die jedes Jahr an einem anderen Ort durchgeführt werden, vereinigen jeweils ca. 150 traumatologisch interessierte Kollegen aller Fachrichtungen. Die Auffindung geeigneter Kongreßräume für die über 1000 Teilnehmer und zusätzlichen Begleitpersonen mit der entsprechenden Infrastruktur war schwierig. Der von Ihnen geäußerte Wunsch, an den Ufern des Genfer Sees zu tagen, schränkte die Auswahl weiter ein und brachte auch wirtschaftliche Probleme. Denn diese – sicher besonders attraktive Gegend unseres Landes – zeichnet sich infolge ihrer hohen touristischen Frequenz durch Preise für Unterkunft und Dienstleistungen aus, die uns für unsere ausländischen Gäste Sorgen bereiteten. Schließlich spielte auch die Sprache mit, wurde doch nicht überall verstanden, wieso im französichen Sprachbereich eine rein deutschsprachige Tagung erwünscht sei. Unerwartete Mutationen in unserem Vorstand erzwangen rasche Entscheide und Lösungen, ungeachtet einer sich allgemein bemerkbar machenden wirtschaftlichen Rezession. Wenn es gelungen ist, diese Tagung zur allgemeinen Zufriedenheit vorzubereiten, so verdanken wir dies in besonderem Maße einer geschlossenen freundschaftlichen Zusammenarbeit in unserem Vorstand und der unermüdlichen Mitwirkung unseres lokalen Organisators, PD Dr. E. Jeannet, Lausanne. Eine substantielle Starthilfe der Synthes AG an den Kongreßfonds half über die ersten Schwierigkeiten

---

1 Die für die Drucklegung bestimmte Fassung wurde gegenüber der mündlich vorgetragenen inhaltlich leicht abgeändert und formal angepaßt.

hinweg. Zu unserer Überraschung zeigten sich wiederum viele Aussteller bereit, am Gelingen der Tagung mitzuwirken.

Die Stadt Lausanne empfängt uns sehr großzügig. Das Palais de Beaulieu ist ein hervorragendes repräsentatives Kongreßgebäude mit einer vorzüglichen Leitung. Mit dem kompetenten Office du Tourisme de Lausanne entwickelte sich rasch eine freundschaftliche Zusammenarbeit, die sowohl den eigentlichen Unterkunftsproblemen als auch der Vorbereitung attraktiver Rahmenveranstaltungen zugute kam.

Das wissenschaftliche Programm wurde in seinen generellen Zügen von den damaligen Vorständen schon 1980 in Angriff genommen und dann von den jetzigen Organisatoren zügig weiterbearbeitet und in mehreren Arbeitstagungen bereinigt. Es trägt unverkennbar die Züge von Caius Burri.

Und so freuen wir uns, Sie hier herzlich willkommen zu heißen in diesem, nach Wiener Manier als „Palais" bezeichneten Kongreßgebäude und in dieser traditions- und kulturreichen Stadt, welche über dem schönen Lac Léman thront. Wir wünschen Ihnen, meine Damen und Herren, einen angenehmen Aufenthalt, Freude und Gewinn an unserer Tagung.

J. Poigenfürst

Präsident der Österreichischen Gesellschaft für Unfallchirurgie

Lieber „Hirtenknabe Heim", liebes „Hänschen", meine sehr geehrten Damen und Herren!

Es ist nicht einfach, nach einer so wohl vorbereiteten Eröffnungsrede anzutreten, vor allem dann, wenn man kein Musikinstrument mithat.

Ich spreche hier als Vertreter der jüngsten von den drei beteiligten wissenschaftlichen Gesellschaften. Unsere besteht erst seit 1965 und ist damit erst 18 Jahre alt. Allerdings bedeutet dieses Datum nicht den Anfang der Österreichischen Unfallchirurgie. Der Anlaß für die Gründung war der 80. Geburtstag von Lorenz Böhler und das beweist schon, daß es damals in Österreich bereits seit 40 Jahren eine wohlorganisierte und etablierte unfallchirurgische Schule gegeben hat. Das Programm der neugegründeten Gesellschaft umfaßte u. a. auch die Aufgabe, jährlich eine Tagung abzuhalten, die jeweils einer Verletzung gewidmet sein sollte. Die erste dieser Tagungen fand noch im Gründungsjahr, am 16. und 17. Oktober in Salzburg statt. Als Thema waren die Brüche des Unterarmes ausgewählt worden. Alle, die Rang und Namen hatten, waren gekommen. Wir waren aber damals alle noch sehr militant. Während wir drohend die Böhler-Bibel schwangen, visierten uns die Schweizer bös durch die Schraubenlöcher ihrer Platten an, die Deutschen rasselten wild mit Marknägeln und aus dem Hinterhalt wurde mit Bündelnägeln und Rushpins geschossen. Das war jedoch nicht im Sinne des damaligen Tagungspräsidenten, Lorenz Böhler. In seiner Eröffnungsansprache sagte er: „Obwohl ich und meine Schule sehr klare Vorstellungen über die angeschnittenen Probleme haben, fordere ich Sie auf, die Meinung der anderen zu respektieren. In gemeinsamer Arbeit wollen wir versuchen, die besten Erkenntnisse zu gewinnen".

In diesem Sinne ist die Entwicklung auch weiter gegangen. Von unserer Seite war es Jörg Böhler, der geholfen hat, viele Brücken zu schlagen. Längst hat der Geist des gegenseitigen Respektes und der gemeinsamen Arbeit, wie es Lorenz Böhler wollte, um sich gegriffen und am Rande der vergangenen Tagungen haben sich viele dauernde Freundschaften über die Grenzen hinweg gebildet. Wie Sie von Urs Heim gehört haben, kam dann von Maurice Müller der Vorschlag, eine gemeinsame Tagung der drei deutschsprachigen Unfallgesellschaften zu veranstalten. Die Anregung fiel auf fruchtbaren Boden, weil etwa zur gleichen Zeit auch Jörg Böhler und Jörg Rehn ähnliche Gedanken hatten.(Es wird behauptet, daß ihnen der Besuch aller einzelnen Kongresse sonst zu viel Zeit von der Jagdsaison geraubt hätte.)

Nun sind wir heute schon bei der vierten gemeinsamen Tagung. Ich kann als österreichischer Mitorganisator nur im eigenen und im Namen meiner Landsleute danken. Einerseits Urs Heim und Professor Jeannet für die große Mühe und Sorgfalt, die sie für die Vorbereitung der Tagung aufgewendet haben und andererseits Caius Burri, dessen Arbeit es ermöglicht hat, daß der Forumband heute bereits gedruckt vorliegt. Wir alle wünschen uns einen guten Verlauf der Tagung und ich hoffe, daß sich auch diesmal wieder einige freundschaftliche Kontakte unter den Kollegen der drei Länder entwickeln werden, die uns dann fachlich auch wieder einander näher bringen.

C. Burri

Präsident der Deutschen Gesellschaft für Unfallheilkunde e. V.

Meine sehr verehrten Damen und Herren,

die Organisatoren der 4. Deutsch-Österreichisch-Schweizerischen Unfalltagung in Lausanne haben mich gebeten, Ihnen zunächst einige Angaben zu diesem Kongreß zu machen:

Es war der Wunsch der Deutschen Gesellschaft, am Genfer See zu tagen, wir danken den Schweizer Freunden, die uns diesen Wunsch erfüllt haben und den österreichischen, daß sie sich damit einverstanden erklären konnten.

Ich möchte mich im Namen meiner Gesellschaft und aller hier Anwesenden bei den lokalen Organisatoren, vor allem bei den Herren Heim und Jeannet mit ihren Mitarbeitern, für die bereits geleistete und noch zu leistende große Arbeit herzlich bedanken. Es erscheint mir kaum vorstellbar, wie gerade Herr Heim – ohne auf den aufwendigen Apparat einer großen Klinik zurückgreifen zu können – seinen bedeutungsvollen Beitrag leisten konnte, seiner Frau und seiner Sekretärin gebührt in diesem Zusammenhang unser spezieller Dank. Ihnen allen wünsche ich einen erfolgreichen Ablauf dieser großen und wichtigen Tagung, den Damen und Begleitpersonen einen schönen und erlebnisreichen Aufenthalt an den herrlichen Gestaden des Genfer Sees. Das schöne Wetter wurde bereits vor über einem Jahr bestellt und ist denn auch eingetroffen.

Die Hauptthemen wurden zu gleichen Teilen von den drei Ländern vorgeschlagen, die Auswahl der Vorsitzenden und Referenten erfolgte ebenso paritätisch wie einstimmig. In den Parallelsitzungen sollte neben den freien Mitteilungen zu den Hauptthemen das Hauptgewicht auf der experimentellen Traumatologie sowie auf neuen klinischen Erfahrungen liegen. Über 800 Anmeldungen sind eingegangen, dazu zu den freien Mitteilungen über Abdominal- und Wirbelsäulenverletzungen allein über 300! Diese erstaunliche Zahl spricht für die Aktualität der Thematik, forderte aber auch eine drastische Reduzierung. Ich bitte deshalb um Verständnis für die notwendige Einschränkung, meine aber, daß es unseren Kongreßbesuchern nicht zugemutet werden konnte, in weiteren Parallelsitzungen sich mehr als 35 Vorträge über die Peritoneallavage anzuhören. Auf der anderen Seite hat sich die Programmkommission entschlossen, sämtliche Anmeldungen zu den Schwerpunkten „Experimentelle Traumatologie" und „Neue Erfahrungen" wie auch alle Poster anzunehmen, so daß hier niemand bevorzugt oder benachteiligt werden mußte. Die Publikation dieser Vorträge liegt als Forumband bereits gedruckt vor, die Auflage ist nach einer Mitteilung des Verlages seit 3 Tagen ausverkauft. Diese Ankündigung braucht Sie, liebe Kolleginnen und Kollegen, nicht in Panik zu versetzen, die Druckmaschinen sind für den Nachdruck bereits angeworfen.

Meine Damen und Herren, die Unfallchirurgie hat in Österreich seit Jahrzehnten als selbständiges chirurgisches Gebiet ihren festen Platz, in der Bundesrepublik gewinnt sie trotz infolge der allgemeinen Wirtschaftslage restriktiver Krankenhauspolitik zunehmend an Bedeutung, was sich in den letzten Jahren an der erfreulichen Zunahme neu eingerichteter Kliniken und Abteilungen eindeutig dokumentieren läßt. Es scheint, daß nicht nur die meisten Fakultäten und zahlreiche ärztliche Gremien zu der Überzeugung gekommen sind, daß sich die Entwicklung einer selbständigen Unfallchirurgie für die Patientenversorgung lohnt, sondern vielerorts auch Politiker, die den Anstoß zum Fortschritt gegeben haben. Als eindeutiges Zeichen dieser Aussage werte ich auch die Tatsache, daß in den letzten Monaten an die 150 Kollegen die Mitgliedschaft bei der Deutschen Gesellschaft für Unfallheilkunde beantragt haben. Ich möchte diese Kollegen hier herzlich willkommen heißen. Soll ich als Schweizer auch etwas zur Situation in meiner Heimat sagen? Nun, der Schweizer ist etwas bedächtiger und man muß zugeben, daß er mit dieser Eigenschaft schon oft gut gefahren ist. In Sachen Unfallchirurgie wird die Entwicklung in diesem Lande durch die uns allen bekannte, absolut einzigartige Freundschaft und Zusammenarbeit zwischen Chirurgen und Orthopäden in einer Weise beeinflußt, die eine selbständige Unfallchirurgie bisher als überflüssig erscheinen ließ. In Persönlichkeiten wie Allgöwer, Willenegger, Bandi, Schneider und wenigen anderen besitzt die Schweiz noch Chirurgen, die neben der Allgemein- auch die Unfallchirurgie in Krankenversorgung, Lehre und Forschung beherrschen. Bei der rasch fortschreitenden Entwicklung beider Gebiete werden aber bereits ihre Nachfolger an den größeren Kliniken in kaum mehr zumutbarer Weise gefordert werden! Ärzte, vor allem Chirurgen und ganz besonders die Unfallchirurgen sehen sich in zunehmendem Maße einer überzogenen Kritik, oft gar einer Diffamierung durch die Medien ausgesetzt. Wahrlich, keiner von uns stellt den ungebührenden Anspruch als „Halbgott in Weiß" angesehen zu werden, alles was wir verlangen, sind eine gerechte Einschätzung der von uns geleisteten Arbeit und die Erhaltung des freien Standes, wie dies für Zahnärzte, Tierärzte und Juristen auch gehandhabt wird. Daß wir uns selbst für eine gerechte Anerkennung in vermehrtem Maße einsetzen müssen, liegt auf der Hand. Freundschaftliches Miteinander, gegenseitige Achtung, aber auch gelegentliche konstruktive Kritik und eine realistische Selbstbeurteilung stellen wesentliche Grundlagen dar, wie auch die häufig ausgesprochene Qualitätskontrolle. Zwar wurde erst in diesem Jahr die Deutsche Sektion der AO International, ein Freundeskreis von Orthopäden und Unfallchirurgen, für ihre Arbeit auf diesem Gebiet ausgezeichnet, es bleibt aber noch viel zu tun. Für den selbstkritischen und aus Komplikationen sowie Fehlern lernenden Unfallchirurgen muß es deshalb von hohem Wert sein, von Patienten zu hören, die wegen eines unbefriedigenden Behandlungsergebnisses einen Kollegen aufsuchen. Solche Patienten entziehen sich wohl auch unseren klinischen Kontrollstudien und erscheinen damit auch auf keinem noch so teuren Computerausdruck. Ich würde es deshalb als bedeutenden Schritt in der Qualitätskontrolle unserer Arbeit bezeichnen, wenn wir Chirurgen dieser drei Gesellschaften uns gegenseitig durch Überlassung von Befund- und Operationsberichten solcher Patienten helfen würden, immer wieder mögliche Mißerfolge zu erfassen, um daraus zu lernen!

C. Verdan

Ehrenpräsident

Meine sehr verehrten Damen und Herren, liebe Kollegen der Unfallheilkunde!

Mit großer Überraschung erfuhr ich im letzten Herbst, daß die deutschsprachigen Unfallgesellschaften im Sinne hätten, mich zum heutigen Anlaß als Ehrenpräsidenten vorzuschlagen.

Ihr Präsident, Dozent Dr. Urs Heim, ließ mir jedoch kaum die Zeit zu zögern, und nun stehe ich hier allein und frage mich, wieso das geschehen konnte. In der Tat möchte ich diese Ehre nicht auf meine Person beziehen, sondern vielmehr auf die Medizin des Schweizer Gastlandes und insbesondere den französischsprechenden Teil unserer Eidgenossenschaft übertragen. Ich sehe hier ein Zeichen der besonders wertvollen Union, welche die Eliten der Wissenschaft und der Medizin heute, trotz aller sozialen, nationalen, sprachlichen, ökonomischen und politischen Hindernissen zusammenhält und zur Zusammenarbeit anspornt.

Ich möchte Sie also alle recht herzlich wilkommen heißen, nicht zuletzt auch die begleitenden Damen begrüßen, welche sich sicher hin- und hergezogen fühlen zwischen ihrem „alter ego" — wie sie es heutzutage zu sein wünschen. Ihre freundliche Anwesenheit schmückt unsere gemeinsamen Zusammenkünfte, wie wenn reizende, farbige Blumen das eintönige Grau ihrer Herren erheitern würden.

Die heutige Zusammenkunft entspricht nicht nur der modernen Notwendigkeit, für jeden von uns jahrein jahraus im „Ultimo" der fachlichen Kenntnisse Bescheid zu wissen, sondern auch die Kultur und die Natur anderer Länder oder Landesgebiete kennenzulernen.

Ich werde also hier nicht über Handchirurgie sprechen, sondern vielmehr von der Hand des Chirurgen bzw. von einstigen Chirurgen aus der welschen Schweiz (Abb. 1).

In diesem Sinne möchte ich annehmen, daß Sie, meine Damen und Herren, auch wünschen, mit den bedeutendsten Namen unseres Französisch sprechenden „Welschlandes" —

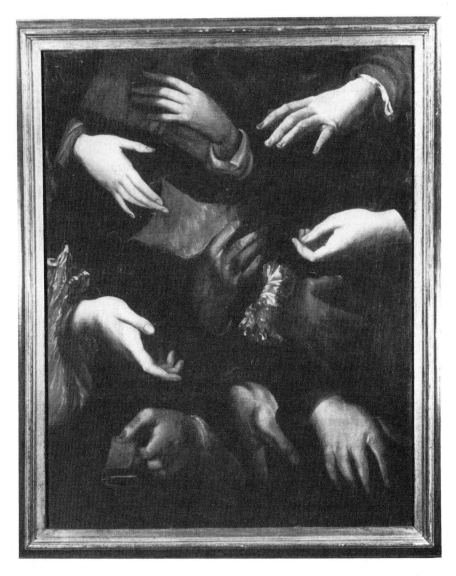

Abb. 1. Venezianische Schule aus dem 17. Jahrhundert

wie es von unseren lieben alemannischen Mitbürgern genannt wird — Bekanntschaft zu machen.

Es können naturgemäß nur einige Blitzlichter sein. Vielleicht mögen folgende medizinisch-historischen Hinweise Ihre Neugierde befriedigen:

1. *Frédéric de Quervain* (1868–1940) (Abb. 2)
Den Namen des berühmten Schweizer Chirurgen de Quervain kennen Sie wohl alle. Die nach seinem Eponym benannte „Tenosynovitis stenosans" der Sehnenscheide des Abductor pollicis longus und Extensor pollicis brevis wird ja öfters in unserem medizinischen

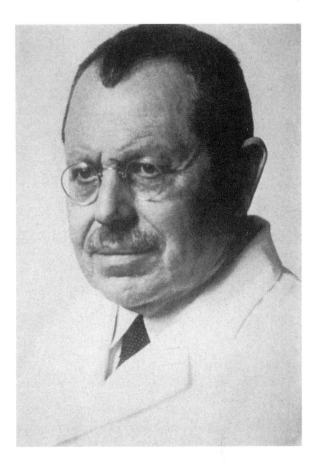

Abb. 2. J. F. de Quervain (1868–1940)

Kauderwelsch verwendet. De Quervain konnte gleich gut Französisch wie Deutsch sprechen. Nach seiner Ausbildung bei Kocher praktizierte er die allgemeine Chirurgie in den Jahren 1894–1910 in La Chaux-de-Fonds im Neuenburger Jura.

Schon 1895 beschrieb er seine Tenosynovitis, und zwar aufgrund von nur 4 beobachteten Fällen, wovon er 2 mit Erfolg operiert hatte.

1902 beschrieb er aufgrund der neu eingeführten Röntgenuntersuchungen die Kombination der Kahnbeinfraktur mit der Mondbeinluxation, welche heutzutage immer noch als die de Quervain-Luxationsfraktur des Handgelenks bekannt ist.

Seine Habilitationsschrift wurde 1902 der Pathologie der Schilddrüse gewidmet. Er beschrieb die subakute, nicht eitrige Thyroiditis. Schon 1907 erschien sein klassisches, 830 Seiten starkes Lehrbuch „Die spezielle chirurgische Diagnostik".

1910 wurde er Professor in Basel. 1917 kam die Berufung nach Bern als Nachfolger von Kocher. De Quervain beteiligte sich somit lebenslang mit großen Verdiensten an den Fortschritten der meisten Gebiete der Chirurgie.

Aber siehe da, wie der Ruhm launenhaft ist: Sein Name bleibt in der Geschichte wegen der 2 kleinsten und frühesten Arbeiten, die er geschrieben hat!

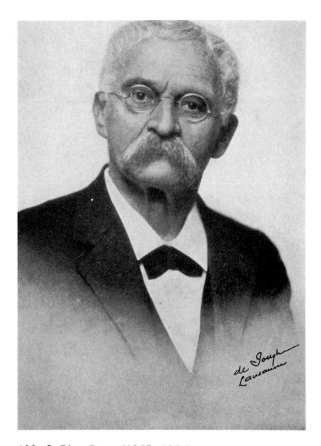

Abb. 3. César Roux (1857–1934)

Einer der besten Vertreter der waadtländischen Chirurgie war

2. *César Roux* (1857–1934) (Abb. 3),
der 1857 in einem kleinen Dorf am Fuß des Juras geboren wurde. Sein Vater war Schullehrer. Er erhielt seine chirurgische Ausbildung bei Kocher in Bern und wurde 1890 mit 33 Jahren als Professor und Primarius an die soeben neugegründete Universitätsklinik in Lausanne gewählt. Er war sowohl ein sehr origineller und begabter Lehrer als auch ein außerordentlich geschickter Chirurg. Harvey Cushing (1869–1939), der ihn besuchte, schrieb:

„... *Ich habe Roux 6 Operationen in zwei Stunden, und Kocher 2 Operationen in 6 Stunden durchführen gesehen.*"

Sein Einfluß auf die Entwicklung der modernen Chirurgie war sehr groß, sein Ansehen international. Er wurde öfters ins Ausland als Konsiliarius gerufen. 1929 wurde er Doktor honoris causa der Sorbonne in Paris.

Er beschrieb die heute nach Roux-Hauser benannte Umstellungsosteotomie der Tuberositas tibiae bei chronischer Patellarluxation. Er beschäftigte sich auch mit der plastischen Wiederherstellung der verletzten Hand. Sein Name wird mit der Ösophagojejunogastrostomie verknüpft, und er war ein Pionier der Gastroenterostomie sowie der allgemeinen Bauchchirurgie.

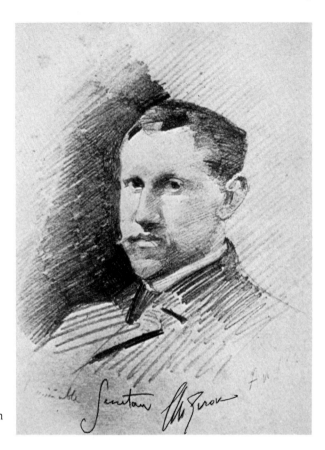

Abb. 4. Henri François Secrétan (1856–1916)

Er führte mit seinem Schüler Krafft eine der ersten Appendektomien durch und mußte einen harten Kampf für die Anerkennung dieser heute so banalen Operation ausfechten. Mein Vater erzählte mir, daß man zu dieser Zeit in Lausanne an Appendizitis starb, wenn Roux auf der Jagd war.

3. *Henri F. Secrétan* (1856–1916) (Abb. 4),
der das sog. Klopfödem des Handrückens beschrieb, gehörte zu einer Neuenburger Familie, studierte in Genf, Pisa und Paris.

Er etablierte sich 1885 hier in Lausanne und wurde 10 Jahre später ein Spezialist der Unfallmedizin. Er führte eine große Unfallpraxis und behandelte viele italienische Arbeiter. In dieser Zeit wurde der Simplon-Tunnel gebohrt. Die staatliche Unfallversicherung SUVA existierte noch nicht, aber es gab schon private Versicherungen, welche die Invalidität durch Auszahlung einer gewissen Summe – einige tausend Franken – erledigten. Eine wahrhafte Epidemie von hartem Ödem der Hand, gewöhnlich der linken, trat bei 42 italienischen Arbeitern auf. Mit ihrer hübschen Entschädigungssumme konnten sie wieder ins sonnige Heimatland zurückkehren. Secrétan faßte das Syndrom als Unfallfolge auf, bedingt durch wiederholtes Herabfallen von Steinen vom Tunneldach auf den Handrücken. Er in-

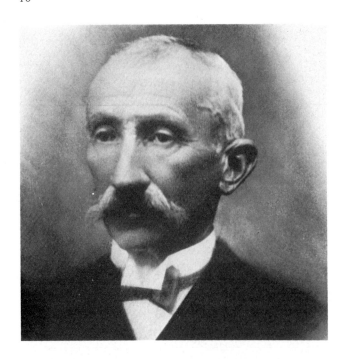

Abb. 5. Eugène Patry (1866–1934)

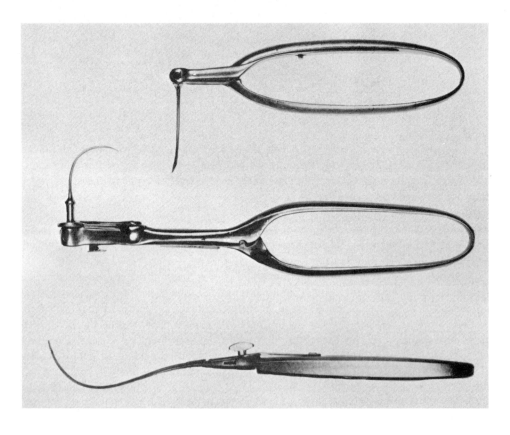

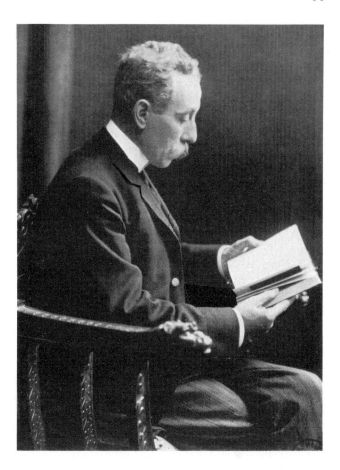

Abb. 7. J. L. Reverdin (1842–1929)

sistierte auf seine Hartnäckigkeit und die öfters mehrere Monate dauernde Arbeitsunfähigkeit.

Nun beobachtete auch *Eugène Patry* (1866–1934) (Abb. 5) in Genf etliche solche Fälle. 2 Jahre nach der Publikation Secrétan's entdeckte er den „Arte fact", d. h., die Entstehung durch wiederholtes Beklopfen des Handrückens mit einem harten, leicht gepolsterten Gegenstand. Die Patienten kamen fast alle vom selben Dorf und kannten sich gut, so daß man annehmen mußte, der Trick sei von einem zum anderen übergeben worden.

Nun entstand ein ziemlich hartnäckiger Federkrieg zwischen Genf und Lausanne, was durchaus dem traditionellen Wettstreit zwischen den beiden Städten entsprach...

Vielleicht wissen Sie schon, daß unser schöner See von den Waadtländern der „Lémansee" genannt wird und geographisch-historisch auch so heißt. Dagegen sprechen die Genfer (und die Deutschen) vom „Genfer See", was wohl einem Sprachabusus entspricht. Dies erinnert mich an die Geschichte von einem waadtländischen Weinbauern und einem Genfer Stadtbürger, die sich im Zug treffen und den See bewundern. Natürlich kommt der Disput auch

◄ **Abb. 6.** Die mit Griff versehenen, in Frankreich noch immer sehr verbreiteten, sog. Reverdin-Nadeln

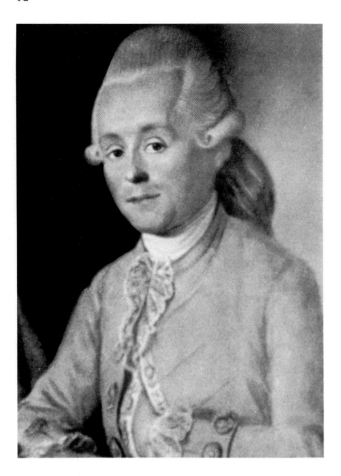

Abb. 8. Jean-André Venel (1740–1791) als junger Arzt

auf die Benennung des Sees: „Schau mal", erklärte der Bauer, „der See hat die Form einer großen Wurst, die sich an der Genfer Extremität stark verschmälert. Wir im Waadtland besitzen die Wurst – Ihr Genfer habt nur die Schnur!"

4. *Jacques-Louis Reverdin* (1842–1929) (Abb. 6)

Wir müssen aber zugeben, daß Genf während dem so fruchtbaren 19. Jahrhundert die Schweiz mit sehr bedeutenden Fortschritten geehrt hat. Tatsächlich war die Erfindung der sog. „Aiguille de Reverdin" und vor allem der freien Epidermistransplantation durch Reverdin von Genf ein sehr wichtiges therapeutisches Ereignis.

Dies geschah vor Thiersch (1874) (Abb. 7) und vor Ollier (1872), nämlich im Jahre 1869 in der Pariser Klinik von Guyon, wo der damals 27jährige Reverdin arbeitete. Nach dem Krieg von 1870/71 vollendete er seine Ausbildung auf einer Studienreise durch ganz Europa. Er wurde mit Wärme in Italien, in Wien von Billroth und in London empfangen, dagegen kehrte man ihm in Berlin den Rücken. Reverdin entschloß sich, nach Genf zurückzukehren und führte dort eine blühende Praxis. Hier beschrieb er 1882 die Spätfolgen der totalen Strumektomie und erkannte somit das „postoperative Myxödem".

Wenn wir jetzt auf frühere Jahrhunderte zurückblicken, kommen wir auf die Namen von

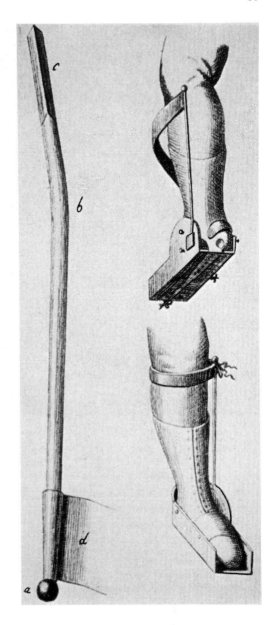

Abb. 9. Holzschuh von Venel

5. *Jean-André Venel* (1740–1791) (Abb. 8)
Er ist als Gründer der Orthopädie in der Schweiz und sogar auf der Welt zu betrachten. Sowohl sein „Streckbett" wie sein „Sabot de Venel" (Holzschuh) (Abb. 9) zur Klumpfußbehandlung sind ja wohl bekannt. Er gründete 1780 zuerst in der kleinen Stadt Orbe, im nördlichen Waadtland, die erste orthopädische Klinik, die später in Aubonne mit seinem Neffen *Pierre-Frédéric Jaccard*, dann in Lausanne 1927 mit *Professor Placide Nicod* (1876–1953) (Abb. 10) internationales Ansehen gewann.

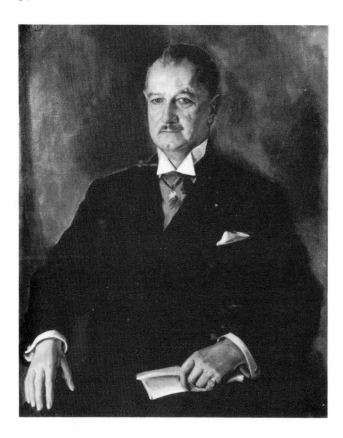

Abb. 10. Placide Nicod (1876–1958)

Venel betreute vor allem Kinder. „Er war zweifellos der erste, der die heute noch gültigen Voraussetzungen für eine erfolgreiche orthopädische Behandlung in seinem Institut schuf, nämlich: ärztliche Betreuung, Versorgung mit geeigneten Apparaten und Erziehung bzw. Unterricht" (Bruno Valentin).

Venel betonte schon frühzeitig (1776) (Abb. 10) die Wichtigkeit der Sonnenbäder bzw. der Sonnenbestrahlung. Er schrieb:

„Le défaut total de cette action est, sans doute, une des grandes causes de l'infériorité de force des demoiselles ... L'insolation, qui consiste à exposer tout le corps nud (sic), ou seulement quelques parties aux rayons directs du soleil, était très usitée chez les anciens, comme un moyen efficace de fortifier. On a tort de négliger ce secours".

6. *Pierre Franco* (1505–1579)

Schauen wir weiter zurück, sollte an *Pierre Franco* erinnert werden. Er war ein hugenottischer Flüchtling aus Südfrankreich, praktizierte einige Jahre mit großem Erfolg in Lausanne. Er erarbeitete gewisse Grundlagen der plastischen Chirurgie. Ihm verdanken wir insbesondere die Erfindung des Gleitlappens, der ihm erlaubte, einen riesigen Defekt der Gesichtshaut zu schließen.

Gegen Ende des 16. Jahrhunderts kommen wir noch auf die Namen von

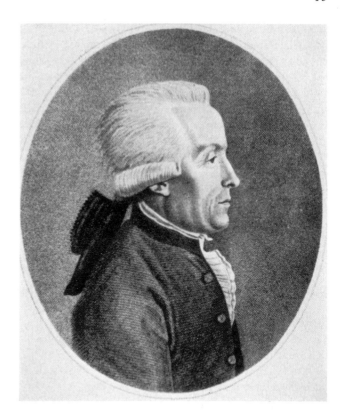

Abb. 11. Jean-André Venel
im gesetzteren Alter

7. *Jean Griffon*

Nach Fabricius Hildanus (1560–1634) soll sich während des Krieges zwischen der Stadt Genf und dem Herzog von Savoyen im Jahre 1590 folgende Episode zugetragen haben: Eine tugendhafte und fromme Genfer Tochter namens Suzanne N. fiel Soldaten in die Hände, deren Zudringlichkeiten sie sich erfolgreich erwehren konnte. Aus Wut darüber hätten ihr dieselben die Nase abgeschnitten. Nach anderen Autoren (Habilitationsschrift R. Meyer, Lausanne, 1967) soll sie sich selber die Nase abgeschnitten haben, um häßlicher auszusehen und der Vergewaltigung zu entgehen. 2 Jahre später kam sie nach Lausanne, wo ihr der Chirurg Dr. Johannes Griffonius (Jean Griffon) die Nase so gut rekonstruierte, daß sie natürlich aussah und von allen bewundert wurde.

Diese Operation fand also 1592 statt, d. h. 5 Jahre bevor Tagliacozzi seine berühmte „Chirurgia curtorium per Insitionem" (1597) herausgab, aber ein Jahr nach seiner ersten Mitteilung über die Technik. Geht Griffon Tagliacozzi voraus? Hat er im Laufe seiner Reisen in Italien die Technik des Branca aus Sizilien mitgebracht, der einen Stirnlappen verwendete nach „indianischer" Art? Oder hatte er bei den Vianeo in Kalabrien den gestielten Armlappen nach „italienischer" Art zuerst gesehen? Man kann es nicht rekonstruieren. Sei dem wie es wolle, Griffon, der sich später nach Brüssel begab, wird von Hildanus 1603 als „Medicus celeberrimus" bezeichnet. Dieser teilt auch mit, daß das Mädchen Suzanne ein Jahr später geheiratet habe.

8. *Fabrice Guillaume De Hilden* (1560–1634)

Tatsächlich muß Griffon sehr berühmt gewesen sein, damit Fabricius Hildanus ihn als Lehrmeister auswählte. Er war im Dorf Hilden nahe von Köln geboren, daher sein Name Hildanus. Er studierte in Köln, kam 1586 nach Lausanne als Schüler von Griffon, der im „Dictionnaire des Biographies médicales" (Paris 1821) als „sehr geschickter Chirurg" qualifiziert wird. Hildanus machte rasche Fortschritte, vervollkommnete sich in Deutschland und Frankreich in der Kunst, „wo es unmöglich ist, ohne große Praxis und operative Erfahrung glänzen zu können".

Nach seiner Rückkehr praktizierte er die Chirurgie in Lausanne und zog dann in die waadtländische Stadt Payerne, wo er 9 Jahre lang blieb. Die Stadt Bern verlieh ihm 1614 ihr Bürgerrecht sowie eine Pension, der französische König Ludwig XIII. ernannte ihn zum Arzt seines Gesandten in der Schweiz. Dasselbe tat auch der Markgraf von Baden.

„Fabricius von Hilden besaß wirklich den Genius der Chirurgie"... „Er muß als wichtiger Schöpfer und Restaurator der Chirurgie in Deutschland aufgefaßt werden, denn er überbrachte seinen Landsleuten das, was Ambroise Paré mit Erfolg und Ruhm in Frankreich erreicht hatte."

Dies sind Zitate aus dem Dictionnaire bibliographique von 1821.

Sie sehen also, welch bedeutenden chirurgischen Ruf Lausanne schon beim Übergang vom 16. ins 17. Jahrhundert genoß, und daß sowohl Deutschland als auch Frankreich für sich beanspruchen dürfen, sich in ihren Mauern wohlgefühlt zu haben.

Wir hoffen, daß Sie von ihrem Aufenthalt in unserer Stadt die besten Erinnerungen mit nach Hause nehmen werden.

Und somit eröffne ich die 4. Deutsch-Österreichisch-Schweizerische Unfalltagung.

Literatur

1. Boyes JH (1976) On the shoulders of giants. Notable names in hand surgery. Lippincott, Philadelphia Toronto
2. Dictionnaire des sciences médicales. Biographie médicale; pour Fabrice Guillaume de Hilden (Hildanus) Tome IV. Pauckoucke, Paris, pp 90–91
3. Histoire illustrée de la médecine par Albert S. Lyons et R. Joseph Petrucelli. Presses de la Renaissance, Paris
4. Meyer R (1967) Historique de la chirurgie plastique et reconstructive. Revue médicale de la Suisse romande. Leçon inaugurale, Lausanne
5. Troehler U (1977) Quelques médecins Suisses et leur apport à la chirurgie de la main. Helv Chir Acta 44:569–579
6. Valentin B (1961) Geschichte der Orthopädie. Pour Jean-André Venel (1740–1791). Thieme, Stuttgart
7. Verdan C (1977) Histoire de la chirurgie plastique et reconstructive. Dans „Histoire de la médecine de la pharmacie de l'art dentaire et de l'art vétérinaire". Michel / Laffont / Tchou, Paris
8. Verdan C (1980) Histoire de la chirurgie de la main. Ann Chir 34/9:647–654
9. Zeis E (1963) Die Literatur und Geschichte der Plastischen Chirurgie. Forni, Bologna

Festvortrag

Paracelsus und seine „Grosse Wundartzney" (1536/37)

H. M. Koelbing

Direktor des medizin-historischen Instituts der Universität Zürich, Rämistraße 71, CH-8006 Zürich

Theophrastus von Hohenheim, den wir heute noch viel besser unter dem hochtönenden Namen Paracelsus (Abb. 1) kennen, gehörte allen dreien der hier vereinigten Länder an, und ich habe deshalb gerne der Anregung Ihres Tagungspräsidenten, Dr. Urs Heim, stattgegeben, ihn zum Gegenstand meines Vortrages zu machen. In der Schweiz, in Einsiedeln im Kanton Schwyz, wurde er 1493 geboren, als Sohn einer Schweizer Mutter und eines schwäbischen Vaters. In der Schweiz erreichte seine Laufbahn 33–34 Jahre später auch ihren äußeren Höhepunkt, als Paracelsus 1527 zum Stadtarzt und gleichzeitig zum Medizinprofessor zu Basel ernannt wurde; das Glück der festen und angesehenen Stellung dauerte frei-

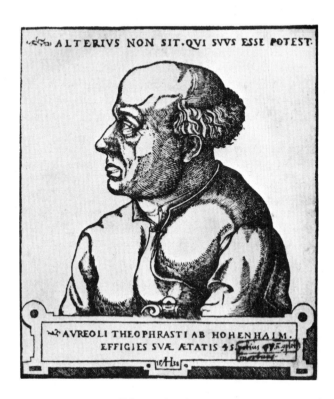

Abb. 1. Paracelsus. Holzschnitt von Augustin Hirschvogel 1538

lich nicht einmal 1 Jahr und war keineswegs ungetrübt. Obwohl die beiden Orte zur Eidgenossenschaft gehörten – Basel allerdings erst seit einem Vierteljahrhundert (1501) – hatten sie sonst wenig gemein. Einsiedeln: abgelegener Wallfahrtsort im Alpenvorland – Basel: Handels- und Humanistenstadt am Rhein, im Knotenpunkt europäischer Straßen, kirchlich bereits mit der Reformation sympathisierend. Beide waren jedoch Orte, wo zahlreiche Fremde einkehrten, dort aus religiösen, hier aus weltlichen Motiven, und auch der unstete Wanderer Paracelsus fand weder hier noch dort eine bleibende Stätte. Stärker verbunden fühlte er sich ohne jeden Zweifel mit seinem Geburtsort; er nennt sich „Eremita", „Einsiedler", und an Einsiedeln denkt er, wenn er in seiner 6. Defension folgendes schreibt, „zu entschuldigen sein wunderliche Weise und zornige Art"[1]:

> *„Von der Natur bin ich nicht subtil gesponnen, ist auch nicht meins Lands Art, daß man was mit Seidenspinnen erlange. Wir werden auch nicht mit Feigen erzogen, noch mit Met, noch mit Weizenbrot, aber mit Käse, Milch und Haferbrot; es kann nicht subtile Gesellen machen, zu dem das einem alle Tage anhängt, das er in der Jugend empfangen hat. Dieselbige [Art] ist nur fast grob sein gegen [die] Subtilen, Katzreinen, Superfeinen: denn dieselbigen in weichen Kleidern und die in Frauenzimmern erzogen werden, und wir, die in Tannzapfen erwachsen, verstehen einander nicht wohl."*

Wenn dann Paracelsus aber später – nach dem Basler Intermezzo – seinen schulmedizinischen Kollegen zuruft[2]:

> *„Ich sage euch, mein Gauchhaar im Genick weiß mehr dann ihr und alle eure Skribeten, und meine Schuhrinken [d. h. Schuhschnallen] sind gelehrter als eure Galenus und Avicenna, und mein Bart hat mehr erfahren dann alle euer hohe Schulen",*

dann geht das doch beträchtlich über die landesübliche Grobheit und Unverblümtheit hinaus.

Als Neunjähriger kam Theophrast 1502 mit seinem inzwischen Witwer gewordenen Vater, dem Arzt *Wilhelm von Hohenheim*, nach Villach in Kärnten. Sein Vater führte ihn sogleich in die Medizin ein, und durch ihn wurde der Knabe auch schon mit Bergwerken, Schmelzhütten und dem chemischen Laboratorium vertraut. Die „paidomathia", das Lernen von früher Jugend an, das eine späthippokratische Schrift („Das Gesetzt") als Element einer guten ärztlichen Ausbildung erwähnt, ist ihm also voll und ganz zuteil geworden. Gleichzeitig gewann er zweifellos erste Einblicke in die harten Lebensbedingungen der Bergleute und Hüttenarbeiter mit ihren Unfall- und Krankheitsrisiken. Später hat Paracelsus die „Bergsucht" erkannt und beschrieben (1533), d. h. unsere Silikose und andere Berufskrankheiten der Bergleute. Kärnten nennt er sein zweites Vaterland, doch auch hier fand er, im Gegensatz zu seinem Vater, später keine Heimstatt; gestorben ist er als armer Mann am 24. September 1541 in Salzburg.

Und nun Deutschland: Seine Wurzeln in der Schweiz und in Österreich hinderten einen Mann des frühen 16. Jahrhunderts in keiner Weise, sich als Deutscher zu fühlen. Die Eidgenossenschaft hatte sich zwar im Schwabenkrieg von 1499 de facto vom Reich getrennt; die Habsburger aber saßen auf dem deutschen Kaiserthron. Ingolstadt, die Freien Reichsstädte Straßburg, Nürnberg, Ulm, Augsburg und Regensburg waren u. a. Stationen von Hohen-

---

1 von Hohenheim T (Paracelsus) (1915) Sieben Defensiones ... (1538). In: Sudhoff K (Hrsg) Klassiker der Med., Bd 24 Leipzig, S 36
2 Aus den Vorreden zum Buch Paragranum (dem Werk über die vier Säulen der Heilkunst. von Hohenheim T gen. Paracelsus (1922–1933) Sämtl. Werke, 1. Abt. In: Sudhoff K (Hrsg) Klassiker der Medizin, Bd 8. München Berlin, S 65. Auf den uns bekannten Bildnissen zeigt sich Paracelsus übrigens immer ohne Bart

heims Lebenswanderung. Zudem stammte er väterlicherseits ja aus Württemberg; *"und ein spintisierender und grübelnder Schwabenkopf ist Hohenheim sein Leben lang geblieben"*, fand Karl Sudhoff[3].

Wir wollen nicht von den andern Ländern reden, die Paracelsus durchstreifte. Um in dieser Versammlung von ihm zu sprechen, dafür gibt es auch noch einen sachlichen Grund. Paracelsus hat zwar enorm viel geschrieben: Medizinisches, Naturphilosophisches, Theologisches. Zu seinen Lebzeiten war er aber als Schriftsteller wenig erfolgreich: nur wenige seiner Schriften wurden gedruckt. Das umfangreichste und wichtigste dieser Werke ist die „Grosse Wundartzney".

Die Tatsache, daß Paracelsus keine Drucker und Geldgeber für die Veröffentlichung seiner Bücher fand oder daß die Publikation durch seine Gegner hintertrieben wurde, läßt ihn als einen von seinen Zeitgenossen Abgelehnten und Verkannten erscheinen. Er selber hat aber nach Kräften dazu beigetragen, sich von seinen Fachkollegen zu isolieren und diese gegen sich aufzubringen. Rufen wir uns nur die Basler Episode in Erinnerung! Der Rat, die politische Obrigkeit, wählt ihn zum Stadtarzt und erteilt ihm zugleich, als Funktion dieses Amtes, die Lehrbefugnis an der Universität. Die Professoren und Ärzte der medizinischen Fakultät sind vor dieser Ernennung nicht begrüßt worden: das schätzte eine Fakultät im 16. Jahrhundert ebensowenig wie heute. Doch sie hätte ihn, nolens volens, akzeptieren müssen, wenn er sich den staatlich genehmigten Fakultätsstatuten gemäß in die Matrikel eingeschrieben, sein Doktordiplom vorgewiesen und sich einer Disputation mit den bereits seßhaften Doktoren unterzogen hätte[4]. Paracelsus tat nichts davon. Dagegen kündigte er am 9. Juni 1527 öffentlich seine Vorlesungen an und behauptete[5]:

"... Wer weiß nicht, daß die meisten Ärzte der heutigen Zeit zum größten Schaden der Kranken in übelster Weise danebengegriffen haben? ... Was mich betrifft, so werde ich ... täglich zwei Stunden Bücher über praktische und theoretische Medizin, über innere Medizin wie über Chirurgie auslegen – Bücher, die ich selber geschrieben und nicht nach der Art der andern [Professoren] aus Hippokrates, Galenos usw. zusammengestohlen habe; ich verdanke sie vielmehr der höchsten Lehrmeisterin aller Dinge, der Erfahrung, und meiner eigenen Arbeit. Sodann, wenn etwas zu beweisen ist, werden nicht die [alten] Autoren, sondern Experiment und Logik (ratio) für mich sprechen."

Nun, auf Logik und Erfahrung, *ratio et experientia*, berufen sich auch die Schulmediziner, und mit dem Anspruch, daß man selber endlich die richtige Wissenschaft bringe, während die andern überhaupt nichts verstünden, führt man sich als Neuling gewiß nicht vorteilhaft in ein Ärztekollegium ein. Schließlich überwarf sich Paracelsus auch mit dem Rat, der politischen Behörde, der er seine Stellung verdankte – und mußte aus Basel fliehen.

Im Anspruch Hohenheims, mehr zu können und zu wissen als seine in der wissenschaftlichen Tradition der Medizin stehenden Kollegen, kommt aber nicht eine bloße persönliche Überheblichkeit zum Ausdruck, sondern ein eigentliches Sendungsbewußtsein. Wie viele seiner Zeitgenossen sah und spürte Paracelsus, daß die traditionell-literarische Basis der Medizin, und dies waren im wesentlichen die Schriften der alten griechischen Ärzte, allenfalls

---

3 Sudhoff K (1922) Kurzes Handbuch der Geschichte der Medizin. Berlin, S 245
4 Burckhardt A (1917) Geschichte der medizinischen Fakultät zu Basel 1460–1900. Basel, S 24 ff
5 Paracelsus Sämtl. Werke, Bd 4, S 3. Übersetzung des lat. Textes bei Bittel K (1945) Paracelsus, Leben u. Lebensweisheit in Selbstzeugnissen, 4. Aufl. Reclam Universal-Bibliothek Nr. 7567/68, Leipzig, S 44

noch der mittelalterlichen Araber, zu schmal und zu brüchig geworden sei: die Medizin bedurfte einer Erweiterung und Vertiefung — das war die Meinung fortschrittlicher Schulmediziner, eines Vesal etwa oder eines Platter — oder aber sie brauchte, und davon war Paracelsus überzeugt, eine Erneuerung von Grund auf. Jede historische Erscheinung erfährt nach Paracelsus zu einer bestimmten Zeit, an einem bestimmten Ort ihre volle Entfaltung und Reifung, ihre „Monarchie", wie er sich ausdrückt. Die Monarchie der antiken griechischen Medizin ist längst vorbei; eine neue Medizin strebt zur Vollkommenheit und Vorherrschaft, und diese der neuen Zeit gemäße Medizin sieht Paracelsus in seiner eigenen Person, Heiltätigkeit und Lehre verwirklicht. Sein triumphaler Ausruf „Mein ist die Monarchie!" meint nicht nur, er sei der König der Ärzte, er bedeutet noch mehr als das: ich, Paracelsus, verkörpere die wahre Medizin meiner Epoche. Er verfocht diesen Anspruch mit einem geradezu messianischen Bewußtsein seiner Berufung[6]:

„... ich führe die Monarchei und gürte euch eure Lenden".

Angesichts eines derart übersteigerten Anspruches auf ausschließliche Geltung war es unvermeidlich, daß Paracelsus bei den anderen Ärzten auf Ablehnung stieß. Erstaunlich ist eher, daß bald auch einzelne Mediziner, die durchaus in der wissenschaftlichen Tradition standen, ohne ihr völlig verfallen zu sein, positive Seiten an Paracelsus und seinem Wirken erkannten. Das gilt u. a. für den gelehrten Zürcher Arzt und Naturforscher *Konrad Gessner* (1516—1565), der mit spürbarer Abneigung Hohenheims unsteten Lebenswandel, sein Zechen und Würfeln in bäurischer Runde erwähnt, dann aber fortfährt[7]:

„Ich höre jedoch, daß er allenthalben viele hoffnungslos Kranke kuriert und bösartige Geschwülste geheilt hat. Er verstand sich nämlich auf die Chemie...".

Damit ist der Bereich bezeichnet, in welchem Paracelsus zum mächtigsten Anreger für die nächsten beiden Jahrhunderte wurde: einerseits die Suche nach chemisch zubereiteten Medikamenten, nach möglichst spezifischen Mitteln für spezifische Krankheiten, andererseits die Anwendung chemischer Vorstellungen auf die Lebensprozesse, die physiologischen wie die pathologischen. Erst die Biochemie, die Pathologie und die Chemotherapie des 19. und 20. Jahrhunderts haben den vorausgreifenden Visionen Hohenheims Substanz und wissenschaftliche Gewißheit geben können. Verloren ging bei der experimentell naturwissenschaftlichen Ausführung des paracelsischen Programmes freilich jene andere Dimension, in der die physiologischen, medizinischen und chemischen Anschauungen und Anregungen des Paracelsus immer auch stehen: die unlösbare, feste Einbettung des Menschen in seine Umwelt und das Universum, die enge Verbundenheit von Mikro- und Makrokosmos.

Die „*Grosse Wundartzney*" sollte nach Hohenheims Plan in 5 Büchern die gesamte konservative Chirurgie darstellen[8]:

1. *„die Wunden, so von außen ankommen",*
2. *„die offenen Schäden",*
3. *„die auswendigen Gewächse",*
4. *„die französischen Blattern und Lähme" (die Syphilis),*
5. *„die äußerlichen Geschwüre".*

---

6 Paracelsus, Sämtl. Werke, Bd 8, S 56
7 Gessner C (1555) Chirurgia, Bl 408 recto. Zürich
8 Paracelsus, Sämtl. Werke, Bd 10, S XXIVff und S 24

Für uns Heutige ist es zunächst fast unverständlich, daß jemand eine Gesamtdarstellung der Chirurgie geben wollte, ohne auf die chirurgischen Operationen einzugehen. Die operative Chirurgie ist aber erst seit einem guten Jahrhundert zum Kernstück des Faches schlechthin geworden; Anästhesie und Asepsis waren die unerläßlichen Vorbedingungen dieser Entwicklung. Zur Zeit des Paracelsus und auch später noch, mindestens bis um 1800, bildeten die Verletzungen und der weite Bereich der „äußeren Schäden" einschließlich der Geschlechts-, Augen- und Zahnkrankheiten das Arbeitsgebiet des Chirurgus, des Wundarztes. Die operativen Eingriffe stellten bloß ein riskantes Randgebiet dieses weiten Feldes dar, in dem nur allzuoft „Spezialisten" mit geringer medizinischer Allgemeinbildung – Steinschneider, Bruchschneider, Starstecher und „Zahnbrecher" – sich ihre Jagdgründe schufen. Wenn Paracelsus nichts über diese Dinge in seine „Grosse Wundartzney" einschließen wollte, so blieb er damit seinem Prinzip treu, die eigene ärztliche Erfahrung zur Grundlage seines Lehrens zu machen. Das schloß freilich gerade bei ihm das Spekulieren in weiten theoretischen Zusammenhängen nicht aus.

Von den 5 geplanten Büchern hat Paracelsus nur die 2 ersten ausgearbeitet und veröffentlicht. Ein Werk „Von der Frantzösischen Krankheit" war schon 1530 in Nürnberg erschienen und sogleich in Köln nachgedruckt worden. Gleich wie diese Syphilis-Schrift des Paracelsus fand nun auch seine auf 2 Teile beschränkte „Grosse Wundartzney" weite Beachtung; sie erschien in Ulm 1536 und in neuer Auflage schon im folgenden Jahr in Augsburg[9]. Das angenehme Erlebnis, als Autor gedruckt, gelesen und wieder gedruckt zu werden, ist Paracelsus also nicht völlig versagt geblieben. Nach seinem Tod wurde die „Grosse Wundartzney" mehrmals nachgedruckt[10].

Ich möchte Ihnen nun einige Eindrücke davon vermitteln, wie Paracelsus *Wundheilung und Wundbehandlung* verstand. Dies legt er im ersten Buch seiner „Grossen Wundartzney" dar. In einem ersten Traktat geht es um die ärztliche Beurteilung der Wunden im allgemeinen, im zweiten folgen Behandlungsanweisungen „mit recepten, so noch nie am tag gewesen seind", im dritten ist von Tierbissen, vergifteten Wunden, Beinbrüchen, Verbrennungen und Schußwunden die Rede.

Der erste Gesichtspunkt, den Paracelsus heraushebt, ist der absolute Vorrang der *Natur* vor allen ärztlichen Bemühungen. Gegen die Natur läßt sich nichts erreichen, und sie läßt sich nicht vergewaltigen[11]:

„Du solt wissen, das sich die natur nit ubernöten lasst [...] du musst ir nach, und sie dir nit ... das ist die kunst, das du der natur bequeme arznei erkennest."

---

9 Sudhoff K a.a.O. (s. Anm. 3), S 252: „Zu Hohenheoms Lebzeiten erschienen: [...] 1536 Großse wundartzney von allen wunden, stich, schüß, bränd, biß, beynbrüch, vnd alles was die wundartzney begreifft, mit gantzer heylung vnnd erkantniß aller zufell, gegenwertiger vnd künfftiger on allen gebresten angezeygt ... usw. Außgeteylt in drey Tractaten (Ulm bei Hans Varnier Das Erst Bůch ...) (unwesentlich im Titel verändert zu Augsburg bei Heinrich Steiner, vollendet im Druck am 28. Juli). – „Der grossen wundartzney. Das ander Bůch ..." (ebenfalls bei Steiner, vollendet in Druck am 22. August). – 1537. Der grossen Wundartzney, Das Erst Bůch ..." (neue Auflage, Augsburg bei Steiner, vollendet am 3. Februar). – „Der grossen Wundartzney, Das ander Bůch ..." (ebenfalls in 2. Auflage in völligem Neudruck wie das erste, noch in Hornung 1537 vollendet)."
10 Sudhoff K In: Paracelsus. Sämtl. Werke, Bd 10, S XVI/XXI
11 Paracelsus. Sämtl. Werke, Bd 10, S 30f

Darum wird ein rechter Arzt auch nicht von Heilerfolgen berichten oder gar solche versprechen, die außerhalb der Grenzen der Natur liegen. Scherer, Bader und dergleichen Leute mögen sich rühmen, abgehauene Nasen, die 3 Tage lang im Schnee lagen, oder abgetrennte Finger, die man nach ein paar Tagen wieder fand, mit bleibendem Erfolg wieder angenäht zu haben — das sind eitle Prahlereien, Jägerlatein, „Weidsprüch". Ein guter Arzt achtet in seinen Reden wie in seinem Handeln die von der Natur gesetzten Grenzen. Nicht der Arzt, die Natur ist es auch, die heilt. Und zwar hat jedes Gewebe — das Fleisch, die Adern, Nerven und Sehnen („das Geäder"), der Knochen — in sich einen natürlichen Balsam. Dieser Balsam heilt die Beinbrüche, die Fleischwunden, usw. Ein jegliches Glied, jeder Körperteil trägt so die Heilung in sich selbst. Der Arzt, der meint, er sei es, der heile, unterliegt einer Täuschung und verkennt seine Aufgabe. Deine Aufgabe als Wundarzt — Paracelsus wendet sich mit Vorliebe direkt an seinen lernbegierigen Leser — besteht nur darin,

„*das du der natur an dem verletzten schaden schirm und schuzung tragest vor widerwertigen feinden.*"[12]

Ferner braucht der natürliche Balsam Nahrung — von innen her durch Speis und Trank, von außen durch gute Arznei, mit der man die Wunde deckt. Paracelsus wehrt sich deshalb vehement gegen die Praxis der „vermeinten arzet", der Scheinärzte, welche die Verwundeten auf eine magere Diät mit Wassersuppe, gebranntem Müslein, Gerstenwasser und dergleichen setzen. Das widerspricht der natürlichen Ordnung: ein Verletzter braucht, wie ein Gesunder oder noch mehr als dieser, nahrhafte Speisen und kräftiges Getränk[13]. Die Nahrung soll also kräftig sein, aber der Verletzte darf keinesfalls zuviel essen und trinken. Noch schlimmer ist es, wenn er das verletzte Glied nicht ruhig hält. Das Allerschädlichste aber ist „Unkeuschheit". So muß der Arzt „Ernst, Fleiß und alle Sorge" nicht bloß auf die Wundbehandlung im engeren Sinne, sondern auch auf die Führung der Verletzten in seiner Lebensweise verwenden. Den „vermeinten arzet" aber, die die Patienten ihren Übermut treiben lassen und sie dadurch gefährden, „gebührt ein Besen über den Rücken."[14]

Die Wundheilung unterstützt Paracelsus folgerichtig durch Wundtränke, die mit Heilpflanzen hergestellt sind. Zur äußerlichen Anwendung kommen Wundsalben, -öle, -balsam, -pulver und -pflaster in Frage, wiederum mit vorwiegend pflanzlichen Ingredienzien; aber auch destilliertes Antimon (in öliger Form) und sublimiertes Kupfer (als Pulver). Wichtiger als die Einzelheiten, die im zweiten Traktat des ersten Buches der „Wundartzney" nachzulesen sind, ist jedoch das *Prinzip*, die Wunde gegen außen zu schützen, ihren natürlichen Balsam zu nähren, nicht aber sie durch aggressive Substanzen zu reizen[15]:

„*Da muss die wunden sauber mit der narung gehalten werden, das nichts faules noch stinkendes in ir erfunden wird.*"

Heftig, wie es seinem Naturell entspricht, wendet sich Paracelsus gegen die damals zahlreichen Anhänger einer forcierten Wundeiterung. Es gibt seiner Auffassung nach 2 Arten von „Eiter", von Wundsekret. Die eine, der eigentliche Eiter, entsteht aus Fäulnis und ist ein Zeichen schlechter Wundheilung. Die meisten Wundärzte streben jedoch gerade eine solche schädliche Eiterung an und bewirken sie, indem sie die Wunden vernähen und mit Eiklar verpappen.

---

12 loc. cit., S 34
13 loc. cit., S 86
14 loc. cit., S 56f
15 loc. cit., S 35

> *„Ich habe bei euch Wundärzten vielmal den Unverstand gesehen, wenn die Wunde nur redlich stank, faulen Eiter gab wie ein stinkendes altes Loch am Oelschenkel [d. h. an einem geschwollenen Bein], dass das euch wohlgefiel, in eurer Torheit und Verderbnis. Das sag ich euch: sobald eine Wunde dermassen stinkt und fault wie ein alter Schaden an einem rinnenden Bein, dann taugt es nichts, weder du, noch deine Wunde, noch deine Arznei"*[16].

Das gute Wundsekret ist etwas ganz anderes: ein bloßer Rückstand aus jener „Nahrung", die die Natur eben braucht, um ihr Werk, die Wundheilung, zu vollbringen.

Wie wir eben gehört haben, hält Paracelsus nichts vom Nähen einer Wunde; die Fäden halten nicht; Nadel und Faden rufen eine unerwünschte Eiterung hervor. Die Natur dagegen „näht" in aller Stille; sie führt die klaffenden Wundränder wieder zusammen. Der Arzt kann diesen Wiederherstellungsprozeß durch „Heftwasser" und „Heftpulver" günstig beeinflussen, was auch „keine kleine Kunst ist". Warum halten nun aber so viele Wundärzte am Flickwerk mit der Nadel fest, dessen schädliche Wirkung doch offensichtlich ist? Aus demselben Grund, aus dem so viele Ärzte die diagnostisch unergiebige Harnschau weiter praktizieren[17]:

> *„Es ist mit dem heften [dem Nähen] wie mit dem seich sehen, gelten mer gelt: ein haft ein guldin, ein seich ein bazen."*

In die prognostische Beurteilung der Wunden und ihre Behandlung bezieht Paracelsus immer *den ganzen Menschen* mit ein – seine angeborene Konstitution, seinen Gesundheits- oder Krankheitszustand, seine momentane, körperliche und seelische Verfassung im Zeitpunkt der Verwundung. Wer gerade in heftigem Zorn ist, was ja bei Kampf und Streit vorkommen kann, und dann verletzt wird, der ist nicht gut dran[18]:

> *„Die so in der gallen ergriment, die sind schwer und sorglich zu heilen [...] man muss die gallen verzaplen lassen und erwarten des ents irs gifts; dan dem zorn ist nit fürzukomen, bis er sich selbst verzört [verzehrt]."*

Paracelsus achtet nicht nur darauf, wie vorbestehende Leiden und Affekte sich auf die Wundheilung auswirken können. Er geht auch auf die Komplikationen ein, die den ganzen Organismus betreffen und schlimmstenfalls zum Tod führen können: Fieber, Starrkrampf und andere Krämpfe, Wunddiphtherie („Bräune")[19] usw.

Schließlich hat aber auch „des Himmels Lauf" seinen Einfluß auf die Wundheilung. Während Paracelsus sonst – etwa im Buch Paragranum – im Sternenhimmel bloß die makrokosmische Entsprechung zum menschlichen Mikrokosmos sieht, postuliert er in der „Grossen Wundartzney" einen handgreiflichen Einfluß des Sonnenstandes im Tierkreis auf den Körper[20]: Wunden, die in den Zwillingen, in der Jungfrau oder im Steinbock geschlagen werden, heilen besonders schlecht; sie fallen in „ein bös Glück". Auch Stier und Löwe sind noch recht ungünstig, weniger schon der Widder; besser sind die Aussichten unter dem Wassermann, den Fischen und dem Krebs, und am heilungsfreundlichsten erweisen sich Waage, Skorpion und Schütze. (Am besten würde man also, wenn es schon sein muß, im Herbst in den Krieg ziehen!) Dies ist eine recht krude Astrologie und zeigt uns für einmal einen Paracelsus, der völlig unkritisch in der mittelalterlichen Tradition steht.

---

16 Modernisierter Text nach loc. cit., S 36
17 loc. cit., S 69
18 loc. cit., S 41
19 loc. cit., S 49

Doch lassen wir uns nicht ablenken. Paracelsus fordert und lehrt in seiner „Grossen Wundarztney" eine Therapie, die sich ganz der heilkräftigen Natur unterordnet, diese klug unterstützt und keinesfalls ihr stilles Wirken stört. Er geht sauber und schonend mit den Wunden um. Er bezieht den Gesamtorganismus in seiner allgemeinen und momentanen Verfassung, der körperlichen *und* der seelischen, in seine Beurteilung und Behandlung ein. Er regelt die Lebensweise des Verletzten. All dies entspricht auch einer medizinischen Tradition: der hippokratischen. Die „Grosse Wundartzney" zeigt uns Paracelsus als einen Arzt, der in der nobelsten ärztlichen Tradition steht und diese mit eigener Erfahrung, eigenem Denken und eigenen Heilmitteln lebendig und zeitgemäß macht. Da gibt es keinen Grund zur Ablehnung durch den kritischen Leser, und auch keinen Grund zur selbstherrlichen Isolation der Paracelsus-Anhänger, im Gegenteil. Es ist eine damals wie heute vorbildliche Haltung, die Paracelsus mit den besten Wundärzten aller Epochen – auch mit Ihnen, meine Damen und Herren – verbindet.

I. Abdominaltrauma

Diagnostik des Abdominaltraumas

L. Schweiberer, J. Bauer, K.-J. Pfeifer und D. Schlenkhoff

Chirurgische Klinik der Innenstadt der Universität, Nußbaumstraße 20, D-8000 München

Statistischer Überblick

Auf die Gesamtzahl stationär behandelter Unfallverletzter bezogen, liegt der Anteil stumpfer Bauchverletzungen zwischen ca. 0,5 und 5%. In operativen Zentren, wo Mehrfachverletzungen behandelt werden, ist der Anteil am höchsten (Tabelle 1).

Nach einer eigenen Statistik von 564 polytraumatisierten Patienten war das Bauchtrauma 159mal, das sind 28,2%, als dominierende oder begleitende Verletzungen registriert worden. Dieser Prozentsatz stimmt auch mit Angaben aus anderen Zentren wie aus Hannover, überein (Tabelle 2).

Der einzelne Chirurg begegnet — sofern er nicht in einem Zentrum tätig ist und sich dort an der Abdominalchirurgie beteiligt — dem Verletzungsbild „Abdominaltrauma" relativ selten, muß sich also intensiv theoretisch mit der Diagnostik beschäftigen, um im Falle einer stumpfen Bauchverletzung oder deren Ausschluß, alle Möglichkeiten ausschöpfen zu können.

Tabelle 1. Anteil des Abdominaltraumas an stationär behandelten Unfallverletzten

Denk (1941)	2,0%
Bader (1953)	1,5%
Kümmerle (1959)	2,4%
Rehn (1971)	2,1%
Müller et al. (1977)	4,6%
Schriefers (1981)	0,45%

Tabelle 2. Polytrauma kombiniert mit Abdominaltrauma

Tscherne et al., Hannover (1978)	27%
Schweiberer et al., Homburg (1978)	28%

Tabelle 3. Stumpfes Abdominaltrauma

	274 Erwachsene 86 Kinder (unter 15 Jahre)	
	360 insgesamt	
Bauchprellung		Organverletzungen
120 = 43,8%	Erwachsene	154 = 56,2%
51 = 59,3%	Kinder	35 = 40,7%
171 = 47,5%	insgesamt	189 = 52,5%

Eine andere retrospektive Statistik aus dem eigenen Krankengut umfaßt 274 Erwachsene und 86 Kinder, das sind zusammen 360 Patienten, bei welchen der Ausschluß bzw. die Bestätigung der Diagnose „stumpfes Bauchtrauma" nötig war. Von den insgesamt 274 Erwachsenen hatten 120 = 43,8%, von den 86 Kindern 51 = 59,3% lediglich Bauchprellungen erlitten. In unserer Studie verblieben 189 = 52,5%, die letztendlich eine operationsbedingte peritoneale Organverletzung aufwiesen (Tabelle 3).

Das Ausmaß der Verletzung reicht also von der Bauchprellung bis zur mehrfachen intraperitonealen Organverletzung.

Die Diagnostik wird erheblich erschwert durch Verletzungen der verschiedenen Körperregionen beim Polytrauma, durch Bewußtlosigkeit, durch alkoholischen Rauschzustand, durch vordiagnostische Prämedikationen und durch ein evtl. Querschnittsyndrom.

Symptomatik

Die Symptomatik des stumpfen Bauchtraumas ist der hämorrhagische Schock und das akute Abdomen.

Ohne peritoneale Organverletzungen wird die Symptomatik einer intraabdominellen Verletzung vorgetäuscht durch Muskelquetschung, lokale Hämatome in den Bauchdecken, retroperitoneale Kontusion von intra- und retroperitoneal gelegenen Organen mit begleitender peritonealer Reizung, oder — sehr häufig — durch Projektion des Schmerzes in das Abdomen bei Rippen-, Wirbel- und Beckenfrakturen.

Vorgetäuschte intraperitoneale Verletzung durch:

Muskelquetschung
lokale Hämatome der Bauchdecken
Kontusion intra- und retroperitonealer Organe
fortgeleiteter Schmerz bei Rippen-, Wirbel- und Beckenfrakturen

---

Falsch positive Untersuchungsbefunde und daraus abgeleitete falsche Entscheidungen zur Laparotomie können z. B. beim stumpfen Thoraxtrauma mit Lungenkontusion eine deletäre Wirkung auf die Restatmung haben. Andererseits darf die lebensrettende Blutstillung im Schock nicht verpaßt werden. Die Blitzdiagnose, wie sie Trede nannte, muß im Falle der lebensrettenden Blutstillung ohne viel diagnostischen, insbesondere apparativ diagnostischen Aufwand zur Sofortlaparotomie führen, ja, auch eine Abdomenübersichtsaufnahme kann zu viel sein, wenn der Patient sich in den Bauch verblutet und wertvolle Minuten durch die diagnostische Absicherung vertan werden.

So können wir schlagwortartig von 3 Situationen und damit von 3 Verhaltensweisen in der Diagnostik sprechen:

Notsituation — Blitzdiagnose — Sofortlaparotomie

Akutsituation — Schnelldiagnose — Frühlaparotomie

Kontrollsituation — erweiterte oder Ausschlußdiagnose — aufgeschoben oder Ausschluß einer Laparotomie

In diesem Gedankenschema müssen die diagnostischen Maßnahmen mit der Therapie simultan ablaufen, sie müssen rasch, schonend und aussagekräftig sein und sollten in einem zentralen Schockraum erfolgen, wo Diagnostik und Therapie sich nicht gegenseitig ausschließen. Der Schockraum sollte mit einer Röntgeneinrichtung versehen sein, damit Transporte vermieden werden.

Zur Diagnostik stehen uns heute folgende Möglichkeiten zur Verfügung, die im einzelnen besprochen werden.

> Anamnese
> Allgemeinbefund
> Lokalbefund
> Katheter und Sonde
> Lavage (Laparoskopie)
> Röntgendiagnostik
> Angiographie
> Sonographie
> Computertomographie

Anamnese

Die gezielte Erhebung von Unfallhergang und Zeitpunkt durch Befragung des Verletzten oder der Begleitpersonen läßt schon wichtige Schlüsse auf die Art der Verletzung zu (Rumpf-Schleuder-Trauma, Hufschlag, Lenkradprall, Sturz des Kindes auf den Fahrradlenker usw.).

Weiterhin ist wichtig zu wissen, wann der Patient zuletzt gegessen hat, sowie eine genaue Kenntnis der bisherigen therapeutischen Maßnahmen (Gabe von Analgetika, bisherige Mittel zur Schockbekämpfung usw.).

Die Ergebnisse der klinischen Untersuchung, die parallel mit der Sicherstellung der vitalen Funktionen einsetzt, müssen genauestens dokumentiert werden. Eine kurzfristige Befundkontrolle durch den gleichen Untersucher ist unbedingt zu fordern.

Allgemeinerstbefund

Im einzelnen ist zu achten auf Hautfarbe, Temperatur, Bewußtseinslage und Pupillenstatus, auf Pulsqualität und -frequenz, auf Atmungstiefe und -frequenz.

Regional

Bei der regionalen Untersuchung des Abdomens findet man u. U. Kontusionsmarken mit Einblutungen in die Bauchdecken und Schürfwunden. Kontusionsmarken oder deren Fehlen sind jedoch kein sicherer Hinweis auf eine stattgehabte oder auf das Fehlen einer intraabdominellen Verletzung. Selbst bei schwersten Organzerreißungen sehen wir oft unversehrte Bauchdecken. Dozauer (1971) fand bei 285 akut tödlich verlaufenden Abdominalverletzungen in 25% keine äußeren Zeichen von Gewalteinwirkung.

Der zirkumskripte oder diffuse abdominale Druckschmerz, die regionale oder diffuse Bauchdeckenspannung können durch intraperitoneale aber auch durch Bauchdeckenläsionen verursacht sein. Die perkutorisch zu ermittelnde Flankendämpfung, die regionale Schallverkürzung und ein Undulationsphänomen sprechen für Blutansammlung im Bauchinneren. Die rektal- digitale Untersuchung, evtl. wiederholt in kurzen Zeitabständen, ergibt ebenfalls Hinweise auf eine lebensbedrohliche Blutung. Finden sich größere Mengen Blut im kleinen Becken, so ist der Douglas-Raum vorgewölbt und schmerzhaft. Fehlende Darmperistaltik bei der Auskultation kann ein Hinweis auf eine Verletzung im Magen-Darm-Trakt sein, kann auch eine reflektorisch bedingte Paralyse bei Wirbelfrakturen oder eine Paralyse im Schock ganz allgemein sein. Nach Darmgeräuschen im Thorax ist bei der Möglichkeit einer Zwerchfellverletzung zu fahnden.

Laborbefunde

Nur wenn Atmung und Kreislauf stabilisiert sind, bleibt genügend Zeit, um die Ergebnisse zusätzlicher Laborparameter abzuwarten.

Hämoglobin und Hämatokrit werden (zusammen mit der Blutgruppe) bestimmt, haben aber erst durch Wiederholungen im Verlauf Aussagewert über eine innere Blutung. Neben der rheologischen Kontrolle des Schockverlaufes ist die stündliche Leukozytenzählung wertvoll, jedoch nicht spezifisch für eine intraabdominelle Verletzung.

Die Bestimmung der Amylase hat zwar unmittelbar nach dem Unfall keine spezifische pankreasgerichtete Aussagekraft, doch sprechen steigende Werte für eine traumatische Pankreatitis.

Bei einer 24jährigen Patientin ohne Schocksymptomatik, ohne Abwehrspannung, lediglich mit einem Druckschmerz im Oberbauch medial und links davon, nach einer Steuerradverletzung war die Alphaamylase sofort hoch und stieg im Laufe der nächsten 24 h noch an. Innerhalb von 8 Tagen entwickelte sich eine Bursa-omentalis-Zyste. Durch einfache Drainagebehandlung kam die Pankreasfistel im Bereich eines Quereinrisses des Pankreas über der Wirbelsäule innerhalb von wenigen Wochen zum völligen Versiegen.

Ein hoher Prozentsatz der mit stumpfem Bauchtrauma aufgenommenen Patienten zeigen in den ersten Tagen eine Hämaturie, obwohl eine Nierenverletzung nicht stattgefunden hat. Die Hämaturie dauert durchschnittlich 6 Tage (Flemik 1970). Sie wird nicht nur als Kontu-

Tabelle 4. Qualitative Beurteilung der Peritoneallavage nach Olsen

Lavage-Ergebnis	Flaschen-inhalt	Infusionsschlauch Inhalt	Blutmenge
Stark positiv	hellrot	hellrot undurchsichtig	25 ml/l
Schwach positiv	hellrot bis rosa	rosa bis klar durchsichtig	0,5–15 ml/l
Negativ	klar	klar	0

Tabelle 5. Technik der Bauchhöhlenspülung

1. Harnblase durch Katheter entleeren
2. Rasieren, desinfizieren und abdecken des Abdomens
3. Lokalanästhesie (intrakutan)
4. Stichinzision: 2–3 cm unterhalb des Nabels in der Mittellinie (bei Unterbauchlaparotomienarben nach links oder rechts pararektal ausweichen)
5. Einstich des Stilettkatheters für Peritonealdialyse durch Peritoneum
6. Rückzug des Stiletts – vorschieben des Katheters beckenwärts, bei evtl. Beckenfrakturen und Retroperitonealhämatomen magenwärts

    wenn sich nicht schon Blut entleert:
7. Ringer-Lösung (20 ml/kg KG – bis m 1 l) über Infusionsbesteck rasch einlaufen lassen
8. Leere Infusionsflaschen auf Boden stellen

sionszeichen, sondern auch als Folge des traumatischen Schockes bzw. als Crushsyndrom angesehen.

Lavage

Die Bauchhöhlenspülung – Lavage – muß in der Diagnostik des Bauchtraumes eine ganz zentrale Rolle einnehmen und ist vor allem in der Akutsituation zur Schnelldiagnose bislang allen anderen Verfahren überlegen. Auch Sonographie und CT konnten die Lavage als diagnostisches Hilfsmittel im Akutfall noch nicht setzen. Dasselbe gilt bezüglich zeitlichem Aufwand und Aussagekraft auch für die Laparoskopie.

Die zentrale Rolle der Bauchhöhlenspülung wird durch das Schema von Olsen et al. (1972) (Tabelle 4) unterstrichen und ist seit ihrer Einführung durch Root et al. (1965) zu einer unerläßlichen Untersuchung geworden, weil sie rasch, schonend und aussagekräftig ist. Die technische Durchführung ist in der Tabelle 5 dargestellt.

Kontraindiziert ist die Lavage bei
1. eindeutiger Abdominalverletzung,
2. multiplen vorausgegangenen Laparotomien,
3. Schwangerschaft.

Da bereits wenige Tropfen Blut genügen, um den Inhalt einer 1000 ml Ringer-Flasche schwach rosa zu färben, ist der Test nach Olsen wichtig, der zwischen stark positiv, schwach positiv und negativ unterscheidet. Bei stark positivem Befund ist die sofortige Laparotomie, bei schwach positivem Befund die Wiederholung und die Untersuchung der Spülflüssigkeit auf Leukozyten, Bakterien, Amylase und Fasern im Sediment indiziert.

Der unschätzbare Vorteil der Lavage ist ihre einfache Durchführbarkeit innerhalb der ersten 15 min, auch durchführbar während bereits andere Operationen wie Schädeltrepanation laufen.

Durch die Lavage konnte eindeutig die Zahl der Probelaparotomien gesenkt werden wie auch das Intervall von Aufnahme bis zur notwendigen Laparotomie deutlich gesenkt werden konnte. Seit die Lavage zur Routineuntersuchung im Notfall geworden ist, wurde die Laparoskopie ihres zeitlichen Aufwandes und der nicht höheren Treffsicherheit wegen von uns und anderen völlig verlassen.

Natürlich hat auch die Lavage ihre Fehlerquellen. Die Empfindlichkeit der Methode kann zum falsch positiven Befund führen. In der Hand des Geübten liegen die falsch positiven Befunde unter 1%. Falsch negativ können die Befunde sein, wie Klaue u. Kern (1976) hingewiesen haben, bei subkapsulären Hämatomen der Milz und Leber, oder bei Zwerchfellrupturen mit Verlagerung der rupturierten Milz in den Thorax und damit Fehlen von Blut im Abdomen. Treten solchermaßen Zweifel auf, ist die logische Konsequenz die weitere Exploration durch konventionelle Röntgendiagnostik, Angiographie, Sonographie und Computertomographie.

Laparoskopie

Die Laparoskopie ist dann indiziert, wenn ein erfahrenes Endoskopieteam vorhanden ist, kommt bei uns jedoch nach Einführung von Lavage und Sonographie praktisch nicht mehr zur Anwendung. Auf den Intensivstationen hat dann die Laparoskopie in der Verlaufskontrolle ihren Stellenwert, wenn wenig Erfahrung mit der Sonographie besteht.

Konventionelle Röntgendiagnostik

Sind die Vitalfunktionen stabilisiert, dann ist bei klinischem Verdacht auf ein Bauchtrauma eine Röntgenuntersuchung indiziert. Zur Abdominalübersicht gehört immer die Übersichtsaufnahme des Thorax und des Beckens.

Ein gutes Schema über Aussagekraft der Röntgenübersichtsaufnahme beim Abdominaltrauma ist einer Arbeit von Trede u. Kersting (1978) entnommen (Tabelle 6): Bei basalen Rippenfrakturen muß der Verdacht auf eine Leber- oder Milzruptur solange aufrechterhalten werden, bis das Gegenteil bewiesen ist. Ein Zwerchfellhochstand oder ein obliterierter Rippen-Zwerchfell-Winkel legen den Verdacht einer Zwerchfellruptur nahe, ebenso wie der Verlagerung der Magenblase nach oben. Die Verdrängung der Magenblase nach rechts spricht für eine Milzruptur, eine retroperitoneale Luftansammlung für eine oft zunächst sehr symp-

Tabelle 6. Röntgenübersichtsaufnahme beim Abdominaltrauma. Nach Trede u Kersting (1978)

Röntgenbefund	Mögliche Deutung
Basale Rippenfrakturen links	Milzruptur
Basale Rippenfrakturen rechts	Leberruptur
Zwerchfellhochstand	Zwerchfellruptur
Obliterierter Rippen-Zwerchfell-Winkel	Zwerchfellruptur
Verlagerung der Magenblase	
a) nach links oben	Zwerchfellruptur
b) nach rechts medial	Milzruptur
Abdrängung der linken Colonflexur	Milzruptur
Retroperitoneale Luftansammlung	Duodenum- oder Rektumruptur
Verwaschener Psoasschatten rechts	Duodenal- oder Nierenruptur
Verwaschener Psoasschatten links	Pankreasschwanz- oder Nierenruptur
Freie Luftsichel	Magen/Darm-Perforation

tomarme Duodenalruptur oder Ruptur des retroperitoneal fixierten Kolons oder des extraperitonealen Rektums. Auf einen verwaschenen Psoasschatten rechts ist wegen des Verdachtes der Duodenal- oder Nierenruptur rechts, auf verwaschenen Psoasschatten links, wegen Verdachts einer Pankreasschwanz- und Nierenruptur links, zu achten. Eine freie Luftsichel ist beweisend für die Ruptur eines Hohlorganes, ist allerdings im a.-p.-Strahlengang oft nicht gut erkennbar, so daß, wenn möglich, eine Aufnahme in Linksseitenlage gemacht werden sollte, da die Luft dann zwischen Bauchdecke und Leber besser sichtbar wird. Die Gasinsuflation des Magens oder Rektums verdeutlichen die Perforationen.

Die Darstellung des Magens und des Duodenums mit wasserlöslichem Kontrastmittel über eine Magensonde zeigen die Verlagerung des Magens in den Thorax bei Zwerchfellruptur oder die retroperitoneale Duodenalruptur.

Angiographie

Der Stellenwert der Akutangiographie — selektiv oder als Übersicht — ist gesunken, seit wir über Lavage, Sonographie und Computertomographie verfügen. Einen hohen Stellenwert besitzt sie allerdings immer noch bei der Nierenruptur, um die Möglichkeit der Rekonstruktion bzw. der Organerhaltung präoperativ bereits festzulegen.

Ultraschalldiagnostik

Die Anwendung der Ultraschalldiagnostik stellt eine ausgezeichnete Ergänzung der klinischen und röntgenologischen Untersuchung des Bauchverletzten dar. Sie wird in absehbarer Zeit voraussichtlich das führende Diagnostikum im Akutfall werden und möglicherweise die Lavage verdrängen. Da sie eine einfach durchzuführende, nicht invasive Untersuchungsmethode ist, die risikolos wiederholt werden kann, hat sie besonders zur Verlaufsbeobachtung einen hohen Stellenwert bekommen. Der Nachteil liegt vorerst noch darin, daß die meisten

Chirurgen mit dem Sonogramm nicht umgehen können und ein in der Sonographie Geübter vielfach rund um die Uhr nicht zur Verfügung steht. Wir haben an unserer Klinik das Glück, ein Team von Röntgenologen integriert zu wissen, die rund um die Uhr dienstbereit sind, welche mit dem Sonogramm ausgezeichnet umzugehen wissen und uns oft frappierende Befunde liefern. Es sei aber nochmals festgehalten, daß die Sonographie uns bislang weniger in der Akutsituation als sehr viel mehr in der Kontrollsituation bzw. in der Verlaufsbeobachtung dienlich war. Bleibt der Patient nach schwach positiver oder negativer Lavage kreislaufstabil, ist der klinische Lokalbefund jedoch nach wie vor verdächtig und weisen Laborparameter wie Amylase auf eine spezifische Organverletzung hin, dann sollte die Sonographie in der Verlaufskontrolle unbedingt zum Einsatz kommen.

Besonders bewährt hat sie sich zur Aufdeckung subkapulärer oder primär gedeckter Rupturen der Milz.

Differentialdiagnostisch kann die Sonographie beim retroperitonealen Hämatom und ganz besonders beim Bauchdeckenhämatom nützlich sein.

Computertomographie

Die Computertomographie des Abdomens ist wie keine andere radiologische Methode geeignet, die Morphologie der Abdominalorgane gleichsam wie anatomische Schnitte darzustellen. Durch die Computertomographie können deshalb Zerreißungen der parenchymatösen Organe wie Leber, Milz und Niere und auch Pankreas hervorragend dargelegt werden. Auch lassen sich subkapsuläre Hämatome von Parenchymzerreißungen abgrenzen. Der Vorteil der Computertomographie, insbesondere gegenüber der Sonographie, besteht darin, daß die Untersuchung nicht durch Darmgasüberlagerung wie z. B. bei der Sonographie oder durch Verbände an der Körperoberfläche behindert wird. Allerdings bedeutet der Einsatz der Computertomographie meist auch einen Transport des Verletzten aus dem Akutbehandlungsbereich. Gleichzeitig ist während der computertomographischen Untersuchung, die für ein Abdomen doch mindestens 20–30 min dauert, eine weitere Versorgung des Patienten nicht möglich. Deshalb kommt der Einsatz der Computertomographie erst in der sog. Kontrollsituation zur erweiterten – bzw. Ausschlußdiagnose in Frage.

Die Diagnostik des stumpfen Bauchtraumas ist umfangreich und kann in ihrer ganzen Fülle nur punktuell besprochen werden. Ein breites Grundgerüst an diagnostischer Erfahrung und an diagnostischer Ausstattung muß überall dort vorhanden sein, wo der Anspruch zur Behandlung von Abdominalverletzungen erhoben wird.

Literatur

1. Klapp F, Dambe LT, Schweiberer L (1978) Ergebnisstatistik von 564 polytraumatisierten Patienten. Unfallheilkunde 81:459
2. Klaue P, Kern E (1976) Diagnostik beim stumpfen Bauchtrauma. Unfallheilkunde 79: 333
3. Kern E, Klaue P (1980) Das Polytrauma – Dringliche Diagnostik und Therapie bei begleitendem Abdominaltrauma (Kongreßbericht). Langenbecks Arch Chir 352:243
4. Olsen WR, Redmann HC, Mildreth DM (1972) Quantitative peritoneal lavage in blunt abdominal trauma. Arch Surg 104:536

5. Pfeifer KJ, Schmidt R (1980) Röntgendiagnostik der Verletzungen parenchymatöser Organe im Abdomen. Herbsttagg. d. Bay. Röntgen-Gesellschaft, Oberstdorf
6. Root HD, Hauser CW, McKinley J, Lafave JW (1965) Diagnostic peritoneal lavage. Surgery 57:633
7. Schlenkhoff D (1981) Das stumpfe Bauchtrauma. Dissertation, Universität Homburg/Saar
8. Schriefers KH, Gerometta P (1981) Stumpfe und offene Bauchverletzungen (Kongreßbericht). Langenbecks Arch Chir 355:353
9. Trede M, Kersting KH (1978) Abdominalverletzungen beim Polytraumatisierten. Chirurg 49:672

Splenektomie – Immunologische Aspekte

C. Herfarth und H. Bindewald

Chirurgische Universitätsklinik, Kirschnerstraße 1, D-6900 Heidelberg

Die Milz ist ein „Organon plenum mysterii". Der Wissensstand über die Folgen eines Milzverlustes hat sich jedoch deutlich vergrößert. Das gestellte Thema ist in der Form zu verstehen, daß Abwehrmechanismen nach Splenektomie im weitesten Sinne behandelt werden sollen. Am Ende heißt die Konsequenz – auch bei der Milzverletzung soll versucht werden, das Organ zu erhalten. Unklar ist noch die Bedeutung und Richtigkeit der heterotopen Autotransplantation der Milz.

Die Analyse unseres Krankengutes aus den letzten 6 Jahren – sei es in Heidelberg oder in Ulm – zeigt eine nahezu konstante Splenektomierate (Abb. 1). Im Ulmer Krankengut

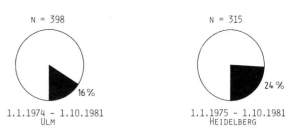
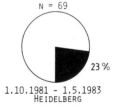

Abb. 1. Anteil der Splenektomie aus traumatischer Indikation am gesamten Splenektomie-Krankengut

überwiegen Splenektomien aus hämatologischer Indikation. Im Heidelberger Krankengut nehmen die traumabedingten Splenektomien 1/4 des Krankengutes ein.

Statistische Überlegungen

Die Überlegungen über die Bedeutung der Milzlosigkeit sind durch 2 Beobachtungen angeregt worden. Zunächst beunruhigen bei Kindern die Beobachtungen einer fulminanten Sepsis nach elektiver Splenektomie wegen hämatologischer oder Stoffwechselerkrankungen [4]. Dann wurde auch nach Splenektomie wegen Milzverletzung dieses Risiko beschrieben [10].

Für die fulminante Postsplenektomiesepsis wurde der Syndrombegriff OPSI – Overwhelming post-splenectomy-infection – gewählt. In einer retrospektiven Literaturanalyse fand Singer unter 688 Kindern und Jugendlichen nach Splenektomie 10 Fälle mit einer schweren allgemeinen Sepsis [14]. 4 der Kinder starben. Eine Reihe von weiteren Berichten liegen vor, wie die von Oakes beschriebenen 15 Todesfälle unter 18 „OPSI-Fällen" [10]. Die jüngste Sammlung über das OPSI-Syndrom bei Erwachsenen stammt von Seufert [13]. Alle Altersgruppen sind in dieser Zusammenstellung vertreten. Das Intervall zwischen Splenektomie und Sepsis schwankt zwischen unter 1 Jahr und 42 Jahren. Die Letalität des Syndroms beträgt knapp 50% (47%).

Während die Daten für das Auftreten der Erkrankung nach Splenektomie zumindest bei Kleinkindern schlüssig sind, bleibt die Situation beim Erwachsenen jedoch im unklaren. Nichts ist darüber bekannt, wie häufig eine derartige Sepsis bei Erwachsenen *mit* Milz auftritt. Leider kann aufgrund der vorliegenden Berichte nichts über das absolute oder relative Risiko einer fulminanten Postsplenektomiesepsis ausgesagt werden. Um das absolute Risiko festzulegen, bräuchten wir zuverlässige Daten einer gesamten Bevölkerungsgruppe. Diese liegen nicht vor. Die Fallberichte der Literatur helfen uns hierbei nicht weiter. Sie weisen nur auf die Existenz des Problems hin. Fallberichte erscheinen nämlich immer dann, wenn ein neues interessantes wissenschaftliches Gebiet sich zu eröffnen scheint, da allgemeines Interesse gesichert ist. Dies spiegelt sich auch in der Vielzahl von Publikationen *nach* der Veröffentlichung von Singer [14] wieder.

Zum relativen Sepsisrisiko nach Splenektomie, verglichen mit einem normalen Bevölkerungskollektiv, werden in der Regel 2 Studien herangezogen (Tabelle 1). Zum einen die interessante New Castle-Study, die das Schicksal von 1000 Familien über 5 Jahre in den

Tabelle 1. Epidemiologische Untersuchungen zur OPSI

Miller [9]: „New Castle Study"
1000 Familien über 5 Jahre beobachtet
    Schwere Infektionskrankheit (Sepsis)
        bei Erwachsenen   0,1%
        bei Kindern (1–7 Jahre) 0,7%   kein Todesfall

Robinette u. Fraumeni [12]
740 Splenektomierte über 20 Jahre
740 Splenektomierte über 20 Jahre
    tödliche Pneumonie   0,8% (n = 6)

50er Jahren verfolgt [9]. Bei 0,1% der Bevölkerung wurde eine schwere Infektionserkrankung beobachtet, während diese Rate bei Kindern zwischen 1 und 7 Jahren bei 0,7 lag. Ein Todesfall konnte nicht beobachtet werden. Mit Recht lautete der Einwand, daß eine derartige epidemiologische Beobachtung aus einem nordenglischen Gebiet der 50er Jahre nicht ohne weiteres als Vergleichsstandard genommen werden darf. Bei dem anderen Bericht handelt es sich um die Veröffentlichung von Robinette u. Fraumeni [12]. Sie untersuchten während 20 Jahren das Schicksal von 740 splenektomierten Veteranen des Zweiten Weltkrieges nach und zogen eine gleichartige Kontrollgruppe heran. Unter den Splenektomierten fanden sich 6 Fälle mit tödlich ausgehender Pneumonie, die unter den Kontrollen nicht nachweisbar war. Diese, auf den ersten Blick so schlüssigen Ergebnisse können aber auch angezweifelt werden, da eine Pneumonie nicht ohne weiteres mit einer fulminanten Postsplenektomiesepsis zu vergleichen ist. Auch fanden die Autoren z. B. in der Gruppe der Splenektomierten vermehrt Zirrhosefälle und Herzerkrankungen, die von vornherein auch ein vermehrtes Pneumonierisiko haben. Interessant ist auch die Beobachtung, daß die Splenektomierten ein geringeres Karzinomerkrankungsrisiko aufwiesen. Sollte man daher daraus folgern, daß die Splenektomie vor Krebs schützt? Auch wenn man davon ausgeht, daß das Sepsisrisiko nach Splenektomie beim Erwachsenen möglicherweise vermehrt ist, scheint das absolute Risiko relativ gering zu sein. Es müßte deutlich unter 1% liegen. Die Therapiealternativen zur Splenektomie müssen an dieser Prozentzahl gemessen werden.

Milzfunktion und Bedeutung der Milzlosigkeit

Es stellt sich die Frage nach den pathophysiologischen Grunddaten der Milzfunktion, um die Milzlosigkeit besser erklären zu können. Die Milz gilt als Regulationsorgan für den Kreislauf, indem sie Speicherfunktion für Erythrozyten und Thrombozyten, Filterfunktion für Blutbestandteile und eine humorale Funktion zur Autoregulation des portalen Kreislaufs besitzt. Sie gilt als Schutzorgan gegen Infektionen durch Bildung der Antikörper der IgM- und IgG-Gruppe. Es ist das wichtigste Organ für die Phagozytose, sie stellt 1/3 des gesamten lymphatischen Gewebes und 1/4 des RES. Weiterhin bildet sie Plasmazellen und Lymphozyten und spielt als Regulationsorgan in der Blutbildung des Knochenmarks eine Rolle. Bekannt ist die Entkernung der roten Blutkörperchen und die Funktion als Eisenspeicher.

Die Beteiligung der Milz an den körpereigenen Abwehrmechanismen erstreckt sich auf mehrere Gebiete. Der Überblick (Tabelle 2) zeigt die 4 Bereiche der Immunreaktion – die spezifische und unspezifische – sowie die humorale und zelluläre Abwehr [13]. In der Milz finden sich eine große Zahl von immunkompetenten Zellen. Die ortsständigen phagozytierenden Zellen haben hierbei eine Schlüsselrolle in der Primärantwort gegen ein Antigen. Zum weiteren Verständnis seien nur wenige Tatsachen gestreift: Die B-Lymphozyten beginnen mit der Transformation in Antikörper bildende Zellen (IgA, IgM). IgM scheint besonders wichtig, da es zusammen mit den Phagozyten v. a. gegen Bakterien mit Kohlenhydratkapseln (z. B. Pneumokokken) wirkt. IgM spielt so eine wesentliche Rolle in der Opsonierung, d. h. der Kennzeichnung körperfremder Partikel durch Besetzung deren Oberfläche [7].

Zu erwähnen ist noch das Tetrapeptid Tuftsin, das die Phagozytose stimuliert [3]. Nach Splenektomie ist es vermindert. Eine Verminderung soll das Risiko einer OPSI erhöhen.

Offen ist die Frage, wie die Abwehrmechanismen nach Splenektomie weitergeführt werden. Die Abwehrleistung der Milz wird nämlich immer dann gefordert, wenn ein Keim, zu

Tabelle 2. Beteiligung der Milz an der körpereigenen Abwehr

Spezifisch	B-Lymphozyten Immunglobuline (IgA, IgG, IgM, etc.)	T-Lymphozyten T-Helfer-Zellen T-Memory-Zellen T-Suppressor-Zellen T-Killer-Zellen
Unspezifisch	Komplementsystem Kininsystem Lysozym Gerinnungssystem Interferon Tuftsin	Makrophagen (Monozyten u. Granulozyten) K-(iller)-Zellen Thrombozyten

Tabelle 3. OPSI-Letalität bei Kindern

Eraklis u. Filler [4]:		1,2%
Singer [14]:		0,6%
Köglmeier [7a]:		3,0%
„Normale" Letalität an septischen Erkrankungen		
Singer [14]	unter 1 Jahr	0,3%
	1/7 Jahre	0,07%
	5–14 Jahre	0,02%

dessen Phagozytose Opsonine notwendig sind, zum erstenmal direkt in die Blutbahn unter Umgehung der Lymphwege gelangt.

Diese pathophysiologischen Überlegungen sollten durch die Erfahrung aus der Klinik ergänzt und belegt werden. Geht man zunächst einmal ganz simpel von der Begutachtungspraxis aus, so wird für den Milzverlust folgendes angegeben: Während des 1. Jahres nach dem Unfall kann eine Rente von 30–40% und ab dem ersten Jahr eine Dauerrente von 10% zugemessen werden. Ist das IgM normal, fehlen Howell-Jolly-Körperchen oder liegen wenige vakuolisierte Erythrozyten vor, so muß von einer ausreichenden Kompensation der Milzlosigkeit ausgegangen werden (Aufrechterhaltung der Milzlosigkeit), so daß keine Dauerrente angezeigt ist.

Hier sei noch einmal betont, daß bei Kindern dies nicht gilt. Die Gefahr einer fulminanten Postsplenektomiesepsis ist groß. Die Zusammenstellung (Tabelle 3) zeigt die Letalitätsraten bei splenektomierten Kindern, die vielfach höher liegen als bei einer Vergleichsgruppe. Die Letalität bei septischen Erkrankungen in den einzelnen Altersgruppen differiert um das 100fache. Wahrscheinlich ist der Grund darin zu suchen, daß beim Kind im Gegensatz zum Erwachsenen noch keine oder wenige Antikörper gebildet sind. Während der Erwachsene durch Exposition gegenüber zahlreichen Antigenen geschützt wird, ist beim Kind die Milz für die *Primärantwort* auf neue Antigene dringend erforderlich.

Interessant ist nun die Beobachtung, daß beim Vergleich zwischen verschiedenen Splenektomiegruppen – nämlich denen wegen Trauma Splenektomierten und denen mit einer

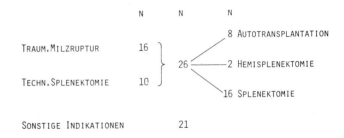

Abb. 2. Indikation und Häufigkeit der Autotransplantation und Hemisplenektomie im eigenen Krankengut (n = 47, 1. 10. 1981—1. 5. 1983 Chirurgische Universitätsklinik Heidelberg)

elektiven Milzentnahme — eine unterschiedliche Opsonierungskapazität gefunden wurde. Die Tuftsinkonzentration ist bei den traumatischen Splenektomierten nicht wesentlich im Vergleich zu den Kontrollen vermindert im Gegensatz zu den elektiv Operierten [15]. Dies wird hypothetisch mit einer posttraumatischen Splenose erklärt. Welche Aussagekraft diese Daten haben, ist jedoch offen.

Es gibt also Hinweise auf eine Postsplenektomieabwehrschwäche, die für das Kind bis 7 Jahre erwiesen ist, während für den Erwachsenen weder statistische Daten noch pathophysiologische Untersuchungen dies ausreichend fest untermauern [1, 2]. Die Indizien reichen jedoch aus, dafür zu plädieren, nicht nur beim Kind, sondern auch beim Erwachsenen die Splenektomie wenn möglich zu umgehen. Auch wir haben in unserem Krankengut die Einstellung zur Splenektomie geändert. In den letzten 1 1/2 Jahren haben wir zunehmend versucht, die Milz durch Teilresektion oder Milztransplantation in ihrer Funktion zu erhalten. Die Zahlen dieses Krankengutes sind jedoch noch klein (Abb. 2).

Operativ technische Verfahren der Milzerhaltung

Für die Milzerhaltung stehen eine Reihe von Verfahren zur Verfügung. Bei kleinen Kapseleinrissen mit einem geringen perilienalen Hämatom reicht die konservative, abwartende Therapie. Hier hilft die Ultraschalldiagnostik der Milz in der Verlaufsbeobachtung.

Operative Alternativen zur Splenektomie sind die arterielle Ligatur, die Segmentresektion oder Hemisplenektomie und schließlich die Autotransplantation.

Die Applikation von Klebern, vor allen Dingen von Kollagen bringt keinen wesentlichen Vorteil. Sie führt nur zu optisch sehr guten Ergebnissen, wenn die Parenchymfläche von vornherein nicht mehr stark blutet. Bei größeren Kapselverletzungen kann durch Kapselnähte mit relativ kräftigen Nähten (2—0 oder 0) adaptiert oder durch Aufsteppen von Omentum tamponiert werden.

Wichtig von den lokalen Verfahren ist die Infrarotkoagulation. Diese eignet sich für oberflächliche Milzrisse ausgezeichnet. Vor allen Dingen bei intraoperativen Milzverletzungen rettet die Infrarotkoagulation die Milz praktisch immer. Guthy beschreibt, daß unter 100 Milzkapselverletzungen nur bei 5 die Infrarotkoagulation nicht zur ausreichenden Blutstillung führte [6].

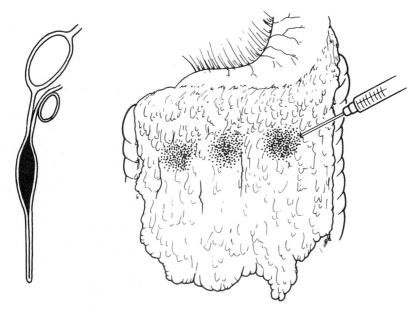

Abb. 3. Technik der Milzautotransplantation: Implantation zwischen die Omentumblätter

Die Ligatur der A. lienalis oder einzelner Segmentarterien ist vertretbar. Die Kollateralisierung der Milz über die Aa. gastricae breves reicht in der Regel aus. Es sollte jedoch darauf geachtet werden, daß die Ligatur der A. lienalis distal des Abgangs der A. gastroepiploica sinistra erfolgt. Größere Pol- oder mediane Einrisse der Milz können durch Segmentresektionen oder Hemisplenektomie behandelt werden.

Beim Milztrauma ist aber bei über der Hälfte der Fälle eine Milzerhaltung nicht möglich, da die Milzzerreißung ein Großteil des Parenchyms erfaßt bzw. der Milzriß den Milzhilus mit zertrümmert hat. Nach einer Zusammenstellung von Traub betrifft dies über 50% der Fälle [16].

Die quantitative Überlegung ist auch zu berücksichtigen, daß mindestens 30, wenn nicht 50% der Milz erhalten bleiben sollte, um eine ausreichende Milzfunktion zu sichern.

Die heterotope Autotransplantation der Milz ist noch experimentell, d. h. kein eingeführtes Standardverfahren. Es sind 2 Techniken zu erwähnen (Abb. 3, 4). Einerseits ist es möglich, daß Milzhomogenat zwischen die Omentumblätter mit Hilfe einer Knopfkanüle zu implantieren, andererseits besteht die Möglichkeit, das Milzhomogenat in eine Netztasche einzunähen.

Die funktionellen Auswirkungen der *Milztransplantation* sind im Tierexperiment eingehend analysiert. Seufert hat die Ergebnisse jüngst zusammengestellt [13]. Auch hier gilt die Regel, daß 50% des Milzparenchyms mindestens verpflanzt werden sollten. Es hat sich gezeigt, daß nach Milztransplantation Howell-Jolly-Körperchen und vakuolisierte Erythrozyten fehlen können. Szintigraphisch findet sich ein Nachweis des Anschlusses des transplantierten Milzgewebes an das Blutgefäßsystem (Abb. 5) und die gemessenen IgM-Fraktionen sind normal (eigene Ergebnisse).

Trotzdem ist bisher noch nicht erwiesen, ob hierdurch ein Schutz gegenüber Pneumokokkeninfektionen entsteht. Noch 1979 schrieb Krivett [8]: „Der Nachweis eines OPSI-

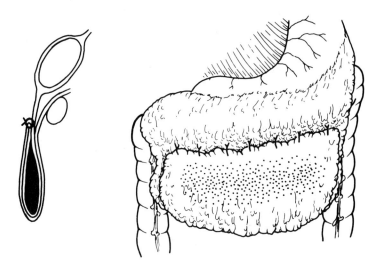

Abb. 4. Technik der Milzautotransplantation: Implantation in eine Omentumtasche

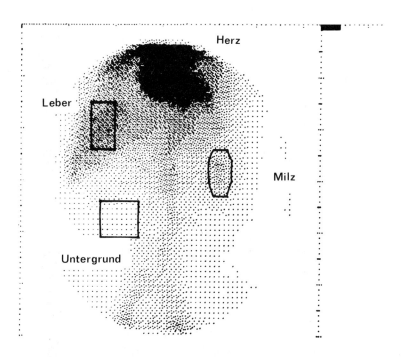

Abb. 5. Milzszintigraphie nach Autotransplantation der Milz mit wärmealterierten 111-In-markierten Eigenerythrozyten (0,5 mCi)

Syndroms trotz einer funktionierenden transplantierten Milz (Splenose) wäre von unschätzbarer klinischer Bedeutung." Dieser Nachweis ist leider bereits erbracht. Es sind letal verlaufende Fälle eines OPSI-Syndroms der Milz bei Patienten mit ausgedehnter Splenose und akzessorischer Milz beschrieben worden [11]. Goldthorn et al. postulierte, daß die arterielle Versorgung durch größere Gefäße wesentlich ist, damit das Milzparenchym seine entscheidende Filterfunktion behält. Transplantiertes Milzparenchym hat offensichtlich nicht die Möglichkeit, wie eine normale Milz 250 l Blut täglich zu filtrieren [5]. So bleiben viele Fragen offen. Es muß angezweifelt werden, ob der Nachweis normaler hämatologischer Parameter und eines regelrechten IgM eine ausreichende Abwehrfunktion der transplantierten Milz beweist.

Schlußfolgerung

Eine Splenektomie ist, wenn möglich, durch einen milzerhaltenden Eingriff zu ersetzen. Allerdings ist die Bedeutung der Milzlosigkeit beim Erwachsenen noch nicht ausreichend erwiesen. Die fehlenden Daten unterstreichen, daß zumindest keine schwerwiegenden Veränderungen auftreten. Auf keinen Fall sollte jedoch durch Milzerhaltung eine höhere Morbidität eingehandelt werden als durch die standardisierte Splenektomie. Für die Milztransplantation sind die funktionellen Spätauswirkungen noch nicht ausreichend belegt.

Literatur

1. Belokradsky BH, Däumling S, Roos R, Holschneider AM, Griscelli C (1982) Postsplenektomieinfektionen und Pneumokokkenimpfung im Kinderchirurgischen Bereich. Z Kinderchir 35:140
2. Condon RE (1982) Post-splenectomy sepsis in traumatized adults. J Trauma 20:169
3. Constantopoulos A, Najjar VA, Wish JB, Necheles TH, Stolbach LL (1973) Defective phagocytosis due to tuftsin deficiency in splenectomized subjects. Am J Dis Child 125:663–665
4. Eraklis AJ, Filler RM (1972) Splenectomy in childhood: A review of 1,413 cases. J Pediat Surg 4:382
5. Goldthorn JF, Schwartz AD, Swift AJ, Winkelstein JA (1978) Protective effect of residual splenic tissue after subtotal splenectomy. J Pediatr Surg 13:586–90
6. Guthy E (1981) Die Behandlung der verletzten Milz. Langenbecks Arch Chir 354: 173
7. Hosea SW, Brown EJ, Hamburger MI, Franke MM (1981) Opsonic requirements for intravascular clearance after splenectomy. N Engl J Med 304:245
7a. Köglmeier R (1981) Postsplenektomie – Infektionen und Pneumokokkenimpfungen. Inaugural-Dissertation, Universität München
8. Krivit W, Giebink GS, Leonard AS (1979) Overwhelming postsplenectomy infection. Surg Clin North Am 59:223
9. Miller FJW, Court SDM, Walton WS et al. (1960) Growing up in newcastle upon tyne. Oxford University Press, London
10. Oakes DD (1981) Splenic trauma. Curr Probl Surg 18:1–40
11. Rice HM, James PD (1980) Ectopic splenic tissue failed to prevent fatal pneumoccal septicaemia after splenectomy for trauma. Lancet 1:565
12. Robinette CD, Fraumeni JF Jr (1977) Splenectomy and subsequent mortality in veterans of the 1939–45 war. Lancet II:127

13. Seufert RM (1983) Chirurgie der Milz. In: Encke A, Kremer K (Hrsg) Praktische Chirurgie, Bd 95. Enke, Stuttgart
14. Singer DB (1973) Postsplenectomy sepsis. In: Rosenberg HS et al. (eds) Perspectives in pediatric pathology. Year Book Medical Publishers, Chicago, pp 285–311
15. Spirer Z, Zakuth V, Diamant S, Mondorf W, Stefanescu T, Stabinsky Y, Fridkin M (1977) Decreased tuftsin concentrations in patients who have undergone splenectomy. Br Med J II:1574
16. Traub AC, Pery JF (1981) Injuries associated with splenic trauma. J Trauma 21:840

Versorgung der schweren Leberverletzung

A. Priesching

II. Chirurgie Lainz, Wolkersbergenstraße 1, A-1130 Wien

Bei der schweren Leberverletzung resultiert die unmittelbare Lebensbedrohung aus der *Blutung* und die spätere aus der *Infektion.*
  Infektionsquellen sind:
1. Die *bakterielle Kontamination* bei den perforierenden Verletzungen oder bei der traumatischen Eröffnung des Magen-Darm-Traktes.
2. *Nekrosen* von Leberanteilen, deren portale Versorgung oder venöse Drainage unterbrochen wurde (traumatisch oder chirurgisch).
3. *Massenligaturen, halbblinde Umstechungen* und chirurgische *Fremdkörper,* zu denen auch Fibrin- und Zellulosepräparate gehören.
4. *Hohlräume* nach Resektionen.
5. Zwangsläufige *Dauerdrainagen* nach unvollständigem Debridement und *mangelhafte Sekretableitung.*
  Die *chirurgische Forderung* lautet demnach: Die Blutung stillen und dabei so vorgehen, daß chirurgisch bedingte Infektionsquellen vermieden werden.
  Geht man von *5 Schweregraden der Leberverletzung* aus, dann sind die *Grade IV* und *V* unser gegenwärtiges Thema:
1. Die Lappenzerreißung,
2. die progressive zentrale Ruptur, und
3. die Lazeration der venösen Stämme.
  Bei *Stichverletzungen* sind die Grade IV/V selten vertreten, beim *Leberschuß* häufiger und abhängig von der Geschwindigkeit des Projektils, beim *stumpfen Trauma* werden bis zu 40% der Verletzten den Graden IV/V zugeordnet [5, 6, 8, 18].
  Bildet man *therapeutische Kategorien,* wie 1. Drainage, 2. Naht (Arterienligatur), 3. Resektion und 4. Wiederherstellung der Venen, dann erkennt man, daß die komplexeren Verfahren [3, 4] v. a. beim stumpfen Trauma zum Einsatz kommen.
  Ist die *Indikation zur Laparotomie* gestellt, verwenden wir normale Rückenlage, linker Arm für die Anästhesie, rechter angelegt, stützen im Beckenbereich für Rotationen in rechte

oder linke Halbseitenlage ab und inzidieren median vom Processus xyphoideus bis ca. 5 cm unter den Nabel.

Blutet es aus der *Leber* und können die offenen Gefäße nicht direkt gefaßt werden, dann eröffnet man breit das Omentum minus, notiert die Uhrzeit und klemmt mit einer Gefäßklemme bei minimalem Druck das Ligamentum hepatoduodenale in toto. Auch eine Bandokklusion ist zielführend. Beides ist als „Pringle-Manöver" bekannt [14].

Möglichkeit I: Die Blutung steht im wesentlichen

Hauptblutungsquellen sind in diesem Fall Äste der Leberarterie oder der Pfortader.

Die Zahl der zur Blutstillung vorgeschlagenen, aber *unzweckmäßigen Techniken* ist groß: Tamponade mit Fibrin- und Zellulosepräparaten, Absteppen mit komplizierten Fadenführungen, weil die Leber einreißt, in der Folge blinde Massenumstechungen, nekrotisierende Kompressionsspangen u. a.

Zur *Entscheidung* über das weitere Vorgehen benötigen wir:
1. Einen guten *Zugang,* den man sich durch Resektion des Processus xyphoideus und eventuelle Erweiterung der medianen Laparotomie nach rechts verschafft. Thorakotomie oder Sternotomie sind nur ausnahmsweise notwendig.
2. Eine Vorstellung über das *Ausmaß der Verletzung* durch Sondieren, Austasten, breites Aufklappen des Rupturspaltes, soweit nötig Verlängerung durch stumpfe Dissektion [13].
3. Den Versuch einer *selektiven Versorgung* der blutenden Gefäße, also Umstechung der Arterie, bei der Pfortader auch Naht. Zur Lokalisation der Blutung wird die Okklusion des Blutzuflusses dosiert geöffnet und wieder gesetzt.

Die Entscheidung lautet:
1. Die *selektive Versorgung* im (evtl. erweiterten) Rupturspalt ist gelungen. Nach dem Öffnen der Klemme am Ligamentum hepatoduodenale blutet es nicht mehr.
2. *Debridementresektion,* also *Komplettierung* der traumatischen Trennebene durch atypische Resektion.
3. *Resektion im Gesunden.* Dabei ist es Erfahrungs- und auch Ermessenssache, welche Technik man anwendet [1].

Lokale Umstechungen am besten atraumatisch mit resorbierbarer Kunstfaser 3-0 oder 2-0. *Tangentiale Öffnungen* an Venen werden mit 5-0 oder 6-0 Gefäßnähten versorgt. Mangelversorgte Leberanteile peripher der Ruptur müssen reseziert werden – Debridement.

Die *Ligatur der rechten oder der linken Leberarterie* anstelle der selektiven Versorgung hat sich bewährt [8], wird aber selten verwendet [13]. Selektive Arterienligaturen am Leberhilus sind präparatorisch aufwendig und anatomisch unsicher.

Bei starken Zerreißungen haben die Debridementresektion oder die Resektion im Gesunden absoluten Vorrang [1]. Sie sind unmittelbar sichere Verfahren, mit einem Minimum an Komplikationen belastet und führen zu uneingeschränkter Lebensqualität, also normaler Arbeitsfähigkeit in jedem Beruf. Resektionen können schnell und ohne Thorakotomie ausgeführt werden: der elastische Rippenbogen der meist Jugendlichen und das Fehlen großer, harter, raumfordernder Prozesse macht diese Resektionen für den Erfahrenen technisch leicht.

Jede spezielle Versorgung der *Resektionsflächen* mit adaptierenden, durchgreifenden Nähten ist zu unterlassen. Histakrylkleber sind im Infektionsfall schwer zu entfernende Fremdkörper, Fibrinkleber meist unnötig, aber manchmal nützlich. Von Vorteil ist ein

Netzlappen, der locker auf die Resektionsfläche oder in den Rupturspalt gelegt und mit 2 oder 3 Nähten in situ gehalten wird.

Möglichkeit II: Nach Klemmen des Lig. hepatoduodenale blutet es massiv weiter

Das bedeutet: Lebervenen oder Vena cava sind verletzt. Unverzügliche Konsequenz ist die vaskuläre Isolation der Leber.

Darunter versteht man die Okklusion des Ligamentum hepatoduodenale und der infra- und suprahepatischen Vena cava [7, 11, 16]. Diese Maßnahme wird vom *Normovolämiker,* insbesondere bei kontrollierter Vorschußinfusion von 1–2 Liter Volumen, gut vertragen. Der hypovolämische Patient aber reagiert mitunter innerhalb weniger Minuten mit einem Kreislaufstillstand, wenn der Rückfluß des Blutes aus der Leber und aus dem Kavagebiet gesperrt ist [9]. Dem entgegenzuwirken, haben wir 2 Möglichkeiten:
1. Die *Klemmung der Aorta* proximal der Zöliaka und
2. den *Kavashunt*

Ein *weiteres Problem ist:*

Die Zeit, die man für die Installation des Shunts inklusive der Zugangsmanöver und für die Reparatur der verletzten Gefäße hat, wird durch die *Ischämietoleranz* der *normothermen Leber* bestimmt. Sie beträgt sicher 30 min, ununterbrochene Ischämiezeiten bis über eine Stunde wurden folgenlos toleriert [10].

Steht von vornherein oder nach der Resektion fest, daß die Reparatur der Vene des Leberrestes oder die Wiederherstellung des arteriellen oder des portalen Blutzuflusses zeitraubend ist, dann schreitet man zur Unterkühlung der Leber. Unter Okklusion des Blutzuflusses wurden bei Oberflächenkühlung mit eisgekühlter Ringer-Laktatlösung intrahepatische Temperaturen zwischen 27° und 32° gemessen [13], für komplizierte Rekonstruktionen wird man die Unterkühlung durch Perfusion wählen.

Bevor ein Shunt oder eine Perfusionskühlung in Angriff genommen werden, sollte man:
1. nach vaskulärer Isolation das Organ voll mobilisieren, weil Läsionen der Lebervenen und der Kava auch ohne jede Resektion zugänglich gemacht und versorgt werden können [2].
2. Wird man andernfalls zur *atypischen Hemihepatektomie* oder *Lobektomie* schreiten, die unter der vaskulären Isolation in 5–10 min ausgeführt werden können und man wird
3. taktisch so vorgehen, daß durch geeignetes Umklemmen entweder die Leberdurchblutung oder die Kavadurchströmung rasch freigegeben werden können.

Praktische Hinweise

1. An der *nicht mobilisierten Leber* kann die Kava nach Eröffnung des Omentum minus und Spaltung der Serosa von der Unterlage abgelöst und von dorsal nach ventral digital komprimiert werden.
2. Für die *Aortenklemmung* als Begleitmaßnahme der vaskulären Isolierung spaltet man den rechten Zwerchfellschenkel des Hiatus oesophagicus longitudinal und stößt so direkt auf die Aorta.
3. Um rasch und sicher zur *suprahepatischen Kava* zu kommen, ist die mehrfach empfohlene [11, 15] Sternotomie nicht notwendig. Die Resektion des Processus xyphoideus ist der Schlüssel für einen guten Zugang.

4. Zur *suprahepatischen Vena cava inferior* führen beim *nicht Thorakotomierten* 2 Wege:
   a. Nach Spaltung des Lig. falciforme bis an die Lebervenen und Ablösen der Leber vom Zwerchfell beidseits der Lebervenen mobilisiert man digital die Dorsalseite der Kava und klemmt sie.
   b. Man *eröffnet transdiaphragmal das Perikard* und ist damit unmittelbar an der Vene.

Kompressionsverpackung der Leber [3, 4, 17]

Was ist zu tun, wenn man laparotomieren mußte, aber, was der Normalfall ist, die Voraussetzungen für diffizile Maßnahmen an der Leber nicht gegeben sind?
   Für diesen Fall ist vorzuschlagen:
1. Unverzüglich den Kontakt mit einem einschlägig erfahrenen Kollegen herstellen. Ob er kommt oder der Patient zu transferieren ist, entscheiden die lokalen Umstände.
2. Venöse Blutungen kommen aus einem Niederdrucksystem und können insbesondere an der nicht mobilisierten Leber durch Tamponade gestillt werden. Ergo: Kompressionsverpackung der Leber mit armierten Gazestreifen und Tüchern. Bei gleichzeitiger arterieller Blutung: homolaterlae, extrahepatische Arterienligatur.
   Und nun wird eines entscheidend: Je länger mit der definitiven Versorgung gewartet wird, um so sicherer kommt die Infektion. Deshalb prophylaktische Chemotherapie [12] und endgültige Versorgung innerhalb von 24 h, bei perforierenden Verletzungen oder nach Reparaturen am Magen-Darm-Trakt zum *frühestmöglichen Zeitpunkt*.

Zusammenfassung

Beim Grad IV und V des Lebertraumas resultiert die unmittelbare Lebensbedrohung aus der Blutung, die spätere aus der Infektion. Chirurgische Aufgaben sind die Blutstillung und die Infektionsprophylaxe, insbesondere durch geeignete chirurgische Verfahren. – Kann das blutende Gefäß nicht direkt versorgt werden, okkludiert man den Blutzufluß zur Leber (Pringle-Manöver). Sistiert darauf die Blutung, wird selektiv umstochen, meist nach Erweiterung des Rupturspaltes und unter Debridement avitalen Gewebes. Lockere Deckung mit einem Netzlappen. Gelingt die selektive Versorgung nicht, sind die extrahepatische Arterienligatur oder die Debridementresektion und die Resektion im Gesunden die Alternativen, allerdings nur vom einschlägig Erfahrenen anwendbar. – Blutet es trotz Pringle-Manöver weiter, dann sind Lebervenen oder die Vena cava mitverletzt. Konsequenz ist die vaskuläre Isolation der Leber, also Okklusion des Blutzuflusses und der infra- und suprahepatischen Kava. Begleitmaßnahmen beim Hypovolämiker sind die Aortenklemmung oder der Kavashunt. Die Bedeutung des Shunts wird überschätzt. Für zeitraubende Reparaturen an Lebervenen oder im Leberhilus sind lokale Oberflächenkühlung oder die Perfusionskühlung in Blutleere notwendig. Die normotherme Ischämietoleranz beträgt sicher 30 min. – Sind die Voraussetzungen für spezielle leberchirurgische Maßnahmen nicht gegeben, wird man: 1. Unverzüglich den Kontakt mit dem einschlägig Erfahrenen herstellen; 2. Blutungen aus Kava oder Lebervenen, also einem Niederdrucksystem, durch eine Kompressionsverpackung der Leber versorgen; 3. bei gleichzeitiger arterieller Blutung die homolaterale Leberarterie ligieren; 4. prophylaktische Chemotherapie, und 5. die definitive Versorgung innerhalb von 24 h.

Literatur

1. Balasegaram M, Joishy SK (1981) Hepatic resection: The logical approach to surgical management of major trauma to the liver. Am J Surg 142:580–583
2. Bethea MC, Simplified approach to hepatic vein injuries. Surg Gynecol Obstet 145: 78–80
3. Calne RY, McMaster P, Pentlow BD (1979) The treatment of major liver trauma by primary packing with transfer of the patient for definitive treatment. Br J Surg 66: 338–339
4. Calne RY, Welss FC, Forty J (1982) Twenty-six cases of liver trauma. Br J Surg 69: 365–368
5. Carrol CP, Cass KA, Whelan TJ (1973) Wounds of the liver in Vietnam: A critical analysis of 254 cases. Ann Surg 177:385–392
6. Cooperman AM (ed) (1981) Symposium on liver, spleen and pancreas. Surg Clin North Am 61/1:
7. Davis EA, Falk G, Yarnoz M, Le Veen HH (1971) An improved technique for the repair of intrahepatic inferior vena cava and hepatic veins. J Trauma 11:738
8. Flint LM, Mays ET, Aaron WS, Fulton RL, Polk HC (1977) Selectively in the management of hepatic trauma. Ann Surg 185:613–618
9. Heany JP, Stanton WK, Halbert DS, Seidel J, Vice T (1966) An improved technique for vascular isolation of the liver: Experimental study and case reports. Ann Surg 163: 237
10. Huguet C, Nordlinger B, Bloch P Conard J (1978) Tolerance of the human liver to prolonged normothermic ischaemia: A biologic study of 20 patients submitted to extensive hepatectomy. Arch Surg 113:1448–1451
11. McClelland RN, Shires GT (1965) Management of liver trauma in 259 consecutive patients. Ann Surg 161:248–257
12. O'Donell VA, Lou MA, Alexander JL, Mandal AK (1978) Role of antibiotics in penetrating abdominal trauma. Am Surg 44:574–577
13. Pachter HL, Spencer FC, Hofstetter SR, Coppa GF (1983) Experience with the finger fracture technique to achieve intrahepatic hemostasis in 75 patients with severe injuries of the liver. Ann Surg 197:771–778
14. Pringle HJ (1908) Notes on the arrest of hepatic hemorrhage due to trauma. Ann Surg 48:541–549
15. Quattlebaum JK, Quattlebaum JK Jr (1959) Technique of hepatic lobectomy. Ann Surg 149:648
16. Schrock T, Blaisdell W, Mathewson C (1968) Management of blunt trauma to the liver and hepatic veins. Arch Surg 96:698
17. Smadja C, Traynor O, Blumgart LH (1982) Delayed hepatic resection for major liver injury. Br J Surg 69:361–364
18. Trunkey DD, Shires GT, McClelland R (1974) Management of liver trauma in 811 consecutive patients. Ann Surg 179:722–728

Verletzungen des Magen-Darm-Traktes

Th. Rüedi

Chefarzt der Chirurgischen Klinik, Kantonsspital Chur, CH-7000 Chur

Verletzungen des Magen-Darm-Traktes können entstehen durch
1. stumpfe oder penetrierende Gewalt von außen,
2. Iatrogen (Kolonkontrasteinlauf, Endoskopie),
3. Einnahme oder Einführen von spitzen Gegenständen.

Als Rarität möchte ich einen Patienten nach Elektrounfall erwähnen, der den initialen Starkstromschlag zwar überlebt hat, 2 Tage später wegen abdomineller Symptomatik aber operiert werden mußte und dieses völlig desperate Bild von ausgedehnten „Koagulationsnekrosen" an Dünn- und Dickdarm zeigte.

Im Rahmen des Themas dürften uns in erster Linie die unter Punkt 1. angeführten *Verletzungen durch äußere Gewalt* interessieren. Dazu einige Zahlen (Tabelle 1 u. 2) aus dem amerikanischen Schrifttum, das diesbezüglich führend ist und im Vergleich zu unseren friedlicheren Breitengraden nördlich der Alpen über eine sehr große Erfahrung verfügt. Vor allem die penetrierenden Verletzungen durch Stich- und Schußwaffen gehören in den Notfallstationen der öffentlichen County-Kliniken zum durchaus Alltäglichen, während die stumpfen Gewalteinwirkungen – meist Folge von Straßenverkehrsunfällen – „nur" etwa ein Viertel aller Bauchtraumen ausmachen.

Bauchverletzungen durch *stumpfes Trauma* sind ja auch uns recht geläufig. Sie betreffen vorwiegend die parenchymatösen Organe wie Leber, Milz, Pankreas und Nieren, während die elastischen Hohlorgane von Magen, Dünn- und Dickdarm nur selten direkt beteiligt sind. Berstungen oder Rupturen können nur in gefülltem Zustand eines Hohlorganes und bei fehlender Ausweichmöglichkeit des Inhaltes entstehen. So soll die traumatische Magenruptur (Abb. 3) (Tabelle 3) höchstens 1,5% aller Gastrointestinalverletzungen nach stumpfem Trauma ausmachen, und bis 1973 wurden in der angelsächsischen Literatur lediglich

Tabelle 1. Stumpfes Abdominaltrauma (n = 207)
(Nach McAlvanah u. Shaftlan 1978)

Fußgänger	63
Autoinsasse	65
Sturz aus Höhe	30
Andere	49

Tabelle 2. Penetrierendes Abdominaltrauma (n = 829).
(Nach McAlvonah u. Shaftlan 1978)

Stich	590
Schuß	221
Andere	18

Tabelle 3. Magenruptur nach stumpfem Trauma
(Nach Yajko et al. 1975)

Bei Erwachsenen sehr selten
< 1,5% aller G-I-Verletzungen
Hohe Mortalität: 30–40%

---

53 derartige Fälle beschrieben. In historischer Hinsicht mag interessieren, daß eine Magenruptur, die bei einem kanadischen Holzfäller mit einer chronischen Fistel ausheilte, schließlich zum ersten Modell für Magensekretionsstudien beim Menschen geführt hat. Aber auch Dünndarmzerreißungen sind selten, wie eine Arbeit von Schenk et al. (1983) von der Duke-Universität bestätigt, der während der vergangenen 25 Jahre ganze 13 Fälle von Jejunumverletzungen beobachtet hat. Wir selber haben in Chur kurz nacheinander an 2 Patienten nach stumpfen Bauchtrauma eine kleine Dünndarmberstung beobachtet, die bei beiden direkt im Zusammenhang mit einer Leistenhernie zu stehen schien.

Häufiger als eigentliche Lumeneröffnungen sehen wir – v. a. am Dünndarm – Einrisse im Bereiche des beweglichen Mesenteriums, die leicht zu beträchtlichen, vom Körper aber lange kompensierbaren Blutverlusten führen. Schwere Kontusionen und darmnahe Mesenterialrisse können Durchblutungsstörungen der Darmwand zur Folge haben und führen, falls nicht reversibel, zur Perforation oder ischämischen Stenose. Erholt sich ein traumatisiertes Darmsegment nicht rasch, so muß reseziert werden. Typisch für diese Verletzung ist die anfängliche Symptomlosigkeit, doch kann eine trübe Peritoneallavage schon frühzeitig auf ein Leck in der Darmwand hinweisen.

Wir selber haben vor 4 Wochen einen eindrücklichen Fall erlebt: Der 27jährige Mann J. F. wurde frühmorgens bewußtlos neben seinem völlig zertrümmerten Wagen gefunden. Der rechte Femur war gebrochen, der rechte Fuß fehlte und wurde erst später im Auto gefunden. Das Abdomen war weich, die Peritoneallavage lachsfarben. Nach rascher Reanimation und stabilen Parametern wurde die traumatische Amputation versorgt und der rechte Femur genagelt. Die Azetabulumquerfraktur links sowie die Zerreißung des rechten Ileosakralgelenkes wurde nicht primär versorgt. Postoperativ blieb der Patient intubiert und mit PEEP beatmet. Nach 24 h und bei stabilem Kreislauf, guten Blutgasen und Ansprechbarkeit konnte bereits die Extubation diskutiert werden. Die jetzt unauffällige Peritoneallavage wurde entfernt. 12 h später kam es zu einer plötzlichen Verschlechterung des Allgemeinzustandes, Fieberanstieg bis zu 40°, Hb-Abfall und zu einer drastischen Verschlechterung der arteriellen Blutgaswerte, gleichzeitig Auftreten eines Peritonismus. Die erneut eingeführte Peritoneallavage ergab jetzt eine deutlich stärker blutige und leicht trübe Spülflüssigkeit. Bei einer notfallmäßigen Laparotomie fand sich an 2 Stellen am Colon descendens eine scharf umschriebene 3 x 3 cm große Darmwandnekrose ohne Serosaeinriß und ohne Mesenterialwurzelverletzung. Es wurde hemikolektomiert. Wir können uns diese Wandnekrose eigentlich nur als Folge einer schweren Kontusion, evtl. in Kombination mit einer schockbedingten Ischämie erklären.

Weit problematischer als das stumpfe Trauma ist die *penetrierende Verletzung* des Abdomens durch Stich- und Schußwaffen, andere scharfe Gegenstände oder Explosionen. Die äußere Verletzung wird dabei in der Regel leicht erkannt, dagegen erscheint es weit schwieriger, das Ausmaß der Beteiligung der inneren Organe abzuschätzen, bzw. die Indikation zur Laparotomie zu stellen. Dazu 2 Beispiele:

Tabelle 4. Behandlungstaktik bei abdominalen Stichverletzungen
(n = 204). (Nach Cayten et al. 1982)

Exspektativ	78	~	37%
Laparotomie	128	~	63%
Schwere Verletzung	75		59%
Leichte Verletzung	17		13%
Keine Verletzung	36		28%

Diesem 60jährigen, eher adipösen Chemiker explodierte nahe am Körper ein Plastikgefäß und verletzte beide Hände und durch die Kleider hindurch die Bauchwand. Wir fanden zahlreiche Splitter in den Bauchdecken, doch war die kinetische Energie der Plastikteile nicht groß genug, um auch Faszien und Muskulatur zu durchdringen. Nach Austasten der Wunden wurde der Patient abwartend behandelt und erholte sich rasch.

Demgegenüber ein anderes Opfer einer Explosion, wobei umherfliegende Stahlteile zu weit erheblicheren Verletzungen führten, nicht nur der Bauchwand, sondern auch an Dünn- und Dickdarm. Die Indikation zur Notfallaparotomie stand hier selbstverständlich nicht zur Diskussion. Nach multiplen Übernähungen und 2 Segmentresektionen erholte sich der Patient ohne Komplikationen.

Im Gegensatz zur Schuß- oder penetrierenden Explosionsverletzung, die zur notfallmäßigen Laparotomie zwingt, stellt sich bei der *Stichverletzung* immer wieder die Frage der Dringlichkeit einer Operation. Eine Arbeit aus dem Philadelphia General Hospital (Abb. 4) berichtet über 204 konsekutive Fälle mit abdominalen Stichverletzungen. Rund 1/3 der Patienten wurde dabei expektativ behandelt, 2/3 dagegen laparotomiert. Von den 128 operierten Patienten hatten 59% erhebliche und 13% leichtere, nicht weiter behandlungsbedürftige intraabdominelle Verletzungen. Die restlichen Patienten (28%) hatten überhaupt keine inneren Verletzungen. Am häufigsten, d. h. in rund 2/5 der Fälle war die Leber betroffen, gefolgt von Dünndarm, Magen und Dickdarm. Nur 1 Patient verstarb. Zur Diagnose bzw. Indikationsstellung nach abdomineller Stichverletzung empfiehlt Goldberger et al. (1982) neben der Betrachtung des Befundes immer die Peritoneallavage sowie die Austastung der Bauchdeckenwand in Lokalanästhesie. Bestehen dann noch Zweifel, so soll die Indikation zur Laparotomie großzügig gestellt werden.

Stich- oder scharfrandige Verletzungen der Magen-, aber auch Dünn- und Dickdarmwand dürfen meist primär – d. h. ohne breites Débridement – direkt über- bzw. vernäht werden. Wichtig ist eine sorgfältige Revision des ganzen Gekröses sowie die Suche nach eventuellen Aus- bzw. Durchstichstellen auf der Gegenseite des Einstiches.

Mit Ausnahme der Schußverletzung – tangential durch die Bauchdecken mit austastbarem Ein- und Ausschuß bzw. Schußkanal muß bei der abdominellen Schußverletzung praktisch immer das ganze Abdomen sorgfältigst revidiert werden. Schußwunden an Magen und Dünndarm werden exzidiert, seltener reseziert und primär vernäht. Bei gewebeschonender Technik und guter Wanddurchblutung dürfte es kaum je zur Nahtinsuffizienz kommen.

Demgegenüber sind die traumatischen *Koloneröffnungen* der Schrecken vieler Chirurgen. Die größte Erfahrung haben auch hier die Amerikaner, und zwar sowohl unter Kriegs- wie Friedensbedingungen. So berichtet Lo Cicero et al. (1975) vom Charity-Hospital in New Orleans (Tabelle 5) über 773 Patienten mit traumatischer Dickdarmlazeration – größtenteils Schußverletzungen – wobei nur 1/4 isoliert das Kolon allein betraf, während in 75% der Fälle noch andere Organverletzungen festgestellt wurden.

Tabelle 5. Penetrierende Kolonverletzungen (392 Fälle: 1959–1974). (Nach Lo Cicero et al. 1975)

	Patienten	Komplikationen	gestorben
Primärnaht/Resektion	173 ~ 44%	15%	1%
Primärnaht + Kolostoma	88 ~ 22%	35%	3%
Naht + Vorverlagerung	131 ~ 33%	48%	5,1%

Uns interessiert in diesem Zusammenhang v. a. die *Behandlungstaktik* der Kolonverletzung, die im Laufe der Zeit auch im recht konservativen Amerika sich deutlich verändert hat. Ursprünglich gab es dabei nur eines: die Darmnaht und anschließende Vorverlagerung des verletzten Segmentes vor die Bauchdecken als Methode der Wahl. Alles andere wurde als Kunstfehler bezeichnet. Heute wird jedoch an manchen Zentren immer häufiger der primären Naht oder Resektion ohne Vorverlagerung, ja sogar ohne Entlastungskolostomie der Vorzug gegeben, wie dies bei uns von Allgöwer schon lange empfohlen wird. Lo Cicero gibt dazu folgendes interessantes Zahlenmaterial: von nahezu 400 Kolonverletzungen der Jahre 1959–1974 wurden 44% durch primäre Darmnaht ohne Vorverlagerung und ohne Stoma versorgt. 15% dieser 173 Patienten hatten postoperative Komplikationen, aber nur 1% verstarb. Von 131 Patienten dieser Versuchsserie, die nach klassischem Muster eine Naht mit Vorverlagerung des Dickdarms hatten, verstarben über 5% und nahezu die Hälfte hatte einen komplizierten postoperativen Verlauf.

Zwischen diesen beiden Extremen finden wir die Zahlen der 3. Möglichkeit: Darmnaht und Entlastungskolostomie, eine Methode, die wir nur selten gebrauchen, z. B. wenn bereits eine deutliche Peritonitis vorliegt, eine starke Verschmutzung oder Koprostase besteht oder aber die Anastomose in punkto Durchblutung und Spannungslosigkeit nicht über alle Zweifel erhaben ist.

Zum Schluß noch einige allgemeine Bemerkungen:

Als Zugang wählen wir in der Regel den medianen Längsschnitt, der jederzeit nach proximal und distal erweitert werden kann. Bestehen bereits größere Wunden in der Bauchwand, so wählen wir atypische – möglichst quere – Inzisionen unter Einbeziehung der traumatischen Bauchdeckeneröffnung.

Bei allen Verletzungen des Magen-Darm-Traktes wird die Bauchhöhle während der Operation und vor dem Bauchdeckenverschluß immer wieder ausgiebig mit physiologischer Lösung, evtl. mit Antibiotikazusatz gespült. Unter Umständen kann auch ein antiseptisch wirkendes Mittel wie Taurolin verwendet werden.

Immer wird mindestens ein, besser mehrere Penrosedrains an verschiedenen Stellen des Abdomens eingebracht, bei starker Verschmutzung evtl. in Kombination mit einer Spüldrainage.

Für den Bauchdeckenverschluß verwenden wir in der Regel resorbierbares Nahtmaterial mit fortlaufender Nahttechnik nach Everett. Meistens wird diese Naht unterstützt durch eine durchgreifende Bauchwandnaht mit Sandoz-Plaques. Bei starker Verschmutzung empfiehlt sich das Offenlassen der Hautinzision, wobei die Fäden für den sekundären Wundverschluß bereits gelegt werden können. Dadurch lassen sich Bauchdeckenabszesse vermeiden, aber auch die Gefahr einer Gangrän abwenden.

Die postoperative Betreuung dieser Patienten hängt selbstverständlich von vielen anderen Faktoren ab, die nicht zum Thema gehören und ich werde auch nicht auf die iatrogenen und fremdkörperbedingten Magen-Darm-Verletzungen eingehen.

Zusammenfassend darf gesagt werden, daß stumpfe Gewalt weit seltener Verletzungen an Magen, Dünndarm und Dickdarm herbeiführt als penetrierende Stich- und Schußwaffen. Magen- und Dünndarmverletzungen sind harmloser als die traumatische Koloneröffnung, doch darf bei rechtzeitiger Diagnosestellung praktisch immer eine primäre Darmnaht bzw. Resektion durchgeführt werden — und zwar in derselben Art, wie wir sie für Wahloperationen verwenden — nämlich einreihig und mit resorbierbarem Nahtmaterial. Eine Kotableitung kann, muß aber nicht unbedingt angelegt werden.

Literatur

1. Allgöwer M (1977) Das Bauchtrauma, Helv Chir Acta 44:63–72
2. Cayten GG, Frangiopane L, Poladora F, Inouye W (1982) Abdominal stab wounds. Am Surg 48:250–254
3. Lo Cicero J, Tajima T, Drapanas T (1975) A half-century of experience in the management of colon injuries: Changing concepts. J Trauma 15:575–579
4. Delany HM, Jason RS (1981) Abdominal Trauma. Springer, Berlin Heidelberg New York
5. Goldberger JH, Bernstein DM, Rodman GH, Suarez CA (1982) Selection of patients with abdominal stab wounds for laparotomy. J Trauma 22:476–480
6. McAlvanah MJ, Shaftan GW (1978) Selective conservatism in penetrating abdominal wounds: A continuing reappraisal. J Trauma 18:206–212
7. Schenk WG, Lonchyna V, Moylan JA (1983) Perforation of the jejunum from blunt abdominal trauma. J Trauma 23:54–56
8. Yajko RD, Seydel F, Trimble C (1975) Rupture of the stomach from blunt abdominal trauma. J Trauma 15:177–183

Verletzungen von Pankreas und Duodenum

G. Feifel und U. Hildebrandt

Chirurgische Universitätsklinik, Abteilung Allgemeine Chirurgie und Abdominalchirurgie, D-6650 Homburg/Saar

Häufigkeit und Problematik

Über Pankreas- und Duodenalverletzungen wird im europäischen Schrifttum relativ selten berichtet. Während in den Vereinigten Staaten von Amerika ein erschreckend großes Krankengut mit offenem Bauchtrauma beobachtet wird, ist bei uns die stumpfe Gewalteinwirkung der häufigste Unfallmechanismus. Bei 2–10% aller Abdominalverletzungen ist die Bauchspeicheldrüse bzw. der Zwölffingerdarm in Mitleidenschaft gezogen. Die relativ geringe Inzidenz steht im Gegensatz zur Gefährlichkeit dieser Organverletzungen. Die weit-

Tabelle 1. Pankreasverletzungen im Kindesalter
Chirurgische Universitätsklinik Homburg/Saar 1972–1982

Zahl	24	
Alter	3–15 Jahre	
Geschlecht	20 ♂, 4 ♀	
Diagnosen	Kontusion, Hämatom	18
	posttraumatische Zyste	4
	Ruptur	2

gehend retroperitoneal geschützte Lage beider Organe führt dazu, daß kleinere Verletzungen nicht selten verspätet erkannt werden. Ihre schwierige Erkennung, der hohe Anteil von z. T. komplexen Begleitverletzungen und ihre hohe Komplikationsrate werfen nach wie vor erhebliche Probleme auf.

Dies bestätigte sich auch bei einer Analyse von 1000 Obduktionsberichten des Institutes für Rechtsmedizin der Universität München der beiden letzten Jahre. Nur bei 18 von 1000 Unfallopfern lag eine Pankreasverletzung vor; die Zahl der Nierenverletzungen betrug das Vierfache. Die Pankreasverletzungen waren mit einer Vielzahl schwerster Organverletzungen kombiniert. Der häufigste Unfallmechanismus war die Steuerrad- bzw. Lenkstangenkompression gegen den Oberbauch und Überfahren. Bei 1/3 der Unfallopfer stand die Todesursache mit der Pankreasverletzung in Zusammenhang.

Im Vergleich zu Erwachsenen werden Pankreasverletzungen durch stumpfes Bauchtrauma bei Kindern relativ häufig beobachtet. Aus diesem Grunde verdienen Stürze vom Fahrrad und Roller unsere besondere Aufmerksamkeit. Leider besteht auch Anlaß darauf hinzuweisen, daß in Zusammenhang mit Kindsmißhandlungen ebenfalls derart schwere Verletzungen auftreten [11]. Im Krankengut der Chirurgischen Universitätsklinik Homburg wurden zwischen 1972 und 1982 24 Kinder mit einer Pankreasverletzung bzw. den Verletzungsfolgen nach stumpfem Bauchtrauma beobachtet (Tabelle 1). Die Kenntnis des Unfallherganges und evtl. vorhandener Prellmarken können bereits wichtige Hinweise geben. Dies um so mehr, als die Symptomatik in den ersten Stunden speziell nach retroperitonealer Duodenalruptur gering und unbestimmt ist.

Die Problematik der duodenopankreatischen Verletzung liegt zunächst in der besonderen Topographie mit ihren lebenswichtigen Strukturen. Während es in der Regel retroperitoneale Hämatome zu belassen gilt, müssen zur Klärung von Pankreas- und Duodenalverletzungen Hämatome auch unter Inkaufnahme einer Blutung ausgeräumt werden. Wegen der engen topographischen Nachbarschaft großer Gefäße und Organe ist es naheliegend, daß vor allem penetrierende Duodenalverletzungen praktisch immer mit weiteren Organverletzungen kombiniert sind. In der Reihenfolge der Häufigkeit sind dies Pankreas, Leber, Kolon, Nieren. Die höchste Gefährdung zeigt die Verletzungskombination Duodenum und große Gefäße. Bei multipler intraabdomineller Organverletzung wird deshalb die Sterblichkeit und Komplikationsrate auch von anderen als den duodenalen Verletzungsfolgen hervorgerufen. Pankreasverletzungen sind, abgesehen von Duodenalverletzungen, häufig von Milz-, Magen-, Kolon- und Gallenwegsverletzungen begleitet [4, 10].

Die zweite Problematik ergibt sich im Verletzungsfall aus dem großen Flüssigkeits- und Elektrolytverlust, aus der Infektionsgefahr und vor allem aus dem tryptisch aktiven Pan-

Tabelle 2. Aktivierung der Proenzyme unter dem Einfluß von Galle, Enteropeptidase und durch Autokatalyse

Proteasen		
Zymogene →	Duodenum →	Aktivierung
Trypsinogen	Enteropeptidase	Trypsin
Chymotrypsinogen	Autokatalyse	Chymotrypsin
Proelastase		Elastase
Procarboxypeptidasen		Carboxypeptidasen

Tabelle 3. Diagnostische Maßnahmen zur Erkennung von Pankreas- und Duodenalverletzungen

Anamnese, klinische Untersuchung
Basislabor, evtl. Peritonealexsudat
Abdomenübersicht, Gastrografin
Sonographie, CT
evtl. ERCP
evtl. intraoperative Duodenoskopie

kreassekret. Unter dem Einfluß von Galle werden die Proteasen aktiviert und führen zu schwersten nekrotischen Veränderungen der Umgebung mit all ihren Folgen (Tabelle 2). Hinzu kommen die kohlenhydrat- und fettspaltenden Enzyme α-Amylase und Lipase. Besondere Bedeutung besitzt die Phospholipase A, die ebenfalls als Proenzym abgegeben wird und durch Trypsin und Gallensäure ihre volle Aktivität entfaltet. Die genannten Bedingungen erklären nicht nur operationstechnische Risiken, sondern auch die postoperativen Komplikationen, speziell den hohen Anteil von Pankreasfisteln (3–37%), Duodenalfisteln (4–14%), Oberbauchabszesse (2–10%) und Pankreaspseudozysten (1–12%) nach chirurgischen Eingriffen wegen Verletzung [10].

Diagnostik

Die bekannten klinischen Zeichen der akuten Pankreatitis sind in den ersten 48 h nur selten anzutreffen. Die freie Duodenalruptur bietet dagegen kaum diagnostische Schwierigkeiten. Die retroperitoneale Verletzung führt in der Regel erst nach 1–3 Tagen zu Erbrechen, Abwehrspannung und parlytischem Heus (Tabelle 3). Eine Amylasenerhöhung darf nicht mit dem morphologischen Bild der akuten Pankreatitis gleichgesetzt werden. Die Amylaseverlaufskontrolle, auch und gerade im Peritonealexsudat, bleibt jedoch eines der wichtigsten Indizien für eine Pankreasläsion (Abb. 1). Einmalige Bestimmungen sind wertlos. Falsch positive Amylasewerte finden sich selbstverständlich bei Dünndarmverletzungen.

Im Rahmen der apparativ-technischen Diagnostik stehen die einfache Abdomenübersichtsaufnahme und die Darstellung des Duodenum mit Gastrografin an erster Stelle (Ta-

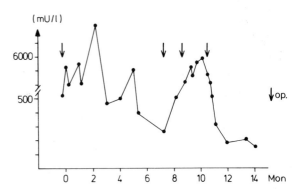

Abb. 1. Verlaufskontrolle der Serumamylase bei einem 19jährigen Patienten nach stumpfem Bauchtrauma mit Leberruptur und Pankreaskontusion. Die posttraumatische Pankreatitis kommt erst durch linksseitige Pankreasresektion 11 Monate nach dem Unfall zur Ausheilung

Tabelle 4. Radiologische Hinweissymptome auf Duodenal- bzw. Pankreasverletzungen

---
Freie Luftsichel
Retroperitoneale Luft
Verwaschener Psoasschatten
Kontrastmittelaustritt
Skoliose

---

belle 4). Von den neueren Diagnostikmethoden erscheint die Computertomographie – soweit verfügbar – im akuten Stadium zuverlässige Ergebnisse über den Zustand retroperitonealer Organe zu liefern. Zur Verlaufsbeobachtung, speziell posttraumatischer Pankreaspseudozysten, hat sich die Ultraschalluntersuchung inzwischen vielfach bewährt. Unter dem Einfluß der beiden letztgenannten Untersuchungen ist der Einsatz der Angiographie präoperativ zurückgegangen. Zur Bedeutung der retrograden Pankreatikographie und intraoperativen Duodenoskopie liegen noch zu wenig Erfahrungen im Verletzungsfalle vor (Abb. 2).

Klassifizierung und Operationsindikation

Generell werden penetrierende und stumpfe Verletzungsursachen sowie peritoneale und retroperitoneale Verletzungsfolgen unterschieden. Die Einteilung der Pankreasverletzungen erfolgt nach 4 Schweregraden:
   I. Kontusion, Hämatom, Kapselriß.
  II. Parenchymverletzung (inkomplette Ruptur).
 III. Komplette Ruptur.
 IV. Organzertrümmerung bzw. Kombinationsverletzung mit Duodenum, Kolon und evtl. weiteren Organen.
   Bei Duodenalverletzungen werden 3 Schweregrade unterschieden:
   I. Intramurales Hämatom.
  II. Umschriebene Perforation.

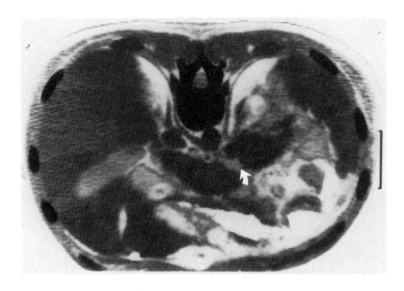

Abb. 2. Ruptur der Bauchspeicheldrüse in Corpusmitte nach stumpfem Trauma (*Pfeil*)

III. Ausgedehntes, evtl. komplette Ruptur ($\leqq$ 70% der Zirkumferenz), sowie schweres Kombinationstrauma.

Die Komplikationsrate einer diagnostischen Laparotomie nach Bauchtrauma ohne Nachweis einer intraabdominellen Organverletzung wird mit 5% angegeben [11]. Dieses Risiko scheint vertretbar im Verhältnis zu der Gefahr, die eine verschleppte oder übersehene Organverletzung in sich birgt. In Übereinstimmung mit der Mehrzahl der Autoren plädieren wir deshalb für die operative Revision im Verdachts- und Zweifelsfall. Penetrierende Verletzungen, insbesondere Schußverletzungen, sollten wegen der hohen Frühletalität sofort einer operativen Revision zugeführt werden.

Exploration und chirurgische Therapie

Das Abdomen wird durch eine ausgiebige mediane Laparotomie eröffnet. Dieser Zugang hat sich sowohl bei penetrierendem als auch bei stumpfem Trauma bewährt. Wegen der relativen Häufigkeit kombinierter duodenopankreatischer Verletzungen sollten immer beide Organe beurteilt werden. Hierzu ist es notwendig, eine vollständige Kocher-Mobilisation des Duodenum vorzunehmen. Abgesehen von Blutung und Hämatom ist auf folgende Hinweissymptome einer retroperitonealen Organverletzung zu achten: Ödem, Luftblasen (Knistern), gallige Verfärbung.

Die Revision der Bursa omentalis nach Durchtrennung des Lig. gastrocolium ist obligat bei jeder Operation wegen stumpfem Trauma. Die dorsale distale Pankreasfläche wird entweder nach Mobilisation der Milz oder – besser – nach Spaltung des Mesocolon transversum zugänglich. Eine sichere Beurteilung der Drüse ist nur durch vollständige Palpation möglich. Unter allen Umständen muß geklärt werden, ob eine Verletzung des Ductus Wirsungianus vorliegt oder nicht. Zur vollständigen Exploration muß schließlich die Flexura duodenojejunalis mobilisiert und nach medial gehalten werden. Hierdurch läßt sich – in Verbindung mit dem Kocher-Manöver – Pars III-IV duodenal beurteilen.

a) Pankreas

Die chirurgische Therapie der verletzten Bauchspeicheldrüse orientiert sich an Schweregrad und Lokalisation der Verletzung sowie an Begleitverletzungen und an dem Gesamtzustand des Patienten. Kapselrisse und kleinere Parenchymverletzungen werden nach Blutstillung drainiert. Bei grober Zertrümmerung und Ruptur ist eine linksseitige Pankreasresektion indiziert. Die Versorgung des medialen Drüsenrestes umfaßt die isolierte Übernähung des Ductus Wirsungianus und den Verschluß der Resektionsfläche mit Einzelknopfnähten. Über die Rekonstruktion des verletzten Pankreasganges und über die jeweils optimale Ableitung des Sekretes gibt es zwar sehr viele technische Varianten. Im Stadium der frischen Verletzung und in Verbindung mit Hämatom und möglichen weiteren Traumafolgen sind derartige Operationen wie z. B. die distale Pankreatikojejunostomie mit einer nach Roux ausgeschalteten Schlinge nur selten durchführbar. Läßt sich keine Klarheit über den Zustand des Pankreasganges gewinnen, ist eine intraoperative Pankreatikographie zu erwägen. Sie wird mit Vorteil von distal her durchgeführt. Nur bei schweren duodenopankreatischen Kombinationsverletzungen ist die partielle oder totale Duodenopankreatektomie angezeigt. Die 3 wichtigsten Operationsprinzipien sind eine subtile Revision, die Erhaltung funktionierenden Drüsengewebes sowie eine wirksame Sekretableitung und Drainage [1, 5, 10].

b) Duodenum

Das intramurale Duodenalhämatom wird zunächst konservativ behandelt [12, 14]. Macht die Symptomatik einen Eingriff erforderlich, so genügt in der Regel die Hämatomeröffnung (Tabelle 5). Umschriebene Duodenalverletzungen werden durch primäre zweireihige Naht versorgt und ausreichend drainiert. Eventuell empfiehlt es sich, einen Jejunumpatch oder eine Galleableitung hinzuzufügen. Die Behandlung der schweren Duodenalverletzung muß nach den jeweiligen Besonderheiten ausgerichtet sein. Sie läßt sich unter Umständen mit einer Y-Jejunostomie oder mit einer duodenalen Ausschaltung beherrschen oder sie macht – selten – eine partielle Duodenopankreatektomie notwendig.
 Eine Verbesserung der Ergebnisse, v. a. eine Senkung der immer noch hohen Komplikationsquote, ist nicht zuletzt von allgemeinen Therapieprinzipien der Oberbauchverletzung zu erwarten (Tabelle 6): Ruhigstellung der Sekretion (H2-Blocker, evtl. Somatostatin),

Tabelle 5. Operative Therapie bei umschriebener Duodenalverletzung

---
Primäre Naht
Jejunumpatch
Evtl. Galleableitung
Drainage

Tabelle 6. Letalität und Komplikationsrate

	Autor	Jahr	Patienten	Letalität (%)	Kompl. (%)
Pankreas	Graham [2]	1979	68	26	33
	Cogbill	1981	44	18	45
	Laborde [6]	1982	42	31	66
	Fitzgibbons	1982	56	14	50
	Berni [1]	1982	54	9,4	30
Duodenum	McInnis [7]	1975	22	14	9
	Kelly [5]	1978	34	14	38
	Snyder [11]	1980	228	10	63

Dekompression des oberen Verdauungstraktes, ausreichende Drainagen und perioperative Antibiotikaprophylaxe.

Schlußfolgerungen

1) Nach jedem stumpfen Bauchtrauma muß eine Beteiligung von Duodenum und Pankreas in Betracht gezogen werden.
2) Neben der klinischen Überwachung bietet die Verlaufskontrolle der α-Amylase – auch in der Peritonealflüssigkeit – die einfachste und schnellste Orientierung über eine mögliche Pankreasverletzung. Die Abdomenübersichtsaufnahme und der Gastrografikschluck helfen eine mögliche Duodenalverletzung klären.
3) Alle penetrierenden Verletzungen sollten sofort operativ revidiert werden.
4) Die Wahl der Operationsmethode richtet sich nach Lokalisation und Ausmaß der Verletzung und muß individuell festgelegt werden. Ruhigstellung oder Sekretion, Dekompression des oberen Verdauungstraktes und ausreichende Drainagen sind Voraussetzungen einer störungsfreien Heilung.

Zusammenfassung

Pankreas- und Duodenalverletzungen werden zwar relativ selten beobachtet, sie bieten aber insbesondere nach stumpfen Traumen erhebliche diagnostische und operationstechnische Probleme. Dabei sind die apparativ-technischen und medikamentösen Voraussetzungen zur Erkennung und Behandlung dieser schweren Organverletzungen und ihrer Folgen eindeutig verbessert worden. Die vorliegenden Erfahrungen sind aber wegen der Vielzahl verschiedenster Kombinationsverletzungen nur bedingt vergleichbar. Die Letalität mit 15–30% wird vor allem von dem hohen Anteil kombinierter Verletzungen und Begleitverletzungen bestimmt. Alle Anstrengungen konzentrieren sich deshalb darauf, die Diagnose so früh wie möglich zu stellen. Sorgfältige, wiederholte klinische Untersuchung sowie radiologische und laborchemische Verlaufskontrollen sind die zuverlässigsten Hilfen. Intraoperativ ist die Freilegung und sorgfältige Überprüfung von Duodenum und Pankreas beim stumpfen

Bauchtrauma obligat. Je früher die operative Versorgung an Duodenum und Pankreas einsetzt, um so komplikationsloser wird der Verlauf sein. Die chirurgische Therapie richtet sich nach dem Ausmaß der Verletzung und nach dem Intervall zwischen Trauma und Operation. Sie umfaßt die einfache Drainage, die direkte Naht sowie Teilresektionen und Dünndarmanastomosen. Eine partielle oder totale Duodenopankreatektomie ist kaum je indiziert. Ruhigstellung der Sekretion, Dekompression des oberen Verdauungstraktes und Drainagen sind die wichtigsten Elemente für eine störungsfreie Heilung.

Literatur

1. Berni GA, Bandyk DF, Oreskovich MR, Carrico CJ (1982) Role of intraoperative pancreatography in patients with injury to the pancreas. Am J Surg 143:602–605
2. Cogbill TH, Moore EE, Kashuk (1982) Changing trends in management of pancreatic trauma. Arch Surg 117:722–728
3. Fitzgibbons TJ, Yellin AE, Maruyama MM, Donovan AJ (1982) Management of the transected pancreas following distal pancreatectomy. Surg Gynecol Obstet 154:225–231
4. Graham JM, Mattox KL, Vaughan GD, Jordan GL (1979) Combined pancreatoduodenal injuries. J Trauma 19/5:340–346
5. Harder F, Allgöwer M (1981) Spezielle chirurgische Prinzipien in der Behandlung des traumatischen Abdomens. In: Allgöwer M, Harder F, Hollender CF, Peiper HJ, Siewert JR (Hrsg) Chirurgische Gastroenterologie, Bd 1. Springer, Berlin Heidelberg New York, S 229
6. Heitsch RC, Knutson CO, Fulton RL, Jones CE (1976) Delineation of critical factors in the treatment of pancreatic trauma. Surgery 80:523–529
7. Kelly G, Norton L, Moore G, Eiseman B (1978) The continuing challenge of duodenal injuries. J Trauma 18/3:160–165
8. Laborde Y, Champetier J, Letoublon C, Aubert M, Gabelle P, Dyon JF, Vigneau B (1982) Les traumatismes du pancréas. A propos de 42 observations. J Chir (Paris) 119/1:47–54
9. McInnis WD, Aust JB, Cruz AB, Root HD (1975) Traumatic injuries of the duodenum: A comparison of 1° closure and the jejunal patch. J Trauma 15/10:847–853
10. Northrup WF, Simmons RL (1972) Pancreatic trauma: A review. Surgery 71:27–34
11. Petersen SR, Sheldon GF (1979) Morbidity of a negative finding at laparotomy in abdominal trauma. Surg Gynecol Obstet 148:23–26
12. Schwemmle K (1978) Retroperitoneale Duodenal- und Pankreasverletzung (Kongreßbericht). Langenbecks Arch Chir 347:187–192
13. Snyder WH, Weigelt JA, Watkins WL, Bietz DS (1980) The surgical management of duodenal trauma. Arch Surg 115:422–429
14. Woolley MM, Mahour GH, Sloan T (1978) Duodenal hematoma in infancy and childhood. Changing etiology and changing treatment. Sci Papers 136:8–14

Nierenverletzung bei stumpfen Bauchtraumen

H. Marberger

Universitätsklinik für Urologie, Anichstraße 35, A-6020 Innsbruck

Einleitung

Die Zahl der Verletzungen des Urogenitaltraktes durch stumpfe Gewalteinwirkung hat in den letzten Jahren — sei es als Coläsion bei einem Polytrauma oder als isolierte Verletzung der Nieren, der Harnleiter oder der Blase — beträchtlich zugenommen (Tabelle 1). In rund 1/3 aller Fälle stumpfer Bauchtraumen ist der Urogenitaltrakt in Mitleidenschaft gezogen. Es ist daher berechtigt, wenn ein Urologe an der Diskussion um die Probleme dieser Verletzungsart teilnimmt. Ich möchte mich auf die Besprechung der Harntraktverletzungen beim stumpfen Bauchtrauma beschränken und v. a. die Nierenverletzung hervorheben.

Nach den Zahlen unseres Krankenguts scheint Innsbruck für Urogenitalläsionen durch stumpfe Gewalteinwirkung prädestiniert zu sein. Und tatsächlich sind etliche lokale Faktoren für den rapiden Anstieg verantwortlich zu machen. Der Massenverkehr — die Grenzen unseres Landes passieren rund 50 Mio. Fahrzeuge im Jahr — Ost, Süd und Nord treffen sich am Kreuzweg Innsbruck. Der Touristenstrom, der zahlenmäßig etwa der einheimischen Bevölkerung gleichkommt, versucht durch besonders aktives Verhalten im Straßenverkehr, bei Berg- und Wintersport die Einheimischen und sich selbst zu übertreffen. Die Ballung von Menschen auf sehr engem Raum mag wohl aggressive Lebensäußerungen als Kompensation gegen zivilisatorische Restriktion bedingen. Die Mehrzahl der Verletzten wird unserer Klinik, dem Medizinischen Zentrum des Landes Tirols, zugewiesen. Dort werden sie in bester Zusammenarbeit der zuständigen Fachdisziplinen, die im gleichen Haus untergebracht sind, untersucht und versorgt.

Der Verletzungsmechanismus, der v. a. zur isolierten Nierenläsion führt, ist zeitgerecht, z. B. der Aufprall auf das Lenkrad und den Schaltknüppel, der Sturz auf der Buckel-Piste, der Zusammenprall von 2 Pistenkonkurrenten oder der Tritt des Stürmers gegen die Flanke des Tormannes.

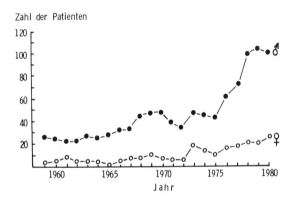

Abb. 1. Anstieg der Zahl der Verletzungen des Urogenitaltraktes

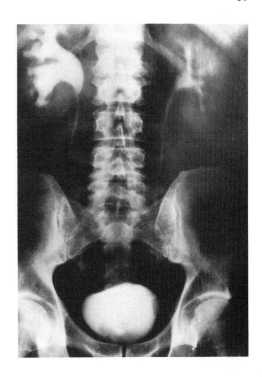

Abb. 2. Linksseitiges Nierentrauma, unklare Zeichnung der Kelche. Kompression des Hohlsystems durch intrarenale Blutung

Klassifikation

Nierenverletzungen kann man nach verschiedenen Gesichtspunkten einteilen. Wir unterteilen in: 1. Nierenkontusion, 2. schwere Parenchymverletzung und 3. komplizierte Nierenverletzung.

Die Nierenkontusion ist gekennzeichnet durch eine mäßige, relativ milde Symptomatik, sie zeigt nur schwach ausgeprägte klinische Befunde sowie geringe Veränderungen des Hohlsystemes (Abb. 2) und ein begrenztes Hämatom und Extravasat. Die schweren Parenchymverletzungen haben meist ausgeprägte progrediente klinische Symptome, einen palpablen Flankentumor und oft radiologisch eindeutige Parenchymläsionen (Abb. 3) sowie sub- und extrakapsuläre Hämatome und Extravasate. Die komplizierte Nierenverletzung beinhaltet grobe Parenchymläsionen bei mißgebildeten (Abb. 4) oder Solitärnieren, Verletzungen des Parenchyms und des vaskulären Apparates oder/und des Nierenbeckens und Harnleiters.

Die Erstuntersuchung erlaubt lediglich die Beurteilung einer Nierenverletzung in einer Phase. Die Läsion kann an Schwere zunehmen, eine scheinbar leichte kann sich in recht kurzer Zeit zu einer schweren Verletzung entwickeln (Abb. 5). Der endgültige Verletzungsgrad ist in manchen Fällen nur während des Verlaufes oder bei der Operation zu beurteilen.

Diagnostik

Die Diagnostik wird verschieden gehandhabt. Wir glauben, daß man bei allen stumpfen Bauchtraumen nicht nur an die Harntraktverletzung denken soll, sondern auch ein diag-

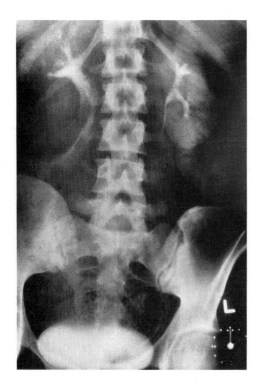

Abb. 3. Schwere Parenchymverletzung, stummer unterer Anteil der Doppelniere, sichelförmiges perirenales Hämatom, Kontrastmittelextravasat

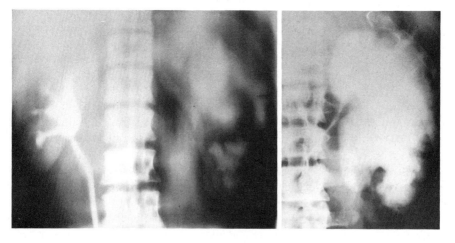

Abb. 4. Parenchymläsion bei mißgebildeter Niere

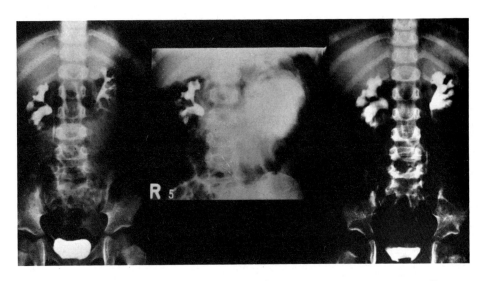

Abb. 5. Zweizeitige Nierenruptur, großes Kontrastmittelextravasat 8 Tage nach der Erstuntersuchung

Tabelle 1. Akute Diagnostik des Nierentraumas

Klinik	Röntgenuntersuchung
Hämaturie	Nierenleerbild
Flankenschmerz	Infusionsurogramm mit Tomographie
Flankentumor	Angiographie
Schock	Computertomographie
Peritonismus	Sonographie
Progression	

nostisches Minimalprogramm mit Anamnese, klinisch urologischer Untersuchung sowie Harnanalyse durchführen muß. Bei geringstem Verdacht auf eine Mitbeteiligung des Urogenitaltraktes ist der Nachweis oder Ausschluß einer Harntraktverletzung unbedingt erforderlich. Bagatellisierung von Harntraktläsionen bei Polytraumatisierten kann nicht nur die Heilung erschweren, sondern zu gravierenden, ja zu tödlichen Früh- oder Spätkomplikationen Anlaß geben.

Unser diagnostisches Programm ist nach dem Zustand des Patienten ausgerichtet und in Tabelle 1 zusammengefaßt.

Zu Beginn, gleich nach Einlieferung eines Patienten mit Verdacht auf Harntraktläsion, kann mit der zur Schockbekämpfung angelegten Infusion gleichzeitig das Infusionsurogramm gestartet werden. Daneben hat man Gelegenheit, wenn möglich vom Patienten oder von Angehörigen, eine Anamnese zu erheben, den Hergang des Unfalls zu erfahren und die klinische Untersuchung durchzuführen. Das Urogramm informiert über die Verhältnisse des oberen Harntraktes, die Ableitung durch die Ureteren und schließlich gibt es auch Aus-

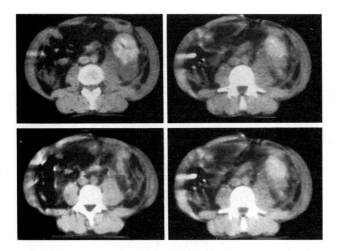

Abb. 6. Computertomogramm zeigt am Kontrastunterschied deutlich das Ausmaß der Läsion

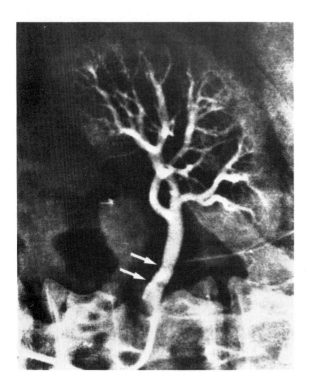

Abb. 7. Intimaläsion im Angiogramm (*Pfeile*)

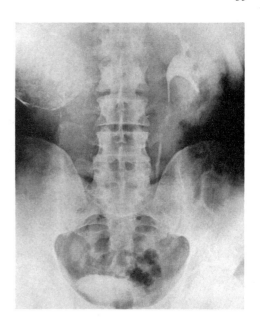

Abb. 8. Konservativ behandelte Niere nach Jahren zur verkalkten Zyste umgewandelt

kunft über die Blasenverhältnisse durch das Zystogramm. Bei Verdacht auf Blasenverletzung kann man den Miktionsversuch anschließen und dann notfalls mittels Katheter die Blase entleeren. Zeigt das Urogramm eine offensichtliche Parenchymläsion mit Austritt des Kontrastmittels in die Umgebung der Niere oder ein extrakapsuläres Hämatom (Abb. 6), versuchen wir die Größe des Wundgebietes mittels Sonographie oder Computertomographie genau festzulegen. Fehlt die Ausscheidung oder erfolgt sie verzögert, führen wir die Angiographie durch, um einen Gefäßschaden rechtzeitig zu erkennen und unsere Therapie danach auszurichten (Abb. 7). Nicht selten erkennt man das wahre Ausmaß der Verletzung erst nach Freilegung der Niere.

Therapie

Mehr als in der Diagnostik gehen die Meinungen hinsichtlich der Behandlung auseinander, v. a. in der Frage, ob und wann konservativ oder chirurgisch behandelt werden soll. Die verschiedenen Auffassungen werden verständlich, wenn man einen Blick zurück wirft.

Die Behandlung der Nierenverletzungen änderte sich in den letzten 4 Jahrzehnten mit dem Wandel der Medizin. Die Nierenruptur war eine Verletzung, die vor 30–40 Jahren die gefährliche Notfallnephrektomie erforderlich machte. Die Einführung der Schockbehandlung sowie der Antibiotika und anderer Maßnahmen ermöglichte, Nierenrupturen konservativ zu behandeln. Spätkomplikationen nach konservativer Behandlung (Abb. 8) und der Fortschritt der Chirurgie in den letzten Jahrzehnten ließen das Pendel wieder nach der anderen Seite, zur aktiven chirurgischen Behandlung ausschlagen, so daß heute die chirurgische Erstversorgung einen sicheren Platz in der Behandlung einnimmt. An unserer Klinik werden schwere und komplizierte Nierenläsionen chirurgisch versorgt, wenn es der Allgemeinzustand des Verletzten erlaubt. Wir führen den Eingriff wenn möglich schnell durch,

Tabelle 2. Therapieziele

Sofort:	Beseitigung der Blutungsquelle
	Maximaler Parenchymerhalt
	Drainage des Retroperitoneums
Spät:	Verhinderung von Hypertonie
	Funktionsverlust, Abflußbehinderung
	Infektion, Stein

Tabelle 3. Nierentrauma. Urologische Universitätsklinik Innsbruck 1959–1980

Total	1143
Konservative Therapie	909
Chirurgische Therapie	243

Tabelle 4. Art des chirurgischen Eingriffs an der Urologischen Universitätsklinik Innsbruck 1959–1980. (Patientenzahl: 234)

Exploration, Evakuation und Drainage des Hämatoms	61 (26%)
Parenchymnaht	100 (43%)
Teilresektion	21 (9%)
Nephrektomie	42 (18%)
Gefäßrekonstruktion	5 (2%)
Naht des Nierenbeckens	5 (2%)

um dem Patienten vermeidbare Schäden durch Hämatomdruck zu ersparen und einen schmerzhaften und bedrohlichen Zustand zu verkürzen. Wir haben jedoch zahlreiche Verletzte, v. a. Polytraumatisierte, nach mehreren Stunden, Tagen, ja manche von auswärts zugewiesen, erst nach Wochen chirurgisch versorgt und dennoch gute Ergebnisse erzielen können. Das Ziel der operativen Behandlung ist, lebensgefährliche Früh- und Spätkomplikationen zu vermeiden und möglichst viel funktionstüchtiges Nierenparenchym zu erhalten (Tabelle 2).

Eigenes Krankengut

Von 1959 bis 1980 kamen 1143 Nierenverletzungen an unsere Klinik zur Aufnahme. Davon haben wir 909 konservativ behandelt, bei 234 (1/4 der Patienten) sind wir operativ vorgegangen (Tabelle 3). In Tabelle 4 sind die Eingriffe aufgeschlüsselt.

Bei 42 Patienten mußte die verletzte Niere entfernt werden, bei allen anderen gelang es durch chirurgische Maßnahmen wenigstens wesentliche Teile des Organs zu erhalten.

Tabelle 5. 100 Patienten mit schwerem, stumpfem Nierentrauma, aufgeschlüsselt nach Alter, Geschlecht und Verletzungsausmaß

Alter: 2–77 (24,7)		Frauen: 24		Männer: 76	
Rechts: 43		Links: 57		Isoliert: 56	
Zerreißung	15			Polabtrennung	15
Parenchymeinriß	49			Perirenales Hämatom	12
Gefäßverletzung	7			Nierenbeckenverletzung	3
begleitende Mißbildung	5				

Die Befunde einer Serie von 100 konsekutiven Nierenverletzungen, bei denen wir eine chirurgische Versorgung für notwendig hielten, haben wir aufgelistet, und man sieht daraus, daß es sich durchwegs um schwere Läsionen handelt (Tabelle 5).

Das chirurgische Vorgehen sei rasch beschrieben:
Die Freilegung der Niere wurde durch einen ausreichend großen Subkostal- oder Interkostalschnitt durchgeführt. Bei bestehendem Verdacht auf intraperitoneale Läsionen wird der Bauchraum durch eine mediane Laparotomie eröffnet. Nach der Eröffnung des retroperitonealen Raumes erfolgt die Inzision der Gerota-Faszie und die Ausräumung des Hämatoms. Die Niere ist durch den Hämatomdruck meist bereits isoliert, die Fettkapsel mühelos abzuheben und der Nierenstiel mit wenigen Griffen darzustellen. Durch Absaugen der Hämatomreste und Spülen der Nierenoberfläche mit Kochsalz wird die genaue Inspektion des Organs auf vorhandene Schäden möglich und die Vaskularisierung nach kurzem Warten beurteilbar.

Avaskuläre Nierenanteile werden entfernt, spritzende Arterien ligiert. Parenchymrisse werden von Koageln gesäubert, zuerst manuell und dann durch U-Nähte adaptiert und durch eine fortlaufende Kapselnaht verschlossen (Abb. 9). An manchen Kliniken wird der Riß mit einem Fibrinkleber geklebt, auch wir haben bei Patienten, bei denen die Läsion mehrere Tage zurücklag, mit Fibrinklebern und Kapselnaht gute Ergebnisse erzielt. Große Risse im Nierenbecken näht man am besten mit fortlaufender Naht. Ein ausgerissener Harnleiter kann mit schräger Anastomose wieder eingepflanzt werden. Auf die Schwierigkeit der

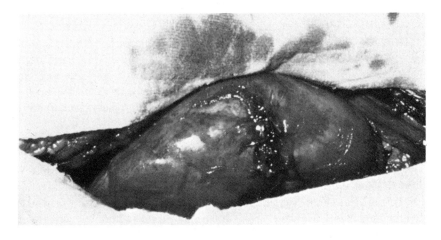

Abb. 9. Naht eines queren Parenchymrisses

Blutstillung wird im Schrifttum hingewiesen. Dies mag bei penetrierenden Verletzungen der Niere durch Schuß oder Stich zutreffen, spielt beim stumpfen Bauchtrauma jedoch nur eine geringere Rolle. In unserem Krankengut traten nur bei einem Patienten, bei dem es zu einem partiellen Ausriß der V. renalis aus der V. cava gekommen war, Schwierigkeiten bei der Blutstillung auf. Nach der Entfernung von toten Nierenanteilen, z. B. bei Polabrissen, werden die Parenchymwunden mit fibröser und Nierenfettkapsel bedeckt, am besten wird das verletzte Organ mit der Kapsel umhüllt.

Der Drainage des Nierenlagers zur Ableitung des Hämatoms und Extravasates kommt besondere Bedeutung zu. Sie allein reicht oft zur reaktionslosen Heilung einer Nierenverletzung aus.

Vor dem Schluß der Wunde eröffnen wir am Umschlag des Peritoneums in der Gegend des lateralen Rektusrandes die Peritonealhöhle, um eine intraperitoneale Läsion nach Möglichkeit auszuschließen.

Die Nachbehandlung ist bei isolierten Nierenrupturen meist unproblematisch, die Fäden und die Drains werden bis zum 8. postoperativen Tag belassen. Durch periodische sonographische Kontrollen können alte und neugebildete Urinome und Hämatome erkannt und unter sonographischer Leitung transkutan abgeleitet werden.

Ergebnisse

Die Erhebung und Beurteilung von Spätergebnissen nach konservativer Behandlung ist aus verschiedenen Gründen schwierig.
1. Handelt es sich bei 1/3 der Verletzten um Polytraumatisierte mit multiplen Läsionen, bei denen die Harntraktverletzung meist nur eine nachgeordnete Bedeutung hatte und verschiedene therapeutische Maßnahmen zur Anwendung kamen.
2. Handelt es sich insgesamt bei unserem Krankengut um eine recht inhomogene und vagante Gruppe von Patienten – Touristen, Sportler, Kraftfahrer – kurz, um Ortsfremde mit wechselndem Wohnsitz und damit schwer für eine Kontrolle erreichbar.
3. Handelt es sich bei der Mehrzahl der Patienten um sehr junge Leute, die sich trotz der Verletzung gesund fühlen und dem Unfall wenig Bedeutung zumessen, somit zu einer Kontrolluntersuchung bzw. einem Krankenhausaufenthalt uninteressiert gegenüberstehen.

Trotzdem gelang es, eine repräsentative Zahl von Patienten zu einer Nachuntersuchung zu bewegen, über die Ergebnisse wird an anderer Stelle berichtet werden.

Nach den bisherigen Untersuchungen und den periodischen Verlaufskontrollen, die wir bei allen in der Nähe lebenden Patienten anstreben, waren die Ergebnisse der konservativen Behandlung zufriedenstellend. Die Frühkomplikationen waren gering. Insgesamt starben 26 Verletzte, davon ein Junge mit einem schweren Schädel-Hirn-Trauma an einer purulenten Meningitis, ausgehend von einem infizierten Urinom nach Nierenruptur. Alle übrigen starben an nicht urologischen Ursachen.

Von besonderem Interesse waren für uns die Spätergebnisse der chirurgisch versorgten Patienten. 148 von 243 Patienten wurden nachuntersucht. Bei einer Beobachtungszeit von 2 Jahren fand man in 85% der Fälle ein gutes Ergebnis, allgemeines Wohlbefinden, Infektfreiheit, annähernd normale Nierenmorphologie und Nierenfunktion (Tabelle 6).

Die seitengetrennte Nierenfunktion war bei 9 Patienten bis zu 1/3 reduziert, bei 7 Patienten fand man eine Hypertonie. Nur bei einer Kranken konnten wir durch seitengetrennte Clearance, Reninbestimmung und Angiographieuntersuchungen, die bei allen Hypertonikern durchgeführt werden, eine renale Ursache des Hochdruckes nachweisen.

Tabelle 6. Spätergebnisse, minimales Kontrollintervall 2 Jahre

Total	Normal	Hochdruck	Kleine Niere	Steine
148 (100%)	125 (85%)	11 (7%)	5 (3%)	7 (5%)

Wenn auch nur ein Teil der chirurgisch versorgten Nierenverletzten erfaßt werden konnte, so lassen die bei den Kontrolluntersuchungen erhobenen Befunde jedoch annehmen, daß die Indikation bei schweren Verletzungen zur chirurgischen Versorgung angezeigt war.

Zusammenfassung

Die Harntraktverletzungen beim stumpfen Bauchtrauma haben deutlich zugenommen. Hauptursachen sind Verkehrs-, Sport- und Arbeitsunfälle.

Von den bei uns behandelten Verletzten sind 2/3 als leicht, 1/3 als schwer zu klassifizieren. Bei 234 Patienten wurde eine chirurgische Erstversorgung der Nierenläsion vorgenommen.

Die Indikation wurde unter Beachtung verschiedener Umstände, Begleitverletzungen, Alter, Allgemeinzustand, aufgrund des Ausscheidungsurogramms und Zystogramms, der Sonographie und in einzelnen Fällen der Computertomographie gestellt.

Die Ergebnisse der chirurgischen Behandlung sind bei richtiger Auswahl gut, lebensgefährliche Spätkomplikationen können vermieden und lebensfähiges Nierenparenchym erhalten werden.

Tödlicher Ausgang der Verletzung war mit Ausnahme eines Falles durch vergesellschaftete Läsionen bei polytraumatisierten Patienten bedingt.

Die Durchführung der chirurgischen Versorgung ist einfach und risikoarm, die Gefahr der unbeherrschbaren Blutung minimal.

Literatur

1. Cass AS (1982) Immediate radiologic and surgical management of renal injuries. J Trauma 22:361
2. Kay CJ, Rosenfield AT, Amm M (1980) Gray-scale ultrasonography in the evaluation of renal trauma. Radiology 134:461–466
3. Lutzeyer W (1981) Traumatologie des Urogenitaltraktes. Springer, Berlin Heidelberg New York
4. Marberger H (1957) Dringliche Harnröhrenchirurgie. Chir Praxis Heft 2:229–246
5. Marberger H (1965) Erstversorgung von Nierenverletzungen. Klin Med 20:87–93
6. Marberger H (1968) Verletzungen des Harntraktes. Chirurg Heft 12:548–553
7. Marberger H (1974) Urologische Notfalldiagnostik und Therapie bei Beckenbrüchen, Verletzungen der Harnblase und der intrapelvinen Harnröhre. Praxis Forsch 28:1204–1206
8. McAninch JW (1975) Acute renal artery thrombosis from blunt trauma. Urology 118:698
9. McAninch JW, Federle MP (1982) Evaluation of renal injuries with computed tomography. J Urol 128:456

10. Peterson NE (1977) Intermediate-degree blunt renal trauma. J Trauma 17:425
11. Schmoller H, Kunit G, Frick J et al. (1981) Sonography in blunt renal trauma. Eur Urol 7:11–15
12. Scott RF Jr, Selzman HM (1966) Complications of nephrectomy: Review of 450 patients and a description of a modification of the transperitoneal approach. J Urol 95: 307–312
13. Scott R Jr, Carlton CE Jr, Goldman M et al. (1969) Penetrating injuries of the kidney: An analysis of 181 patients. J Urol 101:247
14. Taddei L, Dalla Palma F, Dalla Selva A Jr et al. (1979) The role of urology in blunt trauma of the kidney. Diagn Imaging 48:305–315
15. Thompson IM, Latourette H, Montie JE et al. (1977) Results of non-operative management of blunt renal trauma. J Urol 117:522–524
16. Wein AJ, Murphy JJ, Mulholand SG et al. (1977) A conservative approach to management of blunt renal trauma. J Urol 117:425–427

Pathophysiologie des Abdominaltraumas

M. Gemperle

Directeur du Département d'Anesthésiologie, Hôpital Cantonal Universitaire,
CH-1211 Genève 4

Die Pathophysiologie des Abdominaltraumas ist infolge mehrerer Rückkoppelungsmechanismen recht kompliziert.

Klinisch manifestiert sich das Bauchtrauma wie folgt: Haut feucht und blaß, Nagelbett blaß, Durstgefühl, Brechreiz, Bauchdeckenhämatom, Schmerz, Abwehrspannung; Pulsanstieg, Blutdruckabfall, zentraler Venendruck erniedrigt, Atemfrequenz erhöht, Diurese herabgesetzt.

Die letzteren der genannten Parameter gehören zum eigentlichen Schocksyndrom. Die wichtigsten Parameter sind Blutdruck und Puls. Allgöwer erarbeitete den Schockindex $\frac{Puls}{Blutdruck}$, welcher in der Klinik große Dienste leistet. So besteht akute Lebensgefahr, wenn

— systolischer Blutdruck unter 80 mmHg sinkt,
— und Puls über 120 Schläge/min steigt,
— zentraler Venendruck unter 4 cm H_2O sinkt,
— Urinmenge unter 30 ml/h sinkt.

Wie die Abb. 1 zeigt, variieren diese beiden Parameter erst, wenn ein Blutverlust von über 10% des Gesamtvolumens stattgefunden hat. Die Aufrechterhaltung des Blutdrucks findet seine Erklärung in der Abb. 2.

Das von Hossli dargestellte Schockschema zeigt in stark vereinfachter Weise die verschiedenen Schockphasen mit deren Rückkoppelungsmechanismen.

Die Abb. 3 zeigt die Blutversorgung im Splanchnikusbereich. Die Blutgefäße dieses Gebietes weisen eine Vielzahl von adrenergischen Rezeptoren auf, welche auf Katecholamine

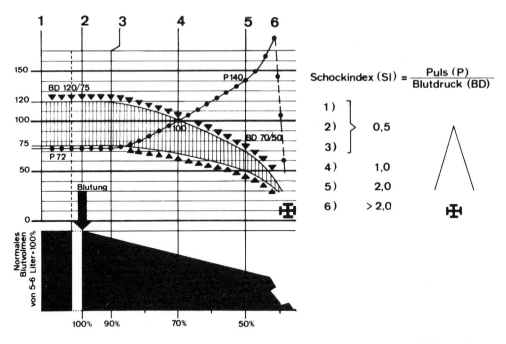

Abb. 1. Blutdruck und Puls beim *Ablauf* des hypovolämischen Schockes durch *Blutverlust*

reagieren, eine extreme Vasokonstriktion auslösen und die Durchblutung der in diesem Gebiete befindlichen Organe herabsetzt. Je nach Schweregrad und Dauer kann es zur Gewebsschädigung und Funktionseinschränkung v. a. in Leber und Magendarmtrakt kommen.

So vermindert ein Überschuß von Katecholaminen die Darmmotilität, der Flüssigkeitsaustausch zwischen Darm und Milieu intérieur kann nicht mehr stattfinden, es kommt zur Ausschaltung großer Flüssigkeitsmengen im Darmlumen. Zusätzlich kommt es zur abnormalen Gasproduktion durch gestörte Fermentation und schließlich zum Druckanstieg im Magendarmtrakt. Die extreme Vasokonstriktion führt zur Minderdurchblutung, Gewebshypoxie, Azidose und zur Erhöhung der Durchlässigkeit der Darmschleimhaut und erhöht die Infektionsgefahr.

Ileus und Peritonitis verursachen Veränderungen der Lungenmechanik. Septische und toxische Einflüsse wirken direkt auf das Lungenparenchym. Es kommt zu Flüssigkeitsverschiebungen zwischen Intravaskulärraum und Interstitium, sowie zwischen Abdominal- und Thoraxraum. Alle diese Faktoren sind verantwortlich für das Zustandekommen der pulmonalen Gasaustauschstörungen. So konnten wir bei unseren Patienten folgende Charakteristiken bei den gemessenen Lungenfunktionsprüfungen erkennen (Tabelle 1).

Die funktionelle Residualkapazität ist stark erniedrigt, auf die Hälfte oder weniger des Normwertes für das entsprechende Individuum. Dieser Lungenvolumenverlust ist vermutlich die Folge des Hochstandes der Zwerchfellkuppen und eines Kollapses benachbarter Gasaustauschräume beim Ileus.

— Die Lungencompliance sowie die Compliance des totalen respiratorischen Systems sind vermindert, wobei vermutlich dieselben ursächlichen Faktoren wie bei der Änderung des Lungenvolumens beteiligt sind.

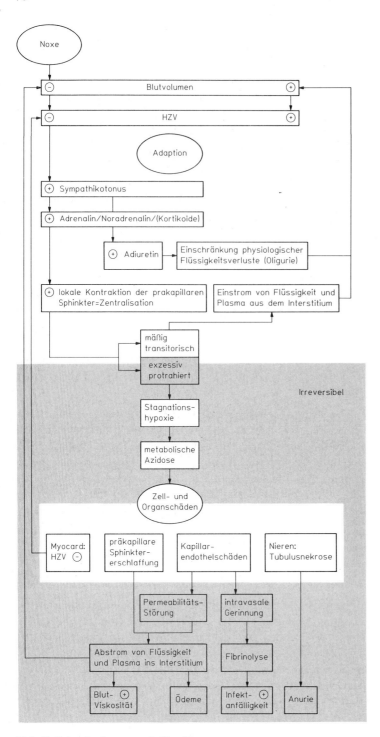

Abb. 2. Schockschema nach Hossli

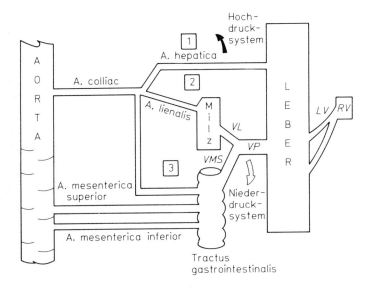

Abb. 3. Die Blutversorgung im Splanchikusbereich. *RV* Right Atrium – Rechter Vorhof; *LV* Hepatic Veins – Lebervenen; *VP* Portal Vein – Vena porta; *VL* Splenic Vein – Vena lienalis; *VMS* Superior Mesenteric Vein – Vena mesenterica sup.

Tabelle 1. Lungenfunktion bei Ileus/Peritonitis[a]

	Ileus (10 Patienten)	Peritonitis (4 Patienten)
FRK	– 50%	– 63%
C_L	– 55%	– 75%
VK	– 60%	– 81%
V_T	350 ml	240 ml
f	22/min	> 40/min
p_aO_2 ($F_IO_2 = 0,4$)	110 mmHg	45 mmHg
p_aCO_2	35 mmHg	29 mmHg

[a] Angegeben sind die Mittelwerte, bestimmt bei 10 Patienten mit Ileus und bei 4 Patienten mit Peritonitis, ausgedrückt als Abweichung vom Normalwert beim gesunden Erwachsenen für die funktionelle Residualkapazität (FRK), die Lungencompliance (C_L) und die Vitalkapazität (VK). Für Atemzugvolumen (V_T), Atemfrequenz (f) und arterielle Blutgase sind die direkt gemessenen Mittelwerte angegeben

– Die Vitalkapazität und das Atemzugvolumen sind als Folge dieses Elastizitätsverlustes sowie der ungünstigen Stellung der Thoraxwand- und Zwerchfellmuskeln erniedrigt; die Spontanatmung ist schnell und oberflächlich.
– Die Gasaustauschstörung äußert sich in erster Linie durch eine Verminderung der arteriellen Sauerstoffspannung (p_aO_2), welche aus einer erhöhten venösen Beimischung resultiert. Die arteriellen Kohlendioxydspannung (p_aCO_2) hingegen ist normal oder viel-

fach sogar erniedrigt, als Folge einer alveolären Hyperventilation, stimuliert durch die Hypoxämie, eine metabolische Azidose und/oder durch Rezeptoren im Lungengewebe [2]. Eine Erhöhung der p_aCO_2 ist ungewöhnlich in dieser Situation; sie kann jedoch in den folgenden Fällen beobachtet werden: bei Patienten mit einer vorbestehenden chronischen obstruktiven Lungenerkrankung, als Kompensation einer metabolischen Alkalose nach einem massiven Verlust von Magensäure, oder aber als Ausdruck der Erschöpfung im präfinalen Stadium der respiratorischen Insuffizienz.

— Das Thoraxröntgenbild ist beim Ileus gekennzeichnet durch einen Zwerchfellhochstand, einen querliegenden Herzschatten und häufig segmentäre oder streifenförmige Atelektasen in zwerchfellnahen Bereichen.

Bei der Peritonitis kommen Störungen anderer Art hinzu, insbesondere die pathologische Erhöhung der intrathorakalen und intrapulmonalen Flüssigkeit.

Bei diesen Patienten gelangen häufig Mikroorganismen, ihre Endotoxine sowie gewisse körpereigene aktive Enzyme in den Blutkreislauf, welche einen direkten Einfluß auf den Lungenkreislauf und die metabolischen Lungenfunktionen haben.

Bakterien und Endotoxine führen direkt oder über die Freisetzung von Katecholaminen zu einer Erhöhung der Resistenz im kleinen Kreislauf [3]. Die dadurch entstehende pulmonale Hypertonie ist ein wichtiges Kennzeichen des akuten Lungenversagens des Erwachsenen (ARDS: Adult respiratory distress syndrome) und bestimmt den Verlauf und die Prognose dieses Krankheitsbildes entscheidend [5]. In den Lungenkapillaren verursachen viele Mikroorganismen, im besonderen Pseudomonas aeruginosa, Escherichia coli und Anaerobier, eine Erhöhung der Permeabilität für Wasser und Proteine. Dies führt zu einem interstitiellen Lungenödem und zu einer starken Vermehrung des Lymphabflusses aus der Lunge [1, 4]. Der Austritt von Flüssigkeit in das Lungengewebe erhöht die Kollapstendenz von Alveolen und peripheren Atemwegen, sobald die Abtransportkapazität der Lymphgefäße überschritten ist. Die Plasmaproteine stellen im Interstitium einen starken Reiz zur Fibrosebildung dar.

Die vergrößerte Flüssigkeitsmenge, die sich beim Ileus und bei der Peritonitis in der Bauchhöhle ansammelt, führt mit den oben erwähnten Faktoren zusammen zu einer parallelen Zunahme des intrathorakalen Wassers. Ein „sympathischer", reaktiver Pleuraerguß ist häufig; er wird wahrscheinlich durch das Vorhandensein von transdiaphragmatischen Lymphkanälen begünstigt. Die schon besprochenen septischen und toxischen Läsionen der Kapillarwand und des Surfactantsystems führen zu einem interstitiellen und intraalveolären Lungenödem. Diese Flüssigkeitsverschiebungen können quantitativ groß sein.

Das radiologische Bild dieser Flüssigkeitsextravasation in Lungenparenchym und Pleuraraum ist durch diffuse homogene Verschattungen charakterisiert, welche im Gegensatz zum kardiogenen Lungenödem nicht hilusbetont sind (Abb. 4).

Die funktionellen Auswirkungen der intrathorakalen Flüssigkeitsansammlung auf den Gasaustausch und den Kreislauf sind in erster Linie abhängig von den Reserven des Patienten, d. h. der vorbestehenden Lungenfunktion, den Kraftreserven für die Atmung sowie der Myokardfunktion.

Wie schon kurz erwähnt ist beim Schockzustand ebenfalls die Leberfunktion nach Abdominaltrauma stark gestört. Letztere ist verantwortlich für die Glukosehomeostase, die Bilirubinbildung und -ausscheidung, die Proteinsynthese, wichtig für die Pharmakobindung, die Gerinnung, die Cholesteraseaktivität und schließlich für die Biotransformation. Alle diese Funktionen sind durch Schock mehr oder weniger gestört durch die Verminderung der Leberdurchblutung infolge starker Vasokonstriktion der A. hepatica im Bereich der arteriolären Sphinkter (Abb. 5) und des verminderten Rückflusses venösen Blutes in der

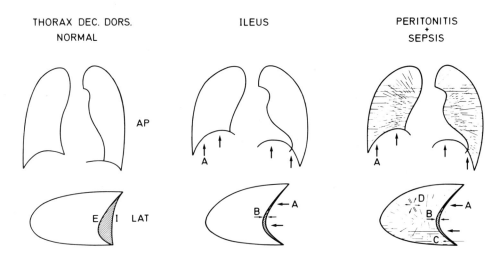

Abb. 4. Schematische Darstellung des Thoraxröntgenbildes bei Ileus. Typisch ist der Zwerchfellhochstand (A), segmentäre oder streifenförmige Atelektasen im zwerchfellnahen Bereich und eine verminderte Mobilität des Zwerchfells (B). Bei Peritonitis und Sepsis: Zusätzlich zum Hochstand und der verminderten Mobilität des Zwerchfells (A, B) liegt meistens ein Pleuraerguß (C) sowie ein Schaden der Lungenkapillarwand (D) vor, welche zu diffusen, nicht hilusbetonten Verschattungen führen

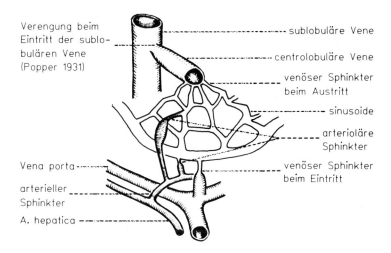

Abb. 5. Die Einwirkung des Schocks auf die Zirkulation in der Leber

Pfortader. Die arterioportale Sauerstoffdifferenz ist vergrößert und es kommt zur Hypoxie, Azidose, Plasmaaustritt und Ödembildung des Leberparenchyms.

Die Leberfunktionsstörung nach Schock führt zu folgenden Laborwerten:

- Bilirubin ↑
- Fermente   LDH ↑
             SGOT ↑
             SGPT ↑
             „Staseferment" γ-GT ↑
- alk. Phosphatase ↑
- Ammonium ↑

Ehe sich Gerinnungsstörungen manifestieren, muß bereits eine erhebliche Leberschädigung vorliegen. Zum Großteil wird dies auf die Tatsache zurückgeführt, daß zur ausreichenden Gerinnung viele Gerinnungsfaktoren nur 30% ihrer normalen Aktivität benötigen.

Die Leberfunktion ist bedeutend, v. a. in der Restitutionsphase nach einem Bauchtrauma. Denken wir nur an die Resorption von großen Hämatomen, die infiziert sein können. Zum Beispiel wird Ammonium (NH_4) durch Desaminierung von Aminosäuren und anderen stickstoffhaltigen Substanzen in Muskeln, Hirn und Dickdarm gebildet. Ammonium ist toxisch und wird normalerweise schnell in der Leber in Harnstoff umgewandelt. Besteht jedoch nach Schockzustand eine schwere Leberstörung, so wird Ammonium nicht mehr umgewandelt, der Ammoniakspiegel im Blut steigt an, der des Ammoniums hingegen fällt ab. Ammonium dringt in die Zelle ein, verdrängt das Kalium und fördert die intrazelluläre Azidose, welche ihrerseits eine Hyperventilation auslöst.

Das eigentliche Koma bei schwerster Leberinsuffizienz ist möglicherweise durch die Bildung eines falschen Neurotransmitters, das Octopamin verursacht, welches in Kompetition mit Dopamin tritt.

Zusammenfassung

Es wird kurz auf das Schocksyndrom eingegangen, welches für die Pathophysiologie des Abdominaltraumas sehr wichtig ist. Speziell berücksichtigt wird der Einfluß des Schocks auf den Magen-Darm-Trakt und die Leberfunktion. Eine der häufigsten Komplikationen, die gestörte Lungenfunktion, wird ausführlich diskutiert, da sie ausschlaggebend ist für die Prognose des Abdominaltraumas.

Literatur

1. Brigham KL, Woolverton WC, Blake LH, Staub NC (1974) Increased sheep lung vascular permeability caused by pseudomonas bakteremia. J Clin Invest 54:792
2. Murray JF (1976) The normal lung. Saunders, Philadelphia, p 140
3. Sibbald WJ, Nigel AM, Paterson MB, Holliday RL, Anderson RA, Lobb TR, Duff JH (1978) Pulmonary hypertension in sepsis. Chest 73:583
4. Staub NC (1978) Pulmonary edema: Physiologic approaches to management. Chest 74:559
5. Zapol WM, Snider MT (1977) Pulmonary hypertension in severe acute respiratory failure. N Engl J Med 296:476

Rundtischgespräch (Zusammenfassung)
(Leitung: M. Allgöwer, H. Spängler)

Teilnehmer: G. Feifel, M. Gemperle, C. Herfarth, H. Marberger, A. Priesching, Th. Rüedi, L. Schweiberer

Allgöwer: Ich eröffne die Diskussion mit der ersten Frage an Herrn Schweiberer: Wie stellen Sie die Indikation zur sofortigen Laparotomie?

Schweiberer: Diese Blitzdiagnose wird bei Patienten gestellt, die ohne meßbaren Blutdruck mit gespanntem Abdomen eingeliefert werden. Wenn der Anästhesist beim intubierten Patienten den Blutdruck nicht anheben kann, muß das Abdomen sofort eröffnet werden. Das ist die Blitzdiagnose. Solche Patienten können ohne zusätzliche Untersuchungen gerettet werden. Die Peritoneallavage wäre eine verhängnisvolle Verzögerung.

Allgöwer: Herr Priesching, gibt es Fälle in Ihrem Krankengut, bei denen retrohepatische Kavarisse erfolgreich genäht wurden?

Priesching: Ja, sogar eine junge Frau mit Riß der V. subhepatica, der Kava und der linken Porta. Wir haben dann reseziert, leider ohne zu schienen. Die Patientin erlitt eine Stenose des linken Hepatikus und ist dann an deren Folgen nach mehreren Wochen gestorben. Diese multiplen Venenverletzungen könnten also versorgt werden.

Allgöwer: Herr Herfarth, wie gehen Sie vor, wenn Sie mit einem Blutsee bei der Laparotomie konfrontiert werden?

Herfarth: Es gibt die Möglichkeit der Aortenabklemmung unterhalb des Zwerchfells. Die Aorta ist aber beim fehlenden Blutdruck manchmal nicht so einfach zu lokalisieren.

Allgöwer: Tatsächlich ist es manchmal schwierig, die schlaffe Aorta vom Ösophagus zu unterscheiden.

Feifel: Es kann dabei sogar zur Ösophagusverletzung kommen.

Rüedi: Ich erinnere mich an einen solchen Fall: Ein Skifahrer. Man mußte die Aorta abklemmen, und in der Folge entwickelte sich ein subphrenischer Abszeß wegen der Ösophagusverletzung.

Priesching: Um die Aorta einfacher zu finden, kann man den Anästhesisten bitten, eine Magensonde einzuführen. Die Aorta findet sich dann unmittelbar ventral davon.

Allgöwer: Ich möchte die Wichtigkeit der medialen Laparotomie, die auch für die Leberchirurgie durchaus genügt, nochmals betonen. In Rückenlage kann man bis zur Symphyse erweitern, sowie eine Steinschnittlage für Rektumeingriffe sehr einfach installieren.

Allgöwer: Zur Frühdiagnostik des Hämoperitoneums werden mehr und mehr Stimmen laut, die Lavage sei durch den Ultraschall zu ersetzen.

Marberger: Die Peritoneallavage gibt oft falsch positive Ergebnisse.

Allgöwer: Zuerst muß man die positive Lavage definieren.

Schweiberer: Die schwachpositive Peritoneallavage kommt z. B. beim retroperitonealen Hämatom vor. Bei Beckenverletzungen kann die Lavage positiv sein, ebenso bei Stichwunden der Bauchwand. Wenn man die Statistik anschaut, gibt es aber nur 1% falsche Ergebnisse (falsch positive und falsch negative). Das heißt, daß diese Methode in 99% der Fälle zuverlässig ist. Der Eingriffsdelay wird dadurch ungeheuer verkürzt. Es gibt Internisten, die mit dem Ultraschall schon Hämatome von 100 ml erkennen, wir sind aber noch nicht so weit und deshalb muß ich die Lavage als die Methode der Wahl in der Frühdiagnostik vorziehen.

Herfarth: Die Sonographie ist sicherlich nach unserer Erfahrung die bessere Methode. Das Entscheidende ist nur, daß die Sonographie vor der Lavage durchgeführt wird. Da mit der Lavage Flüssigkeit im Bauch zurückbleibt, wird das Ergebnis der Sonographie unsicher. Dafür ist natürlich ein ultrasonographisches Pikett-Team notwendig.

Allgöwer: Man sollte die jungen Chirurgen also zur Sonographie erziehen. In Freiburg z. B. wird die Lavage nur noch als Zusatzuntersuchung benützt.

Darf ich jetzt Herrn Feifel fragen, wie er die Frühdiagnose einer hohen Darmverletzung stellt? Diese Verletzungen haben eine klinische Latenz, weil sie weniger septisch sind.

Feifel: Man muß hier 2 Gruppen unterscheiden, die erste mit positiver Lavage, wo die Indikation der Laparotomie schon gegeben ist. Die genaue Diagnose wird hier intraoperativ gestellt. Bei negativer Lavage hilft uns die Serumamylasebestimmung und die Untersuchung der Lavageflüssigkeit auf Amylase. Patienten, die während den ersten 100 Überwachungsstunden 3mal eine erhöhte Serumamylase aufweisen, haben entweder eine Darmverletzung oder eine Pankreasverletzung.

Allgöwer: Hat es einen Sinn, bei hohen Darmverletzungen perorale Kontrastmittel zu geben?

Feifel: Ja, bis zum Duodenum.

Allgöwer: Herr Marberger, ziehen Sie immer noch das intravenöse Pyelogramm der Aortographie, die uns ja alles gleichzeitig gibt, nämlich Pyelogramm, Durchblutung und Organintegrität, vor?

Marberger: Ja, das intravenöse Pyelogramm ist von größerer Bedeutung und die Angiographie kommt evtl. am Schluß. Das ist unsere positive Erfahrung seit 20 Jahren.

Spängler: Die Angiographie zeigt uns aber die Durchblutung und erlaubt viel selektivere Eingriffe.

Marberger: Die Angiographie gibt aber falsch positive und falsch negative Resultate.

Allgöwer: In der Angiographie sind die Risse anatomisch sehr schön sichtbar.

Marberger: Das ist nicht immer so. Computertomogramm und Ultraschall stellen sie besser dar.

Allgöwer: Herr Gemperle, innerhalb welcher Zeit können Sie einen ausgebluteten Patienten zur Operation bereit machen?

Gemperle: Wir perfundieren innerhalb 10–15 min 3–4 Liter Ringer-Lösung, ohne auf andere Parameter zu achten. Wir verabreichen nie PPL, denn die Zufuhr von Proteinen durch PPL ist sehr niedrig und es führt nur zur Verdünnung. Wir benötigen auch nie Makrodex oder Rheomakrodex, da dadurch allergische Reaktionen oder Gerinnungsstörungen ausgelöst werden können.

Allgöwer: Wie weit gehen Sie herunter mit dem Hämatokrit?

Gemperle: Wir lassen ohne weiteres bis 27 absinken, notfalls bis 20 bei normothermen Patienten, bei hypothermischen sogar noch tiefer.

Schweiberer: Wir ziehen aber trotzdem das Dextran vor.

Allgöwer: Jetzt zur Milz: Herr Herfarth, könnten Sie die Durchschnittschirurgen beruhigen, daß sie bei schwerverletzter Milz nicht das Unmögliche versuchen, um das Organ zu retten?

Herfarth: Beim Kind sollte man versuchen, die Milz zu erhalten. Hier hilft uns der Infrarotkoagulator ganz besonders. Die Milzlosigkeit beim Erwachsenen führt zur Sepsis in weit weniger als 1% der Fälle. Wir müssen uns daran erinnern, wenn wir versuchen, eine Milz zu erhalten und das Risiko einer Nachblutung bei Milzerhaltung beachten. Die Milz soll also nur erhalten werden, wenn dies technisch gut möglich ist. Die Statistik der eigenen Erfahrung zeigt, daß dies höchstens für die Hälfte der Fälle zutrifft. Dazu ist beizufügen, daß es keinen sicheren Beweis dafür gibt, daß das transplantierte Milzparenchym eine Funktion in der Abwehr spielt. Die positive Szintigraphie läßt keine Schlüsse zu. Wir haben mit der Milzbreispritze bessere Erfahrungen gemacht als mit der Milzfragmentreimplantation.

Allgöwer: Haben Sie Erfahrungen mit der Fibrinklebung der Milz?

Herfarth: Wir verzichten auf Fibrinklebung der Milz und benötigen den Infrarotkoagulator, weil dies viel einfacher und billiger ist.

Allgöwer: Wie ist Ihre Reaktion auf die Späterscheinung einer Hämobilie?

Priesching: Die Hämobilie ist eine Spätfolge bei Fällen, die primär hätten reserziert werden sollen. Solche Fälle werden definitiv durch eine arterielle Ligatur saniert.

Allgöwer: Wir haben 8 solche Fälle erfolgreich mit arterieller Ligatur behandelt.

Feifel: Wo liegt der Stellenwert der Tamponade beim schweren Lebertrauma?

Priesching: Zu empfehlen ist zuerst die Tamponade mit Gazetüchern, dann bei persistierender arterieller Blutung die arterielle Ligatur. Es kommt dann in der Regel zur Hämostase.

Schweiberer: Wir haben gute Erfahrungen mit der Dauertamponade.

Allgöwer: Sicher ist sie besser als eine oberflächliche Naht, die die tiefe Blutung nur verbirgt.

Rüedi: Mit der Netztamponade ist aber dann im Gegensatz zur Dauertamponade ein zweiter Eingriff nicht mehr notwendig.

Allgöwer: Herr Feifel, werden Sie bei jedem Abdominaltrauma das Pankreas aus diagnostischen Gründen darstellen?

Feifel: Die Spätmorbidität nach Verletzungen im Pankreasbereich liegt zwischen 30 und 60% in der Literatur. Wenn ein retroperitoneales Hämatom im Oberbauch vorliegt, muß man revidieren. Einige Autoren empfehlen sogar die Pankreatographie.

Allgöwer: Würden Sie bei jeder Pankreasverletzung die Resektion empfehlen? Wieso nicht eine Drainage anlegen?

Feifel: Man muß hier von Fall zu Fall entscheiden.

Allgöwer: Die Diskussion über Dickdarmverletzungen ist sicher interessant, die Vorlagerung, die immer „de rigueur" war, wird mehr und mehr durch Primärnähte ersetzt.

Rüedi: Es kommt auf die Qualität unserer Anastomose und auch auf die Höhe der Darmverletzung an.

Spängler: Mit der Primärnaht sind wir noch sehr zurückhaltend und machen immer eine Entlastungskolostomie. Bei ausgedehnter Verletzung machen wir die Vorlagerung.

Priesching: Es gibt für uns keine Indikation zur Vorlagerung, die Alternative ist die Primärresektion und Kolostomie.

Allgöwer: Zusammenfassend: In den meisten Fällen ist eine Versorgung durch primäre Anastomose möglich und vorsorglicherweise wird man eine protektive Entlastungskolostomie empfehlen.

Allgöwer: Zur Kontrolle der Nierenfunktion: Wann darf man einen Patienten mit Beckentrauma katheterisieren?

Marberger: Der Katheter ist ein miserables diagnostisches Instrument für die Beurteilung der Nierenfunktion. Bei solchen Patienten darf man ihn nie vor der Kontrastdarstellung der Harnwege einführen. Zusätzlich ist er noch eine bedeutende Infektquelle.

Feifel: Würden Sie also keinen Katheter bei einem bewußtlosen Patienten einführen?

Marberger: Diese Patienten sehen wir nach 1–2 Jahren wieder mit einer Urethrastenose.

Allgöwer: Es ist unverkennbar, daß das Auditorium mit dieser Verdammung des Blasenkatheters beim Polytraumatisierten nicht einverstanden ist. In der Tat gibt es kaum eine Organfunktion beim Polytraumatisierten, die repräsentativer ist für den Kreislaufzustand – insbesondere die Hypovolämie – als die stündliche Nierenleistung. Schonende Katheterisierung ist in jedem Hause möglich und muß entsprechend gelehrt und gelernt werden. Zusammen mit dem zentralvenösen Druck und den Blutgasen ist sie in der großen Mehrzahl der Fälle alles, was wir an „Monitoring" zur Schockprophylaxe und zur Leitung der Therapie benötigen.

Freie Mitteilungen

Wertigkeit der Ultraschalldiagnostik beim stumpfen Bauchtrauma

Th. Tiling, A. Schmid, J. Maurer und G. Kaiser

Klinik und Poliklinik für Allgemeinchirurgie der Universität Göttingen, Robert-Koch-Straße 40, D-4300 Göttingen

In der chirurgischen Universitätsklinik Göttingen wurde bei 381 Patienten mit einem stumpfen Bauchtrauma bzw. vermuteten stumpfen Bauchtrauma im Rahmen des Polytraumas eine Ultraschalluntersuchung durchgeführt. 271mal (71%) fand sich kein pathologischer Befund, 37mal (10%) eine freie abdominale Blutung und 31mal (8%) eine Organeinblutung ohne freie Blutung. 32mal (8%) ließ sich eine retroperitoneale Blutung nachweisen. Einen Hämatothorax sahen wir 6mal. Diese niedrige Zahl ist dadurch zu erklären, daß wir erst später mit der routinemäßigen Ultraschalldiagnostik auch des Thorax begonnen haben. Bei den Organeinblutungen handelt es sich am häufigsten um Verletzungen der Niere und Leber (je 10 Patienten).

Betrug der Prozentsatz der im Anschluß an den Ultraschall durchgeführten Lavagierungen in einer 1. und 2. Serie noch 42 bzw. 36%, sank nach den zuvor gemachten Erfahrungen dieser Prozentsatz dann in der 3. Serie von Mai 1982 bis April 1983 auf 17%, so daß insgesamt bei 107 (28%) eine Lavage im Anschluß an den Ultraschall durchgeführt wurde, wobei sich bei 50 Patienten (46,7%) ein positiver Lavagebefund fand, von denen wiederum 35 Patienten laparotomiert wurden.

Die Analyse der 381 Patienten mit einer Ultraschalluntersuchung ergab 2 falsch positive und 7 falsch negative Ultraschallbefunde, womit die Gesamtfehlerquote 2,3% betrug. Vergleichen wir dann die Ergebnisse der Ultraschalluntersuchung und Lavage bezüglich ihrer Treffsicherheit, können 107 Patienten ausgewertet werden, die primär geschallt und dann lavagiert wurden. Es findet sich bei der Lavage in 4,7% und beim Ultraschall in 6,6% ein falscher Befund. Die falsch negativen Befunde der Lavage beruhen im wesentlichen auf nicht erkannten Zwerchfellrupturen bei fehlender Einblutung in das Abdomen oder sind infolge einer Verletzung der epigastrischen Gefäße falsch positiv gewesen. Bei den Ultraschallbefunden wurden Rupturen der parenchymatösen Organe mit freier Blutung übersehen. Das Erkennen der Duodenal- bzw. Dickdarmruptur scheint aufgrund der Einzelfallbetrachtung problematisch zu sein.

Der Ultraschall besitzt eine gute Treffsicherheit bezüglich der freien Blutung. Aufgrund der gleichzeitigen Beurteilung des Thorax und des Retroperitoneums und dem Nachweis von Einblutungen bei nicht freier Blutung weist er gegenüber der Lavage Vorteile auf. Entscheidend ist jedoch, daß durch den Ultraschall Zeit zwischen Unfall und dem Zeitpunkt der Diagnosestellung gewonnen wird. Bei nachweisbaren schweren Bauchquetschungen insbesondere mit Beckenfrakturen empfehlen wir, wie auch in Zweifelsfällen, eine Lavage anzuschließen.

Ultraschall und Peritoneallavage in der Diagnostik des stumpfen Bauchtraumas

K. Rückert, M. Starker, T. Schreyer und F. Kümmerle

Chirurgische Klinik der Universität Mainz, Langenbeckstraße 1, D-6500 Mainz

In einer prospektiven kontrollierten klinischen Studie wurden Ultraschall und Peritoneallavage auf ihre Sensitivität bezüglich der richtigen Indikationsstellung zur sofortigen Operation beim stumpfen Bauchtrauma überprüft. Die Patienten wurden zunächst mit einem Real-time-Scanner untersucht und anschließend wurde beim gleichen Patienten eine diagnostische Bauchspülung durchgeführt. 31 Patienten wurden in die Studie eingebracht. 14mal war die Ultraschall-Untersuchung positiv und 17mal negativ. Die peritoneale Lavage war 15mal positiv, 4mal schwach positiv und 12mal negativ. 16 Patienten wurden operativ, 15 konservativ behandelt. 3mal war der Ultraschall falsch negativ und 1mal falsch positiv. Die peritoneale Lavage ergab kein falsches Ergebnis. Im Vergleich der beiden Untersuchungsmethoden in der Studie zeigt sich, daß die Sensitivität des Ultraschalls 10% niedriger lag als die der diagnostischen Bauchspülung.

Die große Zahl von richtig negativen Ultraschallergebnissen bei Patienten, bei denen aufgrund des nur diskreten klinischen Verdachtes auf das Vorliegen eines stumpfen Bauchtraumas die Indikation zur peritonealen Lavage noch nicht gestellt würde, darf nicht dazu verführen, den Stellenwert der Ultraschalluntersuchung zur Erkennung operationswürdiger intraabdominaler Verletzungen zu überschätzen.

Stellenwert der Peritonealspülung in der Diagnostik des stumpfen Bauchtraumas

N. Wolf, J. Scheele und R. Flesch

Chirurgische Klinik mit Poliklinik der Universität Erlangen-Nürnberg, Maximiliansplatz, D-8520 Erlangen

In der Chirurgischen Universitätsklinik Erlangen wurden seit 1974 über 1300 Bauchspülungen ausgeführt. Die Treffsicherheit der Lavage mit eindeutig positiven oder negativen Resultaten liegt in diesem Krankengut bei 95%. Insbesondere falsch negative Resultate sind kaum je beobachtet worden. Ein Hauptproblem der Lavage liegt in ihrer übergroßen Empfindlichkeit. Es zeigt sich in der hohen Fehlerquote von 50% bei schwach positiven Resultaten: die Spülflüssigkeit war hier bei fehlenden intraabdominellen Läsionen blutig tingiert, bzw. es lagen nur geringfügige intraabdominelle Verletzungen vor sowie oberflächliche Mesenterial- oder Serosaeinrisse und retroperitoneale Hämatome, die nicht versorgungsbedürftig gewesen wären.

Komplikationen waren die Perforation des Darmes, die Punktion von Mesenterialgefäßen sowie der Aorta und der V. cava. Die Komplikationsrate lag bei 2%.

Sonographie und Computertomographie gewinnen zunehmende Bedeutung in der Diagnostik des stumpfen Bauchtraumas. Wegen des höheren personellen, zeitlichen, organisatorischen, finanziellen Aufwands glauben wir, daß die Peritoneallavage zumindest an kleineren und mittleren Häusern Diagnostikum der ersten Wahl beim stumpfen Bauchtrauma bleibt, da sie leicht erlernbar, zu jeder Zeit, überall, sofort und ohne besondere technische Hilfsmittel angewandt werden kann.

Stellenwert der Peritoneallavage in der Diagnostik des stumpfen Bauchtraumas

P. Stanković, W. Peitsch, H.-J. Peiper und H. Löfke

Universitätskliniken, Klinik und Poliklinik für Allgemeinchirurgie, Robert-Koch-Straße 40, D-3400 Göttingen

In der Klinik und Poliklinik für Allgemeinchirurgie der Universität Göttingen wurden in der Zeit von 1976 bis 1982 455 Lavagen beim stumpfen Bauchtrauma durchgeführt.

Die Indikation war durch die Anamnese (16,91%) bzw. durch den Unfallmechanismus, den Lokalbefund (31,85%) oder durch die Kreislaufsituation (10,47%) bestimmt. Ferner spielte die Bewußtseinslage des Verletzten bzw. die Bewußtlosigkeit in 40,77% hierbei die entscheidende Rolle. Bei diesen Polytraumatisierten, die primär neuro- oder kieferchirurgisch operiert werden sollten, legte man den Lavagekatheter ein, um den Patienten während des mehrstündigen Eingriffes zuverläßig kontrollieren zu können. Das Verhältnis zwischen dem positiven und negativen Lavagebefund sprach bei unserem Krankengut 29,16 zu 70,84%. Dies bedeutet, daß wir in ca. 30% eine intraperitoneale Blutung durch Einsetzen des Lavagekatheters nachgewiesen haben. Die Milzläsion mit 42% stand an erster Stelle aller intraperitonealen Verletzungen, gefolgt von Leberläsionen mit 29%. Zum anderen, daß in ca. 70% aller Fälle der Lavagekatheter vorsichtshalber auch bei Patienten eingelegt wurde, die, wie sich retrospektiv herausstellte, keine intraperitoneale Blutung gehabt haben. Was die Verweildauer des Katheters angeht, folgendes: War der Befund nach dem Einführen des Katheters nicht gleich positiv – so wurde der Schlauch fast ausnahmslos für die Dauer von 24–48 h belassen. Unter den Verletzten, bei denen eine Lavage indiziert war, standen die 1. und 2. Lebensdekade sowohl bei Männern wie auch bei Frauen an erster Stelle. Es fiel ebenfalls auf, daß jede zweite Lavage bei einem Kind, das noch nicht 10 Jahre alt war, eingeführt wurde. Falsch positive Lavagen waren in 1,9% unf falsch negative in 2,8% aller Fälle. Komplikationen – 0,88%.

Wann Lavage? 1. wenn kein erfahrener „Schaller" anwesend ist, 2. wenn kein eindeutiger Ultraschallbefund vorliegt, 3. wenn eine kontinuierliche Verlaufskontrolle durch Ultraschall nicht gewährleistet ist.

Zusammenfassung

Bericht über 455 Lavagen in 7 Jahren bei stumpfem Bauchtrauma. Das Verhältnis positiv-negativ war ca. 29:71. Falsch positive bzw. falsch negative Lavagen waren in 1,9 bzw. 2,8%. Komplikationen 0,88%. Abnahme der Lavagen bedingt durch vermehrten Einsatz des Ultraschalls.

Humorale Immunveränderungen nach Splenektomie

J. Kleinschmidt, C. E. Pilars de Pilar, W. L. Brückner und H. Balasch

Chirurgische Universitäts-Poliklinik, Pettenkoferstraße 8a, D-8000 München 2

Die Splenektomie – gleichgültig, unter welcher Indikation – führt in etwa 5% zur vital bedrohlichen Postsplenektomiesepsis; Kleinkinder und immungestörte Patienten sind dabei besonders gefährdet. Da 95% dieser septischen Spätkomplikationen innerhalb der ersten 2 postoperativen Jahre auftreten, ist die Annahme einer erheblichen Immunstörung durch die Milzextirpation berechtigt. Eine Verminderung des IgM auf Dauer wird von vielen Autoren beschrieben; daneben soll seltener auch das Komplementsystem sowie die Lymphozytenfunktion betroffen sein.

Eigene Immununtersuchungen erfaßten die humorale Komponente bei 33 Patienten bis zu 18 Jahre nach Splenektomie unter verschiedenen Indikationen; traumatisch indiziert waren 1/3. Männer überwogen Frauen mit 3:2; das Patientenalter zum Zeitpunkt der Laparotomie reichte von 9–66 Jahre. Im Mittel betrug das Intervall von der Operation bis zur Nachuntersuchung ca. 9 Jahre. Bestimmt wurden: IgG – IgA – IgM; Coli- und Candida-Titer; Gesamtkomplement (CH100 und CH50); C1q – C3-Aktivator – C3c – C4 und C9. Für die Kontrolle dieser Werte standen 1 und 2 Jahre später nochmals 24 dieser Patienten zur Verfügung; dabei wurden dann auch das C5 und C8 (sowie die Howell-Jolly-Körper und der Faktor XIII) mitbestimmt.

Als Referenzmethode wurde die radiale Immundiffusion nach Mancini sowie die Laurell-Elektrophorese (C5 und C8) eingesetzt. Randomisierte Stichproben wurden in einem 2. Laboratorium gemessen und bestätigten die eigenen Messungen: Im Vergleich zu der Norm von 20 gesunden Freiwilligen konnten wir bei diesen Spätkontrollen *keinen* IgM-Abfall messen, sondern eher geringfügig erhöhte Werte für G – A – M! Dagegen war eine leichte Verminderung des Gesamtkomplements statistisch signifikant. 1 und 2 Jahre später lag dieser Wert allerdings wieder in der Norm, bei jetzt erhöhten Werten des C3-Aktivators, des C5 und C8. Wir schließen daraus, daß eine Zuordnung bestimmter Meßgrößen nach Splenektomie zu einem latenten Sepsisrisiko nicht zur Regel gemacht werden kann. Provokationstests wie Impftiterverläufe scheinen uns geeigneter.

Immunologische Befunde nach traumabedingter Splenektomie

H.-G. Breyer, H. Rühl, G. Sieber, F. Herrmann, K.-J. Bauknecht und G. Charissis

Abteilung für Unfall- und Wiederherstellungschirurgie im Klinikum Steglitz der Freien Universität Berlin, Hindenburgdamm 30, D-1000 Berlin 45

Die Funktionen der Milz als lymphatisches Organ sind weitgehend unbekannt. Da die Milz in hoher Zahl B-Lymphozyten enthält, die zur Sekretion von Immunglobulinen fähig sind, können möglicherweise Störungen der Lymphozytenfunktionen nach der Splenektomie für die Entstehung eines Postsplenektomiesyndroms mit verantwortlich sein.

Mit Hilfe eines Reverse Hemolytic Plaque Assay (RHPA) wurde die Zahl der immunoglobulinsezernierenden Lymphozyten (ISC) vor und nach der Stimulation mit einem polyklonalen Antikörper (Pokeweed Mitogen) im peripher-venösen Blut von 12 Kindern und Erwachsenen 2 Tage bis 7 Jahre nach traumabedingter Splenektomie untersucht. Unmittelbar postoperativ waren die ISC erhöht und normalisierten sich in der Regel nach dem ersten Jahr. In den meisten Fällen blieb die stimulierte Reaktion aus.

Durch die Untersuchung der Lymphozytensubpopulationen mit monoklonalen Antikörpern konnte festgestellt werden, daß neben einer Vermehrung der B-Zellen und der Monozyten/Makrophagenfraktion fast regelmäßig eine Verminderung der Helfer-T-Zellen auftrat, die die ausbleibende Reaktion der ISC auf die Stimulation erklären könnte. Die fehlende Antwort der B-Lymphozyten auf die Stimulation mit Pokeweed Mitogen bestand besonders in den ersten 2 postoperativen Jahren, war in einem Fall jedoch auch noch 7 Jahre nach der Splenektomie vorhanden.

Dies steht im Einklang mit klinischen Berichten, daß die Infektionsgefährdung asplenischer Individuen in den ersten 2 Jahren nach der Splenektomie am größten sei, daß aber eine „overwhelming postsplenectomy sepsis (OPSI)" auch noch viele Jahre nach der Entfernung der Milz auftreten könne.

Vergleichende Untersuchungen zur Behandlung von Milzverletzungen mit YAG-Laser und Infrarotkontaktkoagulation

C. van der Werken, R. J. A. Goris, R. F. van der Sluis, E. Guthy und G. Nath

Afdeling Algemene Heelkunde, Katolieke Universiteit Nijmegen Sint Radboudziekenhuis, Geert Grooteplein zuid 14, NL-6500 HB Nijmegen

In einer tierexperimentellen Studie am Hund wurde die Wirksamkeit von Neodynium-YAG-Laser und Infrarotkontaktkoagulation für die Milzchirurgie verglichen.

Der YAG-Laser liefert ein kohärentes Lichtbündel mit einer Wellenlänge von 10600 Å.

Lichtquelle des Infrarotkoagulators ist eine Wolfram-Halogenlampe, die Licht mit einer Wellenlänge von 4000–25000 Å ausstrahlt. Die Leistung ist 120 Watt. Das Licht wird

Tabelle 1. Labrador-Milz (n = 7)

Anzahl Läsionen	52	Transsektion	16	Laser	16
		Keilexzision	9	Infrarotkontakt-	36
		Oberfläche 2 cm	15	koagulation	

durch einen Saphirkristall übertragen, der in verschiedener Geometrie zur Verfügung steht. Ein leichter Druck des Saphirs auf das Gewebe führt zur Kompression der oberflächlichen Gefäße, zu Blutleere und Hämostase während der Koagulation.

Wir operierten 7 erwachsene, 20–35 kg schwere Labrador-Hunde, an deren Milz multiple Läsionen gesetzt wurden (Tabelle 1). 16mal wurde das Organ tief inzidiert oder durchtrennt. Es blieb aber immer erhalten. Zur Beurteilung waren schließlich mehr als 50 blutende Gewebsflächen zur Verfügung, wovon 36 mit Infrarotlicht koaguliert wurden, 16 mit YAG-Laser. Mit Infrarot gelang die Hämostase in allen Fällen, sogar in einem Fall, wo an der Milz eine Längsresektion erfolgte, und in einem Fall mit 6facher, tiefer Inzision. Die Hämostasen mit YAG-Laser waren unbefriedigend.

Alle Eingriffe erfolgten ohne Infusion, der Gefäßstiel wurde nicht abgeklemmt. Es kam zu keiner Splenektomie. Postoperativ beobachteten wir weder Nachblutung noch Infektion.

Die histologische Untersuchung zeigte keine Unterschiede zwischen den beiden Methoden. Die iatrogenen Veränderungen reichten höchstens in eine Tiefe von 4 mm und bestanden in oberflächlicher Karbonisierung, Blutung und Gewebeschatten. 2 Wochen nach dem Eingriff ist eine entzündliche Reaktion mit jungen Fibroblasten und einsprossenden Kapillaren zu beobachten. 3 Monate später wurde ein fließender Übergang zwischen trabekulären Milzstrukturen und einer dünnen Neokapsel festgestellt.

Die gemeinsamen klinischen Erfahrungen bestätigen die günstigen Ergebnisse mit dem Infrarotkontaktkoagulator bei der Behandlung flächenhafter Milzverletzungen.

Blutstillung der verletzten Milz durch Infrarotkontaktkoagulation

H. Reilmann und E. Guthy

Unfallchirurgische Klinik, Medizinische Hochschule Hannover, Konstanty-Gutschow-Straße 8, D-3000 Hannover 61

Die Erhaltung der Milz nach traumatischer Ruptur ist wegen der Bedeutung des Organs in der Infektabwehr anzustreben. Über Erfahrungen der Blutstillung mit dem Infrarotkontaktkoagulator wird berichtet. Das Prinzip der Lichtkoagulation wurde von Kiefhaber und Nath entwickelt. Licht einer Wolfram-Halogenlampe wird durch einen goldbeschichteten Reflektor in einen starren Lichtleiter aus Quarz fokussiert. Das Ende des Lichtleiters besteht aus einem Saphirkristall als Gewebsandruckkörper. Dieser weist bei hervorragender Infrarotdurchlässigkeit eine große thermische Resistenz auf. Durch Andrücken der Lichtaustrittsquelle auf das blutende Parenchym wird austretendes Blut verdrängt, blutende Gefäße werden vorübergehend komprimiert. Infrarotlicht wird auf die blutende Gewebsfläche gebracht, dort absorbiert, in Wärme umgewandelt und bewirkt so die Koagulation.

Bei 85 traumatischen Milzrupturen wurde 16mal die Infrarotkontaktkoagulation zur Blutstillung eingesetzt. 9mal wurden oberflächliche Parenchymrisse versorgt, 2mal hiliusnahe, 3mal wurde eine Polresektion mit einer Koagulation kombiniert. In 2 Fällen von mehreren Parenchymeinrissen war die Infrarotkoagulation erfolglos, so daß splenektomiert werden mußte. Komplikationen wie Nachblutungen, Abszesse oder Fisteln wurden nicht beobachtet. Bei 6 nachuntersuchten Patienten zeigte die Szintigraphie ein normales Milzparenchym in altersentsprechender Größe.

Vor allem bei oberflächlichen Parenchymverletzungen der Milz sowie bei Rupturen am Milzpol bietet die Infrarotkontaktkoagulation eine Methode zur sicheren Blutstillung und damit zur Erhaltung des Organs.

Zur organerhaltenden Versorgung von Milzverletzungen

A. Marty, J. Hauser, K. Urfer und A. Lauber

Chirurgische Klinik, Kantonsspital Winterthur, CH-8401 Winterthur

Im 2jährigen Zeitraum von 1980–1982 wurden an unserer Klinik 33 Milzverletzungen operativ versorgt. Bei 14 Patienten blieb das Organ erhalten, bei 19 wurde die Milz entfernt. Bei den 19 Splenektomierten lagen folgende Indikationen zur Milzentfernung vor: 6mal multiple Organverletzungen, 8mal irreparable Läsionen, 4mal unzuverlässige Blutstillung nach Erhaltungsversuch, 1mal Hämophilie.

Bei den 14 Patienten mit organerhaltender Versorgung kamen folgende Verfahren zur Anwendung: Splenorrhaphie, Netzplombe, Polresektion, Patch, Kollagenvlies und Fibrinklebung. Reparatur und Hämostase wurden in der Mehrzahl der Fälle durch eine Kombination der erwähnten Verfahren erreicht. Die Anwendung des Fibrinklebers zur Adaptation von Rißflächen, Versiegelung von Wundflächen und zum Aufkleben von Kapselpatches nach Polresektion war in 9 Fällen sehr nützlich.

Nachblutungen, Logenabszesse und Spätkomplikationen sind bei den 14 milzerhaltenden Versorgungen nicht aufgetreten.

Gupta und Mitarbeiter haben an 42 Korrosionspräparaten menschlicher Milzen einen segmentär vaskulären Organaufbau nachgewiesen, in 84% eine zweisegmentäre, in 16% eine dreisegmentäre Architektur. Es bestehen intersegmentäre, gefäßarme Zonen, Prädilektionsstellen für Organteilresektionen.

Die organerhaltende Versorgung der Milzverletzungen ist anspruchsvoller und zeitraubender als die Splenektomie und erfordert mehr Volumenzufuhr. Sie hat ihren Platz, wo diese Zugeständnisse gemacht werden dürfen.

Literatur

1. Gupta CD, Gupta SC, Arora AK, Jeya Singh P (1976) Vascular segments in the human spleen. J Anat 121:613
2. Höllerl G, Höfler H, Stenzl W, Tscheliessnigg KH, Hermann W, Dear D (1981) Versorgung von Milzverletzungen mittels Fibrinklebung. Chir Praxis 28:41–50
3. Roth H, Daum R, Bolkenius M (1982) Partielle Milzresektion mit Fibrinklebung – Eine Alternative zur Splenektomie und Autotransplantation. Z Kinderchir 35:153–158
4. Seelich T, Redl H (1980) Theoretische Grundlagen des Fibrinklebers. In: Schimpf KL (ed) Fibrinogen, Fibrin und Fibrinkleber. Stuttgart, Schattauer, pp 199–208

Die Replantation autologen Milzgewebes. – Eine Alternative zur Splenektomie?

M. Dürig, M. Heberer und F. Harder

Departement für Chirurgie der Universität Basel, Kantonsspital, CH-4031 Basel

Als Folge einer posttraumatischen Splenektomie stellt sich eine Lymphozytose ein, die vornehmlich durch B-Zellen bestimmt wird. Zwischen diesen B-Zellen und dem Immunglobulin M besteht eine signifikante Korrelation. Gleichzeitig findet sich eine Monozytose. Monozyten produzieren Komplement. Hierin mag die Erklärung liegen, daß beim Erwachsenen nach einer Splenektomie weder IgM noch C3 absinken. Daneben ist eine signifikante Erhöhung von IgA zu beobachten. IgA ist jedoch in der Lage, unter bestimmten Umständen den alternativen Komplementweg zu aktivieren. Möglicherweise handelt es sich bei diesen Veränderungen um das Bestreben des Organismus, den Milzverlust immunologisch zu kompensieren.

Andererseits kommt es durch den Ausfall der Sequestration pathologischer Zellen und Zellbestandteile des roten Blutbildes durch die Milz zu einer Viskositätserhöhung des Blutes, die einen entscheidenden Einfluß auf die vermehrten thromboembolischen Ereignisse nach einer Splenektomie haben kann. Entscheidend erscheint allerdings der Verlust der lienalen Filtration und Phagozytose nicht opsonisierter Antigene. Eine weitgehende Normalisierung der Milzfunktion wird bei einer unumgänglichen Splenektomie von der autologen Gewebsreplantation erwartet.

Bei 23 Patienten haben wir die Funktion derartiger Replantate überprüft. Bereits 8 Wochen nach der Replantation läßt sich szintigraphisch mit ^{99m}Tc markierten Erythrozyten eine Perfusion, unspezifische Phagozytose und Sequestration pathologischer Zellen und Zelleinschlüsse des roten Blutbildes feststellen. In der gleichen Zeitspanne normalisiert sich das IgA. Als Maß der Sequestrationsleistung normalisierten sich die Howell-Jolly-Körper von 7 auf 0,8 $^0/_{00}$ ($p < 0.05$) gegenüber splenektomierten Patienten. Im Hinblick auf die Lymphozyten ist ebenfalls eine Normalisierung zu beobachten. Allerdings ist das Verhältnis von Helfer- zu Suppressorzellen bei den Replantaten signifikant zugunsten der Suppressorzellen verschoben. Sollte hierin die Ursache liegen, daß unsere Replantate langfristig nicht in der Lage sind, Antikörper auf Pneumokokkenantigene zu bilden, liegt neben der Normalisierung der rheologischen Funktion der Milz möglicherweise ein ungewollter Eingriff in das Immunsystem vor, dessen Konsequenzen vorerst nicht erfaßbar sind.

Orthotope Regeneration nach Milzruptur im Kindesalter und im Tiermodell bei verschiedenen organerhaltenden Operationstechniken

D. Kamran und R. Pabst

Abteilung Kinderchirurgie und Abteilung Anatomie V, Medizinische Hochschule Hannover, Postfach 61 01 80, D-3000 Hannover

Bei 7 Kindern wurde je nach Verletzungsmuster eine Milzteilresektion mit gleichzeitiger Splenorrhaphie durchgeführt oder es wurde die A. lienalis ligiert. Szintigraphisch ließen sich nach 6 Wochen bis 2 Jahren Milzen von altersentsprechender Größe nachweisen. Als Tiermodell wurde bei 30 Göttinger Miniaturschweinen die Milzgefäße unter Belassung des Lig. gastrolienale ligiert oder es erfolgte eine Milzteilresektion. Nach 6 Monaten wurden das Milzgewicht und die Milzdurchblutung mit der ^{99m}Tc-Mikrosphären-Methode bestimmt. Nach der Ligatur der Milzgefäße fanden wir normal große Milzen von typischem histologischen Aufbau. Die Durchblutung pro g Milz betrug allerdings nur 1/7 der Normalwerte. Wenn der Milzrest nach der Milzteilresektion an der A. lienalis belassen wurde, wog nach 6 Monaten die Milz nur etwa 1/4 der Kontrollmilzen, die Durchblutung pro g Milzgewebe entsprach aber den Normalwerten. Wenn dagegen das Milzgewicht mit der Durchblutung pro 6 multipliziert wurde, ergaben sich zwischen den Versuchsgruppen keine Unterschiede. Es erscheint wichtig, nicht nur die Größen- und Gewichtsentwicklung oder alleine die Durchblutung pro g Gewebe als Funktionsparameter nach organerhaltenden Milzoperationen zu bestimmen, sondern die Durchblutung der gesamten Milz zu erfassen, weil dieser Wert von Bedeutung für die Clearance-Funktion der Milz ist.

Splenektomie und Reimplantation von Milzgewebe nach Bauchtrauma unter Berücksichtigung immunologischer Parameter

K. Henneking, K. Aigner, G. Seith, H. Pralle und I. Matter

Unfallchirurgische Klinik am Zentrum für Chirurgie der Justus-Liebig-Universität, Klinikstraße 29, D-6300 Gießen

An der Chirurgischen Universitätsklinik Gießen wurden im Zeitraum von 1975–1982 wegen eines Bauchtraumas 199 Patienten splenektomiert. Die Milzrupturen wurden nach dem intraoperativ erhobenen Befund in 3 Schweregrade eingeteilt. Stadium I: Geringgradige Kapseleinrisse oder isolierte Parenchymeinrisse (25%), Stadium II: Ausgedehnte Kapseldefekte oder mehrere tiefe Parenchymeinrisse (50%), Stadium III: Zertrümmerung des Organs (25%).

Im Stadium III nach unserer Einteilung besteht keine Möglichkeit das Organ zu erhalten, daher haben wir seit April 1979 bei 17 Kindern die Milzreimplantation durchgeführt und die Ergebnisse einer Vergleichsgruppe gegenübergestellt. Bei keinem unserer reimplantierten Patienten traten Jolly-Körper in den Erythrozyten auf. In der Vergleichsgruppe splenektomierter Kinder (n = 25) konnten bei 9 Patienten keine bzw. unter ein Promille Jolly-Körper nachgewiesen werden, so daß wir hier eine Splenose vermuten können. Die IgM-Werte waren nach Reimplantation signifikant ($p \leq 0{,}001$) höher als nach Splenektomie. Die Splenosegruppe nahm eine Mittelstellung ein. Die Eiweißelektrophorese ergab ein Ansteigen der Gammaglobulinfraktion von der Jolly-Körper-positiven Gruppe über die Splenosegruppe bis zu den Reimplantationen ($p \leq 0{,}001$).

Der Anteil der T-Lymphozyten, mit dem E-Rosettentest bestimmt, betrug bei den Reimplantationen 59%, bei der Splenosegruppe und den Splenektomien 50%. Eine Kontrollgruppe gesunder Probanden hatte einen Anteil von 58% T-Lymphozyten. Bei den Reimplantationen berichteten die Patienten nur in 7%, in der Splenosegruppe in 22% und bei den Splenektomien in 38% über gehäuftes Auftreten von Infekterkrankungen. Diese Befragung wurde durch die Differentialblutbilder unterstützt. Bei der Infektgruppe fand sich eine signifikante Erhöhung der Leukozytenzahlen gegenüber der Nichtinfektgruppe. Dies ließ sich auf eine Erhöhung der Granulozyten- und Monozytenzahlen bei gleicher Lymphozytenzahl zurückführen. Der Antistreptolysintiter lag bei allen splenektomierten Kindern mit Jolly-Körper Nachweis im Normbereich. 4 Patienten der Splenosegruppe wiesen einen erhöhten Titer auf. Nach Autotransplantation der Milz lag der Antistreptolysintiter in 70% über dem Normbereich. Unsere Befunde an 14 Patienten nach Reimplantation zeigen im Vergleich zu einer Kontrollgruppe splenektomierter Patienten eine Wiederaufnahme der Organfunktion für die kontrollierten Bereiche.

Intraabdominelle Begleitverletzungen bei Milzrupturen

P. Klaue

Chefarzt der I. Chirurgischen Klinik, Landkrankenhaus Coburg, Ketschendorfer Straße 33, D-8630 Coburg

Die Erkenntnisse über die Rolle der Milz für die Infektabwehr haben zur Entwicklung neuer Strategien in der Behandlung von Verletzungen dieses Organs geführt – in letzter Konsequenz zur nichtoperativen Therapie der Milzruptur in ausgewählten Fällen (z. B. Mishalany et al. 1982 Arch Surg 117:1147).

Bei einem derartig radikalen konservativen Konzept besteht allerdings die Gefahr, daß bedeutsame intraabdominelle Begleitverletzungen verzögert oder zu spät operiert werden, was zu einer Steigerung der Morbidität und Letalität nach stumpfem Bauchtrauma führen könnte.

Einige amerikanische Autoren haben deshalb in letzter Zeit vor einem solchen Therapieplan gewarnt mit dem Hinweis auf abdominelle Begleitverletzungen in bis zu 48% (z. B. Traub, J. Trauma 21:840, 1981).

Eine eigene diesbezügliche Untersuchung der vergangenen 11 Jahre ergab, daß bei 164 Patienten mit Milzruptur nur 99mal eine isolierte Verletzung vorlag. Bei 65 Patienten, also 39,6%, wurden 6 verschiedene Begleitverletzungen festgestellt (44 Leberrupturen, 7 Mesenterialverletzungen, 5 Zwerchfellrupturen, 3 Darmrupturen, 2 Pankreasverletzungen, 2 Nierenrupturen).

Alle Darmrupturen waren sofort erkannt und operiert worden, keine Mesenterialverletzung hatte zu einer Darmischämie geführt. Nur diese beiden Verletzungen sind von Interesse bei der nichtoperativen Behandlung von Patienten mit gesicherter Milzruptur, da hier eine abwartende Haltung aufgrund zunächst fehlender klinischer Symptomatik eine vitale Gefährdung darstellen könnte. Eine Ablehnung der alleinigen Beobachtung kreislaufstabiler Patienten mit Milztrauma läßt sich daher mit dem bloßen Hinweis auf die Zahl der Begleitverletzungen ohne Angaben über deren Signifikanz für die spezielle Situation nicht begründen. Auch fehlen bisher Angaben, bei wieviel Patienten mit vitalen Begleitverletzungen eine konservative Therapie der Milzruptur überhaupt möglich gewesen wäre. Für die simultanen Leberverletzungen gilt jedenfalls dasselbe wie für die der Milz, da auch sie bei stabilem Blutdruck und Hb konservativ behandelt werden könnten.

Die eigenen Erfahrungen und die bisher bekannte diesbezügliche Literatur sprechen demnach nicht gegen eine abwartende Haltung bei Milzruptur in ausgewählten Fällen.

Diagnostik und Behandlung der Zwerchfellruptur

M. Knoch und H. Meier

Chirurgische Universitätsklinik, D-8520 Erlangen

Zwerchfellrupturen stellen eine nicht allzu häufige Verletzungsfolge beim stumpfen Bauch- und Thoraxtrauma dar. In den Jahren 1968–1982 hatten wir an der Chirurgischen Universitätsklinik Erlangen 58 Patienten mit traumatischer Ruptur des Zwerchfells. Die Mehrzahl dieser Verletzungen treten im Bereich des linken Zwerchfells auf (81%). In 16% lag eine rechtsseitige und in 3% eine doppelseitige Ruptur vor.

Die Diagnose der frischen Zwerchfellruptur kann schwierig sein, handelt es sich dabei doch meist um Mehrfachverletzte, wobei augenfällige Verletzungen die Aufmerksamkeit auf sich ziehen. Nicht selten werden Zwerchfellrupturen erst nach Stunden oder Tagen sicher diagnostiziert.

Die klinischen Zeichen sind uncharakteristisch. Es stehen die teils zunehmende Atemnot sowie Schmerzen der linken Thoraxseite im Vordergrund. Einen zusätzlichen Hinweis kann die Auskultation von Darmgeräuschen im Thorax geben.

An Begleitverletzungen fanden wir bei 1/4 der Patienten Rippenfrakturen und in 20% Beckenfrakturen. 30% wiesen Verletzungen der Milz und 15% eine begleitende Leberruptur auf.

Bringt die Thoraxaufnahme keine sichere Diagnose, kann die Luftinsufflation über die Magensonde oder die Instillation von wasserlöslichem Kontrastmittel die Diagnose sichern.

Häufigste Fehldiagnose ist die des Hämatothorax. Wird die Möglichkeit der Zwerchfellruptur nicht erwogen und ggf. ausgeschlossen, kann die Behandlung eines vermeindlichen Ergusses fatale Folgen haben. Verletzung in den Thorax verlegter Organe, wie Milz, linker Kolonflexur und Magen sind möglich. Liegt das Trauma länger zurück, kann die Zwerchfellhernie unter der Larve des Tumors auftreten.

Chirurgie der Pankreasverletzungen

K. Rückert, M. Starker und F. Kümmerle

Chirurgische Klinik der Universität Mainz, Langenbeckstraße 1, D-6500 Mainz 1

Von 1964–1982 wurden 33 Patienten mit einer Pankreasverletzung behandelt. Für die Notfalldiagnostik wurden die Ultraschalluntersuchung und die peritoneale Lavage eingesetzt. Bei 25 Patienten wurde eine Sofortoperation durchgeführt, 8 wurden zunächst konservativ behandelt. Im Rahmen der Notfalloperation fand sich 3mal lediglich eine Pankreasprellung, 15mal eine Pankreaskontusion und 5mal eine Ruptur der Pankreaskapsel, davon 3mal mit Gangdurchtrennung. In 2 Fällen bestand eine Pankreaskopfzertrümmerung. Häufig waren Begleitverletzungen, v. a. der Milz und der Leber.

Als Grundprinzip des operativen therapeutischen Vorgehens gilt, daß jede Pankreasverletzung nach Blutstillung allein durch ausgiebige Drainage behandelt werden kann. Liegt eine totale Ruptur vor, ist das weitere Vorgehen abhängig von der Lokalisation der Verletzung der Drüse. In 20 Fällen wurde allein eine Drainage der Pankreasverletzung durchgeführt, 2mal die Kapsel genäht, 1mal eine Linksresektion durchgeführt und 2mal bei Ruptur im Korpusbereich mit Gangdurchtrennung der Pankreaskopf abgenäht und der Pankreasschwanz mit einem nach Roux-Y ausgeschalteten Jejunumsegment drainiert. In 5 Fällen erfolgte eine Spätoperation nach primär konservativer Therapie und in 10 Fällen eine Zweitoperation nach primärer operativer Therapie wegen Pseudozystenbildung bzw. der Ausbildung einer Pankreasfistel.

Komplikationen nach Pankreasverletzungen sind nicht selten (Pankreaspseudozysten, Pankreasfisteln, Pankreasabszesse, posttraumatische Pankreatitis). Die Effektivität der Drainage als alleinige Notfallmaßnahme wird unterstrichen durch die Beobachtung, daß bei 8 zunächst konservativ behandelten Patienten 5mal eine Pseudozyste auftrat, während bei 25 operativ behandelten Patienten nur 6mal eine Pseudozyste auftrat. Ein Pankreasabszeß wurde 5mal beobachtet. Die Letalität des stumpfen Pankreastraumas unter Einschluß der kombinierten Verletzungen beträgt heute immer noch 10–15%.

Pankreasverletzungen nach stumpfem Bauchtrauma

D. Pennig, M. Clemens, J. O. Jost, J. Meyer und M. Arndt

Chirurgische Klinik und Poliklinik der WWU, Jungeblodtplatz 1, D-4400 Münster

An der Chirurgischen Universitätsklinik Münster wurde von 1973–1982 bei 173 stumpfen Bauchtraumen 12mal eine Beteiligung des Pankreas beobachtet. Laborchemische Untersuchungen, insbesondere die Bestimmung der Amylaseaktivität, konnten, zumindest in unserem Krankengut, eine Verletzung des Pankreas weder bestätigen noch ausschließen. Die Peritoneallavage weist gelegentlich bei vollständiger Ruptur des Pankreas mit Beteiligung des Ductus Wirsungianus durch Erhöhung der Amylaseaktivität in der Spülflüssigkeit auf eine Verletzung der Bauchspeicheldrüse hin. Bei der subtotalen oder totalen Ruptur des Pankreasparenchyms leistet die Computertomographie eine wesentliche Hilfe bei der Diagnosestellung. Falls die diagnostische Möglichkeit der endoskopisch-retrograden Pankreatikographie gegeben ist, kann auch durch diese Maßnahme die Diagnose der Pankreasruptur mit Durchtrennung des Ductus Wirsungianus gestellt werden. Bei unserem Krankengut lag in 3 Fällen eine komplette Ruptur im Kopf-Korpusübergangsbereich vor. Bei 4 Patienten, die zu einem späteren Zeitpunkt in unsere Klinik aufgenommen worden waren, hatte sich eine posttraumatische Pankreaspseudozyste entwickelt. Bei 5 Patienten konnten wir Kapsel- und Parenchymeinrisse ohne Gangbeteiligung im Rahmen anderer Organbeteiligungen im Abdominalbereich beobachten. Kapseleinrisse mit Parenchymbeteiligung, bei denen sich keine Verletzungen des Ductus Wirsungianus nachweisen lassen, können durch entsprechende Nähte und Drainagen der traumatisierten Region sowie der Bursa omentalis versorgt werden. Bei den 3 von uns beobachteten kompletten Rupturen des Pankreas haben wir eine subtotale Resektion durchgeführt. Hierbei wurde der Ductus Wirsungianus umstochen und das Parenchym fischmaulartig vernäht. Dieser blinde Verschluß ist jedoch nur indiziert, wenn durch präoperative ERP oder intraoperative orthograde Gangdarstellung einwandfreie Abflußverhältnisse zum Duodenum hin nachgewiesen werden können. Im Zweifelsfall sollte zur Vermeidung langdauernder Pankreasfisteln eine zusätzliche retrograde Drainage durch eine ausgeschaltete Roux-Y-Schlinge angelegt werden. Bei Ausbildung von Pankreaspseudozysten nach länger zurückliegenden Traumen besteht die Therapie der Wahl je nach Lokalisation der Zyste entweder in der Zystojejunostomie oder, bei Lokalisation der Zyste im Schwanzbereich, die Pankreasresektion mit gleichzeitiger Entfernung der Zyste. Wir haben diese beiden Verfahren bei posttraumatischen Pankreaspseudozysten 4mal durchgeführt.

Trotz der relativen Seltenheit des Pankreastraumas sollte zumindest bei punktueller Gewalteinwirkung immer an eine Pankreasverletzung gedacht werden. Der Einsatz gezielter diagnostischer Hilfsmittel wie Peritoneallavage, CT und ERP führen schnell zur Sicherung der Diagnose, der dann vor Ausbildung einer hämorrhagischen nekrotisierenden Pankreatitis resezierende oder drainierende Verfahren folgen müssen.

Retroperitoneale Duodenalverletzung bei geschlossenen und penetrierenden Abdominaltraumen

J. Schnetzer, W. Buchinger und H. Matuschka

Chirurgische Abteilung, Krankenhaus der Barmherzigen Schwestern, Stumperstraße 16, A-1060 Wien

Der Schwerpunkt des Referates bezieht sich auf die Probleme der Diagnostik mit nur kurzen Hinweisen zur Therapie.
Diagnostische Kriterien der geschlossenen Verletzung:
1. Anamnese: Kenntnis des Unfallmechanismus.
2. Symptomatik und klinischer Befund: Oberbauchschmerzen, Übelkeit, Erbrechen, Tachykardie. Abdomen meistens weich mit mäßigem Druckschmerz – stationäre Beobachtung!
3. Laboruntersuchungen: Bringen wenig spezifische Information.
4. Röntgenbefunde: Selten Nachweis retroperitonealer Luftansammlung in der Abdomenleeraufnahme. Die Passage mit wässrigen Kontrastmitteln kann (nicht immer) die Läsion unmittelbar nachweisen. CT und Sonographie bisher wenig geübt, im Frühstadium vermutlich wenig Information.
5. Peritoneallavage: Häufiger positiv als erwartet (Flint u. Mitarbeiter). Die Operationsindikation meistens aufgrund klinischer Kriterien bei engmaschiger klinischer Kontrolle.

Intraoperative Diagnostik: Typische Zeichen sind retroperitoneales Ödem, retroperitoneale Gasansammlung und hämorrhagisch-gallige Imbibition an der Mesenterialwurzel und im paraduodenalen Bereich (kann im Frühstadium fehlen!).

Ein Übersehen der retroperitonealen Verletzung durch meist multiple Nebenverletzungen leicht möglich, es ist daher großzügige Freilegung des Duodenums nach Kocher und inframesocolisch mittels Durchtrennung des Treitz-Bandes notwendig.

Die Therapie richtet sich nach dem Schweregrad der Verletzung:

Tabelle 1. Eigenes Krankengut

		Verletzungsart	Therapie
1. N. N.	Stumpf	Wandhämatom Spätruptur	Ausräumung Naht
2. D. J.	Stumpf	Ruptur	Naht
3. N. F.	Stumpf	Zerreißung Pankreaskopf	Operation nach Whipple
4. Sch. F.	Stumpf	Dünndarm Mesocolon V. cava	übersehen +
5. N. A.	Stich	Magen, Leber Mesocolon	übersehen/Relap. +
6. H. A.	Pfählung	Dünndarm 2mal Duodenum	Naht

Tabelle 2. Therapie nach Schweregrad

1. Primäre Naht
2. Deckung mit Jejunum
3. Naht und Ausschaltung (B II oder Pylorusoccl. + GE)
4. Duodenostomie
5. Duodenopankreatektomie
6. Hämatomausräumung bei Wandhämatom

In allen Fällen ist die ausgiebige Drainage des Operationsgebietes und Dekompression des Duodenums durch intraduodenale Sonden für mindestens 1 Woche notwendig. Von besonderer Bedeutung ist die frühzeitige Intervention innerhalb der ersten 12 h, da bei verzögertem Eingriff die Mortalität beträchtlich ansteigt.

Die perforierende und penetrierende Bauchverletzung (Erfahrungsbericht über 78 Fälle)

M. Strickner, L. Schmid und H. Spängler

II. Universitätsklinik für Unfallchirurgie, Spitalgasse 23, A-1097 Wien

In den Jahren 1973–1982 wurden an unserer Klinik insgesamt 101 Patienten mit perforierenden oder penetrierenden Bauchverletzungen eingeliefert; 78 konnten behandelt werden, 23 verstarben vor Einsetzen der chirurgischen Therapie. Es handelte sich dabei um 22 Schuß- und 56 Stichverletzungen des Abdomens. 60 Verletzungen entstanden nach kriminellen Delikten, 13mal lag ein Suizidversuch vor, in 5 Fällen konnte ein Arbeitsunfall nachgewiesen werden. Bei 32 der eingelieferten Patienten lag eine deutlich merkbare Alkoholisierung vor. Bei der Aufschlüsselung der jeweils getroffenen Abdominalorgane fanden wir ein überwiegen der Leber- und Dünndarmverletzungen.

5 Patienten starben postoperativ, was einer Mortalität von etwa 6% entspricht (3mal lag eine diffuse Peritonitis, 2mal eine massive Nachblutung vor), bei 18 Patienten bestanden Begleitverletzungen im Sinne von Mehrfachschüssen oder Stichen, 2 Höhlenverletzungen oder auch Abwehrverletzungen an den oberen Extremitäten.

Die möglichst baldige operative Versorgung ist für uns die Therapie der Wahl. Die Indikationsstellung bei nicht eindeutiger klinischer Symptomatik (wie Organprolaps aus der Wunde, Blutung aus dem Magen-Darm-Trakt) kann röntgenologisch durch Luftsichelnachweis bei der Abdomenleeraufnahme erleichtert werden. Unser Vorgehen besteht in Schockbekämpfung und Röntgenübersichtsaufnahme. Bei Schußwunden gibt eine Metallringmarkierung von Ein- und Ausschußwunde einen gewissen Anhaltspunkt für den Verlauf des Schußkanales. Der häufigste Zugangsweg wird immer eine mediane Laparotomie sein, da von dieser aus die beste Übersichtlichkeit gegeben ist. Ausnahmen beim therapeutischen

Vorgehen bilden jene Fälle, bei welchen trotz adäquater Volumensubstitution eine Kreislaufstabilität nicht erreicht wird; hier muß der operative Eingriff „notfallmäßig" wegen bestehender Massenblutung durchgeführt werden, da erst mit Sistieren der Blutungsquelle der Schockzustand beherrschbar ist. Die Versorgung der verletzten Organe entspricht den allgemein geltenden chirurgischen Richtlinien.

Abschließend weisen wir noch auf die Notwendigkeit der exakten Dokumentation bei kriminellen Verletzungen hin. Prinzipiell sollten Schuß- und Stichverletzungen noch während der Initialbehandlung photographisch festgehalten werden, wobei auf Orientierungshilfen am Körper des Patienten Augenmerk zu legen ist. Eine exakte Beschreibung der Wunde nach Lokalisation, maßstäblicher Länge, Beschaffenheit der Wundränder und Wundwinkel sowie der Ein- und Ausschußwunde sind unbedingt zu fordern.

Die operative Versorgung von Leberverletzungen

W. Link, M. Knoch, J. Scheele und H. Schweiger

Chirurgische Klinik mit Poliklinik der Universität Erlangen–Nürnberg, Maximiliansplatz, D-8520 Erlangen

An der Chirurgischen Universitätsklinik Erlangen-Nürnberg wurden von 1971–1982 205 Patienten mit einer Leberverletzung laparotomiert. Die Mehrzahl dieser Patienten hatte ein stumpfes Bauchtrauma – meist durch einen Verkehrsunfall – erlitten. 79% aller Fälle waren polytraumatisierte Patienten. 49% hatten zusätzlich eine Thoraxverletzung, 31% ein schweres Schädel-Hirn-Trauma. Bei 73% beobachteten wir neben dem Lebertrauma noch andere intraabdominelle Verletzungen.

Nach Moore haben wir eine Einteilung der Leberverletzungen in 5 Typen vorgenommen. Oberflächliche Kapselläsionen und Parenchymverletzungen (Typ I und II) werden durch Infrarotkoagulation oder mit einem Fibrinkleber versorgt. Bei tieferen Parenchymeinrissen (Typ III) werden Gefäße und kleine Gallenwege separat umstochen. Atraumatische, tiefgreifende Nähte des Parenchyms verhindern eine Hohlraumbildung. Segmentüberschreitende Parenchymzerreißungen oder die Zertrümmerung eines Leberlappens (Typ IV) erfordern ein Resektionsdebridement, gelegentlich sogar eine Leberteilresektion. Für die vorübergehende Blutstillung ist das Pringle-Manöver sehr hilfreich. Nur in Ausnahmefällen erfolgt eine definitive Ligatur eines Leberarterien- oder Pfortaderastes. Blutungen aus bilobären Leberzerreißungen, Lebervereneinrissen und retrohepatischen Einrissen der V. cava (Typ V) werden durch eine provisorische Tamponade mit Bauchtüchern zum Stillstand gebracht. Läßt sich die Blutungsquelle darstellen, erfolgt der Verschluß durch eine atraumatische Gefäßnaht.

In unserem Krankengut hatten stumpfe Leberverletzungen eine Letalität von 34%, penetrierende eine Letalität von 11%. Die Prognose der Leberverletzungen war abhängig vom Alter des Patienten, von der Dauer des hämorrhagischen Schocks und von den Begleitverletzungen.

Diagnostik und Versorgung mittels Fibrinklebung bei Leber- und Milzverletzungen

H. Stadler, G. Höllerl, W. Stenzl und K. H. Tscheliessnigg

Universitätsklinik für Chirurgie, Auenbruggerplatz, A-8036 Graz

Im Vordergrund der Diagnostik des Abdominaltraumas steht an unserer Klinik nach wie vor die wiederholte klinische Untersuchung und Verlaufsbeobachtung. Als zur Zeit günstige weitere diagnostische Maßnahme erscheint uns die Sonographie, gelegentlich kommt auch eine peritoneale Lavage zur Anwendung. Neben der rein klinischen Untersuchung werden selbstverständlich die üblichen Kreislauf- und Laborparameter ständig kontrolliert. Ausnahmsweise werden Laparoskopie und Angiographie durchgeführt. Subkapsuläre Hämatome, die mit der Sonographie meist gut dargestellt werden können, werden streng observiert. Im Zweifelsfall erfolgt immer die Laparotomie.

Aufgrund der guten Erfahrungen anderer und eigener Arbeitsgruppen im Experiment haben wir uns zur klinischen Anwendung der Fibrinklebung an parenchymatösen Organen entschlossen. Verletzungen der Leber werden wie folgt versorgt: Entfernung von Gewebebruchstücken und Herstellung versorgbarer Flächen. Gezielte atraumatische Umstechung sichtbarer Gallengänge und Blutgefäße. Flächenverklebung mittels Fibrinklebung auf Kollagenvlies und ca. 5minütiges Aufpressen. In spaltförmige Verletzungen wird der Kleber eingebracht und es erfolgt die Fixation mittels manueller Kompression. Die verletzte Gallenblase wird immer entfernt, die ableitenden Gallengänge mit oder ohne T-Drain End-zu-End vernäht. Bei ausgedehnten Milzverletzungen erfolgt (beim Erwachsenen) ausnahmslos die Splenektomie. Bei kleineren (und iatrogenen) Verletzungen sollte aber zumindest der Versuch der Organerhaltung erfolgen, da immer mehr Berichte über septische Schockgeschehen nach Splenektomie vorliegen („overwhelming sepsis"). Die Versorgung durch Naht ist an der Milz meist zum Scheitern verurteilt. In vielen Fällen gelingt jedoch eine Blutstillung durch Anpressen des Fibrinklebers auf Kollagenvlies. Voraussetzung für die Fibrinklebung an Leber und Milz ist maximale Blutstillung und Trockenheit unmittelbar vor Aufbringen des Klebers, was durch gezielte Umstechungen und Elektrokoagulation größerer Gefäße und durch Aufpressen heißer Kompressen gelingt.

In den letzten 2 Jahren haben wir an unserer Klinik 21 Patienten mit Leberverletzungen und 12 Patienten mit diversen kleineren, teils iatrogenen, Milzverletzungen nach dieser Methode versorgt. Es kam in keinem Fall zu einer Nachblutung oder zu einer durch die Methode bedingten Komplikation. Wir verwenden die Fibrinklebung weiters auch in der Herz-, Thorax- und Gefäßchirurgie, sowie bei speziellen Indikationen in der Bauchchirurgie (v. a. Leberchirurgie) und können diese leicht zu erlernende, relativ einfache Methode, die die Sicherheit der Blutstillung nicht nur bei parenchymatösen Organen wesentlich vergrößert, allgemein empfehlen.

Intrahepatische Hämatome: Diagnose und Therapie unter Berücksichtigung computertomographischer Verlaufskontrollen

G. Zellweger, P. Segantini, J. Largiadèr und E. Frei

Chirurgie B, Verbrennungsstation, Universitätsklinik Zürich, CH-8091 Zürich

Wegen der unspezifischen Symptome wurden intrahepatische Hämatome selten diagnostiziert: Geringe Oberbauchschmerzen, wenig vorstehende druckempfindliche Leber, persistierendes Fieber von 38° bis 39 °C ohne weitere Infektionszeichen, wenig erhöhte Leberwerte. Sympathischer Pleuraerguß und Zwerchfellhochstand deuten auf die Größe des Hämatoms. Als Komplikationen der Leberhämatome werden Abszedierung und Hämobilie angegeben, gefährliche Komplikationen, die Drainage oder Resektion erfordern. Bei frischen Leberrupturen werden in der Literatur Resektion, Embolisation, Hepaticaligatur wegen verminderter Nachblutung empfohlen. Wir ziehen die rasche und einfache Blutstillung mit Ligatur zerissener Gefäße und durchgreifenden Adaptationsnähten des Parenchyms vor.

Computertomographie und Ultraschall machen heute intrahepatische Hämatome gehäuft sichtbar, so daß sich dafür ein Therapieplan aufdrängt. Wir beobachteten in den letzten 1 1/2 Jahren 7 Patienten mit intrahepatischen Hämatomen nach Trauma. Bei 2 Patienten mit stumpfem Bauchtrauma entstanden intrahepatische Hämatome innerhalb von 2 Wochen nach Lebernaht. Das eine, 7 x 5 cm, verschwand nach 6 Monaten; das andere, 9 x 10 cm, war nach 1 Jahr, als 6 cm großer Narbenbezirk erkennbar. 2 weitere Patienten hatten bei der akuten Laparotomie eine unauffällige Leber; intrahepatische Hämatome wurden nach 1 bzw. 3,5 Monaten diagnostiziert. Im 1. Fall waren nach Drainage von 2 l Blut nach 2,5 Monaten im Computertomogramm normale Leberverhältnisse zu sehen. Das andere 14 x 6 x 5 cm messende Hämatom war nach einem halben Jahr verschwunden. 3 Patienten erhielten Stich- oder Schußverletzungen mit Entstehung von intrahepatischen Hämatomen durch kleinere, primär nicht versorgte Läsionen in anderen Leberanteilen. Von diesen wurde ein subkapsuläres Hämatom von einem Liter Inhalt drainiert. Die beiden anderen, 4 und 6 cm durchmessenden intrahepatischen Hämatome, waren nach 6 Wochen ausgeheilt. Komplikationen traten keine auf.

Bei einem Traumatologiekolloquium in Zürich (11. Februar 1982) erinnerte sich kein Chirurg an Abszesse oder Hämobilie infolge traumatischer intrahepatischer Leberhämatome. Diese Gefahr ist als gering einzustufen und erlaubt eine konservative Haltung in der Behandlung:

1. Kleine intrahepatische Hämatome werden konservativ mit Computertomogramm oder Ultraschall überwacht, um Nachblutungen auszuschließen. Evtl. Nachblutungen können angiographisch embolisiert werden.
2. 400–500 ml groß, d. h. 10–12 cm durchmessende Hämatome werden in 8–12 Monaten resorbiert.
3. Größere randständige subkapsuläre Hämatome können perkutan drainiert werden, sofern die Blutung steht.
4. Große intrahepatische Hämatome (Liter) werden drainiert. Die oben genannten Symptome, insbesondere die Zwerchfellbeeinträchtigung, verschwinden rasch.

Die Bedeutung des Nierentraumas beim Mehrfachverletzten

P. Segantini, J. Häuptli und G. Zellweger

Bezirksspital Uster, Chirurgie, CH-8610 Uster

Von 9202 Unfallpatienten, die konsekutiv in den 4 Jahren von 1979—1982 in die Chirurgische Klinik B des Universitätsspitals Zürich aufgenommen wurden, mußten 44 wegen schweren Nierenverletzungen behandelt werden. Wir berichten hier über diejenigen Patienten, bei denen man operativ oder autoptisch eine Nieren- oder Gefäßläsion gefunden hat oder bei denen wegen Makro- oder Mikrohämaturie in einer Spezialuntersuchung ein pathologischer Befund nachgewiesen werden konnte. Die Nierenkontusionen 1. Grades mit passagerer Hämaturie wurden nicht berücksichtigt. 6 Patienten mit einer isolierten Nierenläsion standen 38 mit Mehrfachverletzung gegenüber, die insgesamt 139 schwere Organschädigungen aufwiesen. Das Vorliegen einer urologischen Verletzung wurde in 28 Fällen wegen einer Makrohämaturie vermutet. Es sind dabei 3 von 4 Körperdurchschüssen mit zentraler Nierenperforation aufgefallen, die keine Hämaturie aufwiesen.

Die Diagnose wurde 10mal bei vitaler Indikation bei einer notwendigen Laparotomie gefunden. 2mal wurde eine Nierenruptur autoptisch festgestellt, wobei der Patient vor Durchführung einer Therapie gestorben war. Bei weiteren 9 notfallmäßig durchgeführten Operationen konnte eine zusätzliche Information durch Zystographie, i.v.-Pyelogramm oder Angiographie gewonnen werden. Insgesamt wurden 13 i.v.-P., 4 Angiographien, 1 Ultraschalluntersuchung, 5 Zystographien sowie 2 Computertomographien durchgeführt. Bei 19 Nierenexplorationen mußte 9mal nephrektomiert werden. 8 Nieren konnten bei der Exploration in ihrer Funktion erhalten werden, wobei 2 oberflächliche Risse aufwiesen, die mit Fibrinkleber verschlossen wurden. Zur Blutstillung mußte 1 untere Polresektion ohne Kelchamputation durchgeführt werden. 2mal wurde eine erfolgreiche notfallmäßige Gefäßrekonstruktion durchgeführt. 1 sekundäre Gefäßrekonstruktion erfolgte 2 Wochen nach dem Trauma, weil computertomographisch ein Dysfunktion der Niere mit angiographisch bestätigter Intimaläsion gefunden worden war. Die funktionslose Niere mußte später trotzdem entfernt werden. Von 44 Nierenpatienten wurden somit 10 nephrektomiert. 14 (31,8%) starben im Verlaufe der Behandlung, davon 1 im direkten Zusammenhang mit dem Nierentrauma. Es handelte sich um eine Urosepsis der noch verbliebenen gesunden Niere, welche nach mehrwöchiger Intensivbehandlung und gezielter Antibiotikatherapie zum Tode führte. Bei 28 Notfalloperationen konnte 25mal die Behandlung in den ersten 2 h angesetzt werden. 9mal wurde mit 2 Operationsteams operiert. Die 30 überlebenden Patienten zeigten bei Krankenhausentlassung eine normale Nierenfunktion.

Es ist wesentlich, daß bei Mehrfachverletzten mit Verdacht auf Nierenläsion die Abklärung forciert wird und parallel zu den anderen noch notwendigen Abklärungen stattfinden. Wir empfehlen folgendes Vorgehen: Zystographie, i.v. Pyelographie, Angiographie. In Zeitnot beschränkt man sich bei abdominalen Notfalleingriffen auf eine transabdominale Revision und Therapie, die jedem Notfallchirurgen geläufig sind. Zweiteingriffe wegen zu spät erkannter Läsion der Niere und deren Gefäße belasten den Patienten außerordentlich stark und sind für die betroffene Niere prognostisch ungünstig.

Die Verletzungen der Harnröhre bei vorderen Beckenringfrakturen

J. Ahlers, P. Walz und W. Schwarzkopf

Abteilung für Unfallchirurgie der Chirurgischen Universitätsklinik, Langenbeckstraße 1, D-6500 Mainz

In der Abteilung für Unfallchirurgie der Universität Mainz wurden zwischen 1970 und 1981 530 Patienten mit Beckenfrakturen behandelt. 19mal kam es zu einer Verletzung der Harnröhre, dies entspricht 7,8%, bezogen auf die vorderen Beckenringbrüche. Die urologische Begleitverletzung betraf mehrheitlich den membranösen oder intradiaphragmatischen Anteil der Harnröhre. In diesem Bereich ist die Harnröhre relativ unbeweglich durch das Diaphragma urogenitale und die Ligg. puboprostatica fixiert. Bei der symmetrischen vorderen Beckenringfraktur liegen die Frakturlinien lateral der Ansatzstellen von Ligg. puboprostatica bzw. Diaphragma urogenitale. Bei der asymmetrischen Schmetterlingsfraktur infolge einer schräg einwirkenden Gewalteinwirkung liegt meist eine parasymphysäre Stauchungsgefahr vor. Diese kreuzt den Fixationspunkt der fixierenden Strukturen, wodurch die Harnröhre unter Zugspannung gerät. Bei der doppelten einseitigen vorderen Beckenringverletzung liegt neben einer Fraktur meist im Bereich der Eminentia iliopectinia noch eine zweite parasymphysäre Fraktur vor, die ebenfalls die Fixationspunkte kreuzt. Bei einer reinen Symphysensprengung läßt sich nach unserer Meinung keine Harnröhrenverletzung erwarten, da sich die Ligg. puboprostatica median ohne wesentliche Zugbelastung teilen lassen. Das Diaphragma urogenitale reißt darüber hinaus median ein, die Harnröhre wird aus ihrer Verankerung herausgelöst und einer direkten Zugeinwirkung entzogen.

Zusammenfassend ist festzustellen: Verletzungen der Harnröhre treten fast ausschließlich bei mindestens doppelter Unterbrechung des vorderen Beckenringes auf, wobei eine Frakturlinie die Ansatzlinie von Diaphragma urogenitale bzw. Ligg. puboprostatica kreuzen muß. Betroffen sind insbesondere die asymmetrischen Schmetterlingsfrakturen und einseitigen doppelten vorderen Beckenringunterbrechungen.

Differenzierte Atemtherapie beim schweren Abdominaltrauma

W. Koller, N. Mutz, G. Pauser und R. Schedl

Forschungsstelle für Intensivtherapie der Klinik für Anästhesie und allgemeine Intensivmedizin, Spitalgasse 23, A-1090 Wien

Schwere Abdominaltraumen bieten meist nach operativer Sofortversorgung klinische Zustandsbilder im Sinne einer akuten pulmonalen Funktionsbeeinträchtigung (ARI), die auf mechanischen, aerogenen, lymphogenen und hämatogenen Wegen die Funktionskreise Ventilation, Distribution, Diffusion und Perfusion betreffen kann. Um diese, erst im Zeitraum von Stunden bis Tagen nach dem Trauma auftretenden, vital bedrohlichen Komplikationen zu erkennen und wirksam zu therapeutisieren, wurde ein differenziertes Beobachtungs- und Behandlungsschema erstellt, das neben frühzeitiger Überweisung an die Intensivstation eine prophylaktische Anwendung von atemtherapeutischen Verfahren und Sauerstoffgabe an der Normalstation vorsieht.

Im intensivmedizinischen Bereich setzt sich der Stufenplan über Spontanatmung über ein CPAP-System, kontrollierte mechanische Beatmung und arteriovenöse Hämofiltration fort, wobei besonders die Respiratorbeatmung eine Kombination von angebotenem Sauerstoff, PEEP und Inversed ratio ventilation (IRV) ermöglicht, die Risiken dieser Beatmungsformen auf ein Minimum zu reduzieren. Zusätzlich bietet die arteriovenöse Hämofiltration (CAVH) in schwersten Fällen von progressivem Lungenversagen (ARDS) eine rasche und gut steuerbare Volumentherapie zur Reduktion der pulmonalen Flüssigkeitsüberladung.

Von 1979–1983 (Mai) gelangten 44 Patienten an der Intensivstation zur Aufnahme, 15 davon (34%) starben. Die Beatmungsfrequenz lag mit 90% hoch, die mittlere Beatmungsdauer mit 9 Tagen im Gesamtdurchschnitt aller ARDS-Patienten.

Seit der Einführung des differenzierten respiratorischen Behandlungsprogramms (1982) sank die Jahresmortalität signifikant ab: 1979 – 50%, 1980 – 45%, 1981 – 43%, 1982 – 20%, 1983 (vorl.) – 20%. Diese Verbesserung der Überlebenswahrscheinlichkeit kann teilweise mit einer aus dem Behandlungsschema resultierenden verstärkten Intensivaufnahme von Patienten mit isoliertem Abdominaltrauma erklärt werden, seine Weiterführung erscheint jedoch durchaus gerechtfertigt.

Analyse von Fehlindikationen zur Laparotomie beim stumpfen Bauchtrauma

G. Ittner, P. Galle und U. Kroitzsch

II. Universitätsklinik für Unfallchirurgie, Spitalgasse 23, A-1090 Wien

Es ergibt sich aus unseren Erfahrungen in der Behandlung von stumpfen Bauchtraumen in den Jahren 1972–1981 (70 Patienten) ein zunächst am klinischen Verlauf orientiertes Handeln – d. h. Kontrolle von Kreislaufparametern mit entsprechendem Volumenersatz, laborchemische Untersuchungen, Observation der Bauchdeckenspannung und wenn möglich eine röntgenologische Untersuchung des Abdomens (stehend a. p. oder liegend seitlich). Wir haben mit der Verlaufskontrolle in fast 94% der Fälle eine lebensbedrohliche intraabdominelle Blutungsquelle richtig diagnostizieren können. Wir möchten jedoch die ausgezeichnete Wertigkeit der Peritoneallavage v. a. beim Patienten mit begleitendem Schädel-Hirn-Trauma außer Streit stellen, wobei allerdings deren hohe Empfindlichkeit auf kleinste Blutmengen in der Bauchhöhle zu beachten ist. Die Angiographie beim akuten stumpfen Bauchtrauma ist wegen ihrer Aufwendigkeit und des damit verbundenen Zeitverlustes einem Schwerverletzten nicht generell zuzumuten und muß im Einzelfall diskutiert werden, zumal sich die Aussagekraft der Lavage im akuten Fall als verwertbarer erwiesen hat. Es konnte nämlich in einem Fall eine falsch positive Angiographie nachgewiesen werden.

Keinesfalls sollte bei den uns zur Verfügung stehenden Methoden der Peritoneallavage, der Angiographie und der Sonographie die so wichtige klinische Untersuchung und exakte Verlaufskontrolle vergessen werden.

Häufigkeit und Verlauf des Abdominaltraumas beim polytraumatisierten Patienten

G. Müller, R. Mayer, D. Kistler und J. Haspel

Chirurgische Universitätsklinik, Calwer Straße 7, D-7400 Tübingen

In der Chirurgischen Universitätsklinik Tübingen wurden in den Jahren 1971–1981 insgesamt 212 polytraumatisierte Patienten mit einem operationsbedürftigen Abdominaltrauma behandelt. Ziel unserer katamnestischen Studie war es, herauszufinden, ob schon zu Anfang der Behandlung Besonderheiten des Abdominaltraumas erkennbar waren und somit gewisse Gesetzmäßigkeiten über Verlauf und Prognose eines Abdominaltraumas voraussehbar sind.

Die Einteilung des Schweregrades eines polytraumatisierten Patienten nach Schweiberer zeigt, daß die Mehrzahl unserer Patienten dem Schweregrad II und III entsprachen. Die Letalität des Schweregrades II betrug 13,9% und stieg mit der Schwere der Verletzung, insbesonders in der Gruppe III mit 59,2% drastisch an.

Der Operationszeitpunkt des Abdominaltraumas lag bei insgesamt 212 polytraumatisierten Patienten in 205 Fällen in der ersten Operationsphase, demgegenüber konnten Verletzungen des Skeletts, des Thorax und in 2 Fällen des Schädels verzögert in der Stabilisierungsphase versorgt werden.

Die am häufigsten verletzten Organe im Abdominalbereich waren Milz und Leber, gefolgt von Darm. Bei insgesamt 113 Verletzungen der Milz war jede 8. am Tode des Patienten direkt beteiligt. Bei Verletzungen der Leber führten diese in jedem 5. Falle zum Tode.

Als Schlußfolgerung ergeben sich: Die operative Behandlung des Abdominaltraumas ist nicht aufschiebbar und fällt nahezu immer in die erste Operationsphase. Das Abdominaltrauma betrifft vorwiegend Organe des Oberbauches. Eine Verletzung der Leber führt häufiger als eine Verletzung der Milz zum Tode des Patienten.

Die Prognose des Abdominaltraumas beim polytraumatisierten Patienten kann einerseits durch Vermeidung von Zeitverlust bei der Diagnostik, andererseits durch Berücksichtigung der oben dargestellten Befunde für die Festlegung der Therapieanfolge verbessert werden.

Zur Problematik des stumpfen Bauchtraumas bei begleitendem Schädel-Hirn-Trauma

H.-R. Mayer, W. Neugebauer, G. Kieninger und G. Müller

Chirurgische Universitätsklinik Tübingen, Calwer Straße 7, D-7400 Tübingen

In der Chirurgischen Universitätsklinik Tübingen wurden von 1967–1980 276 stumpfe Bauchtraumen laparotomiert, in 82% war ein Verkehrsunfall vorausgegangen.

Bei 22% der operierten Patienten bestand ein isoliertes Bauchtrauma, 34% hatten extraabdominelle Begleitverletzungen ohne Schädel-Hirn-Trauma (SHT), 44% hatten ein stumpfes Bauchtrauma mit begleitendem SHT.

Die Gesamtletalität aller Verletzungen betrug 28%. Der Anstieg der Letalität bei begleitendem SHT auf 40% erscheint besonders gravierend, obgleich in dieser Letalitätsrate die operativ behandelten SHT nicht enthalten sind.

Überlappende Symptome, fehlende oder nur minimal ausgeprägte Verletzungszeichen bei 77% unserer Patienten erschwerten oder verzögerten die Diagnose. Bei begleitendem SHT lassen fehlende Schmerzangaben und abgeschwächte oder fehlende peritoneale Schmerzreflexe nur bedingt eine palpatorische Beurteilung zu. Eine gezielte Koordination und ein zügiger Ablauf bei der Notaufnahme und Primärdiagnostik mit technisch einfachen, treffsicheren und risikoarmen Diagnoseverfahren hat absoluten Vorrang. Wir geben der Peritoneallavage mit einer Treffsicherheit von 97% bei der Primärdiagnostik den Vorzug. Sekundär kommt die Sonographie zum Einsatz.

Posterpublikationen

Verlaufskontrollen nach Lebertraumen im Kindesalter

J. Hager, G. Menardi und H. Fill

Kinderchirurgische Abteilung der I. Universitätsklinik für Chirurgie, Anichstraße 35, A-6020 Innsbruck

Zwischen 1960 und 1982 wurden an der Kinderchirurgischen Abteilung der I. Universitätsklinik für Chirurgie in Innsbruck 43 Kinder (12 Mädchen und 31 Knaben) im Alter zwischen 3 und 14 Jahren nach verschiedenen Traumen, die jeweils auch Leberverletzungen inkludierten, behandelt. 21 waren polytraumatisiert, die häufigsten Begleitverletzungen waren Schädel-Hirn-Trauma. Als Unfallursachen konnten Verkehrsunfälle (30), Stürze (7), Wintersport- (3) und Landwirtschaftsunfälle (3) eruiert werden. 3 der polytraumatisierten Kinder starben vor der explorativen Laparotomie, 6 in tabula bzw. am 1. postoperativen Tag aufgrund von Leberzerreißungen oder schweren Mehrfachverletzungen. Ein Kind wurde nach einem Rodelunfall wegen einer Nierenruptur laparotomiert, die gleichzeitig bestehende zentrale Leberruptur wurde aber nicht diagnostiziert; einige Stunden später mußte, da die Leberblutung in die freie Bauchhöhle durchgebrochen war, relaparotomiert werden, das Kind starb jedoch am Blutungsschock. Von den 33 überlebenden Kindern hatten 14 leichte und 19 schwerere Leberverletzungen; in 30 Fällen wurden die Läsionen genäht und in 2 Fällen geklebt. Einmal wurde eine rechtsseitige Hemihepatektomie durchgeführt. Von diesen Patienten stellten sich 16 für unsere Nachuntersuchung zur Verfügung. Das Zeitintervall zwischen Unfall und Verlaufskontrolle lag im Bereich von 18 Jahren bis zu 9 Monaten. Zur Abklärung der Leberfunktion wurden folgende Parameter untersucht: bei allen Patienten: Bilirubin, Transaminasen, γ-GT, Thromboplastinzeit, Bromthaleinretention und sonographisch Größe und Konsistenz der Leber; bei 9 Patienten wurde eine Leberszintigraphie (mit 5 mC ^{99m}Tc-S-Kolloid) und bei je 2 ein i.v.-Cholangiogramm bzw. eine Leberpunktion durchgeführt. 7 der kontrollierten Kinder hatten oberflächliche Leberläsionen durchgemacht, sie waren subjektiv und objektiv beschwerdefrei. Bei 2 der restlichen 9 – alle hatten schwerere Leberverletzungen erlitten – konnten trotz der guten Regenerationsfähigkeit des Lebergewebes eine Parenchymschädigung im Sinne einer Leberfibrose gefunden werden; 4 hatten erhöhte Transaminasen (2 davon auch eine erhöhte γ-GT); 2 von diesen – insgesamt 3 – hatten sonographisch einen vergrößerten linken Leberlappen, wiederum diese 2 – aber insgesamt 4 – hatten leberszintigraphisch Aktivitätsverschiebungen in den linken Leberlappen bzw. -anreicherungen in der Milz.

Ursache für die bleibende Leberschädigung ist neben der lokalen Cholostase v. a. die intrahepatische Narbenbildung mit örtlicher Destruktion des Gitterfasernetzes und konsekutiven Perfusionsstörungen. Aufgrund der von uns erhobenen Befunde sind Spätfolgen nach Lebertraumen im Sinne einer verminderten Leistung trotz der Regenerationstendenz des Parenchyms häufiger als angenommen. Dies bedeutet, daß Leberverletzungen für den Patienten bleibende Folgen haben können, und daß deshalb regelmäßige Kontrollen durchgeführt werden sollten, um eine sich evtl. entwickelnde chronische Hepatopathie frühzeitig zu erfassen.

Der Einfluß wiederholter Antigenstimulation auf die Regeneration autologer Milzreplantate

H. Reilmann und R. Pabst

Unfallchirurgische Klinik, Medizinische Hochschule Hannover, Konstanty-Gutschow-Straße 8, D-3000 Hannover 61

Als eine Methode zur Erhaltung der Milzfunktion nach Splenektomie wegen traumatischer Milzruptur gilt die Autotransplantation. Eigene Voruntersuchungen an jungen Schweinen ergaben, daß in das große Netz transplantiertes Milzgewebe zu kleinen Organen von histologisch normaler Milzstruktur und qualitativ normaler Funktionsfähigkeit der weißen und roten Pulpa regeneriert. Die Masse an regeneriertem Milzgewebe betrug jedoch nur 15% einer altersentsprechenden Milz. Die Durchblutung war im Vergleich zur normalen Milz deutlich reduziert. Für die Funktionsfähigkeit freier Milztransplantate sind Gewebsmasse und Durchblutung wesentliche Faktoren. Durch unterschiedliche Transplantationstechnik und wiederholte intravenöse Antigenstimulation wurde versucht, diese Faktoren zu beeinflussen. Bei der Autotransplantation von dünnen Gewebsscheiben und Gewebspartikeln ergab sich nach 6 Monaten kein Unterschied in der Gewichtszunahme. Die relative Durchblutung pro Gramm Gewebe war in beiden Gruppen gleich, jedoch signifikant niedriger im Vergleich zur normalen Milzperfusion. Auch durch mehrfache intravenöse Antigenstimulation mit Schafserythrozyten (5mal innerhalb von 6 Monaten) konnte im Vergleich zu nur einmaliger Antigenstimulation keine Zunahme der regenerierten Gewebsmenge erzielt werden. Ein Unterschied in der relativen Durchblutung bestand ebenfalls nicht. Infolge geringer Gewichtszunahme und deutlich reduzierter Durchblutung erscheint die Funktionsfähigkeit autologer Milztransplantate als Schutz gegenüber septischen Infektionen vermindert.

Literatur

1. Leonard AS, Giebink GS, Baesl TJ, Krivit W (1980) The overwhelming post splenectomy sepsis problem. World J Surg 4:423–432
2. Pabst R, Reilmann H (1980) Regeneration of heterotopically transplanted autologous splenic tissue. Cell Tissue Res 209:137–143
3. Reilmann H, Pabst R, Creutzig H (1983) Regeneration and function of autologous splenic grafts in pigs. Eur Surg Res 15:168–175
4. Van Wyck DB, Witte MH, Witte CL, Thies AC (1980) Critical splenic mass for survival from experimental pneumococcia. J Surg Res 28:14–17

Die zweizeitige Milzruptur

H. Kraumann, O. Šlégl und F. Rychtařik

Lidových milicí 977/55, CS-29301 Mladá Boleslav

In den letzten 25 Jahren wurden an unserer chirurgischen Abteilung 89 Milzrupturen durch Splenektomie behandelt. In 8 Fällen handelte es sich um eine zweizeitige Milzruptur (= ca. 9%). Im Schrifttum werden noch höhere Ziffern angegeben: Byrne 26,7%, Zabinski und Harkins 15,5%, Dobson sogar 33,4%.

Bei allen unseren Verletzten war bei der Spitalaufnahme das Abdomen klinisch weich und unauffällig. Es bestanden keine Zeichen innerer Bauchverletzungen. Auch die Laboruntersuchungen waren normal. Nur in einem Fall war eine vergrößerte Milz tastbar, es handelte sich in diesem Fall um eine zystische Veränderung 14 Tage nach dem Unfall. Das

Intervall zwischen Unfall und Milzruptur war in unserem Krankengut zwischen 25 Stunden und 14 Tagen.

Wir beobachteten folgende Formen der zweizeitigen Milzruptur:
1. Mehrfache subkapsuläre Ruptur des Parenchyms ohne Kapselverletzung, die zu einer zystischen Degeneration und Vergrößerung der verletzten Milz führt.
2. Die Milzkapselruptur ist durch einen Thrombus abgedeckt.
3. Die Milzkapselruptur wird durch das Omentum oder andere benachbarte Organe abgedeckt und verklebt.
4. Totaler Abriß der Milz am Hilus mit spontaner arterieller Hämostase und Venenthrombose. Diese Form haben wir im Zusammenhang mit einem Seat-Belt-Syndrom beobachtet. Es war die Folge eines PKW-Frontalzusammenstoßes.

Diagnostik: Im freien Intervall führt keine Untersuchung zu einer eindeutigen Diagnose. Erst nach der Blutung in die freie Bauchhöhle erscheinen die Zeichen eines hämorrhagischen Schockes. Wird diese richtig interpretiert, kommt man leicht und schnell zur richtigen Diagnose und Therapie. Als diagnostische Hilfsmittel stehen die Peritoneallavage, die Echographie, die Angiographie und die Computertomographie zur Verfügung.

Bei der Nachkontrolle unseres Krankenguts nach Splenektomie konnten wir bei keinem der 89 Verletzten eine immunbiologische Störung beobachten, welche im Schrifttum beschrieben wird.

II. Verletzungen der Wirbelsäule

Pathophysiologie der Wirbelsäulenverletzungen

O. Wörsdörfer

Klinik für Unfallchirurgie, Hand-, Plastische und Wiederherstellungschirurgie der Universität Ulm, Steinhövelstraße 9, D-7900 Ulm

Die Kenntnis anatomischer und biomechanischer Besonderheiten der Wirbelsäule erlaubt Rückschlüsse auf Entstehungsmechanismen und Entstehungsformen von Verletzungen der Wirbelsäule. Hieraus ergeben sich Beurteilungskriterien über die Stabilitätsverhältnisse und die Behandlungskriterien der Verletzung. Die Analyse des Verletzungsmechanismus ist von Bedeutung für die Reposition einer Luxation oder Luxationsfraktur und für die weitere Behandlung. Da sich bei bestimmten Verletzungsmechanismen auch typische Verletzungsmuster ergeben, kann aufgrund der Analyse des Verletzungsmechanismus nach speziellen Zusatzverletzungen, welche radiologisch nicht immer evident sind, gesucht werden.

Für die Analyse der Verletzungsmechanismen und Verletzungsformen sind eine einheitliche Definition der Bewegungsabläufe der Wirbelsäule und eine Klassifizierung typischer Verletzungsformen erforderlich. Nach Roaf [3] werden Bewegungsabläufe der Wirbelsäule in einem rechtshändigen dreidimensionalen Koordinatensystem betrachtet. Entlang einer vertikal verlaufenden Y-Achse, einer frontal laufenden X-Achse und einer in der Sagittalebene verlaufenden Z-Achse können eine Kraft und ein Moment auf die Wirbelsäule einwirken, die sich als Translation und Rotation entlang und um diese Achse auswirken. Es ergeben sich somit in einem Bewegungssegment 6 Freiheitsgrade der Bewegung mit je einer Translation und einer Rotation (Abb. 1). Der Hauptvektor der Verletzungseinwirkung in diesem dreidimensionalen Koordinatensystem bestimmt somit den Verletzungstyp, wobei noch eine Reihe von Faktoren wie Materialkonstanten, Muskeltonus, anatomische Besonderheiten und Massenverteilung eine Rolle spielen.

In der traditionellen Einteilung der Wirbelsäulenverletzungen wird von Flexionsfrakturen, Extensionsfrakturen oder Rotationsfrakturen gesprochen. Diese Einteilung ist eine allzu starke Vereinfachung der dreidimensionalen Bewegungsabläufe und kann zu Fehlinterpretation von Verletzungstypen führen. Bewegungen in der Wirbelsäule sind selten in einer Ebene, aufgrund der anatomischen Besonderheiten der Wirbelgelenke sind immer gekoppelte Bewegungen in allen 3 Ebenen nachweisbar.

Nach Polster [2] stellt das klinische Erscheinungsbild einer Wirbelsäulenverletzung einen Summationseffekt aus folgenden Faktoren dar:
1. Richtung und Größe der einwirkenden Kraft,
2. Massenverteilung des betroffenen Körpers,
3. Eigenbewegung des betroffenen Körpers,
4. augenblickliche Position der Teilmassen,

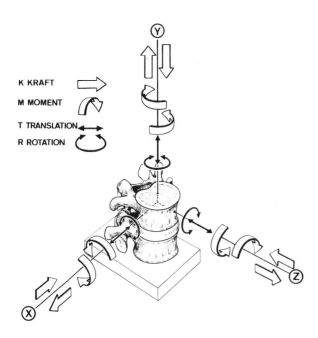

Abb. 1. Dreidimensionales Koordinatensystem zur Definierung von Kräften und Momenten auf ein Bewegungssegment [4]

5. Ort der Krafteinleitung,
6. Muskeltonus,
7. Materialkonstanten der Gewebe,
8. anatomische Besonderheiten.

Der Hauptvektor der einwirkenden Kraft wird durch seine Richtung und Größe festgelegt und bestimmt im wesentlichen den Verletzungstyp. Bei Translationsbewegungen entlang einer Achse wird entsprechend der Achse vorwiegend eine Fraktur verursacht, kommt zu diesem Translationsvektor noch ein Rotationsmoment hinzu, dann ergibt sich aus der Summe der beiden eher eine Luxationsfraktur. Erst die Kombination einer Translation mit einer Rotation verursacht eine Luxationsfraktur. Trifft eine Kraft zentrisch auf die Wirbelsäule in der Y-Achse auf, so ergeben sich an der HWS durch Übertragung der Kräfte von den Kopfkondylen auf die beiden Pfeiler der Atlaskondylen die typische Atlas-Berstungsfraktur (Jefferson-Fraktur).

Die zentrische Belastung der HWS ist durch die lordotische Haltung eher selten, es kommt jedoch in wenigen Fällen zu einer reinen Stauchungsfraktur der Halswirbelkörper, die aufgrund der erheblichen Ausdehnung in vielen Fällen zu einer Kompression des Rückenmarks führen (Poisson-Effekt). Stauchungsfrakturen im Bereich der thorakalen und thorakolumbalen WS findet man am häufigsten bei axialer Belastung der WS aufgrund von Notausstiegen an Düsenflugzeugen [4]. Bei den typischen Verletzungen im zivilen Bereich findet man eher exzentrische Belastungen auf die Y-Achse ventral der WS, die zu Keilwirbelbildungen bei Kompressionsfrakturen führen. Bei seitlich einwirkenden Kräften entlang der Y-Achse werden Kompressionsfrakturen mit seitlicher Abkippung hervorgerufen. Kommt zu diesen jeweiligen Kräften noch ein Biegemoment hinzu, dann muß mit einer Luxationsfraktur gerechnet werden, da die Biegemoments- und Axialbelastung zusätzlich eine Translationsbewegung auslösen.

Die für die HWS typischen Luxationen und Luxationsfrakturen beruhen auf Translationsbewegungen entlang der Z-Achse mit einem Biegemoment in der Sagittalebene. Aufgrund der flachen Stellung der Gelenke kommt es vorwiegend zu Luxationen oder Luxationsfrakturen, die Fraktur entsteht vornehmlich in den ventralen Wirbelkörperabschnitten durch eine zusätzliche Axialkraft, durch axiale Stauchung oder auch durch axiale Zugwirkung (Hyperextension). Kommt zu diesen Translationsbewegungen noch ein Rotationsmoment hinzu, dann entstehen vorwiegend Hemiluxationen oder Hemiluxationsfrakturen. Die Entstehung der Hemiluxation ist zudem noch abhängig von der augenblicklichen Position der Teilmasse, d. h. der augenblicklichen Position des Kopfes.

Im Bereich des thorakolumbalen Übergangs sind Luxationsfrakturen vorwiegend Flexions-Rotations-Frakturen, da aufgrund der anatomischen Besonderheit der Gelenke die Rotation ossär blockiert wird und Frakturen im Bereich der Gelenke immer aufgrund eines Rotationstraumas entstehen.

Die Größe der einwirkenden Kraft, d. h. die Größe des Verletzungsvektors bestimmt im wesentlichen den Grad der Verletzung, so entsteht bei einem geringeren axialen Kraftvektor eher ein Deckplatteneinbruch, bei einem sehr großen axialen Kraftvektor entsteht eine Berstungsfraktur. Die Größe des Summationsvektors kann bis zu einer vollständigen Dissoziation der WS führen.

Neben Größe und Richtung der einwirkenden Kraft sowie dem Ort der Krafteinleitung ist von entscheidender Bedeutung für das Verletzungsmuster die Massenverteilung des betroffenen Körpers, ebenso die augenblickliche Position der Teilmassen. Die Massenbeteiligung bei Rotationsbewegung ist für die Luxationsfraktur von Bedeutung, da eine große beschleunigte Teilmasse den Verletzungsgrad bestimmt.

Der Ort der Krafteinleitung bestimmt einmal die Richtung des Hauptvektors und auf die WS bezogen die Lokalisation der Verletzung sowie die Größe der beschleunigten Teilmassen. Da HWS, BWS, thorakolumbaler Übergang und LWS größere funktionelle Einheiten mit kinematischer Eigencharakteristik darstellen, werden die Teilmassen ebenfalls in diese Abschnitte eingeteilt. So ist die Teilmasse der HWS der Kopf, im Bereich der BWS und LWS die Teilmasse des gesamten Oberkörpers mit dem starren Thorax, der zu den Rotations-Luxations-Frakturen des thorakolumbalen Übergangs führt und im Bereich der LWS die Teilmasse des Rumpfes mit den Rumpforganen.

Muskeltonus

Die Massenbeschleunigung ist abhängig vom aktuellen Muskeltonus, der die Steifigkeit der verspannten WS beeinflußt. Durch die Anspannung der Muskulatur werden die Bewegungsmöglichkeiten und die Massenbeschleunigung der Teilmassen eingeschränkt oder gar ausgeschlossen Polster [2], welche zu einer Abbremsung und Energieabsorption der Kraft und Momenteinwirkungen führt.

Materialkonstanten

Die Widerstandsfähigkeit gegenüber einwirkenden Kräften und Momenten der Gewebe und des Knochens ist von den Materialkonstanten der einzelnen anatomischen Strukturen abhängig. Die stabilisierenden und energieabsorbierenden Strukturen sind der Knochen, der Discus intervertebralis, der ligamentäre Bandapparat und im Bereich der BWS der Rippenkorb. Die maximalen Belastungswerte bis zu einem Bruch des Wirbelkörpers liegen um

2000–8000 N. Die Bruchdeformität liegt im spongiösen Bereich bei 10%, im kortikalen Bereich um 2%. Einen weiteren energieabsorbierenden Effekt hat das Knochenmark im spongiösen Knochen, das im Sinne eines hydraulischen Dämpfersystems wirkt. Der Discus intervertebralis weist bei axialer Belastung kaum Verletzungen auf, eher kommt es zu Einbrüchen der Deckplatte. Biege- und Torsionskräfte, die 15° überschreiten, haben jedoch eine Ruptur des Anulus fibrosus zur Folge [1].

Der Kapsel-Band-Apparat der WS zeigt die größte Widerstandsfähigkeit gegenüber Zug in Faserrichtung. So konnte Roaf [3] experimentell keine reine ligamentäre Verletzung der intakten Wirbelsäule verursachen, es kam jeweils eher zu einem Bruch des Wirbelkörpers, als zur Zerreißung der Bänder. Dagegen treten eher Rupturen der Bänder auf, wenn ein zusätzliches Rotationsmoment hinzukommt, andere klinische und experimentelle Untersuchungen bestätigen diese Vermutung [4], so daß bei einer diskoligamentären Verletzung immer an ein Rotationstrauma gedacht werden sollte. Durch den ligamentären Bandapparat wird beim Trauma etwa 7mal soviel Energie absorbiert, wie bei normalen Bewegungen. Ob es zur ligamentären oder ossären Verletzung kommt, scheint auch noch von der Geschwindigkeit des Kraftanstieges abzuhängen, so entsteht bei langsamem Kraftanstieg eher die Läsion am Knochen, bei einem raschen Impuls eher die Läsion im Bandapparat.

Das Rückenmark hat aufgrund seiner anatomischen Eigenschaften und durch seine schwingende Aufhängung im Spinalkanal die Fähigkeit der Absorption von kinetischer Energie. In Flexion kommt es zu einer Verlängerung des Spinalkanals, bei Extension zu einer Verkürzung. Diesen Längenveränderungen kann das Rückenmark durch seine elastische Dehnungsfähigkeit folgen. Bei Reklination ist es ziehharmonikaförmig gefaltet und entfaltet sich bei der Flexion. Unter physiologischem Zug steht das Rückenmark bei voller Flexion und erreicht etwa 75% seiner Länge, d. h. man hat bei voller Flexion noch eine Längenreserve von 25%. In horizontaler Richtung ist das Myelon jedoch höchst verletzungsgefährdet. Aus diesem Grunde haben Luxationen, insbesondere solche ohne Bruch der dorsalen Bogenelemente den höchsten Anteil an neurologischen Begleitverletzungen.

Die anatomischen Besonderheiten, insbesondere die geschwungene Form der Wirbelsäule mit Kyphose und Lordose sowie die Stellung der Gelenkfacetten zueinander bestimmen die regionale Häufigkeit von Verletzungen der Wirbelsäule. So findet man eine regionale Häufung jeweils an den sog. Übergangswirbeln im okzipito-, zervikalen-, zervikothorakalen-, thorakolumbalen und lumbosakralen Übergang. Die Gründe für diese Prädilektionsstellen ergeben sich aus den biomechanischen Besonderheiten der Übergangsregionen. Die räumliche Stellung der Intervertebralgelenke sind für die HWS, BWS und LWS jeweils charakteristisch. Wenn die Gelenkflächen flach stehen, wie in der HWS und BWS, so wird hier eine große Rotation erlaubt und es entsteht ein geringer Torsionswiderstand bei einem Rotationsmoment. Durch die Umorientierung der Gelenkflächen, insbesondere im thorakolumbalen Übergang wird der Torsionswiderstand auf das 11fache erhöht. Hier kommt es durch die Stellung der Gelenke zu einer mechanischen ossären Blockierung der Rotation. Diese abrupte Änderung des Torsionswiderstandes hat eine Streßkonzentration in diesem Bereich zur Folge und erklärt somit die Anfälligkeit der thorakolumbalen Wirbelsäule auf Rotationsmechanismen (Abb. 2). In diesem Bereiche findet sich auch die typische Rotations-Luxations-Fraktur. Bei diesen Verletzungstypen kommt es regelmäßig zu einem Bruch der hinteren Bogenanteile und der Gelenke, häufig mit einer Fraktur der Interartikularportion.

Für die klinische Diagnostik muß besonderes Augenmerk auf die jeweiligen Übergänge der einzelnen Wirbelsäulenabschnitte gelegt werden, im Bereiche der HWS sind dies der okzipitozervikale und zervikothorakale Übergang, welcher radiologisch nicht immer einfach

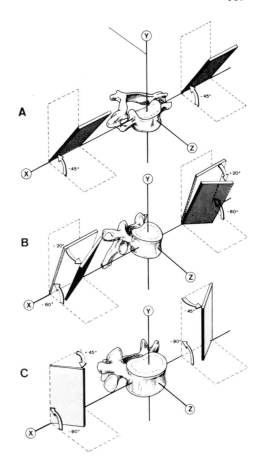

Abb. 2. Räumliche Stellung der Gelenkflächen in der Halswirbelsäule (**A**), Brustwirbelsäule (**B**) und Lendenwirbelsäule (**C**)

zu erfassen ist. An der thorakolumbalen Wirbelsäule ist die Diagnostik weniger schwierig, für die Verletzungen der Gelenke sind jedoch immer Röntgenaufnahmen in 4 Ebenen erforderlich.

Zusammenfassung

Wenn auch nicht immer der Unfallmechanismus einer Wirbelsäulenverletzung klar zu rekonstruieren ist, so ergeben sich aus dem Verletzungsmechanismus aufgrund der biomechanischen Analyse Besonderheiten von Verletzungsmustern, die Beurteilungskriterien über die Stabilitätsverhältnisse zulassen und Hilfestellung für die Therapie geben. Aufgrund biomechanischer Besonderheiten sind Verletzungen der Wirbelsäule auf die sog. Übergangswirbel in den einzelnen Wirbelsäulenabschnitten konzentriert.

Literatur

1. Farfan HF (1973) Mechanical disorders of the low back. Lea & Febiger, Philadelphia
2. Polster J (1980) Entstehungsmechanismen und Verletzungsformen von Frakturen und Luxationen. Hefte Unfallheilkd 149:15
3. Roaf R (1972) International classification of spinal injuries. Paraplegia 10:78
4. White AA III, Panjabi MM (1978) Clinical biomechanics of the spine. Lippincott, Philadelphia

Diagnostik der Wirbelsäulenverletzungen

R. Szyszkowitz und M. Mähring

Departement für Unfallchirurgie der Universitätsklinik für Chirurgie Graz, Auenbruggerplatz 15, A-8036 Graz

Das Computertomogramm hat die Diagnostik der Wirbelsäulenverletzungen für den Patienten und für den Arzt vereinfacht und wesentlich verbessert. Allerdings fehlt dieser Millionenapparat derzeit in vielen Krankenhäusern, so daß auch ohne ihn weiter diagnostiziert werden muß.

Von unverminderter Bedeutung ist die Anamnese, ob vorbestehende Leiden an der Wirbelsäule bzw. am zentralen Nervensystem oder sonst am Stütz- und Bewegungsapparat vor dem Unfall bestanden hatten, und bezüglich des Unfallherganges, Zeit, Ort, Stärke und Richtung der Gewalteinwirkung. Anschließend erfolgt die genaue klinische Untersuchung: Schonhaltung, Gibbusbildung, Klaffen der Dornfortsätze, maximaler Druck-/Schmerzpunkt, Stauchungsschmerz, ausstrahlende Schmerzen, periphere Durchblutung, dominierende Bauchatmung usw.

Liegen medulläre Symptome vor, so können zwar die brennenden, schmerzhaften Parästhesien in den Extremitäten im Vordergrund stehen, die teilweisen, bzw. vollkommenen Lähmungen aber, die Reflexabschwächungen und -ausfälle, sowie die Tiefen- und Oberflächensensibilitätsstörungen lassen auf die Höhe und auf das Ausmaß der Querschnittläsion rückschließen. So weist der fehlende Bulbus-cavenosus-Reflex bzw. der fehlende Anal-Sphinkter-Reflex auf eine komplette Querschnittsläsion hin. Beim inkompletten Querschnittssyndrom können Blasen- und Darmlähmungen vorliegen, eine sakrale Aussparung und als Regel, Restqualitäten bezüglich der Motorik und Sensibilität in den Extremitäten. Ist keine Motorik nachzuweisen, so sprechen wir vom „subtotalen Querschnitt". Beim Caudasyndrom – im Gegensatz zum Conussyndrom – kommt es auch zur schlaffen Lähmung der unteren Extremitäten mit Störung der sensiblen Qualitäten. Eine genaue neurologische Untersuchung ist bei jeder dieser schweren Verletzungen zu fordern, soll jedoch hier nicht Gegenstand dieses Beitrags sein.

Der exakten klinischen Untersuchung folgt die Röntgenuntersuchung a.-p. und seitlich, mit dem Zielstrahl auf den klinisch vermuteten Läsionsort – dabei sind kontrastgebende Ohrringe usw. nach Möglichkeit abzunehmen. Am ersten Halswirbel ist auf die Möglichkeit des gebrochenen Bogens hinten und vorne, bzw. auf einen Bruch der Massa lateralis zu achten. Beim Berstungsbruch nach Jefferson bricht der Atlas im Sulcus arteriae vertebralis, und entweder zerreißt das Lig. transversum atlantis, oder der Dens frakturiert und wird mit der Massa lateralis nach außen getrieben. Die Darstellung dieser Subluxation bzw. eines Densbruches des 2. Halswirbels erfolgt im a.-p. Bild durch den offenen Mund. Im seitlichen Röntgen ist die Verschiebung des gebrochenen Dens nach vorne und hinten, bzw. eine Subluxation zu erkennen.

Die Tomographie sowohl a.-p. als auch seitlich kann primär, und besonders im Heilungsverlauf, den Frakturspalt verdeutlichen bzw. die knöcherne Heilung aufzeigen. Auch bei Osteolysen und pathologischen Frakturen sind sowohl das Tomogramm als auch das Computertomogramm eine wertvolle Hilfe.

Zu Verletzungen an der HWS weiter distal kommt es besonders häufig bei den typischen Auffahrunfällen (Schleudertraumen, Anpralltraumen), aber auch bei Stürzen oder Sprüngen in zu seichtes Wasser etc. Bei klinisch bestehenden Beschwerden und negativen Übersichtsröntgen in 2 Ebenen sollten Flexions- und Extensionsaufnahmen im seitlichen Strahlengang durchgeführt werden. Bestehen radikuläre Symptome oder gar Lähmungen, dürfen diese Funktionsaufnahmen, wenn überhaupt, nur im Beisein eines überwachenden Arztes durchgeführt werden. Bei diesen Aufnahmen müssen die Dornfortsätze ebenfalls dargestellt sein, um eine Diastase erkennen zu können. Der prävertebrale Weichteilschatten darf bei C3 nur bis 0,5 cm und bei C6 maximal bis 2,0 cm breit sein.

Durch Drehung von 15° aus der Position der seitlichen Aufnahme zeigen sich röntgenologisch die Gelenkfortsätze, bzw. Verletzungen oder Subluxationen dieser (einseitige Verhakung), durch Drehung von 45° können die Foramina intervertebralia optimal dargestellt werden. Vorschäden, wie deren Einengungen durch osteophytäre Auflagerungen, vermindern die neurologische Toleranzbreite nach den sog. Peitschenhiebverletzungen (Schleudertrauma). Bezüglich einer gutachterlichen Beurteilung im Sinne einer Verschlimmerung eines vorbestehenden, degenerativen Leidens nach zusätzlichem Schleuder- oder Anpralltrauma, sind diese Aufnahmen von besonderer Bedeutung.

Bei Gelenkfortsatzbrüchen und teil- bzw. einseitigen Verrenkungen kann das Computertomogramm oft genauere Informationen bieten und auf die Instabilität der Verletzung hinweisen.

Als diagnostisches Hilfsmittel verwenden wir weiters den Bildwandler, besonders bei Luxationsfrakturen, um sowohl die Stabilität als auch das Repositionsmanöver kontrollieren zu können.

Bei Wirbelsäulenverletzungen mit neurologischer Symptomatik ist unser kombiniert diagnostisch-therapeutisches Vorgehen folgendes:
1. Die in den Übersichtsröntgen diagnostizierten Fehlstellungen werden unter Bildwandlerkontrollen durch Längszug und zusätzliche Manipulationen mit Beugung, Streckung, Rotation, usw. – nach Möglichkeit in Relaxationsanästhesie – behoben, mit dem Ziel, möglichst anatomische Verhältnisse wieder herzustellen.
2. Gelingt die anatomische Reposition und bessern sich danach die neurologischen Symptome – oder fehlen sie –, so kann konservativ oder operativ weiterbehandelt werden – es besteht keine Dringlichkeit.
3. Gelingt die anatomische Reposition, bleiben jedoch die neurologischen Ausfallerscheinungen *bestehen*, so führen wir am Aufnahmetag ein Computertomogramm – sollte dies unmöglich sein – ein Myelogramm mit wasserlöslichem Kontrastmittel durch. Zeigt dieses eine *geringe* Einengung des Spinalkanales, z. B. bedingt durch ein Hämatom oder

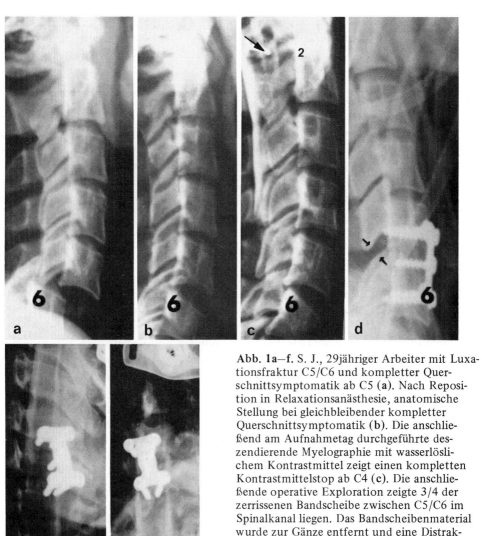

Abb. 1a–f. S. J., 29jähriger Arbeiter mit Luxationsfraktur C5/C6 und kompletter Querschnittsymptomatik ab C5 (**a**). Nach Reposition in Relaxationsanästhesie, anatomische Stellung bei gleichbleibender kompletter Querschnittsymptomatik (**b**). Die anschließend am Aufnahmetag durchgeführte deszendierende Myelographie mit wasserlöslichem Kontrastmittel zeigt einen kompletten Kontrastmittelstop ab C4 (**c**). Die anschließende operative Exploration zeigte 3/4 der zerrissenen Bandscheibe zwischen C5/C6 im Spinalkanal liegen. Das Bandscheibenmaterial wurde zur Gänze entfernt und eine Distraktionsspondylodese mit kortikospongiösem Block und H-Platte zwischen C5/C6 so durchgeführt, daß die Foramina intervertebralia so erweitert werden konnten, daß die gequetschten Wurzeln zwischen C5/C6 sich erholen konnten (**d**). Kontrolle des Kontrastmitteldurchganges einige Tage später bei schrägem und a.-p. Strahlengang (**e, f**)

durch eine etwas vordrängende Bandscheibe, so stellt dieser Befund ebenfalls keine dringliche Indikation für eine Dekompression dar, es kann entweder konservativ oder operativ weiterbehandelt werden.
4. Gelingt die anatomische Reposition, bleiben jedoch die neurologischen Ausfallerscheinungen *bestehen*, und findet sich im nachfolgenden Computertomogramm oder Myelogramm aber eine Einengung von *mehr als einem Drittel* des Markkanales, oder gar ein

Liquorstop (Abb. 1), dann muß der meist zerrissene und in den Spinalkanal verlagerte Diskus sobald wie möglich – am Aufnahmetag – entfernt werden, um die Chance einer verbesserten Durchblutung und Erholung des zusammengepreßten Rückenmarks zu wahren.

5. Gelingt eine anatomische Reposition *nicht* – und bleiben die neurologischen Symptome bestehen, so führen wir ebenfalls ein Computertomogramm oder ein Myelogramm durch. Stimmt die in diesen Untersuchungen gefundene Einengung des Spinalkanales bzw. der Foramina intervertebralia mit dem klinischen Befund überein, so ist eine möglichst frühzeitige Dekompression – am Aufnahmetag – operativ anzuschließen.
6. Verschlechtert sich die neurologische Situation, dann finden wir ein Computertomogramm oder ein Myelogramm ebenfalls indiziert und schließen bei entsprechendem Befund und Operationstauglichkeit des Patienten die operative Dekompression an.

Zeitlich gesehen sollte eine Dekompression auch bei über 24 h bestehendem, kompletten Querschnittsyndrom gewagt werden. Bei einem unserer Patienten, der 57 h nach einem erlittenen Kompressionsbruch von C5 mit einem kompletten Querschnittsyndrom bei uns zur Aufnahme kam, haben wir die Dekompression durchgeführt, obwohl sowohl von den Neurochirurgen als auch von den Neurologen die Diagnose der kompletten Querschnittsymptomatik bestätigt worden war und keine Operationsindikation gefunden werden konnte. Auf dem Myelogramm, das wir am Aufnahmetag an unserer Klinik durchführten, war eine Einengung von einem Drittel des Spinalkanales, jedoch kein Kontrastmittelstop – was prognostisch günstig ist – nachweisbar. Der 5. Halswirbelkörper wurde entfernt und die ausreichende Dekompression durch das Vorwölben der pulsierenden Dura intraoperativ beobachtet. Diese Funktionsdiagnostik – bezüglich der Durchgängigkeit des Wirbelkanales für das Kontrastmittel – bietet das Computertomogramm nicht, sondern nur das Myelogramm. Dieser Patient wurde wieder selbständig gehfähig.

Wird zur Stabilisierung ein metallisches Implantat verwendet, so kann postoperativ ein Computertomogramm nicht durchgeführt werden, da es zu Artefakten kommt. Zur Beurteilung der Weite des Spinalkanales muß dann auf die Myelographie zurückgegriffen werden.

Ein Wurzelausriß myelographisch mit den typischen sackartigen, plumpen Erweiterungen der normalerweise kurzen und spitzzipfelig auslaufenden Wurzeltaschen, wird als Kontraindikation für eine Operation an der Wurzel angesehen, jedoch nicht für das Rückenmark, falls zusätzlich eine Einengung dieses vorliegt. Durch die Distraktionsspondylodese kann eine Erweiterung der Foramina intervertebralia erreicht werden, die bei vorliegender Wurzelkompression eine entscheidende Verbesserung der Schmerzen und Ausfälle nach sich ziehen kann.

Die Diskographie ermöglicht Hinweise auf eine Zerstörung der Bandscheibe nicht nur im disloziert gewesenen Bewegungssegment, sondern auch darüber und darunter. Ohne größere Gewalteinwirkung beim Einspritzen tritt das Kontrastmittel nach dorsal epidural in den Spinalkanal aus. Besonders im höheren Alter stellt dies jedoch keine Operationsindikation für eine Versteifung über mehrere Segmente dar.

Besonders schwierig wird die Diagnostik, wenn im seitlichen Röntgenbild die Situation des Überganges zwischen der Hals- und Brustwirbelsäule kaum mehr zu beurteilen ist. Auch das Myelogramm inklusive gedrehter Spezialaufnahmen genügt oft nicht. Hier kann nur mehr das Computertomogramm oder, wenn dieses nicht zur Verfügung steht, das Tomogramm die Diagnostik ermöglichen.

Das Computertomogramm hat sich besonders bei den BWS- und LWS-Frakturen mit Dislokation von Korpusfragmenten nach dorsal bewährt. Bei zugleich bestehenden neurologischen Symptomen – ähnlich wie an der HWS – kann dadurch die Operationsindikation bzw. die Entscheidung der Weiterbehandlung wesentlich erleichtert werden. Auch Bandscheibenvorfälle nach dem Unfall, oder im Verlaufe der weiteren Behandlung, müssen diagnostiziert werden; dafür, wie bei chronischen Leiden, ist die Myelographie besonders wertvoll.

Diese ist auch indiziert bei einem Verdacht auf einen Durariß oder auf Weichteilstenosen. Stimmen die nervalen Symptome nicht mit den knöchern diagnostizierten Verletzungen überein – Höhenunterschiede z. B. – so ist ein Computertomogramm bzw. ein Myelogramm durchzuführen.

Kommt es zu einer motorischen Störung auf Grund eines Diskusprolapses, so ist die Operationsindikation unbestritten, obwohl sich die Lähmung nicht immer zurückbildet. Tritt eine Kompression im Zusammenhang mit einer Fraktur oder Luxation bzw. Subluxation auf, so sollte die Indikation zu einem Computertomogramm oder Myelogramm ebenso klar sein, auch wenn sich die Lähmung nur bei wenigen Patienten zurückbilden kann – aber für diese Patienten lohnt sich die Mühe einer aufwendigeren Diagnostik besonders.

Zusammenfassung

Auf die Anamnese, klinische Untersuchung und Röntgenstandarduntersuchung wird kurz eingegangen. Die Indikation und Problematik zur Computertomographie bzw. zur Myelographie mit wasserlöslichem Kontrastmittel steht im Mittelpunkt des Beitrags. Die Myelographie erwies sich nicht nur bei fehlender Möglichkeit des Computertomogramms, sondern auch für spezielle Indikationen als zweckmäßig. Der Computertomographie – evtl. kombiniert mit einer Myelographie – gehört die Zukunft.

Konservative Therapie der Wirbelsäulenverletzungen

J. Probst

BG-Unfallklinik Murnau, Kütscher-Straße 8, D-8110 Murnau

Ungeachtet aller Bestrebungen, im Interesse besserer Heilungsergebnisse bestimmte Wirbelsäulenverletzungen (ohne Rückenmarkbeteiligung) operativ zu behandeln, gilt für die meisten dieser Verletzungen das konservative Behandlungsprinzip. Einer nur scheinbar gegebenen Therapiestandardisierung kommt die im Vergleich zu anderen Verletzungsfolgen zahlenmäßige Minderbedeutung der Wirbelsäulenverletzungen entgegen.

Ein Teil dieser Wirbelsäulenverletzungen trifft den ohnehin statisch gut abgesicherten Bereich der Brustwirbelsäule, der größte Teil jedoch die Lendenwirbelsäule, nur 1/7 die Halswirbelsäule.

Literaturmitteilungen bestätigen zunehmend, daß der Prinzipienstreit „hie Magnus – hie Böhler" nicht mehr im Vordergrund steht, die Verfahren sich einander nähern, deutlich das funktionelle Element hervortritt und die Behandlungszeiten sich verkürzen. Maßgeblich hierfür sind neue Erkenntnisse zur Morphologie des Wirbelbruches; stellvertretend seien hierfür die Untersuchungen von Plaue genannt, die das Stabilitätsverhalten und die Lastaufnahmefähigkeit des gebrochenen Wirbelkörpers praxisgerecht veranschaulicht haben. Gleichzeitig kann man aber auch beobachten, daß dem Problem der Beteiligung der Bandscheibe am Wirbelkörperbruch und seiner Ausheilung – hierfür stehen noch immer die Untersuchungen von A. Lob – wenig oder gar keine Beachtung geschenkt wird.

Letzteres hat zur Folge, daß weniger eindrucksvollen Bruchformen eine Stabilität zugemessen wird, die sie tatsächlich nicht besitzen. Hier mag teilweise die Erklärung für die früher allgemein ausgedehnteren Liegezeiten zu suchen sein, ebenso aber der Grund für die heute zu beobachtenden Fehlschläge der konservativen Behandlung mit hartnäckig bleibenden Beschwerden und rezidivierenden Arbeitsunfähigkeitsperioden nach verfrüht beendeter Erstbehandlung.

Ein absolut sicheres Verfahren, derartige Verletzungsfälle grundsätzlich primär zu objektivieren, gibt es nicht; lediglich die Computertomographie vermag knöcherne Gewebslücken zuverlässig abzugrenzen. Wiederholte Angaben des Patienten über andauernde subjektive Beschwerden oder solche unter bestimmten Belastungen, z. B. bei Arbeit mit vorgestreckten Armen, müssen ggf. Veranlassung sein, noch nachträglich derartige spezifische Untersuchungen vorzunehmen.

Zur Überprüfung der in den letzten Jahren sich modifizierenden konservativen Therapie wurde das eigene Krankengut von 789 Patienten aus 6 Behandlungsjahrgängen (1977–1982) ausgewertet. Hierbei handelt es sich ausschließlich um Wirbelsäulenverletzungen ohne Rückenmarkbeteiligung. 564 Patienten („Altverletzte" genannt) kamen ab dem 8. Tag nach dem Unfall, zum Teil jedoch wesentlich später bzw. erst nach mißglücktem Arbeitsversuch. 225 Patienten sind Frischverletzte, sie kamen innerhalb der ersten 7 Tage nach dem Unfall zur stationären Aufnahme.

Die Beteiligung der Altersgruppen ist insofern interessant, als die Gruppe der Kinder (0–9 Jahre) bei den Altfällen überhaupt nicht, die der Heranwachsenden (10–19 Jahre) nur halb so stark erscheint wie in der Gruppe der Frischverletzten, das Übergewicht der Altfälle in den arbeitenden Altersklassen überzeugend ist, und die über 70jährigen nur ausnahmsweise auftreten.

Das Bild ändert sich, wenn die verschiedenen Verletzungsorte zugrundegelegt werden: nunmehr ergeben sich keine nennenswerten Unterschiede zwischen Frisch- und Altverletzten. Allerdings kann man hier schon feststellen, daß in dem am 11. Brustwirbel beginnenden Lendenbereich die Altverletzten prozentual überwiegen. Darin kommt zum Ausdruck, daß die Schwierigkeiten der Beurteilung der notwendigen Behandlungsart und -dauer hier am größten sind, was auch der alltäglich sich wiederholenden Erfahrung entspricht. Könnten die tatsächlichen Vorbehandlungszeiten unter Berücksichtigung der einzelnen Verletzungsarten verglichen werden, käme dies noch deutlicher zur Geltung.

Alle Ergebnisse – sowohl die der Frischverletzten als auch die der Altverletzten – werden durch die zahlreichen Nebenverletzungen beeinflußt. Alles in allem betragen diese bei den Frischverletzten ein gutes Drittel (35,6%), bei den Altverletzten aber fast die Hälfte (48,0%) der jeweiligen Gesamtzahl.

Die Nebenverletzungen betreffen wiederum überwiegend die schweren Wirbelsäulenverletzungen, insbesondere Kompressionsfrakturen und Luxationsfrakturen bzw. voll ausgebildete Wirbelsäulenverletzungen. Bei den nach dem 7. Tag übernommenen Altverletzten sind die Nebenverletzungen insgesamt häufiger; außerdem wird klar, daß bei Fortsatzbrüchen, Kontusionen und Distorsionen die Nebenverletzungen der eigentliche Überweisungsgrund waren; diese leichten Wirbelsäulenverletzungen machen bei den Altverletzten immerhin 13,8% (78 Fälle) aus, zu denen weitere 48 leichtere Körperbrüche (8,5%) hinzutreten.

Diejenigen Wirbelsäulenverletzungen, die eigenständig einer spezifischen und länger dauernden Therapie bedürfen, setzen sich aus unverschobenen bzw. unverformten Wirbelkörperbrüchen, Bogenbrüchen, Luxationen, Luxationsfrakturen, tiefen Kompressionsfrakturen sowie Berstungs- oder Trümmerfrakturen zusammen; als Sonderformen kommen die Verletzungen des 1. und 2. Halswirbels hinzu.

Diese inhomogene Sammlung verlangt eine Systematik. Als solche ist auch rund 40 Jahre nach ihrer Aufstellung diejenige nach A. Lob immer noch unübertroffen, weils sie uns in die Lage versetzt, klinische, pathologisch-anatomische und röntgenologische Tatsachen miteinander zu verknüpfen. Angesichts neuer morphologischer Erkenntnismöglichkeiten (Computertomographie) hat sich ihr Wert neuerlich erwiesen, so daß diese Systematik auch künftig angewandt werden kann.

Nur bezüglich der Halswirbelsäule ist zusätzlich die fast immer gegebene Mitbeteiligung der Bandverbindungen zu berücksichtigen. Ohne die interdisko-ligamentären Verbindungen wäre die freie Beweglichkeit der Halswirbelsäule nicht denkbar; ohne Mitverletzung der ligamentären Elemente erscheinen die Halswirbelsäulenverletzungen nicht vorstellbar, da nach dem an der Halswirbelsäule besonders deutlich ausgeprägten Bauprinzip der Verspannung fester Elemente (durch die Bänder) angenommen werden muß, daß vor Vollendung knöcherner Verletzungen bereits das jeweilige Bandsystem belastet wird. (Diese Aussage soll nicht bedeuten, daß die Bandscheibe vor dem Wirbelkörper verletzt wird; diese Problematik bleibt hier außer Betracht!) Dementsprechend muß man davon ausgehen, daß knöcherne Halswirbelsäulenverletzungen grundsätzlich nur bedingt stabil oder aber sogar instabil sind, d. h. der Ruhigstellung bedürfen.

Die Auswertung der 564 Altverletzten-Fälle hat eine Fülle von Ergebnissen zutage gefördert, die kaum einheitlich auszuwerten sind, zumal entsprechende Dokumentationsprinzipien nicht gegeben sind. Von Interesse sind jedoch folgende Einzelheiten:

Von 10 Densfrakturen wurden 9 durch Schanz-Verband, 1 durch Extension ruhiggestellt. Von 10 anderen Verletzungen dieser Region wurden 5 im Schanz-Verband, 5 durch Lagerung ruhiggestellt.

Von 9 Luxationen bzw. Luxationsfrakturen der mittleren und unteren Halswirbelsäule (3.–7. Halswirbel) wurden 3 mit Crutchfield-Zange bzw. Extension, 6 im Schanz-Verband ruhiggestellt. Bei 30 anderen Frakturen verschiedener Art und Ausprägung wurde nur 2mal die Crutchfield-Zange angewandt, 9 Frakturen wurden im Schanz-Verband, 16 durch Lagerung ruhiggestellt.

An der Brustwirbelsäule (1.–10. Brustwirbel) sind von 52 Frakturen verschiedener Art und Ausprägung 49 nur gelagert, eine weitere Fraktur im Gipsverband ruhiggestellt worden. Eine Luxationsfraktur wurde reponiert.

307 Wirbelverletzungen des Lendenbereiches (11. Brustwirbel – 5. Lendenwirbel) erfuhren in 5 Fällen eine Reposition, alle übrigen wurden durch Lagerung behandelt. Die Angaben über durchgeführte krankengymnastische oder balneologische Behandlung sind unsicher, oft erschöpfen sie sich ohne nähere Erläuterung in Bezeichnungen wie „physikalische Therapie", „medikomechanische Nachbehandlung"; Angaben über Beginn und Ende der Therapie fehlen durchwegs.

Die insgesamt 225 Frischverletztenfälle des primär eigenen Krankengutes ergeben für die einzelnen Regionen folgende Feststellungen:

1.–2. Halswirbel (n = 10): 2 Atlasfrakturen wurden vorübergehend in der Stryker-Schlinge, anschließend im Minerva-Gips (bzw. Hartstoffverband) ruhiggestellt, eine Einrichtung erfolgte nicht. 3 Densfrakturen ohne gröbere Dislokation wurden vorübergehend mit der Crutchfield-Zange, anschließend im Minerva-Gips ruhiggestellt; Ausheilung innerhalb von 4 bzw. 5 bzw. 9 Monaten. 3 Bogenbrüche des 2. Halswirbels, sämtlich mit wesentlichen Nebenverletzungen verbunden, wurden lediglich mit dem Schanz-Verband ruhiggestellt. Eine Dornfortsatzfraktur wurde durch Lagerung behandelt.

3.–7. Halswirbel (n = 56): 39 Kontusionen, Distorsionen, Schleudertraumen erfuhren Ruhigstellung im Schanz-Verband bis zu 3 Wochen. 4 Wirbelkörperfrakturen, 4 Luxationsfrakturen (nach Reposition), 3 Luxationen (nach Reposition), 6 Fortsatzfrakturen erhielten Ruhigstellung im versteiften Schanz-Verband.

1.–10. Brustwirbel (n = 35): 12 Kontusionen und Distorsionen wurden lediglich durch kurzfristige Bettruhe behandelt. 5 isolierte Wirbelkörperfrakturen, 15 Wirbelfrakturen mit Bandscheibenbeteiligung und 3 Luxationsfrakturen wurden lediglich durch Lagerung behandelt. Einrichtungsmanöver fanden nicht statt.

11. Brustwirbel – 5. Lendenwirbel (n = 144): 19 Kontusionen und Distorsionen wie vorstehend. 39 isolierte Wirbelkörperfrakturen und 38 Wirbelfrakturen mit Bandscheibenbeteiligung, 7 voll ausgebildete Wirbelsäulenverletzungen, 21 Fortsatzfrakturen wurden durch Lagerung behandelt; bei 2 voll ausgebildeten Wirbelsäulenverletzungen wurde die allmähliche Einrichtung durch Extension an den Oberschenkeln bewirkt. – Für alle nach dem Magnus-Lagerungsprinzip behandelten Verletzungen gilt die frühzeitige, unten beschriebene funktionelle Therapie (Übungsbehandlung).

Unter Berücksichtigung der Angaben in der Literatur und Mitverwertung der eigenen Behandlungsergebnisse haben sich folgende Behandlungsverfahren als empfehlenswert erwiesen:

1. Halswirbel: Sowohl Bogenbrüche, sofern sie diagnostiziert werden, als auch Brüche der Massae laterales (Jefferson-Fraktur) sind hinsichtlich Form und Lage unbeeinflußbar. Zahlenmäßig völlig in den Hintergrund tretend, entgehen sie häufig der Diagnostik und damit der Therapie, zumal sie meist mit anderen, teilweise vital bedrohenden Verletzungen verbunden sind. Die mehrwöchige Ruhigstellung zuerst im gehärteten Schanz-Verband, später in der Schlauchbindenkrawatte unter sofort einsetzender begleitender krankengymnastischer Behandlung führt unter Hinterlassung einer mehr oder weniger ausgeprägten segmentalen Bewegungseinschränkung zur Ausheilung. Im Einzelfall bestand der Eindruck, daß aus Gründen der Vorrangigkeit anderer Verletzungen unbehandelt gebliebene Atlasverletzungen keine schlechteren Endergebnisse aufweisen als behandelte Verletzungen.

2. Halswirbel: Densfrakturen und Bogenfrakturen werden ebenfalls nicht selten übersehen, zumal bei vorherrschenden anderen Verletzungen. Die Densfraktur muß, sofern eine Verschiebung oder Abkippung zur Seite, nach ventral oder dorsal besteht, durch entsprechenden Gegenzug eingerichtet werden; das geschieht in der Regel mit der Crutchfield-Zangenextension. Nach einigen Tagen wird der Minerva-Gips angelegt, mit dem der Patient dann aufstehen kann. Die Dauer der Ruhigstellung hängt von der Frakturheilung ab und darf daher nicht schematisch festgelegt werden. Unter dieser Behandlung haben wir unter den 3 eigenen Frischverletztenfällen und bei den 10 übernommenen Altfällen keine Falschgelenkbildung beobachtet, kennen sie aber aus der Begutachtung und müssen dann meist feststellen, daß die Fraktur noch gar nicht oder verspätet diagnostiziert worden ist, eine konsequente Ruhigstellung entfiel, selbstredend die Einrichtung nicht stattgefunden hat.

Inzwischen haben wir die Behandlung im Gipsverband verlassen und sind zum Hals-Fixateur (Halo-Fixateur) übergegangen; das Verfahren ist für Patient und Arzt angenehmer. Die niedrige Fallzahl verbietet derzeit noch statistische Aussagen.

Die Bogenbrüche des 2. Halswirbels erscheinen unproblematisch. Die anfängliche Lagerung und Anwendung der Stryker-Schlinge und anschließende mehrwöchige Ruhigstellung im versteiften Schanz-Verband unter Ausschluß der Kopf-Hals-Drehung führt zur knöchernen Heilung mit letztlich nur geringem Beweglichkeitsverlust. Auch dieser Verletzung scheint es eigentümlich zu sein, unter einfacher Lagerung, wie sie bei vorherrschenden anderen Verletzungen stattfindet, zu heilen.

3.–7. Halswirbel: Die Erfahrungen an einer größeren Zahl Halswirbelsäulenverletzter mit Rückenmarkverletzung bei der dort geübten Therapie lassen diese auch für Verletzungen ohne Rückenmarkbeteiligung geeignet erscheinen. Dabei ist stets zu beachten, daß die Halswirbelsäule ihrer Bauweise wegen bei den meisten Verletzungen eine gewisse Instabilität aufweist. Die grundsätzlich zu vermutende Mitverletzung von Bandstrukturen läßt es wünschenswert erscheinen, die Ausheilung knöcherner Verletzungen in der anatomischen Form, Stellung und Haltung vor sich gehen zu lassen, um dadurch auch die Heilung der Bänder zu erwirken.

Die Ruhigstellung erfolgt in der Stryker-Schlinge und leichter Reklination. Die Dauer der Ruhigstellung richtet sich nach der Verletzungsart: Abrißbrüche der Wirbelkörper benötigen durchschnittlich 3 Wochen, einfache Stauchungsbrüche 6 Wochen dieser Ruhigstellung, Trümmerbrüche 8–10 Wochen. Dabei kann jeweils im letzten Drittel dieser Zeitabschnitte schon teilbelastet werden, zweckmäßigerweise im zeitlichen und therapeutischen Zusammenhang mit der krankengymnastischen Behandlung.

Die Problemfälle der Halswirbelsäule sind die Luxationen und Luxationsfrakturen. Erstere sind raschestmöglich einzurichten und zwar in Allgemeinnarkose manuell oder im Dauerzugverfahren mittels Crutchfield-Zange. Gelingt die manuelle Einrichtung nicht, kann die Dauerzugeinrichtung angeschlossen werden. Liegt ein durch Fraktur mobil gewordener Gelenkfortsatz vor, kann die Einrichtung daran endgültig scheitern; hier stellt sich die Frage der Operationsindikation. Ob die Bandscheibe, die bei der Luxation auf jeden Fall in Mitleidenschaft gezogen wird, selbst ein Repositionshindernis darstellt, läßt sich nicht entscheiden. Eine endgültig unblutig irreponible Luxation muß operiert werden. Nach der Reposition kann es zur Reluxation kommen; dann war entweder die Reposition nicht vollständig oder es liegt eine Bandverletzung vor. Hier stellt sich ebenfalls die Frage der operativen Indikation.

Nach gelungener und erhaltener Reposition kann – ggf. erst im längeren zeitlichen Ablauf – im zerrissenen Segment ein Gibbus auftreten. Die Funktion der Halswirbelsäule wird dadurch meist nicht beeinträchtigt. Die Ruhigstellung nach Reposition soll nicht unter 4 Monaten erfolgen, da erwartet werden kann, daß in dieser Zeit durch eine umschriebene spondylotische Ausheilung des verletzten Segments der nachträgliche Eintritt einer Fehlstellung verhindert wird.

Die nicht beseitigte Luxation zieht auf längere Sicht erhebliche Gelenkveränderungen nach sich. Die Unterlassung der Reposition aus der Befürchtung, nachträglich eine Rückenmarkschädigung herbeiführen zu können, erscheint unbegründet. Wir haben bei keiner manuellen Reposition einen Schaden am Rückenmark beobachtet; auch bei den sehr häufigen Repositionen luxierter Halswirbelsäulen bei Rückenmarkverletzten wurde keine auf die Reposition zu beziehende Verschlechterung des neurologischen Status beobachtet.

Die Ruhigstellung nach Reposition erfolgt, wenn diese manuell vorgenommen wurde, im Minerva-Gips bzw. im Halofixateur; nach instrumenteller Einrichtung kann zunächst die Extensionslagerung fortgesetzt und später durch eine äußere Fixation ersetzt werden. Frühzeitiger Beginn der krankengymnastischen Übungsbehandlung ist in jedem Falle angezeigt.

1.–10. Brustwirbel: Die Brustwirbelsäule ist gewissermaßen das vernachlässigte Gebiet sowohl der Diagnostik als auch der Therapie, sicher auch der Klassifizierung der Wirbelbrüche. Wir wissen inzwischen, daß in diesem Abschnitt besonders ausgedehnte Wirbelverletzungen vorkommen, die vielfach dem Berstungsbruch entsprechen. Das kann angesichts der erheblichen Beteiligung der Brustwirbelsäule an den Rückenmarkverletzungen nicht verwundern. Auch aus unseren eigenen Zahlen ergeben sich 15 Trümmerstauchungs- und 3 Verrenkungsbrüche, zusammen 51,4% (!), deren Bedeutung noch dadurch unterstrichen wird, daß 12 Verletzte aus dieser Lokalisation nur Kontusionen aufgewiesen hatten. Die Brustwirbelsäule wird durch ihre innige Verbindung mit dem Brustkorb wohl nicht nur geschützt, sondern auch daran gehindert, einer Gewalteinwirkung auszuweichen.

Der Verletzungsmechanismus führt häufig zur Gibbusbildung an der ohnehin von Natur aus kyphotischen Brustwirbelsäule. Die Aufrichtung unter konservativen Bedingungen ist in Abhängigkeit vom Lebensalter zu beurteilen. Bis zum 30. Lebensjahr wird die Aufrichtung durch Extension und anschließender Ruhigstellung im Gipsmieder empfohlen, die Ruhigstellungszeit wird mit 16 Wochen veranschlagt. Bei älteren Personen verbleibt der Wirbel in seiner bruchbedingten Form. Im letztgenannten Fall kann und muß aber von der herkömmlichen Langzeitruhigstellung abgegangen werden; sie ist unnötig, da durch die Stauchung der zerbrochenen Knochenbälkchen eine Teiltragfähigkeit gegeben ist. Bei stark gestauchtem Wirbelkörper mit geringer Achsenknickung kann die Wiederbelastung ohne Stützmieder vorgesehen werden, bei geringer Stauchung ist der gebrochene Wirbelkörper weniger fest und bedarf länger dauernder Entlastung, zunächst im Gips- oder Hartstoffmieder. In jedem Fall ist anstelle länger dauernder Bettruhe die Frühmobilisierung, beginnend im Schwimmbad, fortgesetzt mit Entlastung der Wirbelsäule durch Benutzung von Unterarmstützen, vorzuziehen. Weitere Therapie s. u.

11. Brust- bis 5. Lendenwirbel: Die beiden letzten Thorakalsegmente sind wegen ihres Bruchverhaltens und wegen der statisch-mechanischen Bedingungen und Beziehungen funktionell der Lendenwirbelsäule zuzurechnen, wobei aber die auslaufende Brustkyphose zu beachten ist.

In diesem Wirbelsäulenabschnitt kommen folgende Gesichtspunkte besonders zur Geltung: Größe des Wirbelkörpers, Verletzungsgefahr im Verhältnis zu anderen Wirbelsäulenabschnitten erhöht aus Gründen der Lage zum Körper, Tragfunktion für etwa 2/3 des Körpergewichts. Schließlich fällt auf, daß in diesem Abschnitt die Beteiligung der Bandscheibe am Körperbruch verhältnismäßig hoch und damit die knöcherne Heilung in diesen Fällen erschwert ist. Viele dieser letztgenannten Verletzungen sind aber dennoch den stabilen Brüchen zuzurechnen.

Die Achsenknickung (Gibbus) entsteht an der Lendenwirbelsäule seltener als an der Brustwirbelsäule. Das Problem der Aufrichtung stellt sich daher ebenfalls seltener. Auch wenn das Behandlungsverfahren der Aufrichtung im dorsalen Durchhang nicht geübt wird, können stark dislozierte Verletzungen gelegentlich die Reposition erfordern. Dies war im eigenen Krankengut unter 7 voll ausgebildeten Wirbelsäulenverletzungen 2mal erforderlich. Die Reposition erfolgt durch Extension an beiden Oberschenkeln bei Kopftief-Beckenhochlagerung im harten Wirbelbett.

Die übrige Behandlung gestaltet sich im wesentlichen gleich, ob es sich um isolierte ein- oder mehrfache Wirbelbrüche handelt, eine Mitverletzung der Bandscheibe vorliegt, die Fraktur als instabil oder als voll ausgebildet einzuordnen ist. Unterschiedlich sind nur die Ruhigstellungszeiten.

Bei Bandscheibenmitverletzung durch Eindringen derselben in das Wirbelkörperinnere und bei voll ausgebildeten Wirbelsäulenverletzungen wird Bettruhe von etwa 6 Wochen erforderlich sein; andere Wirbelkörperbrüche, auch solche mit geringer Bandscheibenbeteiligung, erfordern eine Bettruhe von nur etwa 3 Wochen. Während der Bettliegezeit läuft am Tag nach dem Unfall die krankengymnastische Übungsbehandlung an, bestehend aus Atemgymnastik, Armgymnastik einschließlich Baligerätübungen, Bauchmuskelgymnastik, Durchbewegen der unteren Gliedmaßen gegen Widerstand, Bettfahrrad.

Bei stabilen Wirbelbrüchen kann ab 10. Tag, bei instabilen etwa ab 20. Tag die Seitenlage, meist zu diesen Zeiten aber schon die Bauchlage eingenommen werden.

Der Frage des Aufstehenlassens geht unmittelbar das Schwimmen (Einlaß mit der Schwebetrage) voraus. Die Belastung der Wirbelsäule beginnt mit Stehübungen am Bettrand und wird nach 2–3 Tagen mit den ersten Gehübungen im Gehwagen und mit Unterarmstützen fortgesetzt. Die weitere Übungsbehandlung vollzieht sich in den Räumen der Krankengymnastikabteilung, zur Einzelbehandlung kommt die Gruppenbehandlung und die Bäderbehandlung (Stangerbad) hinzu. Zu achten ist stets auf korrekte Sitzposition (fester Stuhl mit normaler Sitzhöhe, kein tiefer Sessel). Längere Autofahrten sind bis zu 4 bzw. 6 Monaten zu vermeiden. Heben und Tragen soll zugelassen werden, wenn der Patient ausdauernd ermüdungsfrei ist und im Röntgenbild die Umbauzone sich der Umgebung angleicht.

Für die umfassende Wiederherstellung des verletzten Wirbelsäulenabschnittes kommt es nicht auf eine ausgedehnte Liegebehandlung, sondern auf eine möglichst frühzeitige Wiederaufnahme der Tätigkeit der unverletzt gebliebenen Elemente und Systeme an, um die für den Wirbelbruch schädliche allgemeine Atrophie gar nicht erst entstehen zu lassen. An der Lendenwirbelsäule kommt es in besonderem Maße darauf an, daß der ausheilende Wirbel sich in das System wieder eingliedert, nicht daß umgekehrt etwa die Wirbelsäule sich dem verletzten Segment durch Abbau ihrer Leistungsfähigkeit anpaßt.

Gerade an der Lendenwirbelsäule kann sich die funktionelle Behandlung als so leistungsfähig erweisen, daß äußere Hilfsmittel, wie Gipsmieder oder orthopädische Hilfsmittel, entbehrlich bleiben. Das 3-Punkt-Stützkorsett wird aus diesem Grunde von uns bei Unfallverletzten nicht angewandt. Es fragt sich, ob dieses Korsett, das wie ein Exoskelett wirkt, der Dynamik der Wirbelsäule überhaupt gerecht wird.

Die Vielgliedrigkeit der Wirbelsäule bedarf doch wohl grundsätzlich mehr der Funktions- als der statischen Beanspruchung und auch nur unter der funktionellen Belastung gewinnt sie zurück, was sie durch das Trauma einbüßte. Daran sollte bei allen Wirbelsäulenverletzungen gedacht werden.

Literatur

Lob A (1955) Die Wirbelsäulenverletzungen und ihre Ausheilung. 2. Aufl. Thieme, Stuttgart

Operative Therapie der Verletzungen der Halswirbelsäule

J. Böhler

Unfallkrankenhaus Lorenz Böhler, Donaueschingenstraße 13, A-1200 Wien

Die operative Stabilisierung von Halswirbelsäulenverletzungen bringt eine wesentliche Abkürzung der Behandlungszeit; sie erleichtert die Pflege, v. a. bei Mehrfachverletzungen. Sie erspart die Extensionsbehandlung und die anschließende Ruhigstellung mit Halo-Weste oder Minerva-Gipsverband durch viele Monate, die v. a. für betagte Patienten eine schwere Belastung bedeutet. Druck auf die Medulla oder auf Nervenwurzeln kann operativ entlastet werden.

Ein besonders schwerwiegendes Argument gegen die Extensionsbehandlung bei gleichzeitiger Rückenmarkbeteiligung hat Breig [3] gebracht, der zeigen konnte, daß es durch Zug zu einer Dehnung der Medulla und zu einem Aufklaffen der meist queren Medullawunde kommt, was zur Narben- und Zystenbildung führt und eine Regeneration verhindert. Die am Schädel angreifende Extension bewirkt eine Verlängerung der Halswirbelsäule von 1 cm. Diese Tatsache läßt die althergebrachte Extensionsbehandlung in neuem Licht erscheinen, und man muß deren therapeutische Zweckmäßigkeit neu überdenken. Breig fordert bei Rückenmarkbeteiligung eine möglichst rasche Entlastung der Medulla vom direkten Druck mit anschließender Stabilisierung und dann eine Entspannung der Medulla durch die Zervikolordodese, mit der er die Halswirbelsäule in Lordose fixiert.

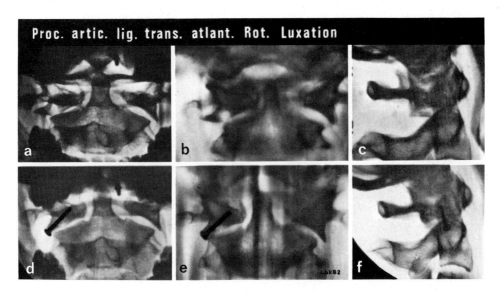

Abb. 1a–f. 33jähriger Patient, Autounfall. a–c Rotationsluxation des Atlas mit beiderseitigem knöchernen Ausriß des Lig. transversum atlantis und Bruch des Gelenkfortsatzes des Atlas mit stärkerer Verschiebung. d–f Vom lateralen Zugang wurde das abgebrochene Stück des Gelenkfortsatzes reponiert und mit einer Zugschraube stabilisiert (b und e: prä- und postoperative Tomogramme)

Obere Halswirbelsäule

Der Berstungsbruch des Atlas nach Jefferson gibt in der Regel keine Operationsindikation. Technisch wäre diese Fraktur operativ auch nur schwer zu stabilisieren. Mit der Extensionsbehandlung rücken die auseinandergewichenen Gelenkfortsätze wieder zusammen, und es kann bald mit der Halo-Weste eine ambulante Behandlung erfolgen. Bei verbleibender Verschiebung mit entsprechenden Beschwerden muß eine okzipitozervikale Fusion erfolgen, die aber eine beträchtliche Behinderung der Kopfbewegungen bedeuten. Gelenkfortsatzbrüche des Atlas mit Verschiebung und gleichzeitiger Rotationsluxation werden vom seitlichen Zugang aus freigelegt, reponiert und stabilisiert (Abb. 1) [1].

Frakturen des Dens werden auch bei konservativer Behandlung fast immer fest, nach Jahna [4] ist aber v. a. bei primärer Diastase eine äußere Ruhigstellung bis zu 9 Monaten erforderlich. Durch die Extensionsbehandlung wird diese Diastase noch vermehrt und dadurch auch die knöcherne Heilung verzögert. Die Kompressionsosteosynthese mit Schrauben setzt die Fraktur unter Druck und die knöcherne Heilung erfolgt in der Regel innerhalb von 6 bis 8 Wochen, wobei eine äußere Ruhigstellung mit einer Kunststoffkrawatte genügt [2]. Die Verletzten können einen Tag nach der Operation aufstehen und nach wenigen Tagen das Krankenhaus verlassen (Abb. 2).

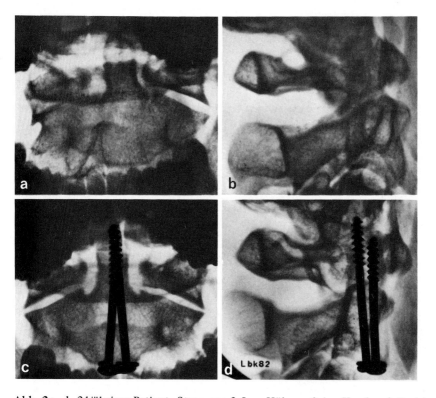

Abb. 2a–d. 21jähriger Patient, Sturz aus 2,5 m Höhe auf den Kopf. a, b Fraktur des Dens mit Verschiebung nach hinten und Rotationssubluxation des Atlas. Reposition durch Zug am Halo; Densverschraubung vom vorderen Zugang. c, d Nach 8wöchiger Ruhigstellung in einer Kunststoffkrawatte war die Densfraktur fest knöchern geheilt

Vor allem im höheren Alter bringt dieser Eingriff eine wesentliche Erleichterung der Behandlung. Im Gegensatz zur sonst empfohlenen hinteren atlantoaxialen Spondylodese bedeutet die Verschraubung eine anatomische Wiederherstellung und hinterläßt keine Rotationsbehinderung des Kopfes. Bei stärkeren Verschiebungen im Atlantoaxialgelenk kommt es zu einer Abknickung der A. vertebralis und dadurch zu Bewußtseinsstörungen, die nach der Reposition wieder verschwinden.

Flexionsfrakturen des Dens, die in den Körper des Axis hineinreichen, können mit Kompressionsschrauben allein nicht stabilisiert werden, da es infolge der Kompression zu einem Abwärtsgleiten des Dens kommt. Diese Verkürzung läßt sich mit einer Antigleitplatte verhindern. Wir haben bisher 60 Densfrakturen mit vorderer Kompressionsosteosynthese versorgt, 11 davon mit einer Antigleitplatte, 7 davon sind nicht knöchern geheilt und mußten mit hinterer Spondylodese C1/C2 stabilisiert werden. Die Ursache war in der Regel ungenügende Schraubenlage und dadurch nicht ausreichende Stabilität. Hohes Alter war keine Kontraindikation, die ältesten 3 Patienten waren 86 Jahre, ihre Frakturen sind komplikationslos geheilt. Ein Todesfall trat bei einer 83jährigen marantischen Patientin mit nur 36 Kilo auf, die am 4. Tag postoperativ an einer Pulmonalembolie verstarb, nachdem sie bereits mobilisiert war.

Für Pseudarthrosen des Dens ist die Schraubenosteosynthese nicht geeignet. Wir stabilisieren diese mit vorderer und hinterer Spanverpflanzung, wobei der vordere Span die Pseudarthrose überbrückt und in einen Kanal in den Dens eingeführt wird [2].

Die Gehenktenfraktur durch die Bogenwurzeln des Axis läßt sich in der Regel gut konservativ behandeln. Die direkte Verschraubung der Pedunculi nach Judet [5] ist wegen der unmittelbaren Nachbarschaft der A. vertebralis nicht ungefährlich, v. a., wenn eine Hyperplasie der einen A. vertebralis besteht; der Pedunculus ist dann so schmal, daß eine Verletzung der Arterie fast unvermeidlich ist. Bei verbleibender Instabilität der zerrissenen Bandscheibe C2/C3 ist die vordere Verblockung dieser Bandscheibe dann der einfachere Eingriff.

Auf keinen Fall sollten für diese Verletzung oder auch für die Densfraktur langstreckige Verblockungen durchgeführt werden, sowie bei der Densfraktur vom Okziput bis zur Brustwirbelsäule mit Palacos [7] oder bei der Gehenktenfraktur mit einer vorderen Kreuzplatte von C1 bis C5. Diese Osteosynthesen berücksichtigen nicht den Grundsatz, daß Fusionen möglichst kurzstreckig − am besten nur über ein Segment, geführt werden sollen.

Mittlere und untere Halswirbelsäule

Wir stabilisieren fast alle schweren Verletzungen der unteren Halswirbelsäule operativ und zwar in der Regel von vorne mit der H- oder Doppel-H-Platte und nur ausnahmsweise von hinten [6].

Eine zwingende Indikation ist gegeben bei den rein ligamentären Zerreißungen, da diese erfahrungsgemäß nach konservativer Behandlung häufig reluxieren. Der Cloward-Knochendübel ist bei Zerreißungen der hinteren Elemente, v. a. bei veralteten Verletzungen insuffizient. Bald nach der Operation kommt es wieder zur Abknickung der Wirbelsäule, die dann weiter fortschreitet und sekundär mit einer kombinierten vorderen und hinteren Spondylodese stabilisiert werden muß (Abb. 3).

Bei einer Densfraktur mit gleichzeitiger Zerreißung der Bandscheibe C6/7 bei einer 81jährigen Patientin wurden beide Verletzungen vom gleichen operativen Zugang aus stabilisiert. Diese Hyperextensionszerreißungen der Bandscheibe sind manchmal röntgenologisch

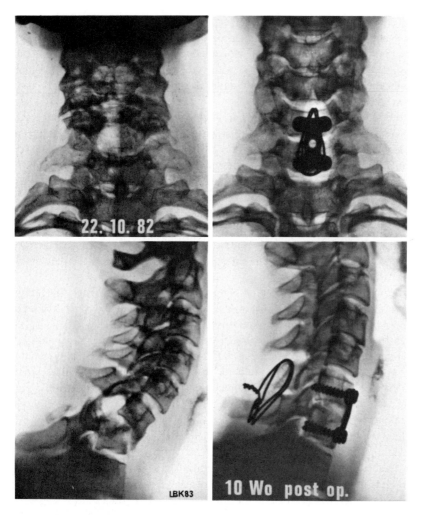

Abb. 3a–d. 40jähriger Patient mit einer Luxation C6 auf C7. Zuerst 3 Monate Minerva-Gips; wegen Reluxation Cloward-Dübel. **a, b** Eine Woche später war es wieder zur Reluxation gekommen. **c, d** Nach 4 Monaten Osteotomie und Reposition vom vorderen Zugang; Knochenblock und H-Platte; zusätzlich hintere Spondylodese mit Knochenblock und Drahtnaht. Feste knöcherne Heilung

auch auf Funktionsaufnahmen schwer darstellbar und werden dann mit der Diskographie verifiziert. Trotzdem können sie schwere neurologische Ausfälle bis zur Querschnittslähmung machen. Auch diese Verletzungen sollen operativ stabilisiert werden.

Verhakte Wirbelluxationen lassen sich in der Regel vom vorderen Zugang durch Auseinanderspreizen der Wirbelkörper und mit dem Repositionsgerät von Cloward gut reponieren. Dies gelingt auch bei einseitig verhakten Rotationsluxationen, die manchmal konservativ oder im Zug nicht reponiert werden können. An der Zerviko-Dorsalgrenze gelingt die Reposition konservativ nicht, operativ wird die Luxation von hinten reponiert und stabilisiert und anschließend auch eine vordere Fusion der zerrissenen Bandscheibe durchgeführt (Abb. 4).

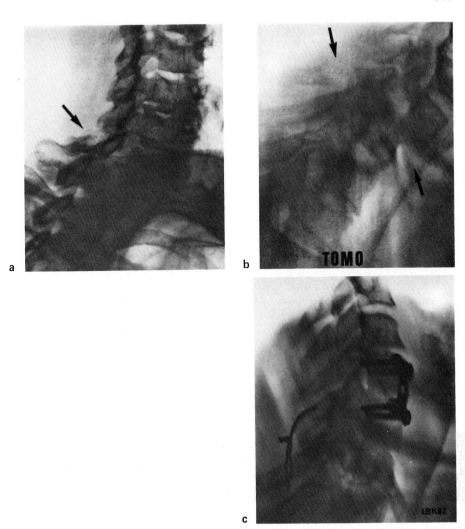

Abb. 4a–c. 54jähriger Patient, Autounfall; verhakte Luxation C7-TH1 mit subtotaler Parese. a Die Verhakung ist auf der Schrägaufnahme deutlich zu erkennen. b Tomogramm: Verschiebung von C7 um mehr als halbe Wirbelkörperbreite nach vorne. c Lösung der Verhakung vom hinteren Zugang; Drahtnaht und Knochenblock. Anschließend vom vorderen Zugang Knochenblock und H-Platte. Rückbildung der Lähmung

Kompressionsfrakturen der Halswirbelkörper lassen sich durch Hyperlordosierung und Zug nicht aufrichten, die Wirbelsäule nimmt zwar ihren lordotischen Schwung an, die Keilform des Wirbels verbleibt und nach dem Entfernen des ruhigstellenden Verbandes kommt es wieder zur Abknickung der Wirbelsäule. Es soll deshalb schon primär eine operative Auffüllung des entstandenen Defektes und Plattenosteosynthese durchgeführt werden, wobei beim Frischverletzten in der Regel 2 Segmente fusioniert werden müssen.

Bei Teillähmungen ist die operative Entlastung und anschließende Fusion dringlich. Die Laminektomie für diese Verletzungen ist obsolet und erhöht die Instabilität. Der Druck auf die Medulla erfolgt von vorne, daher muß auch die Entlastung von vorne erfolgen.

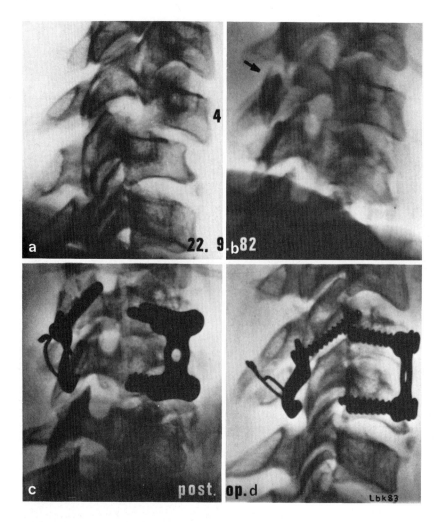

Abb. 5a–d. 41jähriger Patient, Autounfall; a, b Luxationsfraktur C4/5 mit Abbruch des Gelenkfortsatzes. c, d Kombinierte vordere und hintere Spondylodese mit Magerl-Hakenplatte und Verschraubung des Gelenkfortsatzes und H-Platte vorne

Umstritten ist die Zweckmäßigkeit der operativen Stabilisierung bei der totalen Querschnittlähmung, da erfahrungsgemäß so gut wie keine Aussicht auf eine Funktionsrückkehr des Rückenmarks besteht. Durch die operative Stabilisierung wird aber die Pflege erleichtert und die Rehabilitationsbehandlung kann früher einsetzen.

Eine besondere Problematik stellen die Luxationsfrakturen mit Brüchen der Gelenkfortsätze dar. Bei diesen ist häufig die Indikation für eine Stabilisierung von hinten gegeben, wir verwenden dazu mit gutem Erfolg die Hakenplatten nach Magerl, persönliche Mitteilung. Bei Frakturen der Gelenkfortsätze besteht einerseits eine besondere Instabilität, andererseits wird beim Bruch des oberen Anteils des Gelenkfortsatzes des unteren Wirbels das Fragment in das Foramen intervertebrale hineinverschoben und drückt dort auf die Wurzel. Bei der vorderen Fusion kann dieses Fragment nicht erreicht und deshalb die Wurzellähmung nicht beeinflußt werden. Vom hinteren Zugang aus wird der abgebrochene Gelenkfortsatz reseziert; die Stabilisierung mit der Hakenplatte ist aber gelegentlich nicht ausreichend, so daß zusätzlich auch noch von vorne stabilisiert werden muß. Ebenso haben wir bei der vorderen Stabilisierung allein bei diesen Fällen eine Reluxation gesehen und mußten deshalb auch noch hinten stabilisieren. Deshalb führen wir jetzt in der Regel schon primär eine kombinierte hintere und vordere Spondylodese durch (Abb. 5).

Eine besondere Indikation zur operativen Stabilisierung sind die Frakturen der Bechterew-Wirbelsäule. Wegen der Versteifung der Wirbelsäule wirken sich alle Bewegungen nur an der Frakturstelle aus und die äußere Ruhigstellung ist dadurch erschwert. Mit der operativen Behandlung kann gleichzeitig auch eine bestehende Kyphose ausgeglichen und damit der Blick nach vorne wieder freigegeben werden.

Zusammenfassung

An der oberen Halswirbelsäule gibt v. a. die Densfraktur eine Indikation zur operativen Behandlung, wobei die direkte Verschraubung der Fraktur der hinteren atlantoaxialen Spondylodese vorzuziehen ist. An der mittleren und unteren Halswirbelsäule werden fast alle schweren Verletzungen operativ stabilisiert und zwar in der Regel von vorne mit der H- oder Doppel-H-Platte. Dies gilt v. a. für die rein ligamentären Zerreißungen, die häufig nach konservativer Behandlung reluxieren. Auch verhakte Wirbelluxationen lassen sich vom vorderen Zugang gut reponieren. Kompressionsfrakturen der Wirbelkörper richten sich durch Lordosierung nicht auf und sollen deshalb von vorne aufgefüllt und stabilisiert werden. Teillähmungen geben eine dringliche Indikation zur Entlastung und Fusion von vorne. Bei totalen Querschnittlähmungen besteht auch postoperativ fast keine Aussicht auf eine Funktionsrückkehr des Rückenmarks. Die operative Stabilisierung erleichtert aber die Pflege. Bei Luxationsfrakturen mit Brüchen des oberen Anteils des unteren Gelenkfortsatzes ist das Fragment in das Foramen intervertebrale hineinverschoben und kann dort auf die Wurzel drücken. Dieses Fragment ist von vorne nicht erreichbar und muß daher vom hinteren Zugang aus entfernt werden. Die Stabilisierung erfolgt dann mit Hakenplatten nach Magerl. Wegen der bei diesen Fällen nicht immer ausreichenden Stabilität verwenden wir daher jetzt die hinteren Hakenplatten und gleichzeitig die vordere interkorporale Spondylodese mit H-Platte. Auch ältere Frakturen der HWS werden operativ von vorne stabilisiert ebenso wie Bechterew-Frakturen, bei denen gleichzeitig durch Einsetzen eines Knochenkeiles die bestehende Kyphose ausgeglichen werden kann.

Literatur

1. Barbour JR (1971) Screw fixation in fractures of the odontoidprocess. S Austr Clin 5:20
2. Böhler J (1982) Anterior stabilization for acute fractures and nonunions of the dens. J Bone Jt Surg [Am] 64:18–27
3. Breig A (1978) Adverse mechanical tension in the central nervous system. Almqvist & Wiksell, Stockholm
4. Jahna H (1977) Vorschläge zur Vermeidung von Pseudarthrosen nach Frakturen des Dens axis. Unfallchirurgie 3:19
5. Judet R (1969) Colloque sur les fractures et luxations récentes du rachis cervical. Rev Chir Orthop 55:69

6. Orozco-Del Clos R, Llovet-Tapies J (1970) Osteosintesis en les fracturas de raquis cervical. Rev Ortop Traumatol 14:285
7. Pankert G, Fliedner E (1981) Möglichkeiten der operativen Behandlung der Halswirbelsäulenverletzungen unter Berücksichtigung der temporären dorsalen Versteifung mit Palacos. Unfallheilkunde 84:432–437

Operative Therapie der Verletzungen von Brust- und Lendenwirbelsäule

L. Kinzl

Leitender Oberarzt Unfallchirurgische Abteilung, Universitätsklinik Ulm, Postfach 38 80, D-7900 Ulm

Zweifelsfrei ist die überwiegende Anzahl traumatisch bedingter Läsionen an der Brust- und Lendenwirbelsäule konservativ frühfunktionell zu behandeln [1] und nur ein relativ geringer Anteil von Frakturen bzw. Luxationen, vornehmlich im Kyphosescheitel der BWS sowie am thorakolumbalen Übergang operativ anzugehen.

Operationsindikationen

sehen wir bei
1. den Kompressionsfrakturen mit exzessiver Keilwirbeldeformation. Dabei erscheint uns die operative ventrale Aufrichtung und Abstützung der Wirbelsäule um so notwendiger, je jünger die Patienten und je schlechter die zu erwartenden Kompensationsmöglichkeiten der benachbarten Wirbelsäulenabschnitte sind.
2. Den Berstungsfrakturen mit Zerstörung der Wirbelkörperhinterkante, Einengung des Spinalkanals und dadurch bedingter oder zu erwartender neurologischer Schädigung des Rückenmarks.
3. Den kompletten Wirbelkörpervertikalfrakturen mit Interposition von zerrissenem Bandscheibenmaterial, welches eine knöcherne Konsolidierung behindert und das Entstehen von schmerzhaften Pseudarthrosen begünstigt.
4. Den Rotationsflexionsbrüchen mit kombiniert ossoligamentärer Instabilität und evtl. begleitender Bandscheibenzerreißung. Trotz ausreichender Reposition erweist sich dieser Verletzungstypus oft als neuroaggressiv, führt zu sekundärer Deformierung und bleibender Instabilität, weswegen unseres Erachtens ein primär kombiniert dorsoventralseitiges Vorgehen mit Stabilisation der ventralen und dorsalen Wirbelsäulenkomponenten erforderlich wird.
5. Den Luxationen bzw. Luxationsfrakturen mit völliger Dissoziation der Wirbelsäule und begleitender Querschnittsymptomatik. Frühzeitig operativ stabilisierende Maßnahmen bieten bei derartig instabilen Verhältnissen an der Wirbelsäule die günstigsten Voraussetzungen für eine Rehabilitation dieser Paraplegiker.

6. Den sekundären posttraumatischen Deformitäten, welche einmal durch Nachsinterung verletzter Wirbel entstehen, zum anderen aber auch durch rein diskoligamentäre Verletzungen hergerufen werden können.

Taktisches Vorgehen

Ist die Indikation zu operativem Vorgehen gegeben, so läßt sich das Behandlungsziel, „die physiologische Form und Funktion der Wirbelsäule wieder herzustellen", durch die Kombination von Reposition und anschließender Stabilisation der betreffenden Segmente erreichen.

Ob dabei von dorsal, von ventral oder kombiniert zugegangen werden sollte, bleibt dem Einzelfall überlassen und muß für jede Fraktursituation, auch in bezug auf die neurologische Situation überdacht werden.

Ein *primär dorsalseitiges Vorgehen* erscheint ratsam beim Vorliegen von Luxationsfrakturen ohne und mit neurologischer Symptomatik. Gleiches gilt für Kompressionsberstungsfrakturen, die mit zusätzlicher Schädigung dorsalseitiger knöcherner wie ligamentärer Elemente kombiniert sind. Inwieweit in derartigen Fällen eine alleinige Stabilisation der Wirbelsäule von dorsal her ausreicht, ist abhängig zu machen von der Suffizienz der ventralseitigen Wirbelkörperabstützung.

Die Indikation zur *primär ventralseitigen Freilegung* ist gegeben beim Vorliegen von Kompressionsfrakturen mit Hyperkyphose, bei Berstungsfrakturen mit intaktem dorsalem Bogenelement, Bandscheibenzerreißungen, pseudarthrosegefährdeten Spaltbrüchen, sowie ventralseitiger Spinalkanaleinengung, welche sich durch anterolaterale Enttrümmerung optimal beseitigen läßt.

Operationstechnik

Dauerhafte Korrekturen von exzessiv konfigurierten Keilwirbeln lassen sich unseres Erachtens nur erreichen, wenn nach dem Repositionsaufrichtungsvorgang die entstandenen Hohlräume im spongiösen Bereich des Wirbelkörpers effektiv durch autologe Spongiosa bzw. kortikospongiöse Keile aufgefüllt werden.

Für den thorakalen Bereich bedeutet dies, daß transthorakal eingegangen werden muß. Die notwendige Aufrichtung im Frakturbereich geschieht entweder mit Hilfe eines speziellen, von Morscher [3] angegebenen Spreizers oder der Beckenrepositionszange, wobei in die benachbarten Wirbelkörper des aufzurichtenden Wirbels Kortikalisschrauben eingebracht, diese mit den Branchen der Repositionszange erfaßt und distrahiert werden. Infolge der physiologischen thorakalen Kyphose bleiben die in die Defektzonen eingebolzten kortikospongiösen Späne fest in ihrem Bett eingekeilt und bedürfen keiner zusätzlichen Implantatfixation.

Am thorakolumbalen Übergangsbereich hingegen sollte eine zusätzliche Implantatabsicherung erfolgen. Die verriegelnde Platte darf aber nur das fusionierte Segment überbrücken, da anderenfalls bei Einbeziehung von noch intakten angrenzenden Bewegungssegmenten mit einer frühzeitigen Auslockerung der das Plattenimplantat fixierenden Schrauben zu rechnen ist.

Die weiträumigste ventralseitige Darstellung des thorakolumbalen Überganges gelingt durch retroperitoneal-transdiaphragmales Vorgehen. Spinalkanaleinengungen durch dislozierte Fragmente von zerstörten Wirbelkörperhinterkanten oder prolabierte Diskusmassen lassen sich auf diesem Wege von anterolateral her leicht enttrümmern.

Dem dekomprimierenden Eingriff folgt konsequenterweise die interkorporelle Fusionierung, welche bei zusätzlich vorhandener Verletzung dorsalseitiger knöcherner wie ligamentärer Strukturen komplettiert werden muß durch eine dorsalseitige Stabilisation. Uns erscheint in diesem Zusammenhang die kurzstreckige, nur das verletzte Bewegungssegment überbrückende, transpedunkulär fixierende Plattenosteosynthese als effektivste Lösung.

Ähnlich stabile Verhältnisse garantiert die von Magerl [2] entwickelte Fixationstechnik mit dem äußeren Spanner. Er glaubt, mit dieser Technik teilweise auf die von uns stets propagierte ventralseitige Defektauffüllung verzichten zu können, da er anhand seiner Fälle mit langen Fixateur externe-Liegezeiten durch spontane Defektauffüllung nach Implantatentfernung keine Korrekturverluste hinnehmen mußte.

Diese Korrektureinbußen treten demgegenüber in etwa 2/3 der Fälle in Erscheinung, wenn man ausschließlich die zuvor beschriebenen Frakturtypen durch dorsalseitige Plattenosteosynthese über 4–5 Segmente in der Technik nach Roy-Camille [4] stabilisiert. Zudem ereignen sich dabei häufig Schraubenbrüche an den endständigen, die Platte transpendunkulär fixierenden Schrauben.

Wie eingangs erwähnt, bevorzugen wir beim Vorliegen von Luxationsfrakturen mit neurologischer Symptomatik stets ein primär dorsalseitiges Vorgehen.

So erfolgte beispielsweise bei einem jungen Motorradfahrer mit Luxationsfraktur am thorakolumbalen Übergang und zunehmender Querschnittsymptomatik die primäre dorsalseitige Freilegung mit Hemilaminektomie, wobei allerdings die ventralseitig in den Spinalkanal eingepreßten Bandscheibenmassen nicht gänzlich entfernt werden konnten. Wegen der bestehenden Instabilität wurde nach Reposition transpedunkulär stabilisiert und eine Zuggurtung an den Dornfortsätzen angelegt. Nach Wundverschluß erfolgte die Umlagerung des Patienten, thorakolumbale Freilegung und Ausräumung der ober- und unterhalb des 1. LWKs liegenden Bandscheiben. Dabei zeigte sich, daß in der Tat die Hauptmasse der verletzten Bandscheiben zwischen BWK 12 und LWK 1 nach dorsal hin prolabiert waren und den Spinalkanal von vorne her erheblich einengten. Die Defektauffüllung geschah dann in der gewohnten Weise mit kortikospongiösem Material. Die Sicherung der Späne nahmen wir jeweils mit einer 1-Lochplatte vor. Bei rückläufiger neurologischer Ausfallsymptomatik gelang es den Patienten voll zu rehabilitieren, bei nur leichtgradig fortbestehender Paraspastik ist der Patient in der Lage, selbständig ohne Stockhilfe zu gehen, die Blasen-Mastdarm-Funktion ist regelrecht, der Bewegungsumfang der Wirbelsäule, was den thorakolumbalen Übergang anbelangt, nur geringfügig vermindert.

Zusammenfassung

Beim Vorliegen operationsbedürftiger Läsionen an der thorakalen wie lumbalen Wirbelsäule sollte
1. auf der Seite der größten Instabilität primär eingegangen werden,
2. eine vorliegende Spinalkanaleinengung durch Reposition, anterolaterale Enttrümmerung bzw. Laminektomie dekomprimiert werden, und
3. das instabile Bewegungssegment kurzstreckig evtl. von ventral und dorsal fusioniert werden.

Literatur

1. Lob A (1954) Die Wirbelsäulenverletzung und ihre Ausheilung. Thieme, Stuttgart
2. Magerl F (1980) Operative Frühbehandlung bei traumatischer Querschnittslähmung. Orthopäde 9:34
3. Morscher E (1972) Operative Aufrichtung von Wirbelfrakturen. Unfallheilkunde 75:555
4. Roy-Camille R, Berteaux D, Saillant J (1979) Early management of spinal injuries. Recent advances in orthopaedics, vol 3. Livingstone, Edinbourgh

Primärbehandlung der Querschnittläsion

H. Hertz, R. Schabus und A. Böhler

I. Universitätsklinik für Unfallchirurgie, Alser Straße 4, A-1097 Wien

Jeder Patient mit einer nicht näher definierten Wirbelsäulenverletzung mit oder ohne sofortige Querschnittsymptomatik ist während der Bergung und während des Transportes bis zur definitiven Versorgung im Krankenhaus in größter Gefahr einen zusätzlichen irreversiblen Schaden zu erleiden, wenn Bergung und Transport unsachgemäß durchgeführt werden. Im folgenden wird hier ein Behandlungsplan für die Erstversorgung von Wirbelsäulenverletzten mit Querschnittsymptomatik signifiziert, wie er in der internationalen Literatur empfohlen wird und sich auch in unserer eigenen Erfahrung bewährt hat.

Diagnostik am Unfallort

Bei jedem Unfall mit nicht völlig eindeutigem Verletzungsmechanismus und besonders bei bewußtlosen Patienten muß an eine zusätzliche Wirbelsäulenverletzung mit Rückenmarkbeteiligung gedacht werden. Die Diagnose stützt sich auf eine möglichst genaue Erhebung der Anamnese mit Befragung des Patienten, soweit dies möglich ist. Auch eine scheinbar unverletzte Wirbelsäule muß in den genannten Fällen durch Inspektion, Palpation und Prüfung der peripheren, sensiblen und motorischen Funktionen untersucht werden. Durch diese grobneurologische Untersuchung sollen folgende Fragen möglichst exakt beantwortet werden:
1. inkomplette oder komplette Querschnittläsion,
2. vermutliche Höhe dieser Läsion,
3. Intervall zwischen Unfall und Auftreten der neurologischen Symptomatik,
4. eventuelle Verschlimmerung eines neurologischen Ausfalls, der schon primär sofort nach der Verletzung bestanden hat.

Dabei geben das neurologische Kontrolldreieck an der oberen Extremität (C_6-C_8-TH_1) und an der unteren Extremität die eventuelle sakrale Aussparung bei S_5 eindeutige Hinweise, ob eine inkomplette oder komplette Querschnittläsion vorliegt. Nach Versorgung der zusätzlichen Verletzungen kann mit der Bergung begonnen werden. Folgende Grundsätze für

Bergung und Transport gelten auch bei sicheren oder fraglichen Wirbelsäulenverletzungen sowie für jede Extremitätenverletzung: Ruhe, Schienung und Vermeidung weiterer Schädigung. Im Gegensatz zu Extremitätenfrakturen, bei denen meist ein leichter Zug sowohl zur Ruhigstellung als auch zur Schmerzlinderung angezeigt ist, darf an der Wirbelsäule ohne exakte röntgenologische Diagnose kein Zug ausgeübt werden, um eine zusätzliche Schädigung der Rückenmarkdurchblutung zu vermeiden. In Österreich werden pro Jahr etwa 100 Querschnittverletzungen registriert. Bei etwa 2–3% der Verletzten wird die primär inkomplette Querschnittläsion durch unsachgemäße Bergung oder Lagerung in eine komplette übergeführt.

Bergung

Die Bergung durch einen Helfer ist praktisch nicht möglich. Zunächst Differenzierung der Höhe der Läsion. Bei Bergung eines Verletzten mit einer zervikalen Querschnittläsion kann man zunächst mit dem Halsschienengriff die Halswirbelsäule stabilisieren und mit einer Schanz-Krawatte oder besser mit einem Halo-Fixateur die Halswirbelsäule fixieren.

Halsschienengriff

Der Verletzte wird aufgefordert, ruhig liegen zu bleiben und jede aktive Bewegung zu unterlassen. Während sich der Helfer mit einer Hand auf einer Schulter abstützt und die Finger den Nacken des Verletzten umfassen, wird mit der anderen Hand der Kopf festgehalten und an den gegenseitigen Unterarm geschient. Die Schienung mit einer Schanz-Krawatte ist oft nicht ausreichend, weil sie die Rotationsbewegungen nicht verhindert. Wenn die Verdachtsdiagnose bei Einsatzbeginn bereits bekannt ist, kann auch an der Unfallstelle zur Ruhigstellung von Halswirbelverletzungen ein Halo-Fixateur montiert werden. Jedoch auch dabei ist darauf zu achten, daß Zug auf die Wirbelsäule vermieden wird. Bei Anlegen des Halo-Fixateur externe muß zunächst die HWS von einem Helfer durch den Halsschienengriff stabilisiert werden. Anschließend wird die entsprechende Ringgröße des Halos ausgewählt, es ist hier zwischen 3 Ringgrößen zu wählen. Der ausgewählte Ring wird nun mit 3 oder 4 Justierschrauben am Schädel fixiert und zwar so, daß der Ring etwa 1 cm kranial der Ohren zu liegen kommt. Desinfektion und Lokalanästhesie der Hautareale in die die Fixierstifte eingebracht werden sollen. Nun werden die Stifte eingedreht und kreuzweise mit dem Drehmomentschraubenzieher angezogen. Hierbei muß man darauf achten, daß nicht mehr als 8 mkp pro Stift festgezogen wird. Anschließend wird die Halo-Weste mit dem zugehörigen Rahmengestell zur Verbindung mit dem Ring angelegt. Der Kopf wird einjustiert und die HWS in die gewünschte Position gebracht. Bei Querschnittläsionen auf Höhe der BWS und LWS kann der Wirbelsäulenverletzte mittels Schaufel- oder Brückengriff geborgen werden:

Schaufelgriff

Für die richtige Bergung mit dem Schaufelgriff sind 4 Helfer nötig. 3 Helfer gehen dicht neben dem Verletzten auf das dem Kopf nähere Knie nieder. Der Helfer am Kopfende wendet den Halsschienengriff an. Umfassen des Verletzten auf Brust- und Beckenhöhe und an den Unterschenkeln. Anheben des Verletzten nach dem Gabelstaplerprinzip, vorerst bis auf Kniehöhe. Koordination der Bewegung ist wichtig. Gleichzeitiges und gleichmäßiges Aufstehen der Helfer unter Anweisung des Helfers am Kopfende des Patienten.

Ruckartige Bewegungen sind zu vermeiden. Diese Tragart eignet sich für ein Umlagern des Verletzten auf die Tragbahre. Notfalls ist auch damit ein Transport für kurze Strecken möglich.

Brückengriff

Beim Brückengriff sorgen 4 Helfer für das schonende Aufheben des Verletzten. Ein fünfter stellt die Tragbahre bereit. 3 Helfer stehen mit gespreizten Beinen über dem Verletzten. Fixation zwischen Kopf und Rumpf durch den Halsschienengriff. Niederhocken der Helfer über dem Patienten, Umfassen an Schuler, Beckengürtel sowie an den Unterschenkeln. Gleichzeitiges und gleichmäßiges Anheben des Verletzten durch alle 4 Helfer unter Anordnung und Kontrolle des Helfers am Kopfende des Verletzten. Eine Tragbahre wird von einem 5. Helfer unter den Verletzten geschoben. Diese sollte gut gepolstert sein, um Druckschäden der Haut zu vermeiden. Nun das Lagern auf einer geeigneten Tragbahre als flache Unterlage, wobei nicht die Härte wesentlich ist, sondern die Stabilität. Der Brückengriff sorgt bei gleichzeitigem und gleichmäßigem Vorgehen von geübten Helfern für eine schonende Umlagerung von Wirbelsäulenverletzten.

Zum Transport wird die Lage des Wirbelsäulenverletzten so stabilisiert, daß der Verletzte erst in der Spezialklinik umgelagert werden muß.

Transport

Bei Wirbelsäulenverletzten ist der Helikopter als das Transportmittel der Wahl anzusehen. Die Vorteile sind:
1. die schnelle qualifizierte Hilfe am Unfallort,
2. schonender und rascher Transport in die Spezialabteilung,
3. rasche Bergung auch aus unwegsamen Gelände.

Falls der Transport mit Hubschrauber aus verschiedenen Gründen nicht möglich oder sinnvoll erscheint, muß der Transport mittels Notarztwagen durchgeführt werden. Denn nicht nur die Stabilisierung des Verletzten am Unfallort ist von eminenter Bedeutung, sondern auch die Überwachung des Transportes. Beim Querschnittverletzten ist nicht nur auf die Lokalsymptome, sondern v. a. auf die Dysregulation des gesamten Organismus zu achten (Abb. 1).

Symptomatik der Querschnittläsion

Unterhalb der Rückenmarkverletzung:
Vollständige schlaffe Lähmung der Muskulatur,
Vollständige sensible Lähmung,
Vollständige schlaffe Lähmung der Sphinkteren von Blase und Anus,
Darmatonie,

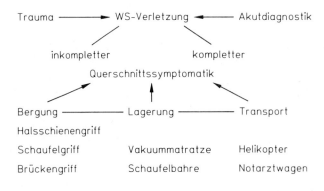

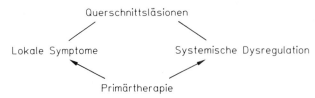

Abb. 1. Management bei Wirbelsäulenverletzungen mit Querschnittsymptomatik

Störung der Atemmechanik,
Spinaler Schock: Fehlen der Eigenreflexe, Fehlen der Fremdreflexe,
Ausfall der Gefäßregulation (Hyper- oder Hypotonie, Bradykardie),
Fehlen der Wärmeregulation,
Minderdurchblutung der Haut,
Herabsetzung des Gewebswiderstandes,
Einschränkung des Flüssigkeitsaustausches,
Einschränkung der Ausscheidung harnpflichtiger Substanzen,
Eiweißverlust,
Elektrolytenverschiebung,
Azidose und Alkalose.

Von diesen Störungen sind schon während des Transportes v. a. Blutdruck, Herzfrequenz, Wärmeverlust, verminderte Hautdurchblutung, eventuelle Störungen der Atemmechanik, Darmatonie und PH-Verschiebung symptomatisch zu behandeln. Als Therapie ist zu empfehlen:
— Kortikoide,
— Kreislaufstabilisatoren,
— Konstanthaltung von Körpertemperatur,
— Verhinderung von lokalen Ischämien der Haut,
— Magensonde,
— Einmal-Katheterismus,
— Trachealintubation beim Bewußtlosen und bei Atemstörung,
— Kontrolle der Blutgase und des Säure-Basen-Haushaltes mit entsprechender Substitution,
— Streßulkusprophylaxe.

Weiterversorgung in einem regionalen Krankenhaus bzw. in der Spezialklinik

Falls der primäre Transport nur in ein regionales Krankenhaus erfolgt, soll zur Optimierung der Ausgangslage des Querschnittverletzten in dieser Abteilung eine Röntgenuntersuchung der gesamten Wirbelsäule zur Feststellung des Verletzungsausmaßes durchgeführt werden. Auch eine nicht knöcherne Verletzung der Wirbelsäule schließt die Rückenmarkbeteiligung nicht aus.

Zur Überwachung der Nierenfunktion im Rahmen der Schockbekämpfung soll gleich ein suprapubischer Blasenkatheter gelegt werden. Dies stellt eine wesentliche Prophylaxe der Infektion des Harntraktes dar. Bei Harnröhrendauerkatheter entsteht innerhalb von 24 h eine Bakteriurie. Wegen der Magen-Darm-Atonie bei den meisten Querschnittläsionen kann eine Beurteilung einer intraabdominellen Blutung sehr schwer sein, daher ist in jedem Zweifelsfall eine Peritoneallavage indiziert.

Begleitverletzungen des Skelettsystems können hier erkannt und primär versorgt werden.

Bei Weitertransport in eine Spezialklinik kann dort bei liegendem Halo-Fixateur oder auf der Vakuummatratze die Abklärung der Wirbelsäulenverletzung durch Computertomographie ohne Gefahr durchgeführt werden. Der Halo-Fixateur bleibt bis zur Operation, präoperative Reposition kann mit Hilfe desselben durchgeführt werden. Auch die intraoperative Extension zur Retention des Repositionsergebnisses ist mit Hilfe des Halo-Fixateur leicht möglich.

Schlußfolgerung

Zusammenfassend kann man sagen, daß die Primärversorgung von Querschnittverletzten nur durch entsprechend geschultes Fachpersonal durchgeführt werden sollte. Dazu ist der Einsatz von speziell ausgerüsteten Helikoptern notwendig, um die Überlebenschancen bzw. die Möglichkeit einer Rückbildung einer inkompletten Querschnittläsion erheblich zu verbessern.

Literatur

1. Breig A (1978) Adverse mechanical tension in the central nervous system. Almqvist & Wiksell, Stockholm
2. Burghart H (1977) Rettungshubschrauber – konstruktive Voraussetzungen und Anforderungen an die Ausstattung. Notfallmedizin 39:428–433
3. Cowley Adams R, Hudson F, Scanlan E, Gill W, Lally JR, Long W, Kuhn AO (1973) An economical and proved helicopter program for transporting the emergency critically ill and injured patient in Maryland. J Trauma 13/12:1029
4. Kossuth LC (1966) Vehicle accidents: Immediate care to back injuries. J Trauma 6/5:582
5. Lechwartal E (1975) Kritische Anmerkungen zum Transport von Halsmarkverletzten. Chirurgie 46:521–523
6. Paulsen HJ (1969) Die Lagerung des Patienten als ein Problem der Erstversorgung in Notfällen. Unfallheilkunde 72/7:273–282

Therapie der pathologischen Wirbelfrakturen

G. Muhr

Direktor der chirurgischen Klinik, BG-Krankenanstalten „Bergmannsheil", Hunscheidtstraße 1, D-4630 Bochum

Von relevanter Bedeutung für die Chirurgie sind unter den pathologischen Frakturen der Wirbelsäule die Tumore. Knochengeschwülste besitzen eine hohe Affinität zur Wirbelsäule. Etwa 5% aller primären Knochentumore sind dort lokalisiert, bei metastatischen Geschwülsten sind es 60%, in Sektionsstatistiken sogar bis zu 80%.

Die Behandlungsergebnisse sind wenig erfreulich. Aus einer Statistik von 320 Wirbelsäulentumoren konnte zwar durch operative Maßnahmen in 74% der gutartigen und in 70% der primär malignen Geschwülste eine Besserung erzielt werden. Jedoch war die durchschnittliche Überlebenszeit bei primär malignen Tumoren 36 Monate, bei metastischen nur mehr 9 Monate. In der letzten Gruppe spielt die Histiogenese für die Prognose eine entscheidende Rolle. So beträgt die Letalität der Patienten mit Absiedlungen durch Mammakarzinom 6 Monate postoperativ 28%, bei Bronchialkarzinomen 79% und bei Sekundärgeschwülsten des Gastrointestinaltraktes 86% [3].

Die ersten *Symptome* äußern sich in lokalisierten Beschwerden, die meist als Lumbalgien gedeutet werden.

Schmerzen sind praktisch in 95% vorhanden.

Neurologische Zeichen sind weniger häufig. So waren bei 320 Wirbelsäulentumoren in 40% sensible Störungen und in nur 10% motorische Ausfälle der erste Hinweis [3]. Da mindestens 30% der anorganischen Knochensubstanz fehlen muß, um radiologisch auffällig zu werden, kommt der Szintigraphie als Erstuntersuchung entscheidende Bedeutung zu.

Laborchemische Parameter können die Differenzierung zwischen Geschwülsten und Erkrankungen erleichtern (z. B. Hyperparathyreoidismus).

Wichtig ist die Differenzierung eines extra- oder intraspinalen Tumorwachstums durch die Myelographie oder Computertomographie.

Die Sicherung der *Diagnose* erfolgt durch die Biopsie. Die Nadelpunktion liefert dabei, entsprechende Übung vorausgesetzt, in 70% verwertbare Resultate, wobei nur das positive Ergebnis beweisend ist. Bei offener Biopsie sollte man möglichst in der selben Sitzung den Tumor entfernen.

Die *Indikation* zum individuellen Vorgehen wird in einer Tumorkonferenz besprochen, an der Pathologe, Radiologe, Strahlentherapeut, Onkologe und Chirurg teilnehmen. Durch die Möglichkeit der modernen Onkotherapie sind bei metastischen Wirbelsäulentumoren die Überlebenszeit nach konservativer oder operativer Therapie ähnlich. Weiter ist zu prüfen, ob anstatt einer aufwendigen chirurgischen Intervention mit fraglicher Prognose neben der onkologischen Behandlung die Tumorembolisation oder Schmerztherapie alternativ oder ergänzend eingesetzt werden kann.

Indikation zur operativen Therapie sind primär maligne Tumore, progredient wachsende benigne Geschwülste mit neurologischer Symptomatik und Instabilität und isolierte metastatische Tumore mit zunehmender neurologischer Symptomatik oder schmerzhafter Instabilität [1].

Die *Operationstechnik* sollte bei den benignen und primär malignen Tumoren kurativ geplant werden, auch isolierte metastatische Tumore können radikal angegangen werden. Dagegen ist bei Systemerkrankungen oder weiteren Absiedlungen, wenn überhaupt, nur eine Palliation angezeigt.

Bei kurativem Vorgehen kann nur operativ ein vorderer Zugang gewählt werden. Ist die Spondylektomie möglich, werden kortikospongiöse Späne eingebracht, wobei an der Hals- und Lendenwirbelsäule zur Sicherung des Implantates eine Plattenosteosynthese erfolgen sollte. Die Kyphose der Brustwirbelsäule verklemmt Knochentransplantate bei intakten dorsalen Bandstrukturen ausreichend stabil. Für Palliativeingriffe eignet sich die Verbundosteosynthese in Kombination mit einer intramedullären Metallprothese oder durch eine Platte besonders gut. Dorsale Fusionen nach Laminektomie bringen nur in Einzelfällen den gewünschten Erfolg.

Intra- und postoperative *Komplikationen* treten selten auf. So kam es bei 72 Patienten ein einziges Mal zu einer Verschlechterung der neurologischen Symptomatik.

Eine postoperative Wundinfektion nach dorsaler Verbundosteosynthese an der oberen Halswirbelsäule, 3 Implantatlockerungen, die durch Korrektureingriffe zu beheben waren und eine Ösophaguswandnekrose, bedingt durch aggressive Bestrahlung, sind als weitere postoperative Komplikationen zu erwähnen, die jedoch chirurgisch korrigierbar waren.

Gestorben innerhalb der ersten 2 Wochen postoperativ sind 6 Patienten mit einem Durchschnittsalter von 72 Jahren. 5 davon hatten inkomplette Querschnittlähmungen im Halsmarkbereich. Alle Patienten starben an pulmonalen Komplikationen. Die Kontrolle der Überlebenszeit der entlassenen Patienten zeigte eine durchschnittliche Periode von 8 Monaten [2].

Diese wenig befriedigenden Ergebnisse erzwingen die systematische Suche nach besseren Behandlungswegen, die nur in Kombination mit modernen Radio-Chemotherapeutika zu finden sein werden. Dies gilt in erster Linie für metastatische Geschwülste.

Bei fast allen primär malignen Wirbelsäulentumoren ist z. Z. für die Operation keine Alternative erkennbar. Greise Patienten mit vorbestehender, fortgeschrittener Rückenmarkkompression sollten nicht mehr operiert werden.

Zusammenfassung

Bei chronischen Rückenschmerzen ab dem 40. Lebensjahr, sollten Wirbeltumore ausgeschlossen werden.

Liegt eine pathologische Fraktur vor, sollte nach Besprechung in einer Tumorkonferenz die chirurgische Resektion empfohlen werden. Die bisher wenig befriedigenden Ergebnisse (Überlebenszeit!) können nur durch frühzeitige Diagnostik und verbesserte Kombinationsbehandlung positiv beeinflußt werden.

Literatur

1. Muhr G (1980) Wirbeltumore: Indikation und operative Therapie. Langenbecks Arch Chir 352:461
2. Muhr G, Tscherne H (1982) Pathologische Frakturen der Halswirbelsäule. Orthopädie 11:77
3. Weidner A (1981) Wirbelsäulentumore. Habilitationsschrift, Med. Hochschule, Hannover

Operative Korrektur posttraumatischer Wirbelsäulendeformitäten

E. Morscher

Direktor der Orthopädischen Universitätsklinik, Felix Platter-Spital, Burgfelderstraße 101, CH-4055 Basel

Die 3 schwerwiegendsten Folgen einer Wirbelsäulenverletzung sind: 1. die definitive Schädigung neuraler Elemente, also von Rückenmark oder Nervenwurzeln, 2. die Instabilität und 3. die Deformität der Wirbelsäule. Während die neurologische Läsion in der Regel schicksalhafte Folge der Wirbelsäulenverletzung selbst ist, sind Instabilität und Deformität schon eher als Folgen einer unsachgemäßen Primärbehandlung zu bezeichnen.

Während in der Primärbehandlung der Wirbelsäulenverletzung die Reposition, d. h. die Beseitigung der Deformität gleichzeitig auch die beste Behandlung der neurologischen Schädigung darstellt, stehen als Indikation für die Beseitigung einer posttraumatischen Deformität die Funktionsstörung, Schmerz und Kosmetik im Vordergrund.

Die posttraumatische Wirbelsäulendeformität äußert sich in erster Linie als Kyphosierung bzw. Gibbusbildung der Wirbelsäule im verletzten Abschnitt. Sie stellt nicht nur ein kosmetisches Problem dar, sondern kann wegen Störung der Statik und Dynamik der Wirbelsäule Ursache hartnäckiger chronischer Rückenschmerzen sein. Nach McNab (1977) hat eine Verringerung der vorderen Wirbelkörperhöhe gegenüber der hinteren um 50% und mehr eine derart starke Inkongruenz der kleinen Wirbelgelenke zur Folge, daß es zwangsläufig zur Spondylarthrose kommt. Kausal lassen sich derart verursachte Schmerzen nur durch Beseitigung der Deformität behandeln.

Posttraumatische Skoliosen, wenn sie nicht Folge einer Paraplegie, also lähmungsbedingt sind, werden wesentlich seltener beobachtet und sind auch dann in der Regel nur geringfügig. Höchst selten bedürfen sie einer operativen Korrektur.

Die posttraumatische Kyphose bzw. Gibbusbildung entsteht einerseits als Folge einer Kompression eines oder mehrerer Wirbelkörper und/oder als Folge einer Zerreißung des sog. hinteren Ligamentkomplexes. Die Zerreißung der hinteren Ligamentstruktur ist „per definitionem" auch einer Instabilität der Wirbelsäule gleichzusetzen (Holdsworth 1970). Es steht hier nicht die Therapie der Primärverletzung und damit die Prophylaxe von posttraumatischen Wirbelsäulendeformitäten zur Diskussion. Es sei aber doch darauf hingewiesen, daß der Hauptgrund für die Häufigkeit posttraumatischer Wirbelsäulendeformitäten darin zu suchen ist, daß den sonst in der Frakturbehandlung üblichen Prinzipien an der Wirbelsäule oft zu wenig Nachachtung verschafft wird. Die Wirbelkompressionsfraktur ist eine spongiöse Fraktur und sollte deshalb wie z. B. ein Schienbeinkopfbruch nach der Reposition abgestützt werden. Eine durch Ligamentzerreißung bedingte Instabilität sollte entsprechend dorsal stabilisiert werden.

Die Prognose einer traumatisch verursachten Wirbelsäulendeformität im Hinblick auf spätere Funktionsstörungen und Schmerzen hängt neben der Schwere der verbleibenden Deformität im wesentlichen von den Möglichkeiten der Wirbelsäule die Deformität zu kompensieren ab, ferner von der zu erwartenden Beanspruchung des Rückens. Schlechte Kompensationsmöglichkeiten liegen vor, wenn die Wirbelsäule schon primär eine fixierte Kyphose, z. B. als Folge eines durchgemachten M. Scheuermann, aufweist, oder wenn eine kompensatorische Hyperlordosierung im benachbarten Wirbelsäulenabschnitt zu Schmerzen disponiert, wie z. B. bei einer Spondylolisthesis. Bei solchen Patienten bietet nur die Wiederherstellung der ursprünglichen morphologischen und funktionellen Verhältnisse die für spätere Schmerzfreiheit notwendigen Voraussetzungen. Der Entschluß zur Operation wird erleichtert, wenn es sich um jüngere Individuen handelt, an deren Rücken überdies voraussichtlich größere Ansprüche gestellt werden.

Die Wahl des Zugangs zur Wirbelsäule hängt wie bei den frischen Verletzungen von der Wahl des Operationsverfahrens ab. Die ossär und damit im Bereiche der Wirbelkörper lokalisierten Deformitäten werden durch einen vorderen Zugang, ligamentär bedingte Rekonstruktionen von dorsal her angegangen. In seltenen Fällen ist ein kombiniertes ventrales und dorsales Vorgehen indiziert.

Als vorderer Zugang bietet sich für die mittlere und untere Halswirbelsäule bis Th2 der anterolaterale Zugang nach Southwick u. Robinson (1957), für die Brustwirbelsäule die Thorakotomie und für die Lendenwirbelsäule der seitliche lumbale Schnitt an. Die überwiegende Mehrzahl der Wirbelkompressionsfrakturen des Erwachsenen ist aber am thorakolumbalen Übergang lokalisiert. Für diesen empfiehlt sich der von uns schon mehrfach beschriebene extraperitoneale-subdiaphragmale Zugang an (Morscher 1970, 1972, 1977, 1978, 1980). Es können von diesem aus ohne Eröffnung des Brust- oder Bauchraumes die Wirbelkörper Th11/Th12 sowie L1 und L2 durch das Bett der 12. Rippe unter Exartikulation derselben erreicht werden. Der Zugang zum thorakolumbalen Übergang erfolgt von links, der Patient wird deshalb in rechter Seitenlage gelagert. Der Hautschnitt erfolgt vom lateralen Rand des M. sacrospinalis über der 12. Rippe bis zum lateralen Rand des M. rectus abdominis. Der M. latissimus dorsi und der M. serratus posterior inferior werden direkt über der 12. Rippe durchtrennt. Hierauf wird das Periost über der 12. Rippe mit Diathermie durchtrennt und diese ausgeschält. Die Ligg. costotransversalia und Ligg. costavertebralia werden durchtrennt und die Rippe exartikuliert. Durch die nun sichtbare kreisrunde Knorpelfläche, die der gelenkigen Verbindung zum Rippenköpfchen entspricht, ist der 12. Wirbelkörper eindeutig identifiziert. Während der Präparation der 12. Rippe ist auf eine Schonung des N. subcostalis, der an der Vorderfläche des Quadratus lumborum verläuft, zu achten. Auch der N. ileohypogastricus, der kaudal vom N. subcostalis an der Vorderseite des Quadratus lumborum in dessen Muskelfaszie verläuft, ist zu schonen. Nach Entfernung der 12. Rippe wird die Pleura stumpf nach kranial geschoben. Zur weiteren Freilegung der Wirbelkörper müssen der M. psoas etwas nach dorsal, ferner einzelne an den Wirbelkörpern ansetzende Zwerchfellzipfel abgelöst werden. Die über die Mitte der Wirbelkörper quer hinwegziehenden Interkostal- bzw. Lumbalgefäße werden sorgfältig aufgesucht, dargestellt und aortennahe ligiert. Während bei frischen Frakturen das in der Regel intakte Lig. longitudinale ventrale unterfahren werden kann, wodurch sich die großen Gefäße am leichtesten schützen lassen, muß dieses zur Aufrichtung alter Frakturen über der im Scheitel gelegenen Bandscheibe durchtrennt werden.

Technik der ventralen Aufrichtung der Wirbelsäule

Werden frische Frakturen am einfachsten im Frakturgebiet selbst reponiert, so wird die Aufrichtung posttraumatischer Deformitäten im Bereich der im Scheitel der Deformität gelegenen Bandscheibe bewerkstelligt. Die beiden benachbarten Wirbelkörper müssen danach gegeneinander abgestützt werden. Die Aufrichtung ist also grundsätzlich mit einer vorderen intercorporellen Spondylodese verbunden. Wenn durch völlige Zertrümmerung eines Wirbel-

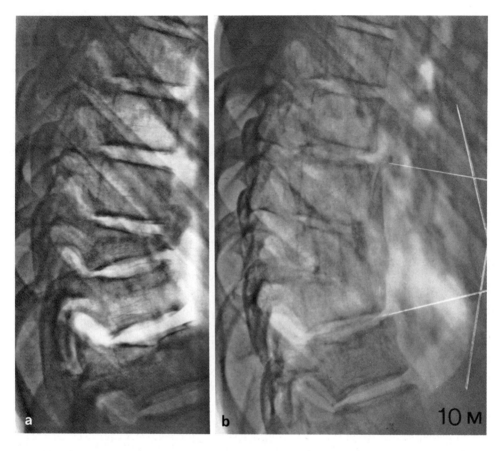

Abb. 1. L. J., 20 Jahre, männlich. Ventrale transthorakale Aufrichteosteotomie nach Wirbelkompressionsfraktur Th_9 und Th_{10} mit Spondylodese Th_8-Th_{10}

körpers 2 Bandscheiben mitlädiert sind, müssen auch die beiden entsprechenden Bandscheiben in die Spondylodese einbezogen werden (Abb. 1). Unter Umständen empfiehlt sich, um das Ausmaß der Bandscheibenläsion besser beurteilen zu können, eine Diskographie der den frakturierten Wirbel begrenzenden Bandscheiben.

In den Fällen, wo ein Knochenfragment noch dorsal vorsteht und zu einer Myelopathie geführt hat, ist mit der Korrektur selbstverständlich eine Dekompression durch Spondylektomie angezeigt (Abb. 2).

Die Aufrichtung der Wirbelsäule wird, wie bereits erwähnt, im Bereich einer oder zwei Bandscheiben vorgenommen. Dabei werden die betreffenden Bandscheiben möglichst voll-

Abb. 2a–d. S. B., 66 Jahre, weiblich. Transthorakale Spondylektomie und Aufrichtung bei Myelopathie nach Wirbelkompressionsfraktur Th_4 mit sekundärem Zusammensintern und Protrusion des Wirbelkörpers gegen den Medullärraum (a, b). Zusätzliche Fixation der Abstützung und Fixation der Knochenspäne durch Osteosyntheseplatte (Orosco), 4 Monate postoperativ (c, d)

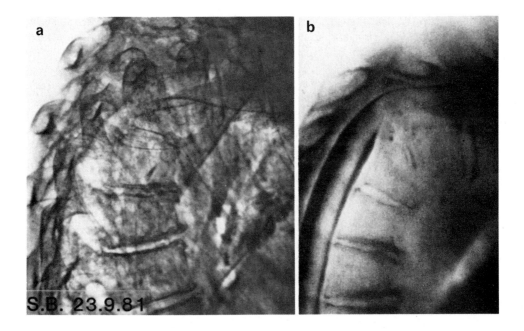
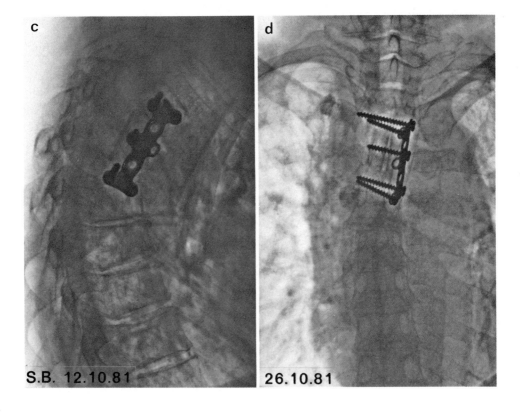

ständig ausgeräumt. Die angrenzenden Deckplatten werden entknorpelt. An der Stelle, wo der Knochenspan die Wirbelkörper abstützt, soll die knöcherne Deckplatte nur angefrischt aber nicht entfernt werden, um einen Korrekturverlust durch Einsinken des Spans in die Spongiosa zu verhindern.

Die Korrektur der Kyphose selbst wird einerseits durch manuellen Druck von dorsal, andererseits mit Hilfe eines speziell für diesen Zweck konstruierten Spreizers (Hersteller: Fa. R. Mathys, Instrumentenfabrik, CH-2544 Bettlach) durchgeführt. Die Osteotomie wird durch 1 oder 2 Kortikalisspäne abgestützt. Die beim Zugang allenfalls gewonnene Rippe eignet sich zur Abstützung weniger, da sie in der Regel zu schwach ist. Um eine zu rasche Resorption des Spanes, welche zu einem Korrekturverlust führen könnte, zu verhindern, verwenden wir seit längerer Zeit an Stelle von autologen homologe Kortikalisspäne aus der Knochenbank. Ein solcher kräftiger Kortikalisspan stützt ventral die entsprechenden erhaltenen und nicht frakturierten Deckplatten gegeneinander ab. Bei Verblockung von 2 Bewegungssegmenten empfiehlt es sich, einen 2. Span etwas weiter dorsal einzusetzen. Dieser Span wird in eine Nute gelegt, welche den ganzen frakturierten Wirbelkörper und die beiden diesen begrenzenden Wirbelkörper überbrückt. Die verbleibenden Zwischen- und Hohlräume werden mit frischer dem Beckenkamm entnommener autologer Spongiosa aufgefüllt. Vor allem legen wir auch ventral über die in die Spondylodese einbezogenen Wirbelkörper Spongiosa auf, um eine solide ventrale Abstützung zu erreichen. Eine zusätzliche Stabilisierung beispielsweise mittels einer Osteosyntheseplatte ist nur ganz ausnahmsweise angezeigt.

Nachbehandlung

Nach der Operation lagern wir den Patienten in der Regel ohne Gipsschale oder Korsett lediglich auf flacher Unterlage, in das Operationsgebiet mit einem flachen Kissen unterlegt. 2 Wochen nach der Operation passen wir dem Patienten entweder ein Gipskorsett im ventralen Durchhang oder ein 3-Punkte-Korsett an. Mit der Mobilisation beginnen wir in der Regel nach 6 Wochen. Bei der anfänglich durchgeführten Frühmobilisation haben wir Korrekturverluste erlebt, die, seitdem wir die Patienten 6 Wochen liegen lassen, nicht mehr aufgetreten sind. Das 3-Punkte-Korsett soll insgesamt mindestens 16 Wochen getragen werden.

Komplikationen

Wenn die ventrale Aufrichtung über den extraperitonealen/subdiaphragmalen Zugang erfolgen kann, ist der Eingriff wenig traumatisierend. Insgesamt haben wir unter 27 Aufrichtungen posttraumatischer Hyperkyphosen nur 1mal eine Komplikation in Form einer Läsion des N. ileohypogastricus mit partieller Bauchwandparese erlebt.

Resultate

Die beschriebene Operation haben wir bis heute in 27 Fällen mit Erfolg durchgeführt. 21mal erfolgte die Aufrichtung durch den speziell beschriebenen extraperitonealen/subdiaphragmalen Zugang.

Die ursprüngliche posttraumatische Keildeformation betrug durchschnittlich 34° (15–90°). Durch die operative Aufrichtung konnte dieser Winkel auf 14° (0–55°) korrigiert werden. Die definitive Deformation betrug 18° (0–62°).

Korrektur von durch Laminektomie verursachten Hyperkyphosen

Zu den am schwierigsten zu korrigierenden Hyperkyphosen gehören solche, die sich – v. a. bei Kindern – im Anschluß an eine Laminektomie entwickelt haben. Die Laminektomie bei Querschnittlähmung hat kaum noch eine Indikation, da die beste Methode der Dekompression die anatomische Reposition der Wirbelsäulenverletzung ist. Wenn sie aber schon einmal durchgeführt werden muß, ist die anschließende Stabilisierung der Wirbelsäule obligat! Eine Hyperkyphose, die sich nach einer Laminektomie entwickelt hat, kann in der Regel nur zweiseitig, primär durch vordere Mobilisierung, dann durch eine langsame Distraktion, z. B. mit einer „Halo-Pelvis-Traction" und sekundär durch eine dorsale Spondylodese korrigiert werden.

Korrektur von Hyperkyphosen infolge Zerreißung des hinteren Ligamentkomplexes

Eine durch Zerreißung der dorsalen Ligamente verursachte Abknickung der Wirbelsäule ist grundsätzlich als instabile Verletzung zu bezeichnen und deshalb auch primär zu stabilisieren. Aber auch veraltete Fälle lassen sich relativ einfach durch eine einsegmentale dorsale Spondylodese unter Verwendung des Kompressionsinstrumentariums von Harrington beseitigen (Abb. 3). Die Stabilität dieser dorsalen Zuggurtung ist in der Regel derart gut, daß eine Sofort-, bzw. Frühmobilisation des Patienten ohne weiteres durchgeführt werden kann.

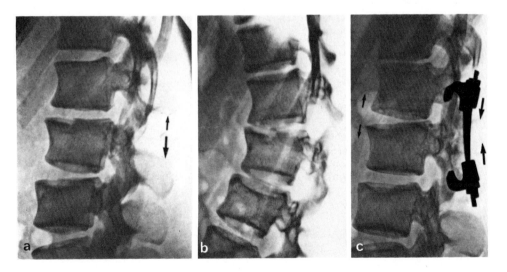

Abb. 3a–c. K. M., 15 Jahre, weiblich. Einsegmentale dorsale Zuggurtung mittels Harrington-Kompressionsinstrumentarium (c) bei Hyperkyphose und Instabilität infolge Zerreißung des hinteren Ligamentkomplexes L_1/L_2 (a, b)

Sehr gut korrigieren und stabilisieren lassen sich solche Deformitäten, bei denen also kein wesentlicher Knochendefekt vorliegt, mit dem von Dr. W. Dick an unserer Klinik zusammen mit R. Mathys jun. in Anlehnung an den „fixateur externe" von Magerl entwickelten „fixateur interne". Dieser innere Spanner wirkt im Sinne einer Zuggurtung, kann aber auch als Distraktor oder Kompressor angewandt werden. Er ersetzt damit das von uns bis dahin bei entsprechenden Wirbelsäulenverletzungen verwendete Harrington-Distraktionsinstrumentarium. Der große Vorteil des „fixateur interne" liegt u. a. darin, daß der dem Harrington-Distraktionsstab anhaftende Nachteil der langen Versteifungsstrecke der Wirbelsäule entfällt.

Korrektur posttraumatischer Skoliosen

Abgesehen von den bei einer Paraplegie durch Lähmung der Stammuskulatur v. a. bei Kindern verursachten posttraumatischen Skoliosen ist die Deformität in der Regel leichter Natur und deshalb nicht korrekturbedürftig. Schwere Deformitäten, v. a. wenn eine Schädigung des Rückenmarkes unter allen Umständen vermieden werden muß (also bei nicht komplett paraplegischen Patienten), sind äußerst schwierig und nach den allgemein gültigen Regeln der operativen Skoliosekorrektur durchzuführen. Hier bilden v. a. Verwachsungen und Narbenzüge eine große Gefahr bei einer instrumentellen Korrektur der Skoliose. Die Korrektur kann deshalb auch nur schrittweise und unter Umständen unter mehrmaliger Anwendung des Stagnara-Aufwachtestes durchgeführt werden.

Literatur

1. Holdsworth F (1970) Frakturen, Luxationen und Luxationsfrakturen der Wirbelsäule. J Bone Jt Surg [Am] 52:1534–1551
2. MacNab I (1977) Backache. Williams & Wilkins, Baltimore
3. Morscher E (1970) Operative Aufrichtung fixierter Hyperkyphosen durch vordere Wirbelsäulenosteotomie. Z Orthop 108:516
4. Morscher E (1972) Operative Aufrichtung von Wirbelfrakturen. Unfallheilkunde 75:555–559
5. Morscher E (1977) Operationen an den Wirbelkörpern der Brustwirbelsäule. Arch Orthop Unfallchir 87:185–201
6. Morscher E (1978) Wirbelkörpereingriffe mit vorderem Zugang. Zentralbl. Chir 103:1105–1111
7. Morscher E (1980) Korrektur der Hyperkyphose bei frischen und alten Wirbelkompressionsfrakturen. Orthopäde 9:77–83
8. Southwick WO, Robinson RA (1957) Surgical approaches to the vertebral bodies in the cervical and lumbar regions. J Bone Jt Surg [Am] 39:631

Rundtischgespräch (Zusammenfassung)
(Leitung: H. Tscherne, M. E. Müller)

Teilnehmer: J. Böhler, H. Hertz, L. Kinzl, G. Lutz, E. Morscher, G. Muhr, J. Probst, R. Szyszkowitz, O. Wörsdörfer
Autor: L. Gotzen, Hannover

Es wird hervorgehoben, daß Wirbelsäulenverletzungen in diagnostischer, therapeutischer und prognostischer Hinsicht größere Aufmerksamkeit erfordern, um zu einer der Extremitätentraumatologie vergleichbaren Behandlungsqualität zu gelangen.

Ziel der Behandlungsmaßnahmen muß es sein, die Voraussetzungen zu schaffen, daß das Achsenorgan Wirbelsäule und seine nervalen Strukturen, soweit diese nicht durch das Unfalltrauma irreversibel geschädigt wurden, ihre Funktionsfähigkeit wiedererlangen können.

Obwohl die meisten Wirbelsäulenverletzungen nach wie vor eine Domäne der konservativ-funktionellen Therapie sind, zeigt sich auch immer deutlicher deren Grenze.

Bessere Kenntnisse um die Pathophysiologie und Heilungsvorgänge der Verletzungen, Fortschritte in der Diagnostik und den operativen Techniken haben wesentlich dazu beigetragen, daß der chirurgischen Behandlung vermehrt Priorität eingeräumt wird.

Pathophysiologie und Klassifizierung

Von besonderer Bedeutung für die Indikationsstellungen in der Behandlung ist die Differenzierung in stabile und instabile Verletzungen.

Die Verletzungen sind häufig Folge kombinierter Gewalteinwirkungen, z. B. Flexion-Stauchung oder Translation-Rotation, und daher komplexer Natur. Je mehr Elemente betroffen sind, desto ausgeprägter ist die Instabilität. Stehen Bänder- und Bandscheibenzerreißungen im Vordergrund, handelt es sich um eine diskoligamentäre Instabilität. Wegen ihrer schlechten Heilungstendenz wird sie auch als definitive Instabilität bezeichnet. Ist eine Wirbelfrakturierung vorherrschend, z. B. Berstungsbruch, spricht man von ossärer Instabilität. Da bei knöchernen Verletzungen die Heilungschancen wesentlich günstiger sind, wird sie auch als temporäre Instabilität klassifiziert.

Die Übergänge zwischen diesen beiden Instabilitätsformen sind fließend. Vielfach liegen sie als osteoligamentäre Instabilitäten kombiniert vor.

Zur Stabilitätsbeurteilung kann das von Roy-Camille definierte „mittlere Vertebralsegment" herangezogen werden, welches WK-Hinterwand, Bogenwurzeln, Isthmus, Gelenkfortsätze und verbindende Bandstrukturen umfaßt. Frakturen in diesem Bereich sind ein Indikator für osteoligamentäre Instabilitäten.

Diagnostik

Die Analyse des Unfallherganges und eine eingehende klinische Untersuchung unter Einschluß des neurologischen Status stehen am Anfang der Diagnostik. Sie wird fortgesetzt mit großzügig bemessenen Röntgenstandardaufnahmen, um die Verletzungen sicher zu erfassen und exakt zu lokalisieren. Ausschnittsaufnahmen, Zielaufnahmen und Tomographien dienen der genauen radiologischen Abklärung. Darauf hinzuweisen ist, daß Verletzungen des zervikothorakalen Überganges häufig der Diagnostik entgehen, da sie auf den Standardaufnahmen wegen Überlagerungen nicht zur Darstellung kommen. Erbringt die seitliche Aufnahme mit heruntergezogenen Schultern keinen Aufschluß, sind halbschräge Aufnahmen und Schichtaufnahmen angezeigt. Insbesondere an der HWS können vorsichtig ausgeführte Funktionsaufnahmen zur Diagnostik diskoligamentärer Instabilitäten beitragen.

Eine wesentliche diagnostische Bereicherung stellt die spinale Computertomographie dar. Mit ihr ist es besonders gut möglich, die Verhältnisse in und um den Spinalkanal abzuklären.

Therapie

Vordringlichste Maßnahme bei dislozierten Wirbelsäulenverletzungen ist die Reposition. Insbesondere wenn eine Rückenmarkbeteiligung vorliegt, muß diese ohne Zeitverlust durch langwierige Diagnostik erfolgen. Reposition bedeutet Dekompression der nervalen Strukturen. Nach Untersuchungen des Schweizer Paraplegikumzentrums besteht eine deutliche Korrelation zwischen medullärer Erholung und Repositionszeitpunkt. Je früher reponiert wurde, desto besser war die neurologische Rehabilitation. Wie sehr die Situation verbesserungsbedürftig ist, zeigt sich daran, daß bei 1000 Patienten des genannten Zentrums nur in 49,6% innerhalb der ersten 6 Stunden reponiert wurde.

Bei den meisten Wirbelsäulenverletzungen lassen sich unter Längszug und anschließender Lordosierung die Dislokationen gänzlich oder weitgehend beseitigen. An der HWS erfolgt die geschlossene Reposition von Luxationen unter Extension und Flexion. Erst wenn die Gelenkfortsätze übereinandergeglitten sind, wird lordosiert.

Mittels CT oder Myelographie kann anschließend beurteilt werden, ob der Spinalkanal frei von komprimierenden Fragmenten oder Bandscheibensequestern ist. Bei fortbestehender Rückenmark- oder Wurzelkompression ist eine operative Intervention erforderlich.

Bei fehlender Repositionsmöglichkeit, z. B. verhakte Verrenkung der BWS und LWS, aber auch häufig des zervikothorakalen Überganges, ist unverzüglich eine offene Einrichtung vorzunehmen.

Bei allen gravierenden Wirbelsäulenverletzungen stellt sich die Frage, ob mit konservativen Maßnahmen in vertretbarem Zeitraum eine stabile Ausheilung in korrekter Stellung zu erzielen ist.

Eine Sonderstellung unter den knöchernen Verletzungen der oberen HWS, die in der Regel konservativ behandelt werden können (Jefferson-Fraktur, Hangman's fracture) nimmt die Densfraktur ein. Bei Frakturen des Dens axis mit Diastase wird wegen der Notwendigkeit der langen Immobilisation und der hohen Pseudarthrosenrate immer häufiger die Indikation zur primären operativen Stabilisierung gestellt. Hierfür eignet sich besonders gut die von Böhler inaugurierte, funktionserhaltende Verschraubungsosteosynthese, bei Flexionsfrakturen in Kombination mit einer Antigleitplatte.

Kontrovers wird nach wie vor die Indikation zur Intervention bei keilförmigen Kompressionsfrakturen diskutiert. Es setzt sich zunehmend die Ansicht durch, daß bei ventraler Verminderung der Wirbelkörperhöhe um 50%, entsprechend einer Kyphosierung von ca. 20°, eine Aufrichtung und ggf. operative Stabilisierung durchgeführt werden sollte, insbesondere, wenn die Läsionen in den mobileren Abschnitten der Wirbelsäule wie HWS, untere

BWS und LWS lokalisiert sind. Begründet wird dies damit, daß ansonsten durch eine Inkongruenzarthrose der kleinen Wirbelgelenke und Kompensationsmechanismen in den angrenzenden Wirbelsäulenabschnitten schmerzhafte Folgezustände zu erwarten sind. Oftmals ergibt sich bei posttraumatischer Kyphose die Indikation zur aufrichtenden Korrektur und stabilisierenden Spondylodese, um die Patienten von hartnäckigen chronischen Rückenschmerzen zu befreien.

Weitgehend unbestritten ist, daß bei Instabilitäten vorwiegend diskoligamentärer Art eine operative Stabilisierung durch Fusion des verletzten Segmentes indiziert ist.

An der mittleren und unteren HWS, häufige Lokalisation solcher Verletzungen, ist die ventrale Spondylodese mit Span (Robinson-Technik) und H-Platte zu einem Standardverfahren geworden. Es wird betont, die Schrauben unter Bildwandlerkontrolle sicher bis in die Wirbelkörperhinterwand einzubringen, wo sie besonders guten Halt finden. Selten ist an der Halswirbelsäule ein dorsales oder ein kombiniertes dorsales-ventrales Vorgehen erforderlich, nach Böhler bei Luxationen am zervikothorakalen Übergang und bei Luxationsfrakturen mit Brüchen der Gelenkfortsätze.

Bei Luxationen und Luxationsfrakturen im Bereich der thorakolumbalen Wirbelsäule kann meist das einfachere dorsale Vorgehen gewählt werden. Bei intakter WK-Hinterwand erfolgt die Stabilisierung, möglichst auf das verletzte Segment beschränkt, als Zuggurtung mittels paraspinaler Plattenosteosynthese oder interspinaler Drahtcerclage in Kombination mit translaminärer Verschraubung der kleinen Wirbelgelenke nach Magerl.

Bei ossären Instabilitäten, wie schweren Kompressions- und Berstungsfrakturen, ist dann ein operatives Vorgehen angezeigt, wenn sich der Wirbelkörper nicht aufrichten läßt oder eine verläßliche Retention nach erfolgter Reposition nicht gewährleistet ist. Häufig ist nach solchen Verletzungen eine Verlagerung von Fragmenten aus der Wirbelkörperhinterwand in den Spinalkanal vorhanden, die sich nicht reponieren lassen.

An der Halswirbelsäule erfordern solche Verletzungen in der Regel eine Spondylektomie mit Fusion über 2 Segmente.

An der Brustwirbelsäule lassen sich die Wirbelkörper ebenfalls geschlossen kaum aufrichten, so daß ein ventrales transthorakales Vorgehen erforderlich ist mit partieller oder totaler Entfernung des Wirbelkörpers und interkorporeller Spondylodese.

Am thorakolumbalen Übergang und im Bereich der LWS können die Verletzungen wegen der besseren Reponierbarkeit oft von dorsal angegangen werden, zumal sich über eine Hemilaminektomie im Spinalkanal befindliche Fragmente von dorsal aus reponieren oder auch entfernen lassen. Um eine längerstreckige abstützende Stabilisierung mit Platten zu vermeiden, bietet sich die externe Fixation nach Magerl als Alternative an. Mit ihr ist es möglich, auch bei frakturierter Wirbelkörperhinterwand durch transpeduculär nur in die angrenzenden Wirbelkörper geführte Schanz-Schrauben aufzurichten und stabil zu fixieren, bis eine tragfähige Konsolidierung oder Fusionierung eingetreten ist.

Das aufwendigere und für den Patienten belastendere ventrale Vorgehen ist erforderlich, wenn sich größere Fragmente direkt vor dem Rückenmark befinden und eine Entfernung erfordern. Hierbei wird eine anterolaterale Dekompression durchgeführt mit vollständiger oder teilweiser Entfernung des Wirbelkörpers sowie anschließender Spondylodese mit Span und Platte.

Freie Mitteilungen

Die Bedeutung der Computertomographie (CT) für die operative Planung von Wirbelsäulenverletzungen

H. Daniaux, D. Zur Nedden, W. Russe, T. Lang, H. Resch und K. Suckert

Universitätsklinik für Unfallchirurgie, Anichstraße 35, A-6020 Innsbruck

Wirbelsäulenverletzungen werden zunehmend operativ behandelt, um die häufig neurologisch ungünstige Ausgangssituation zu verbessern und eine achsengerechte, stabile Wirbelsäule wieder herzustellen. Diagnostisch bietet dabei die CT gegenüber konventionellen Untersuchungsmethoden folgende Vorteile: Kurze Dauer der Untersuchung, keine Lagerungsprobleme, Intensivbehandlung möglich, nicht invasive Methode, Schichtbild in transversaler „dritter Ebene", gleichzeitige Darstellung von knöchernen und weichteildichten Strukturen, Darstellung radiologisch „stummer Zonen", Rekonstruktionen. Im einzelnen läßt die CT das gesamte Verletzungsausmaß, die genaue Fraktur- und/oder Luxationsform, den Instabilitätsgrad, die Weite des Wirbelkanals und des Foramen intervertebrale, die exakte Lage von Fragmenten, Diskusverletzungen und -dislokationen, epidurale und paravertebrale Blutungen sowie mit Einschränkungen auch das Rückenmark selbst und die Nervenwurzeln erkennen. Dadurch wird die räumliche Vorstellung des meist komplexen Defektbildes für den Behandler wesentlich erleichtert, und die klare Indikationsstellung zum konservativen oder operativen Vorgehen oft erst möglich.

Vor allem können die biomechanische Ausgangssituation hinsichtlich des so wichtigen mittleren Vertebralsegmentes nach Roy-Camille sowie der vorderen und der hinteren Säule und die der Läsion benachbarten Wirbel eindeutig beurteilt werden. Hängt auch die Dringlichkeit einer operativen Intervention unseres Erachtens ganz von der neurologischen Ausgangslage ab, so bestimmt doch im wesentlichen die Morphologie der Verletzung die Art der Stabilisierung (zuggurtende, neutralisierende oder abstützende Maßnahmen). Besonders im thorakolumbalen Übergangsbereich gibt die CT in bisher ungewohnter Klarheit Auskunft über die Größe und exakte Lokalisation von dislozierten Hinterwand- oder Diskusfragmenten, so daß diese meist nur über eine erweiterte Flavektomie, die im Gegensatz zur Laminektomie keinen Stabilitätsverlust mit sich bringt, reponiert oder entfernt werden können. Von 100 konsekutiv gesichteten Wirbelsäuleneingriffen nach Verletzungen der Jahre 1981–1983 wurden in 67 Fällen präoperativ eine CT durchgeführt. Dabei hat sich uns diese Methode als wesentliche und oft enscheidende Ergänzung zum Nativröntgen bestens bewährt, da häufig erst durch die CT komplexe Verletzungsformen analysiert und damit nach biomechanischen Gesichtspunkten stabilisiert werden konnten.

Die Probleme der Diagnostik bei Frakturen im zervikothorakalen Übergang

K. E. Brinkmann, J. Harms und D. Stoltze

Orthopädie-Traumatologie I, Rehabilitationskrankenhaus, D-7516 Karlsbad-Langensteinbach

Frakturen des zervikothorakalen Überganges werden nicht selten übersehen, weil deren Nachweis sich der Routineröntgendiagnostik entzieht. Infolge der Überprojektion der Schulterweichteile wird die untere Halswirbelsäule und obere Brustwirbelsäule verdeckt. Erst durch Zug an den Armen gelingt es, den zervikothorakalen Übergang zur Darstellung zu bringen. Die Röntgendiagnostik sollte deswegen durch Zielaufnahmen, Schrägaufnahmen in Rotationsstellungen von 15 und 45° sowie Spezialaufnahmen zur Erfassung der hinteren Wirbelelemente erweitert werden. Beim geringsten Verdacht auf eine Schädigung des Brust-Hals-Überganges mit nervaler Beteiligung sollte die tomographische Untersuchung angeschlossen werden. Das Vorgehen wird an 2 Fallbeispielen mit Luxationsfrakturen C7/TH1 demonstriert.

Die moderne Computertomographie hat sich bei der Diagnostik des zervikothorakalen Überganges bewährt. Mit ihr gelingt es auf schonende Weise die schwierig zu erfassenden Frakturen und Einengungen des Mittelsegmentes nach Roy-Camille darzustellen. Der Wert der Computertomographie wird am Fallbeispiel einer Patientin mit Fraktur des 4. BWK demonstriert.

Der Stellenwert der Computertomographie und Szintigraphie in der Wirbelbruchdiagnostik

A. Hummel, E. Wetzel und L. Kempf

Unfallchirurgische Klinik im Klinikum der Stadt Mannheim, Theodor-Kutzer-Ufer, D-6800 Mannheim

Die sichere Beurteilung einer Wirbelsäulenverletzung hinsichtlich ihres Ausmaßes und Alters ist die unabdingbare Voraussetzung für eine adäquate Behandlung. Die konventionelle Röntgenuntersuchung genügt in der Regel zur Erkennung der frischen Wirbelkörperverletzung. In manchen Fällen jedoch ergeben sich Fragen und diagnostische Schwierigkeiten, die durch Hinzuziehung der Szinti- und Computertomographie gelöst werden können. Die Skelettszintigraphie mit Technetium hat sich als Screening bei der Suche nach vermehrtem Knochenmetabolismus bewährt.

Wie unsere Untersuchungen zeigen, läßt sich etwa 24 h nach einer frischen Wirbelkörperfraktur eine dezente Mehrspeicherung nachweisen, die sich innerhalb der ersten beiden Wochen verstärkt, mit zunehmender Konsolidierung wieder abnimmt und nach Abschluß der Frakturheilung nicht mehr beobachtet wird. Jede deutliche Aktivitätsmehrbelegung am Unfalltag, die sich in einer Zweituntersuchung konstant nachweisen läßt, muß skeptisch interpretiert werden, ist aber in der Regel auf einen Vorschaden des betreffenden Wirbelsäulenabschnittes zurückzuführen.

Eine verzögerte Anreicherung ist möglich, eine nach 14 Tagen ausgebliebene Mehranreicherung schließt eine frische Fraktur aus. Die szintigraphische Diagnostik sollte in Form einer Sequenz erfolgen. Wir empfehlen, das erste Szintigramm am Unfalltag, spätestens jedoch am Tag danach, ein zweites nach 5–7 Tagen und ein drittes – sofern erforderlich – nach etwa 14 Tagen anzufertigen. Das dynamische Speicherverhalten einerseits und die fehlende oder konstante Speicherung andererseits ermöglicht die eindeutige Differenzierung zwischen frischer Fraktur und vorbestehender Läsion. Minimalverletzungen mit geringer oder fehlender Symptomatik werden erst durch die Anwendung der Szintigraphie aufgedeckt.

Eine weitere Einsatzmöglichkeit für die Szintigraphie bietet sich bei bewußtlosen oder polytraumatisierten Patienten. Skelettabschnitte, die durch eine vermehrte Speicherung als verletzt erkannt werden, können in einem weiteren Untersuchungsgang einer gezielten Röntgendiagnostik unterzogen werden.

Die Computertomographie hat in der Wirbelsäulendiagnostik dagegen einen anderen Einsatzort. Bei nachgewiesener frischer Verletzung gilt es vor allem zu entscheiden, ob es sich um eine stabile Wirbelkörperfraktur handelt, die einer frühfunktionellen Belastung zugeführt werden kann, oder ob eine traumatische Deformierung der knöchernen Begrenzung des Spinalkanals vorliegt, die die Gefahr einer Verletzung nervaler Strukturen in sich birgt. Die axiale Computertomographie gewährt einen bis dahin nicht möglichen Einblick in das betroffene Wirbelsäulensegment. Selbst geringe Stufenbildungen, auch im Bereich der Wirbelbögen oder -gelenke, und kleinste, in den Spinalkanal versprengte Fragmente kommen so klar zur Darstellung, daß die konventionelle Schichtuntersuchung sicher übertroffen wird.

Szintigraphie und Computertomographie schließen Lücken in der Diagnostik von Wirbelsäulenveränderungen und eröffnen auch in bisher zweifelhaften Fällen den Weg zur richtigen Behandlung.

Die instabilen Verletzungen der unteren LWS. Unfallanalysen, Behandlung und Ergebnisse

U. Bötel

Leitender Arzt der Abteilung für Rückenmarkverletzte der Chirurgischen Universitätsklinik „Bergmannsheil", D-4630 Bochum

Bei degenerativen Erkrankungen der Lendenwirbelsäule sind am häufigsten Störungen im Bereich der Segmente L4/5 und L5/S1 zu finden, Verletzungen dieser Segmente sind jedoch bei Überwiegen von Verletzungen im Bereich der oberen LWS sehr viel seltener. Von 1981–1983 wurden bei uns deshalb auch nur 13 instabile Verletzungen des LWK4, 2 des

LWK5 und 4 Verrenkungsbrüche L5/S1 beobachtet. 17mal handelte es sich um Verrenkungsbrüche, 2mal war die Instabilität durch eine Berstung verursacht.

Immer waren erhebliche Traumen Ursache der Verletzung, wobei bei den 8 Verkehrsunfällen auch jeweils direkte Gewalteinwirkungen nachgewiesen wurden. 7mal lagen Arbeitsunfälle mit Direkttrauma durch Steinfall unter Tage, Einquetschung oder Anprall von Baumstämmen vor. Insbesondere bei den Verrenkungen in L5/S1 ließ sich immer eine erhebliche Rotationskomponente nachweisen. Stürze aus 3–6 m Höhe fanden sich in 4 Fällen.

Die erhebliche statische und dynamische Belastung der unteren LWS macht eine operative Stabilisierung bei vorliegender Instabilität notwendig, insbesondere, wenn neurologische Ausfallerscheinungen vorliegen, die wir in 9 Fällen in Form ausgeprägter Caudasyndrome fanden. 5mal lagen einseitige Ausfälle von 1 oder 2 Wurzeln vor. Von den ursprünglichen Lähmungserscheinungen blieben nur 2 so ausgedehnt, daß auch weiter überwiegend ein Rollstuhl benutzt werden mußte, 2mal verblieb eine vollständige Fibularislähmung mit notwendiger orthopädischer Versorgung, nur 1mal eine vollständige Blasenlähmung im 2. Neuron. Alle übrigen neurogenen Störungen bildeten sich bis auf funktionell unbedeutende Reste zurück.

Nach eventueller Versorgung von Duraverletzungen durch Laminektomie erfolgte die operative Stabilisierung durch kurzstreckige Verplattungen in der Roy-Camille-Technik, häufig kombiniert mit zusätzlichem Einbringen von Weiß-Federn zur Neutralisation der Platte, was jedoch nur bei Verletzungen der Segmente L3/4 und L4/5 möglich ist. Immer wurden zusätzliche Spondylodesen, überwiegend als hintere und intertransversale Spondylodesen, durchgeführt, bei Berstungsbrüchen wendeten wir die transpediculäre Spongiosaplastik nach Daniaux an.

In allen Fällen war eine Frühmobilisation auf dem Stehbrett 3 Tage nach der Operation möglich, die Aufnahme von Gehübungen nach 1 Woche, soweit es das Lähmungsbild zuließ. Bei Verletzungen L5/S1 waren Sitzübungen erst nach frühestens 4 Wochen möglich. Alle heilten solide aus mit zuverlässigem Durchbau der Frakturen und Spondylodesen.

Funktionelle Frühbehandlung bei stabilen Brüchen der Brust- und Lendenwirbelsäule

H.-D. Lang, K. Cremer, B. Petracic und K. Vogel

Unfallchirurgische Abteilung und BG-Sonderstation für Unfallschwerverletzte, Akademisches Lehrkrankenhaus Evang. Stift „St. Martin", Johannes-Müller-Straße 7, D-5400 Koblenz

Die Frakturen der Brust- und Lendenwirbelsäule sind je nach Ausmaß der Mitverletzung in sog. stabile und instabile Frakturen unterteilt.

Differentialdiagnostisch werden die beiden Gruppen nach klinischen und röntgenologischen Kriterien getrennt. Die Frage der Stabilität entscheidet sich an den dorsalen Strukturen: Wirbelbogen und Gelenkfortsätze, hinterer Bandkomplex, Wirbelkörperhinterkante und Diskuswand.

Nach Untersuchungen von Plaue sind bei stabilen nicht osteoporotischen Wirbelkörperbrüchen diese in sich so fest verkeilt, daß eine sofortige Bewegungstherapie mit axialer Belastung möglich ist.

Deswegen werden seit 1977/78 bei uns Patienten mit stabilen Wirbelbrüchen nach Normalisierung von Urinausscheidung und Darmtätigkeit neben einer Übungstherapie am 5.–7. Tag voll axial belastet und zwischen der 1.–3. Woche meist nach Hause entlassen.

An der Unfallchirurgischen Abteilung und Berufsgenossenschaftlichen Sonderstation für Schwerunfallverletzte wurden von 1977 bis Ende 1981 184 Kranke mit Verletzungen der Brust- und Lendenwirbelsäule ohne neurologische Begleitsymptomatik behandelt. Dabei handelte es sich um 174 Fälle einer stabilen Fraktur eines Wirbelkörpers. 70 Fälle davon wurden noch mit einem 3-Punkte-Stützkorsett versorgt, 39 Patienten kamen zur Nachbehandlung aus anderen Krankenhäusern, 65 Verletzte wurden frühfunktionell ohne Stützkorsett behandelt.

Bei Auswertung der Behandlungsergebnisse wurden Nebenverletzungen entsprechend berücksichtigt, um die Aussagefähigkeit der Nachuntersuchungsergebnisse nicht zu schmälern. So wurden von den 65 wegen Nebenverletzungen 8 nicht berücksichtigt.

Es konnten bis 31. Dezember 1982 40 Verletzte nachuntersucht werden. Da die Nachuntersuchungsergebnisse noch nicht abgeschlossen sind, können die vollständigen Untersuchungsergebnisse bis 31. Dezember 1982 noch nicht vorgelegt werden.

Bei der vollständigen Auswertung des Krankengutes können folgende Daten genannt werden:
A. Beginn der Mobilisation,
   Länge des stationären Aufenthaltes,
B. Beschwerden, bei Nachuntersuchung funktionelles Ergebnis,
   berufliche Situation zum Zeitpunkt der Nachuntersuchung,
   röntgenologische Veränderungen bis zur Nachuntersuchung.
Dabei dient der Keilindex nach Klapp als Meßwert.

Indikation und Ergebnisse der funktionellen Wirbelbruchbehandlung

R. Plaue, L. Kempf und D. Quintus

Direktor der Unfallchirurgischen Klinik, Klinikum Mannheim der Universität Heidelberg, Theodor-Kutzer-Ufer, D-6800 Mannheim 1

Aus dem Krankengut der Unfallchirurgischen Universitätsklinik Mannheim der Jahre 1975–1982 wurden 82 Patienten mit frühfunktionell behandelten Brust- und Lendenwirbelbrüchen nachuntersucht. Die krankengymnastische Behandlung unterlag einem einheitlichen Schema. Die zugemutete Belastung orientierte sich ausschließlich an der Schmerzsymptomatik. Mit Geh- und Stehversuchen wurde im Durchschnitt nach 6 Tagen begonnen. Der stationäre Aufenthalt dauerte im Mittel 2, die Arbeitsunfähigkeit 6 Wochen.

Die Auswertung der Röntgenserie ergab, daß unter der funktionellen Behandlung nur solche Wirbelkörper nachgesintert waren, die primär durch den Unfall weniger als 30% ihrer Ausgangshöhe verloren hatten. Wo Nachsinterungen auftraten, machten sie 5–10% der Ausgangshöhe aus (Mittel: 7%). Bis zum 60. Lebensjahr lag die gemessene Nachsinterung deutlich unter dem errechneten Gesamtdurchschnitt.

Zwischen der verbliebenen Funktionseinschränkung und der Schwere der erlittenen Wirbelkompression ließ sich ein sicherer Zusammenhang nicht nachweisen. Ähnlich verhielt es sich mit den subjektiven Beschwerden. Wirbelfrakturen mit einer Kompression von mehr als 30% verursachten keine wesentlich stärkeren Beschwerden als solche mit geringerem Höhenverlust. Eher schien eine Altersabhängigkeit zu bestehen. Ältere Patienten kompensierten den Unfallschaden schlechter und klagten häufiger über Beschwerden als jüngere.

Funktionelle Ergebnisse nach konservativer Behandlung von Frakturen der Hals- und Lendenwirbelsäule

H. Bilow

Facharzt für Orthopädie, Leitender Arzt BG-Unfallklinik, Rosenauer Weg 95, D-7500 Tübingen

Die Ergebnisse klinischer Funktionsprüfungen der Wirbelsäule sind durch Mitbewegungen benachbarter großer Gelenke geschönt. So ergibt die Untersuchung mit dem Finger-Bodenabstand in über 80% unserer untersuchten Fälle Normwerte, während tatsächlich und röntgenologisch nachweisbar nur etwa 1/3 frei beweglich sind. Exaktere Angaben sind durch Messung des Schober-Abstandes und durch Messungen mit dem Diffentiometer nach Seca zu erhalten. Die Überprüfung der Beweglichkeit in den einzelnen Segmenten ist nur röntgenologisch in extremen Funktionsstellungen in der Methode nach Penning möglich.

Unsere Untersuchungen nach konservativer Behandlung von 55 verletzten Halswirbelsäulen und 49 verletzten Lendenwirbelsäulen ergeben eine volle Beweglichkeit in der Sagitallebene bei 1/3 der Fälle, während etwa 2/3 durch Ausfall allein des verletzten Bewegungssegmentes darunterbleiben. Die Gesamtbeweglichkeit ist insbesondere bei isolierten Frakturen und Kantenabsprengungen nicht oder nur wenig gemindert. Deutliche Funktionsbehinderungen entwickeln sich erst bei zusätzlichen Erkrankungen oder Verletzungen der unmittelbar am Gelenkspiel beteiligten Strukturen wie Bandscheibe, kleine Wirbelgelenke und Bandstrukturen. Eine Beeinflussung der passiven Wirbelsäulenbeweglichkeit durch neurologische Komplikationen besteht nicht.

Die Untersuchungen weisen bezüglich der erhaltenen oder wieder erreichten Gesamtfunktion eine Altersabhängigkeit auf. Bei den über 40jährigen Patienten ergibt sich eine verminderte Gesamtbeweglichkeit durch reduzierte Kompensationsmöglichkeiten, die bei jüngeren Patienten voll erhalten bleibt. Das altersabhängige funktionelle Verhalten der unverletzten Bewegungssegmente ändert sich also auch nach einem Unfall nicht.

Die objektiv nachweisbare geringe Funktionsbehinderung nach konservativer Behandlung von Verletzungen der Lendenwirbelsäule wird durch subjektive Angaben der Patienten bestärkt, von denen 2/3 sehr zufrieden und nur 1/3 enttäuscht waren.

Ergebnisse mit der funktionellen Behandlung von Wirbelbrüchen im thorakolumbalen Bereich

O. Brandebur, J. Bauer und M. Urbanský

Abteilung für Unfallchirurgie des Fakultätskrankenhauses, Chirurgische Klinik LF UPJŠ, Rastislavova 43, CS-04190 Košice

Im Zeitabschnitt von 30 Jahren (1951–1980) wurden insgesamt 1148 Probanden mit Wirbelbruch hospitalisiert. Es handelte sich bei 785 um einen Bruch im thorakolumbalen Bereich. Davon versorgten wir 12% mit einem Korsett, 5% operativ und 83% (= 652 Probanden) betreuten wir durch aktive funktionelle Therapie.

Für dieses Vorgehen wurden alle stabilen kompressiven Brüche im thorakolumbalen Bereich der Wirbelsäule ausgewählt, jedoch ohne Brüche der hinteren Kante.

Das Ziel dieses therapeutischen Vorgehens, das grundsätzlich aus einer exakten Lagerung des Verwundeten, passiven und aktiven Reklinationsübungen besteht, ist eine Korrektur der Verbiegung der traumatisch lädierten Wirbelsäule bei gleichzeitiger Festigung der entsprechenden Muskeln, um einen optimalen anatomischen und funktionellen Zustand der Wirbelsäule zu gewährleisten. Die notwendige Zeitspanne dieser Versorgung, die eine Flexionsbelastung und eine vertikale Belastung herabsetzt, dauert grundsätzlich 6 Wochen.

Das Endergebnis der Behandlung hängt vom Frakturtyp und dem Ausmaß der Verletzung der Weichteile ab. Intermittierende Schmerzen nach Wirbelsäulenunfall verzeichneten wir bei 42% unserer Patienten. Sie werden mit Wettersturz, körperlicher Belastung, langem Stehen und Sitzen in Zusammenhang gebracht. 12% der Untersuchten klagen über dauernde Schmerzen. Objektiv verzeichneten wir in 30% eine behinderte oder sogar eine schmerzhafte Bewegung im Bereich der Wirbelfraktur. Ausgeprägte Deformitäten fanden wir hier jedoch nur bei 6% der Untersuchten. Bei der Röntgenuntersuchung fanden wir fast immer eine gewisse Deformation des Wirbels vor. Eine maßgebende Kompression der Wirbelkörper fanden wir in 22%, jedoch nur 1/3 der Patienten klagten über klinisch maßgebende Beschwerden. Schwere winkelförmige Deformationen der Wirbelsäule fanden wir bei 14% der Untersuchten. Sie litten unter fast andauernden Schmerzen.

Wir streben daher in diesem Sinne die Korrektur der Winkelabweichung der Wirbelsäule an mit nachfolgender Erneuerung und Erhaltung der physiologischen Stellung der Wirbelsäule. Große Angulationen der Wirbelsäule können mit funktioneller Behandlung nicht immer ganz korrigiert werden. Kleinere winkelförmige Abweichungen konnten wir durch aktive Reklinationsübungen genügend korrigieren.

Ergebnisse der konservativen Behandlung der Halswirbelsäulenverletzung mit Rückenmarkbeteiligung

D. Lang und M. H. Ruidisch

Unfallklinik Murnau, Prof.-Küntscher-Straße 8, D-8110 Murnau

In der Unfallklinik Murnau wurden während eines 5jährigen Beobachtungszeitraumes (1977–1981) 430 Frischrückenmarkverletzte stationär aufgenommen. Von diesen erlitten 187 (43%) Verletzungen der Halswirbelsäule. Bei 120 bestand anfänglich eine komplette Querschnittlähmung, bei 46 war die Lähmung inkomplett. Mit 54% war der Verkehrsunfall die häufigste Unfallursache. Infolgedessen tritt die Querschnittlähmung überwiegend mit erheblichen Begleitverletzungen auf. Als solche waren bei 55 Patienten ein Schädel-Hirn-Trauma, bei 24 ein Thorax-, bei 7 ein Bauchtrauma, 35mal Extremitätenverletzungen vorhanden.

Die konservative Behandlung wurde nach folgenden Regeln vorgenommen: Luxationen wie Luxationsfrakturen wurden unmittelbar manuell reponiert; Frakturtypen, bei denen dies nicht möglich war, erhielten Dauerzugbehandlung bis zur Stellungsverbesserung. Isolierte Kompressionsfrakturen wurden ebenfalls bis zur Stellungskorrektur extendiert.

Die meistens mit der Tetraplegie vergesellschafteten Atemstörungen sowie die Bradykardie stellen in der Anfangsphase ein hohes Risiko dar; die Mortalität bei dieser Verletztengruppe betrug 41%, dabei waren pulmonale Komplikationen die Hauptursache.

Bei den 95 zur Auswertung verbliebenen Patienten lagen zum Zeitpunkt des Behandlungsabschlusses folgende neurologische Ergebnisse vor: Bei 15 (22%) der ursprünglich 67 komplett Gelähmten war eine Besserung erreicht worden, von den 28 primär inkomplett Gelähmten besserten sich neurologisch 22 (78%).

Bei allen Patienten kam es zur stabilen knöchernen Ausheilung der Verletzung, davon röntgenologisch in guter Stellung 59 (62%), in befriedigender 27 (27%) und in schlechter Stellung 9 (10%).

Die von uns nachgewiesenen Ergebnisse zeigen, daß bei Tetraplegie die konservative Behandlung der Wirbelsäulenverletzung gute Aussichten der Wiederherstellung in dem durch die Verletzungsfolgen gegebenen Rahmen bietet. Gegenüber den operativ versorgten Wirbelsäulenverletzten bieten die konservativ behandelten Patienten entgegen anderslautenden Äußerungen keine Erschwernisse oder Nachteile in der pflegerischen, krankengymnastischen und beschäftigungstherapeutischen Behandlung.

Die konservative Therapie von Frakturen und Luxationsfrakturen des Dens axis

H. Jahna

Allgemeine Unfallversicherungsanstalt, Unfallkrankenhaus Meidling, Kundratstraße 37, A-1120 Wien

Ich darf Ihnen darüber berichten, was man mit der konservativen Behandlung der Densfrakturen und Luxationsfrakturen erreichen kann:

Pseudarthrosen bei 31 Frakturen und Luxationsfrakturen des Dens axis 1926–1958
(UKH Wien XX und UKH Wien XII):

Geheilt	25 =	80,7%
Pseudarthrosen	6 =	19,3%
	31 =	100%

Pseudarthrosen bei 104 Frakturen und Luxationsfrakturen des Dens axis 1959–1980
(UKH Wien XII):

Geheilt	101 =	97,1%
Pseudarthrosen	3 =	2,9%
	104 =	100%

Durch welche Maßnahmen konnten die Heilergebnisse so verbessert werden? Wir sind erstmals schon 1956 den Ursachen der Pseudarthrosen nachgegangen und konnten immer wieder folgendes feststellen:
1. Auch für nicht verschobene Frakturen des Dens axis ist die Schanz-Krawatte als Fixation ungeeignet.
2. Unverschobene Densbrüche mit Diastase müssen im Kopfbrustgipsverband manchmal besonders lange ruhiggestellt werden.
3. Zur Feststellung der Heilung ist eine Tomographie erforderlich, da das Normalröntgen Heilung vortäuschen kann.

Hält man sich an die 3 Grundsätze, so wird man mit hoher Wahrscheinlichkeit Heilung erzielen können (bei unseren 104 Fällen der 2. Serie konnten 101 Fälle = 97% zur Heilung gebracht werden).

Die Axisbrüche mit Verschiebung des 1. Halswirbels nach hinten, vorne oder seitlich machen, was die Heilung betrifft, in der Regel keine Schwierigkeiten. Nach Einrichtung im Längszug mit der Glisson-Schlinge oder der Crutchfield-Zange und Vor-, Rück- oder Seitverschieben des Kopfes legt man bei stabilen Brüchen (quere Bruchflächen) gleich einen Kopf-Brustgipsverband an. Bei unstabilen (schrägen) Bruchflächen gibt man für 4–5 Wochen eine Crutchfield-Zangenextension und dann einen Kopf-Brustgipsverband für weitere 6 Wochen.

Ich glaube, daß die Erzielung von 97% Heilung nach Densfraktur und Luxationsfraktur (101 geheilte Fälle und 3 Pseudarthrosen) auch heute noch die konservative Behandlung, die uns ungefährlicher erscheint, rechtfertigt.

Indikation zur Behandlung von Wirbelbrüchen mit dem 3-Punkte-Stützkorsett nach Bähler-Vogt

W.-H. Boltze und R. Spier

BG-Unfallklinik, Orthopädie, Ludwig-Guttmann-Straße 13, D-6700 Ludwigshafen 25

Bei der konservativen Behandlung der Wirbelsäulenbrüche ohne Rückenmarkverletzung stehen 3 Behandlungsmethoden zur Auswahl:
1. Die funktionelle Wirbelsäulenbruchbehandlung mit Lagerung auf Wirbelbrett und Wirbelmatraze nach den Richtlinien von Magnus und Bürkle de la Camp sowie sofort einsetzender krankengymnastischer Übungen.
2. Die Behandlung von Bähler mit Aufrichtung der Wirbelsäule und Ruhigstellung durch Gipskorsett.
3. Das 3-Punkte-Stützkorsett nach Bähler-Vogt mit Aufrichtung der Wirbelsäule durch Druck auf Brust- und Schambein sowie Gegenhalt im Bereich der Wirbelsäule in Form der Pelotte.

Die Indikation für das 3-Punkte-Stützkorsett sehen wir gegeben bei:
1. Wirbelvorderkantenbrüchen und Kompressionsbrüchen des 9. Brustwirbel- bis 2. Lendenwirbelkörpers ohne Beteiligung der Wirbelkörperhinterkante und Wirbelbogen.
2. Bei Patienten mit entsprechenden Wirbelbrüchen, die sich aus persönlichen Gründen einen längeren Krankenhausaufenthalt nicht leisten können.
3. Bei Patienten mit entsprechenden Wirbelbrüchen, denen aus medizinischen Gründen eine längere Bettruhe nicht zumutbar ist.

In der Berufsgenossenschaftlichen Unfallklinik Ludwigshafen wurden in den letzten 3 Jahren 14 Patienten mit einem 3-Punkte-Stützkorsett nach Bähler-Vogt versorgt. Die Versorgung erfolgte spätestens am 6. Tage, die durchschnittliche Krankenhausverweildauer betrug 2,5 Wochen. Das Korsett wurde nicht länger als 8 Wochen getragen. Bei der röntgenologischen Nachkontrolle nach 5 Monaten wurde bei 2 Patienten eine weitere Zusammensinterung beobachtet.

Zusammenfassend sehen wir in dem 3-Punkte-Stützkorsett nach Bähler-Vogt zwar eine wesentliche Bereicherung in der Behandlung der Wirbelbrüche, der Indikationsbereich ist aber begrenzt.

Der posttraumatisch enge Spinalkanal

D. Stoltze, R. W. Heckl und J. Harms

Abteilung Orthopädie-Traumatologie, Rehabilitationskrankenhaus, D-7516 Karlsbad-Langensteinbach

Bei der traumatisch bedingten Einengung des Spinalraumes wird das Rückenmark meistens von vorne nach hinten verdrängt. Kleinste Einrisse über den Ligg. denticulata führen zu Demylinisierungen. Bedeutsamer sind die Auswirkungen der durch Rißbildungen und Reparationsvorgänge entstandenen Arachnopathie. Diese führt über vasale Zirkulationsstörungen zur Myelomalazie. Häufig wird die Enge noch durch eine Instabilität kompliziert. Diese Kombination führt zur zervikalen posttraumatischen Myelopathie. Erst nach Jahren kommt es zu makroskopisch und klinisch faßbaren Defekten. Die myelopathischen Schädigungen können vielgestaltig sein und andere neurologische Krankheiten vortäuschen (amyotrophe Lateralsklerose, multiple Sklerose u. a.) Von besonderem Interesse ist die posttraumatische polyzystische zervikale Myelopathie.

Einengung und Instabilität im lumbalen Bereich können zur neurologischen Claudicatio intermittens, einem Konus-Cauda-Syndrom oder segmentalen Störungen führen.

Die operative Behandlung (ventrale und evtl. dorsale Dekompression und Stabilisation durch ventrale interkorporelle Spondylodese) dieser neurologischen Spätfolgen bei posttraumatischer Spinalraumeinengung und Instabilität hat zu Konsequenzen für die Therapie frischer Wirbelsäulenverletzungen geführt. Neben den anerkannten neurologisch begründeten Indikationen zur operativen Behandlung von Wirbelsäulenverletzungen ist die Operationsanzeige von der Verletzung der Wirbelsäule abhängig. Eine subtile segmentale Diagnostik (konventionelle Röntgenaufnahmen, Computertomographie, evtl. Lumbalpunktion und Myelographie) läßt eine Einengung des Spinalraumes und eine Instabilität (Definition nach Holdsworth, Roy-Camille) sicher erkennen. In diesen Fällen ist die operative Dekompression und Stabilisation durchzuführen. Der Zeitpunkt des Eingriffes wird von der neurologischen Situation und dem Gesamtzustand des Patienten bestimmt.

Die Behandlung von Halswirbelverletzungen mit dem Halo-Fixateur externe

R. Reschauer, R. Szyszkowitz, O. Schrötner und H. Tritthart

Departement für Unfallchirurgie der Universitätsklinik für Chirurgie, Auenbruggerplatz, A-8036 Graz

Die Immobilisierung von Halswirbelverletzungen mit dem Halo-Fixateur externe stellt eine Alternative zur konservativen Minerva-Gipsbehandlung und operativen Therapie von Halswirbelverletzungen dar. Dieses Verfahren wurde erstmals von Perry und Nickel 1959 angegeben und bisher vorwiegend im angloamerikanischen Sprachraum verwendet.

Eine Indikation zur Verwendung dieses Systems in der Traumatologie ist gegeben bei isolierten und multiplen HWK-Frakturen ohne Dislokation, bei HWK-Frakturen mit Dislokation, bei Luxationen und Luxationsfrakturen, bei Densfrakturen (pathologische Frakturen) und ergänzend zur dorsalen Fusion.

Bei komplettem Querschnitt ist wegen der Gefahr einer Druckschädigung der Haut durch die Kunststoffjacke, bei röntgenologisch nachgewiesenen Knochen- und Bandscheibenfragmenten im Rückenmarkkanal und bei Infekten der Kopfhaut das System kontraindiziert.

Es wurden bisher 23 Patienten zwischen 18 und 85 Jahren mit diesem System versorgt. Es handelte sich dabei um 11 Densfrakturen, 2 Hangman-Frakturen, 1 komplexe Fraktur des 2. HWK, 5 Atlasbogen- und Densfrakturen, 1 Fraktur von C4 und 1 Luxationsfraktur von C3/4 und 2 pathologische Frakturen.

Die stationäre Aufenthaltsdauer betrug im Durchschnitt 8–14 Tage, der Halo wurde zwischen 6 und 18 Wochen getragen. Anschließend vorübergehend eine Schanz-Krawatte angelegt. Bei 2 Densfrakturen kam es zu einer Pseudarthrose, wir glauben, daß in diesen Fällen zu kurz ruhiggestellt wurde, 4mal mußte nachreponiert werden und außerdem mußte 6mal eine Schraube nachgezogen werden wegen Lockerung oder Infekt.

19 Patienten wurden durchschnittlich 29 Monate nach dem Unfall nachuntersucht. Die Beweglichkeit war bei 14 Patienten frei, beim Rest eingeschränkt. 14 Patienten waren überhaupt beschwerdefrei, während 7 über leichte und 5 über starke Beschwerden klagten.

Luxationsstückbrüche in der BWS-LWS-Region mit neurologischem Defizit und ihre operative Behandlung mit dem Distraktionsinstrumentarium nach Harrington

M. Börner und K. Leyendecker

BG-Unfallklinik Frankfurt am Main, Friedberger Landstraße 430, D-6000 Frankfurt/Main 60

Seit 1979 wurden 37 Patienten bei thorakolumbalen Verletzungen mit einer globalen Segmentinstabilität in Verbindung mit einem neurologischen Defizit operativ mit dem Harrington-Distraktionsinstrumentarium versorgt. Der Zeitpunkt für die Operation sollte so früh wie möglich gewählt werden.

25 (67,6%) der 37 Patienten haben wir innerhalb der ersten 48 h nach dem Ereignis stabilisiert. Intraoperativ fand sich eine große Anzahl von Duraverletzungen, wobei in 10 Fällen zusätzlich eine Herniation bzw. Inkarzeration von Caudasubstanz vorlag.

Die Beurteilung der neurologischen Remission erfolgt nach dem Fraenkel-Schema. Bei 6 Patienten mit einer vollständigen Lähmung ist erwartungsgemäß keine Änderung der neurologischen Ausfälle eingetreten, während es bei 26 Patienten mit motorisch vollständigem Funktionsverlust, jedoch erhaltenen Sensibilitätsresten, immerhin in 12 Fällen zu motorischer Restitution mit funktionellem Wert kam.

Nach wie vor sind jedoch nicht die Skoliose und das Glissement, sondern der kyphotische Achsenknick das therapeutische Problem. Unter Belastung kam es bei 18 Patienten zu sekundärer Sinterung der Wirbelkörperspongiosa und Korrekturverlust von über 10°. Abschließend werden die Vorteile sowie im Methodenvergleich die Nachteile festgehalten.

Osteosynthesen an der Halswirbelsäule von vorne

K. D. Moser und R. Streli

Unfallkrankenhaus, A-4020 Linz

Die Möglichkeiten der konservativen Behandlung der Halswirbelsäule sind begrenzt. Vor allem Verrenkungen und Verrenkungsbrüche lassen sich oft schwer reponieren und die Retention bereitet oft erhebliche Schwierigkeiten. Eine sichere Stabilisierung wird mit einer vorderen Spondylodese erreicht. Wir führen die vordere Spondylodese an der Halswirbelsäule seit 1959 durch. Von 1959 bis 1983 wurden insgesamt 165 Patienten von vorne operiert, von denen 105 nachuntersucht werden konnten.

Die alleinige Fusion nach Cloward oder Robinson ist für Frakturen und Luxationen der Halswirbelsäule ungeeignet, da erstens eine langdauernde äußere Fixation zusätzlich notwendig ist und zweitens es trotz zusätzlicher äußerer Fixation zu neuerlichen Verschiebungen kommt. Diese Verletzungen erfordern eine temporäre Plattenfixation bis zum knöchernen Durchbau der Spondylodese. Eine wesentliche degenerative Veränderung durch die Einbeziehung von mehreren Bewegungssegmenten der Wirbelsäule in die temporäre Plattenosteosynthese konnte bei der Nachuntersuchung nicht gefunden werden. Schwerste degenerative Veränderungen des Diskus der angrenzenden Segmente bei reiner Verblockung sahen wir jedoch in 30 Fällen. Bei festem Sitz der Platte bis zur Plattenentfernung, und wenn die Plattenenden die Wirbelabschlußkanten nicht überragen, sahen wir keine Degenerationen.

Seit 1981 verwenden wir die von Streli entwickelte Doppellochplatte, welche 2 Reihen gegeneinander versetzte Löcher aufweist. Durch die gewölbte Form der Platte legt sich diese der Wirbelkörpervorderfläche exakt an und erreicht eine hohe Formstabilität. Infolge der speziellen Anordnung der Löcher ist es möglich, bis zu 3 großgewindige Schrauben (Duodrive-Schrauben mit flachem Kopf) in einem Wirbelkörper zu verankern und durch die so gewonnene hohe Festigkeit der Spondylodese können Bewegungssegmente eingespart werden.

Osteosynthesen mit minimaler Versteifung in der Behandlung der Halswirbelverletzungen

G. Gelehrter †, K. Schatz und C. Pauluzzi

Unfallkrankenhaus Graz, Göstinger Straße 24, A-8020 Graz

Das Ziel der operativen Behandlung besteht in einer möglichst anatomischen Wiederherstellung. Densfrakturen können vielfach bewegungsstabil vom vorderen Zugang verschraubt werden. Wenn sich allerdings das Einführen der Schrauben von der Grundplatte C2 – unter Läsion des Segmentes C2/3 – nicht umgehen läßt, halten wir die von uns geübte temporäre hintere Spondylodese C1/2 für zweckmäßiger. Nach exakter anatomischer Einrichung und Heilung der Densfraktur (Pseudarthrose) ist die Entfernung des Spondylodesematerials und damit eine Remobilisation des Kopfgelenkes möglich.

Eine interpedunculäre Verschraubung des Verrenkungsbruches C2/3 (Hangman-Fraktur) ist nur dann empfehlenswert, wenn die präoperative Diskographie eine intakte Bandscheibe aufweist, sonst ist die Versorgung mit H-Platte von ventral zweckmäßiger.

An den 6 unteren Halswirbeln gibt die Einsegmentspondylodese mit H-Platte gute Stabilität, lediglich bei Berstungsbrüchen ist eine Zweisegmentspondylodese notwendig. Gute Resultate lassen sich nur nach exakter Reposition (in der Regel konservativ und präoperativ) erzielen, wobei eine genügende Aufspreizung des Zwischenwirbelraumes zwecks Kompression zwischen Span und Wirbelkörpern notwendig ist. Gelegentlich muß die Platte im Sinne der Lordose angeschrägt werden. Wesentlich ist auch der „Respektabstand" der H-Platte von den Wirbelkörperabschlußplatten, weil eine Plattenüberlänge reaktive Veränderungen im Nachbarsegment hervorrufen kann. Die Schrauben müssen unbedingt die hintere Kortikalis fassen. Ein Verbohren unter sicherer Schonung der Strukturen des Wirbelkanals läßt sich mit der von uns entwickelten verstellbaren Bohrbüchse erzielen. Eine Präparation des vorderen Längsbandes außerhalb der Spondylodese ist wegen Gefahr sekundärer Verknöcherungen unbedingt zu vermeiden.

Taktik und Ergebnisse in der operativen Behandlung von Halswirbelsäulenverletzungen

H.-J. Oestern und H. Tscherne

Unfallchirurgische Klinik, Medizinische Hochschule Hannover, Karl-Wiechert-Allee 9, D-3000 Hannover

Die Indikation zu einer operativen Behandlung von Verletzungen an der Halswirbelsäule wurde in folgenden Fällen gestellt: 1. Luxationen, 2. instabile oder irreponible Verrenkungsbrüche, 3. fortschreitende Rückenmark- oder Wurzelkompressionen, 4. Frakturen und Pseudarthrosen des Dens, 5. chronische Instabilitäten.

Patientengut: An der Unfallchirurgischen Klinik der Medizinischen Hochschule Hannover wurden zwischen 1972 und dem 31. 3. 1983 insgesamt 166 Operationen an der Halswirbelsäule durchgeführt. Davon entfielen auf akute Verletzungen 88, auf chronische Instabilitäten 30 und auf pathologische Frakturen 48 Operationen. Die am häufigsten verletzten Segmente waren bei den akuten Verletzungen C4/C5, C5/C6 (25) und C6/C7, während bei den chronischen Instabilitäten insbesondere die C1/C2 (14) und C2/C3-Instabilitäten hervorstachen.

Operationsverfahren: Insgesamt wurden 6mal eine Densverschraubung, 17mal eine Galliefusion C1/C2, 2mal eine Bogenverschraubung, 17mal eine dorsale Fusion mittels Zuggurtung, 6mal mittels Plattenosteosynthese durchgeführt. Den weitaus größten Teil bildeten die ventralen Fusionen in der Methode nach Smith-Robinson, welche insgesamt in 70 Fällen durchgeführt wurden.

Komplikationen: Unter den Komplikationen beobachteten wir 3mal eine Instabilität, 1mal einen Weichteilinfekt, 1mal einen Infekt an der Spanentnahme.

Neurologischer Verlauf: Der neurologische Befund zeigte bei 17 Patienten eine komplette Remission, 18mal wurde eine Besserung des neurologischen Befundes postoperativ beobachtet, bei weiteren 19 Patienten bestand postoperativ keine Änderung zum Vorbefund. Bei 1 Patienten mit inkompletter Querschnittlähmung kam es nach der operativen Fusion zu einer sekundären Instabilität mit Redislokation. Nach dem Zweiteingriff mußte eine komplette Querschnittläsion festgestellt werden.

Bei Verletzungen an der Halswirbelsäule bestehen klare Operationsindikationen, dabei hat in jedem Fall die sofortige Reposition absolute Priorität. Die Risiken jedes operativen Eingriffes an der Wirbelsäule sind bei sorgfältiger und standardisierter Operationstechnik relativ gering.

Indikation, Technik und Resultate der operativen Versorgung von 75 Frakturen des thorakolumbalen Überganges (1978–1982)

J. Mohler, M. Aebi und G. A. Zäch

Orthopädisch-traumatologische Abteilung, Kantonsspital Basel, CH-4031 Basel

54 Männer, 21 Frauen, 70% unter 30jährig, Unfallart: Verkehr (33), Arbeit (18), Suizid (10), Sport (9), anderes (5). Luxations-, wie Trümmer- und Berstungsfrakturen mit Maximum auf Höhe Th12/L1. Keine Neurologie (18), radikulärer Ausfall (4), inkomplette Para (27), komplette Para (26). Nebenverletzungen: Thorax (25), Bewegungsapparat (22), Schädel-Hirn-Trauma (22), Abdomen (7), Polytrauma (15). Über 50% der Patienten durchliefen mehr als 2 Spitäler. 80% der Patienten innerhalb 3 h im erstversorgenden Spital, im gleichen

Zeitraum nur 20% der Patienten im endversorgenden Spital. 50% der Verletzungen reponiert in der 6-Stunden-Grenze, die wenigsten Fälle im gleichen Zeitraum operiert.

Operationsindikation (Hauptindikation/Nebenindikation): 1. Neurologische Schäden (13/5), Irreponibilität (19/5), osteoligamentäre Verletzung (2/6), Wirbelkanaleinengung (8/6), posttraumatische Fehlstellung (16/2), Instabilität (17/13), Pflegeerleichterung (−/1). Operative Techniken: Harrington-Instrumentarium (45), Luque-Stäbe (7), Jacobs-Instrumentarium (2), andere dorsale Techniken (5). Laminektomie (30), ventrale Spondylodese mit Span (10), ventrale Spondylodese mit Span und Platte (6).

Resultate: Leichte Verschlechterung der peripheren Kraft bei inkompletter Para (2), Verbesserung kompletter Para in inkompletter Para mit unbrauchbarer Motorik (3), in inkompletter Para mit brauchbarer Motorik (2), Verbesserung inkompletter Para unbrauchbarer Motorik in inkompletter Para brauchbarer Motorik (9), Verbesserung inkompletter Para mit brauchbarer Motorik in unauffällige Neurologie (7), Erholung radikulärer Ausfälle (3). 22 Patienten postoperativ mit Lumbalgien und Lumboischialgien. Reoperationen beim Harrington-Instrumentarium (11), bei den Luque-Stäben (6), bei dorsaler Drahtspanspondylodese (1), bei ventraler Spondylodese (3).

Lokale Komplikationen: postoperative Gibbusbildung (4), Infekt am Beckenkamm nach Spanentnahme (3), lokales Wundhämatom (2). Liegedauer bei Großteil der Patienten über 4 Wochen.

Vorteile der notfallmäßigen Plattenstabilisierung nach Roy-Camille bei instabilen Wirbelsäulenfrakturen Mehrfachverletzter

K. P. Schmit-Neuerburg, H. Weiss, K. Roosen und W. Grote

Direktor der Abteilung für Unfallchirurgie, Universitätsklinikum, Hufelandstraße 55, D-4300 Essen

Bei Mehrfachverletzten nach Absturz- oder Decelerationstraumen sind instabile Wirbelfrakturen bevorzugt am thorakolumbalen Übergang lokalisiert. Eine absolute Indikation zur Dekompression und Spondylodese besteht bei 1. progredienter inkompletter Lähmung, 2. aufsteigender kompletter Lähmung, 3. Lähmung nach freiem Intervall.

Beim Polytraumatisierten ist die dorsale Spondylodese durch transpeduncüläre Plattenosteosynthesen nach Roy-Camille jedem anderen, ventralen oder dorsalen Stabilisierungsverfahren überlegen. Vorteile: Schnelle Reposition bei der Lagerung auf dem Operationstisch, einfacher dorsaler Zugang, geringer Blutverlust, kurze Operationsdauer, gründliche Dekompression mit guter Übersicht über den Spinalkanal, schonende Reposition instabiler Frakturen ohne Verletzungsgefahr für Rückenmark und Nervenwurzeln und die hohe Steifigkeit der dorsalen Stabilisierung mit vorgespannten Platten, die Wörsdörfer bei vergleichender Deformationsbelastung verschiedener Stabilisierungsverfahren nachgewiesen hat und die postoperativ eine gefahrlose Mobilisierung gestattet. Geringer wiegen dagegen die Nachteile: Versteifung über 4 Segmente, die technisch etwas schwierige, sichere Plazierung der Schrauben in den Wirbelbögen, die unter Einsatz des Bildverstärkers und des Zielgerätes nach Kluger, das auf die Bohrpistole aufgesetzt wird, mühelos gelingt: die Eintrittsstelle der Schrauben in die Wirbelbögen liegt 1 mm unterhalb der gut tastbaren kaudalen Gelenkfortsätze des kranial angrenzenden Wirbels. Bei rein ligamentärer Verletzung (Luxation) genügt die temporäre Spondylodese, während bei kombinierter ossärer Verletzung die definitive Spondylodese durch intertransversal angelegte kortikospongiöse Beckenkammspäne erreicht wird. Mobilisierung 10–14 Tage pop mit 3-Punkt-Mieder, das bis zur 8. Woche getragen werden muß. Bei ausgeprägter Instabilität muß zusätzlich zur Versteifung über 4 Segmente die Verschraubung der Intervertebralgelenke erfolgen.

Bei 330 Polytraumen wurden 32 instabile Wirbelfrakturen registriert, davon 30 operativ behandelt. In enger Kooperation zwischen Unfallchirurgie und Neurochirurgie wurden 23 Frakturen mit Lähmung primär dekomprimiert und stabilisiert, davon 18 mit inkomplett progredienter Lähmung, die sich in 77% der Fälle vollständig zurückbildete. Nur 4 Patienten zeigten geringe Restsymptome. 5 komplette Querschnittlähmungen wurden beschleunigt rehabilitiert. Mit Ausnahme einer Schraubenlockerung trat bei den dorsalen Spondylodesen mit Roy-Camille-Platten keine sekundäre Instabilität und kein Repositionsverlust auf.

Bei Mehrfachverletzten kann die dorsale Spondylodese nach Roy-Camille als temporäre Spondylodese bei ligamentären Verletzungen und als definitive Spondylodese mit intertransversaler Verblockung bei ossären Verletzungen unbedingt empfohlen werden. Die reibungslose Kooperation zwischen Unfallchirurgen und Neurochirurgen, die bei der Mehrzahl Polytraumatisierter ohnehin stets begründet ist, trägt allerdings wesentlich zum Behandlungserfolg bei und schafft beste Voraussetzungen für die rasche Diagnostik und schnelle, schonende Versorgung. Sie muß aber auch über die stationäre Behandlung hinaus für die ambulanten Kontrollen der Osteosynthese und des neurologischen Befundes für die ersten 2 Jahre nach der Operation Gültigkeit besitzen.

Indikation und Technik bei der operativen Behandlung der frischen post-traumatischen Querschnittlähmung

H. Bartsch, P. Spich und M. Weigert

Abteilung für Orthopädie und Traumatologie, Krankenhaus Am Urban, Dieffenbachstraße 1, D-1000 Berlin 61

Aus unseren Erfahrungen hat sich bei Frakturen der Wirbelsäule folgendes Vorgehen bewährt:
1. Ist es durch die Verletzung zu einer kompletten Querschnittsymptomatik gekommen, ist diese in der Regel irreversibel, und es wird von uns die Stabilisierung von dorsal mit der Doppelplattenosteosynthese oder dem Harrington-Instrumentarium zur Frühmobilisation durchgeführt.

2. Besteht eine inkomplette oder zunehmende Querschnittsymptomatik bei einer Fraktur am thorakolumbalen Übergang in Höhe Medulla spinalis, wird von uns die sofortige anterolaterale Dekompression mit Entfernung des intraduralen Hämatoms und einengender Knochenpartikel unter Aufrichtung und Reposition der Wirbelsäule durchgeführt und die sofortige Stabilisierung mit einer Doppelplattenosteosynthese oder dem Harrington-Instrumentarium, ggf. unter Anlagerung großer kortikospongiöser Beckenkammspäne durchgeführt.
3. Eine Wirbelsäulenfraktur mit einem Cauda-equina-Syndrom erfordert wegen der in der Regel guten Rückbildungsmöglichkeit der neurologischen Symptomatik die notfallmäßige Dekompression und Stabilisierung mit entsprechend gekrümmten oder geschränkten AO-Doppelplatten oder dem Harrington-Instrumentarium.

Nach unserer Auffassung gibt die operative Entlastung dem Rückenmark und den Cauda-Fasern eine größere Chance als ein konservatives Abwarten.

Ergebnisse: Insgesamt haben wir 12 Patienten mit Brustmark- und Cauda-equina-Kompression operiert. Bei Lähmungen im Bereich des Brust- und Lendenmarks bzw. der Cauda equina kam es in 7 Fällen zu einer deutlichen oder weitgehenden Rückbildung der Ausfälle. Eine Verschlechterung des Lähmungsbildes nach der Operation haben wir bisher nie beobachtet. Eine ventrale Dekompression halten wir nur in Ausnahmefällen im akuten Zustand für gerechtfertigt, da die Operationsdauer mit der dann sofort durchzuführenden Spondylodese für die Frischverletzten nicht zumutbar erscheint. Primär befürworten wir daher die dorsale Dekompression und Stabilisierung und ggf. sekundär als geplanten Eingriff die ventrale Spondylodese.

Zum Problem der Kyphoseentstehung bei traumatischen Querschnittlähmungen unter Berücksichtigung unterschiedlicher Therapieformen

W. Puhl, V. Paeslack, G. Schwiedernoch und K.-G. Wilmer

Orthopädische Klinik und Poliklinik der Universität Heidelberg, Schlierbacher Landstraße 200a, D-6900 Heidelberg

Unter 2380 traumatischen Rückenmarklähmungen entwickelten von 1985 konservativ Behandelten 17,6%, von 395 operativ Behandelten 27,9% eine Kyphose. Bei 84% der Operationen handelte es sich um Laminektomien.

Wird der letztgemessene Kyphosewinkel der operativ und konservativ behandelten Patienten in 4 Schweregraden verglichen, so ergibt sich ein Überwiegen der operativ behandelten Patienten in höheren Kyphosegraden. Dies spiegelt den ungünstigen Einfluß der Laminektomie wider.

Werden die Kyphoseverläufe operativ und konservativ Behandelter danach betrachtet, ob eine inkomplette oder komplette Lähmung vorliegt, so zeigt sich, daß in beiden Behandlungsgruppen in den höheren Kyphosegraden die kompletten Lähmungen stärker, in den niedrigeren Kyphosegraden die inkompletten Lähmungen stärker vertreten sind. Dies zeigt die Bedeutung der muskulären Stabilisierung für die verletzte Wirbelsäule.

Jeder 5. Patient der von uns analysierten posttraumatischen Querschnittläsionen entwickelte eine verstärkte Kyphose im Bereich BWS und/oder LWS. Das Ausmaß der Kyphose wurde durch Lagerungstherapie nicht wesentlich beeinflußt. Während im Bereich der Halswirbelsäule unter konservativer Therapie stabile Ausheilung eintrat, kam es im Bereich von Brust- und Lendenwirbelsäule vereinzelt zu Pseudarthrosen, die wegen Hypermobilität oder Schmerz zur ventralen oder kombiniert ventral-dorsalen Fusion zwangen.

Metastasen im Bereich der Wirbelsäule und ihre operativ orthopädische Versorgung

E. Puhlvers, P. Thümler und D. Strauch

Orthopädische Klinik und Poliklinik der Universität Essen (GHS), Hufelandstraße 55, D-4300 Essen

Operative Maßnahmen bei Metastasen im Bereich der Wirbelsäule sind in erster Linie palliative Eingriffe mit dem Ziel, durch Stabilisierung der zerstörten Skelettabschnitte die Mobilität temporär wieder herzustellen und die Schmerzen zu nehmen bzw. zu ändern.

An der Orthopädischen Universitätsklinik Essen wurden in den Jahren zwischen 1975 und 1980 52 Patienten mit Wirbelsäulenmetastasen operativ versorgt. Die Karzinome stellten mit über 84% die meisten Primärtumoren mit Wirbelsäulenmetastasen. Bevorzugte Lokalisation der Metastasen sind die unteren Abschnitte der Wirbelsäule mit einem deutlichen Maximum in Höhe L2 bis L4.

Bei allen Patienten sind reine Skelettschmerzen im Bereiche der erkrankten Wirbelsäulenabschnitte die ersten Störungen bei Behandlungsbeginn. Bei 30,7% der Patienten finden sich zu diesem Zeitpunkt allerdings schon sensible und bei 25% motorische Störungen bis hin zum partiellen Querschnitt in 13,4% und zum kompletten Querschnitt in 3,8% der Fälle. Bei 58% der Patienten bestanden bereits Spontanfrakturen.

Mit schwerwiegenden postoperativen Komplikationen, wie Infektion und Implantatlockerung, Rekurrensparesen und Querschnittsyndromen muß in einem weit größeren Prozentsatz gerechnet werden, als wir es von den sonstigen Eingriffen an der Wirbelsäule her gewohnt sind.

Bei ausschließlich operativer Behandlung ist die dorsale Spondylodese als reiner Palliativeingriff die erfolgreichste Operationsmethode. 66% der Patienten überlebten bis 1981. Bei der Kombination von dorsaler Spondylodese, Chemo- und Radiumtherapie verbessert sich die Überlebensrate auf 71%; die postoperative Überlebenszeit steigt von 6 auf 9 Monate an.

Das Schleudertrauma der Halswirbelsäule in der Begutachtung — Ein medizinisches oder juristisches Problem?

H.-W. Gemmel und J. Müller-Färber

Chirurgische Universitätsklinik „Bergmannsheil" Bochum, BG-Krankenanstalten, Hunscheidtstraße 1, D-4200 Bochum

Trotz umfangreicher Literatur über das Schleudertrauma der Halswirbelsäule bestehen weiterhin erhebliche Unsicherheiten bei der Beurteilung von Folgezuständen nach derartigen Verletzungen. Dies führt zu langjährigen Rechtsstreitigkeiten mit häufigen Begutachtungen, so daß sich die Frage stellt, ob das sog. Schleudertrauma ein medizinisches oder juristisches Problem darstellt. Wir führten daher eine retrospektive Studie über 100 Gutachten aus unserer Klinik durch, in deren Vorgeschichte oder Anschreiben zum Gutachtenauftrag der Begriff „Schleudertrauma der Halswirbelsäule" auftauchte. 50% aller dieser Gutachten waren Zusammenhangsgutachten. Der Untersuchung zugrunde gelegt wurde der umstrittene Begriff „Schleudertrauma" als Folge einer beliebig gerichteten stoßartigen Beschleunigung oder Abbremsung des Rumpfes mit dadurch bedingter plötzlicher, gegenläufig gerichteter Kopfexkursion mit entsprechender Verbiegung der Halswirbelsäule. Davon unterschieden wurde die richtungsabhängige Abknickverletzung der Halswirbelsäule. Als Ersatz für „Schleudertrauma" haben wir den Begriff NC = Non Contact und für die Abknickverletzung C = Contact-Verletzung benutzt. Unter den 100 Gutachten waren 40 NC- und 57 C-Verletzungen, 3 waren nicht einzuordnen. Die bekannten Besonderheiten der NC-Verletzung konnten teilweise bestätigt werden. Obwohl die Distorsion die weitaus häufigste Folge nach NC-Verletzungen darstellt, fand sich im Gegensatz zu der Therapie an anderen Gelenken eine auffallende Polypragmasie. Dies ist u. E. unter anderem eine Ursache für die als typisch angesehene lange Beschwerdedauer nach NC-Verletzungen. Das Schleudertrauma ist zu einem Modewort geworden, welches auf der einen Seite unkritisch angewendet und auf der anderen Seite als schwere Verletzung angesehen wird, verbunden mit einem entsprechenden Rentenbegehren. Die in der Überschrift gestellte Frage muß eindeutig dahingehend beantwortet werden, daß das Schleudertrauma weiterhin ein medizinisches Problem darstellt. In der Absicht, die Problematik der indirekten Verletzung der Halswirbelsäule durchschaubarer zu gestalten, haben wir den Begriff „Schleudertrauma" durch Non Contact (NC)-Verletzung ersetzt.

Die Begutachtung des Peitschenschlagsyndroms in der gesetzlichen Unfallversicherung, in der privaten Unfallversicherung und im Haftpflicht- bzw. Gerichtsverfahren

W. Krösl

Ärztlicher Direktor der Allgemeinen Unfallversicherungsanstalt, Adalbert-Stifter-Straße 65, A-1200 Wien

In der gesetzlichen Unfallversicherung kann als Dauer der unfallbedingten Arbeitsunfähigkeit in der Regel eine Arbeitsunfähigkeit bis zu 8 Wochen angenommen werden. Die Minderung der Erwerbsfähigkeit kann in schweren Fällen 20–30% als vorübergehende Einschätzung betragen. Eine Dauerrente ist nicht anzunehmen.

In der privaten Unfallversicherung kann als Folge eines einfachen Schleudertraumas kein meßbarer Dauerschaden angenommen werden. Noch 1–2 Jahre nach dem Unfall bestehende subjektive Beschwerden können nicht mehr als unfallkausal angesehen werden.

In der Haftplichtversicherung ist ebenso bei der genannten Verletzung ein Dauerschaden in Form einer meßbaren Gesamtinvalidität nicht anzunehmen. Was die Schmerzen anlangt, können Schmerzen von starken über mittelschwere bis zu leichten Schmerzen in der Regel bis maximal 12 Monate angenommen werden. Wurde eine bereits beträchtlich vorgeschädigte Wirbelsäule betroffen, können Schmerzperioden noch bis 2 Jahre nach dem Unfall zuerkannt werden. Darüber hinausgehende unfallkausale Schmerzperioden werden in der Regel nicht mehr angenommen werden können. Ebensowenig Spätschäden und Dauerfolgen.

Die vorgeschädigte Wirbelsäule – Ein Problem bei der Unfallbegutachtung

E. Ludolph

BG-Unfallklinik Duisburg-Buchholz, Großenbaumer Allee 250, D-4100 Duisburg 28

Für die Abgrenzung Vorschaden – Unfallschaden ist bei der Begutachtung der Wirbelsäule ganz wesentlich die Analyse des Unfallherganges. Sie hat bei der Wirbelsäule zumindest das gleiche Gewicht wie bei Meniskus- und Sehnenverletzungen. Die Abgrenzung zwischen Vorerkrankung und Unfallfolge ist erschwert einmal wegen der Vielzahl der möglichen Vorerkrankungen, zum anderen, weil sich an der Wirbelsäule wegen ihrer funktionellen Einheit mehr als an anderen Körperpartien Vorschaden und Unfallschaden häufig überlagern. So wie die einzelnen Segmentbausteine physiologisch zusammenwirken, beeinflussen sie sich auch in der Krankheit. Für die nachträgliche Zuordnung einzelner Veränderungen ist daher von besonderer Bedeutung die Aufklärung der angeschuldigten Gewalteinwirkung, weswegen die Dokumentation hierzu so frühzeitig und ausführlich wie möglich einzusetzen hat.

Zu unrecht als Unfall angeschuldigt wird immer wieder der Vorgang des Verhebens mit der angeblichen Folge einer knöchernen oder bindegewebigen Verletzung. Leitgedanke bei der Begutachtung derartiger Fälle muß sein, daß kontrollierte körperliche Belastungen nur im Rahmen der Muskelkraft möglich sind. Die Belastbarkeit eines nicht vorgeschädigten Wirbelkörpers bzw. einer nicht vorgeschädigten Bandscheibe ist aber diesen Hebekräften gewachsen. Demgegenüber ist das Überraschungsmoment sowohl bei den knöchernen Verletzungen als auch bei den isolierten Bandscheibenverletzungen wie auch bei den sog. Schleudertraumen der Halswirbelsäule ein entscheidender Gesichtspunkt. Nur dieses Überraschungsmoment kann bei Hebevorgängen ein geeigneter Unfallhergang sein.

Des weiteren ist darauf hinzuweisen, daß die Auswirkungen eines Überschneidens von Vorschaden und Unfallschaden gerade an der Wirbelsäule sehr unterschiedlich sein können. Kein Vorschaden ist die anlagebedingte Gefährdung. Es ist zu bedenken, daß selbst deutliche Symmetrieabweichungen noch im Bereich der Norm liegen. Was bis zum Unfall funktionierte und nicht weh tat, ist als gesund einzustufen. Eine Überschneidung der Funktionsstörungen ist in verschiedener Form möglich:

1. als Verschlimmerung eines Vorschadens, wobei nur die Verschlimmerung ursächlich auf den Unfall zurückzuführen ist, und
2. als Summierung der Folgen von Vor- und Unfallschaden, wobei sich die Auswirkungen des Unfalls deshalb stärker auswirken, weil sich die Folgen von Unfall und Vorschaden potenzieren.

Posterpublikationen

Indikationsstellung und Resultate der Osteosynthese von 100 HWS-Verletzungen

M. Aebi, J. Mohler und G. A. Zäch

Orthopädische Universitätsklinik, Orthopädisch-traumatologische Abteilung, Kantonspital Basel, CH-4004 Basel

Unsere Untersuchung stützt sich auf 100 HWS-Verletzungen, die in den Jahren 1971 bis anfangs 1982 an der Orthopädischen Universitätsklinik in Basel operiert wurden.

Bei den Unfallursachen stehen die Verkehrsunfälle mit 42% an erster Stelle. Mehr als die Hälfte der Patienten waren beim Unfall unter 30 Jahre alt, und über 2/3 der Patienten waren Männer.

Am häufigsten lagen Densfrakturen vor. In 2/3 der Fälle waren Frakturen und Luxationen kombiniert, Zusatzverletzungen kamen in 60% der Fälle vor, allein in 45% war die Verletzung von einem Schädel-Hirn-Trauma begleitet.

Bei je 28 Patienten fand sich eine totale bzw. inkomplette Tetraplegie, davon in 15 Fällen mit noch brauchbarer Motorik (Frankel-Stadium D). Radikuläre Ausfälle traten bei 12, keine neurologische Ausfälle bei 32 Patienten auf.

Die Indikation zur Operation ergibt sich aus den Behandlungszielen: 1. Neurologische Ausfälle reduzieren, 2. anatomische Reposition, 3. Wiederherstellung der Stabilität, 4. Wiederherstellung einer schmerzfreien Funktion, und 5. Pflegeerleichterung (Tetraplegiker). Um den Behandlungserfolg meßbar zu machen, ist eine einheitliche Klassifizierung der Verletzung nötig. Diese orientiert sich an den erwähnten Behandlungszielen. Eng mit der Indikation zur Operation ist die Frage nach der Operation verbunden. Es wird deshalb eine Klassifizierung vorgeschlagen, die eine Differentialindikation für das operative Vorgehen in bezug auf die Fusionsart (vorne, hinten oder kombiniert) zuläßt.

Resultate: Der rein vordere Zugang wurde in 50, der rein hintere in 40 und der kombinierte Zugang in 10 Fällen gewählt. Eine Crutchfield-Extension wurde in 35% prä- und peroperativ benutzt. Eine Laminektomie wurde in 4 Fällen durchgeführt, davon 3mal auswärts. 93% der Patienten waren innerhalb der ersten 6 h in einem erstversorgenden Spital, jedoch nur 25% der Patienten wurden innerhalb der ersten 6 h manuell oder operativ reponiert. 1/3 aller Patienten verbesserten sich postoperativ neurologisch, davon waren 75% innerhalb der ersten 6 h nach dem Unfall reponiert bzw. operiert worden. Bei den übrigen 2/3 der Patienten wurden 85% später als 6 h nach dem Unfall reponiert bzw. operiert. 1 Jahr postoperativ bestanden in 20% Nackenschmerzen und in über 30% subjektiv und objektiv eine Funktionseinbuße an der HWS. 85% der Patienten waren höchstens 6 Wochen postoperativ immobilisiert. Die lokalen Komplikationen waren insgesamt gering und nur in einem Fall bestimmend für den Verlauf (tödliche LE). Eine postoperative neurologische Verschlechterung trat in keinem Fall auf.

Indikation zur Operation und operative Möglichkeiten bei Verletzungen der unteren Brust- und Lendenwirbelsäule

H. Daniaux, W. Russe, D. Zur Nedden, T. Lang, H. Resch, K. Suckert, R. Sailer und W. Gell

Universitätsklinik für Unfallchirurgie, Anichstraße 35, A-6020 Innsbruck

Operationsindikationen, LWS

Absolut

- primär in/komplette Querschnittlähmungen bei Einengung des Spinalkanals oder instabilen Verletzungen,
- sekundäres Auftreten/Zunahme neurologischer Ausfälle,
- gedeckt irreponible Verletzungen,
- offene Verletzungen.

Relativ
- instabile Verletzungen, die Spätschäden in Form einer sekundären Deformierung und/ oder einer neurologischen Verschlechterung erwarten lassen,
- Schaffung übungsstabiler Verhältnisse zur Pflegeerleichterung und zur Frührehabilitation,
- grobe, bereits konsolidierte, posttraumatische Fehlstellungen.

Operationstechniken, LWS

- *Zuggurtende Verfahren* (Drahtschlingen zwischen Dornfortsätzen in Verbindung mit Stellverschraubung der kleinen Gelenke; transpediculär fixierte Platten) bei vorwiegend diskoligamentären Verletzungen mit erhaltener Wirbelkörperhinterwand.
- *Abstützende Verfahren* (dorsale Verplattung; Fixateur externe) bei Verrenkungskompressions-/trümmerbrüchen, insbesondere nach Reposition oder Exstirpation von Hinterwandfragmenten.
- *Neutralisation* (Platte) bei Spondylektomien zur Sicherung des abstützenden und defektfüllenden Transplantates gegen Torsions-, Scher- und Biegungskräfte.
- *Transpediculäre Spongiosaplastik* als ergänzende Maßnahme bei Kompressionsbrüchen mit keilförmiger Deformierung und Kompressionstrümmerbrüchen zum Wirbelkörperaufbau in Verbindung mit zuggurtenden oder abstützenden Stabilisierungen.

Grenzen der konservativen Behandlung bei Halswirbelfrakturen, Luxationen und Luxationsfrakturen mit und ohne Teillähmung

B. Zifko und G. Prendinger

Allgemeine Unfallversicherungsanstalt, Unfallkrankenhaus Meidling, Kundratstraße 37, A-1120 Wien XII

Im Unfallkrankenhaus Wien XII wurden in 23 Jahren (1956–1978) insgesamt 225 Patienten mit frischen HWS-Brüchen, Verrenkungsbrüchen und Halswirbelverrenkungen behandelt. Bei 38 Patienten handelte es sich um reine HWS-Verrenkungen. 76 Patienten wiesen reine Brüche bzw. Abscherungsbrüche auf und bei 111 Patienten lagen Verrenkungsbrüche vor. In diesen Fällen sind die Patienten mit Densbrüchen nicht berücksichtigt. In unserem Verletzungsgut zeigten sich in 38 Fällen Plegien und 85mal Paresen und bei 102 Patienten bestanden keine neurologischen Ausfälle. Neben operativen Behandlungsverfahren haben wir diese Verletzungen jedoch vorwiegend konservativ behandelt. Das Behandlungsschema ist auf dem Poster ersichtlich. Die nach diesem Behandlungsprinzip versorgten 22 HWS-Verrenkungen zeigten bei Behandlungsabschluß, daß bei 15 Patienten eine Retention und Stabilität nicht erzielt werden konnte, und sekundäre operative Eingriffe notwendig waren. Es zeigte sich demnach, daß bei reinen Verrenkungen der HWS konservativ eine Reposition erzielt werden kann, nicht jedoch sicher eine Retention bzw. Stabilität, weshalb dieser Verletzungstyp der HWS eine absolute Operationsindikation darstellt. Die Auswertung der 64 konservativ behandelten HWS-Brüche bzw. Kantenabscherungsbrüche zeigte, daß es bei Behandlungsabschluß nur zu einem geringen Absinken der aufgerichteten Wirbelbrüche und einer klinisch bedeutungslosen Gibbusbildung gekommen war. Wie die klinischen Ergebnisse bei Behandlungsabschluß zeigten, sind demnach die reinen Brüche für die konservative Behandlung gut geeignet. Über den Verlauf der Paresen ist zu berichten, daß von den 77 Fällen 14 unverändert blieben, sich 47 besserten und 16 heilten. Bei den 16 Plegien blieben 7 unverändert, bei 9 trat eine deutliche Besserung ein. Todesfälle waren insgesamt bei 34 Patienten zu verzeichnen und zwar 22 bei den Patienten mit Plegien, 8 bei Paresen und 4 Patienten starben bei Verletzungen ohne neurologische Ausfälle. Bei den Todesfällen ohne neurologische Ausfälle starben alle 4 an Nebenverletzungen. Bei den 8 Todesfällen bei Paresen starben 3 an Nebenverletzungen und 2 Patienten wiesen Tetraparesen auf. Von den 22 Exitus bei Plegien waren 9 Tetraplegien. Untersucht man die Frage der Höhenlokalisation unserer Todesfälle, so fanden wir bis Höhe C4 mit Plegien keine Überlebenden. Ab C5 beobachteten wir zunehmend eine Überlebenschance. Todesfälle bei 225 Patienten mit Verletzungen der HWS ohne Densbrüche. Bei 102 nachuntersuchten Patienten konnten in 59 Fällen eine Spangen- bzw. Blockbildung beobachtet werden. Dieser Zustand tritt nur dann auf, wenn eine Fraktur vorhanden ist, und ist um so ausgeprägter, je ausgedehnter die Fraktur ist und sich bis 3 Segmente erstreckt.

Zur Behandlung von Frakturen der Halswirbelsäule mit dem Halo-Fixateur externe

F. Kleinfeld und W. Erdweg

II. Chirurgische Klinik, Stadtkrankenhaus Fürth, Postfach 530, D-8510 Fürth

Ein konservatives Verfahren zur Behandlung instabiler Verletzungen der HWS stellt der Halo-Fixateur externe dar. Dieses System wurde bisher 15mal zur Behandlung schwerer Verletzungen der Halswirbelsäule angewandt.

Aufgrund unserer Erfahrungen können wir die Anwendung des Halo-Fixateur externe bei folgenden Verletzungen empfehlen: dislozierte Brüche der HWS einschließlich Densaxis-Frakturen mit und ohne neurologische Symptomatik, Luxationen und Luxationsfrakturen der HWS, Mehrfachfrakturen der HWS. Im Prinzip lassen sich alle extensionsbedürftigen Verletzungen der HWS mit diesem System behandeln. Auf dem Poster sind einige Beispiele zu den obengenannten Fällen dargestellt. Sämtliche, zum Abschluß gebrachten Behandlungsfälle konnten zu einer stabilen Ausheilung gebracht werden mit einer guten Wiedererlangung der Funktion. Die neurologischen Ausfälle bildeten sich vollständig, spätestens innerhalb des 1. Jahres zurück.

Technische Details bei der Montage und Überwachung des Systems können der einschlägigen Literatur entnommen werden.

Wir sehen folgende Vorteile bei der Anwendung des Halo-Fixateur externe: Der Haloring und das übrige System lassen sich ohne größeren Aufwand und Hilfsmittel anlegen. Es gewährleistet eine lückenlose Ruhigstellung der HWS und eine Frühmobilisierung. Nachkorrekturmöglichkeiten sind anhand der Röntgenkontrollen gegeben. Ein Operationsrisiko entfällt und sekundäre Komplikationsmöglichkeiten sind deutlich vermindert. Die Dauer des Klinikaufenthaltes kann verkürzt werden. Im Vergleich zu anderen Verbandsanordnungen ist eine bessere Körperhygiene möglich und damit verbunden eine Steigerung des subjektiven Wohlbefindens.

III. Verletzungen der Schulterweichteile

Pathophysiologie der Schulterverletzung

M. Wagner und R. Schabus

I. Universitätsklinik für Unfallchirurgie, Alser Straße 4, A-1097 Wien

Der Schultergürtel ist eine Gelenkkette aus 3 definitionsgemäß anatomischen Gelenken (Articulativ glenohumeralis, Articulativ acromioclavicularis und Articulativ sternoclavicularis) und 2 weiteren physiologischen Gelenken, die als Verschiebeflächen angesprochen werden können (subakromiales Gelenk = Bursa subacromialis und skapulothorakale Verbindung).

Nach Inman et al. (1944) finden viele Bewegungen, die mit „der Schulter" ausgeführt werden, in Nebengelenken statt; ohne deren Beteiligung wäre die Beweglichkeit der oberen Extremität stark beeinträchtigt. Gleichzeitig können diese Nebengelenke Teilfunktionen eines anderen Gelenkes übernehmen, wenn dieses in seiner Funktion eingeschränkt ist.

Die gestörte Funktion eines dieser Gelenke verändert die integrative Mechanik des gesamten Schultergürtels. Diese Störung in der mechanischen Funktion, die durch pathologische Zustände zwangsläufig verursacht wird und auf Veränderungen der Geometrie, der aktiven und passiven Weichteile einschließlich der Antriebsmechanismen und nervaler Steuerungen beruht, wird von der Pathomechanik beschrieben. Somit ist die Pathomechanik eine pathologisch-funktionelle Anatomie.

Die Traumatisierung der Schulterweichteile kann durch direkte oder indirekte Gewalteinwirkung entstehen; diese kann eine einmalige, akute sein oder rezidivierend bzw. chronisch auftreten. Als Verletzungsarten der einzelnen Schulterweichteile kommen Kontusion, Distorsion, Ruptur, Subluxation und Luxation in Frage; manchmal treten diese Verletzungsarten gemeinsam mit ossären Läsionen auf. Als Folge dieser Verletzungen kommt es zur Ausbildung von Hämatomen, zu Kapsel-Band-Zerreißungen, zum Abriß des Labrum glenoidale, zu Sehnen- und Muskelrissen, Knorpelschäden sowie Verletzungen von Nerven, Gefäßen und Knochen.

Schulterluxation

Der Anpreßdruck des Oberarmkopfes gegen die Pfanne resultiert aus der Muskelkraft und aus dem Lastvektor bzw. dem Eigengewicht der oberen Extremität. Die Festigkeit des Gelenkschlusses ist Ausdruck der Stabilität.

Die Stabilität des Gelenkes kann durch von außen einwirkende Kräfte gestört werden. Da die Muskeln vor allem im Bereich des Oberarmkopfes ansetzen, und daher am wesentlich kürzeren Hebelarm angreifen, müssen sie deshalb einer von außen einwirkenden Kraft eine dementsprechend größere Kraft entgegensetzen. Wenn die Kraftresultierende nicht mehr

Tabelle 1. Entstehung der Schulterluxation

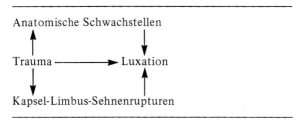

durch den Gelenkmittelpunkt des Kugelgelenks verläuft, kommt es zum Auftreten von großen Schubkräften, welche den Humeruskopf an den Pfannenrand bringen und so einer Luxation nicht mehr muskulär entgegenwirken können. Wenn es zu einer Luxation kommt, führt dies zum Herausgleiten des Oberarmkopfes an anatomisch präformierten Stellen, d. h. vorwiegend nach vorne/unten, wo der Austritt des Kopfes durch eine Schwachstelle der Gelenkkapsel zwischen M. subscapularis und dem Caput longum des M. triceps brachii begünstigt wird (Tabelle 1).

Im Rahmen einer Schulterluxation kann es zu Verletzungen von aktiven und passiven Weichteilen kommen, bzw. deren knöchernen Ausrissen. Diese strukturellen Veränderungen des Kapsel-Band-Apparates samt dessen Ansätzen proximal und distal sowie des Labrum glenoidale führen dazu, daß die Gelenkresultierende nicht mehr durch den Mittelpunkt verläuft (d. h. daß der Kraftvektor tangential an der Pfanne vorbeizieht). Damit ist die Möglichkeit für eine rezidivierende Schulterluxation gegeben.

Rotatorenmanschettenruptur

Die sog. Rotatorenmanschette der Schulter besteht aus den Mm. subscapularis, supraspinatus, infraspinatus und teres minor. Sie liegt sehr exponiert zwischen dem Oberarmkopf und dem Schulterdach, so daß durch eine direkt auf die Schulter einwirkende Kraft oder durch ein indirektes, in der Längsachse des Armes einwirkendes Trauma (z. B. Sturz auf den ausgestreckten Arm) eine Kompression und damit eine Verletzungsmöglichkeit der Rotatoren gegeben ist (akutes Trauma).

Rathbun u. Macnab (1970) konnten durch Mikroangiographie der Rotatorenmanschette die Hypovaskularität dieser Sehnenplatte nachweisen.

Geschwend et al. (1975) konnte anhand von autoptischen Untersuchungen nachweisen, daß ab dem 3. Lebensjahrzehnt fast regelmäßig degenerative Veränderungen in dieser Muskel-Sehnenplatte vorliegen. Degenerative Sehnenpartien können schon durch ein minimales Trauma einreißen. Dies zeigt, daß die physiologisch auftretenden degenerativen Veränderungen am Entstehen dieser Verletzung mitbeteiligt sind, andererseits nicht alle Verletzungen mit einem entsprechenden klinischen Bild einhergehen müssen (Tabelle 2).

Folgende Entstehungmöglichkeiten einer Rotatorenmanschettenruptur sind gegeben:
— nach Schultertrauma ohne Fraktur oder Luxation;
— nach vorderer Luxation im Glenohumeralgelenk;
— nach vorderer Luxation im Glenohumeralgelenk gemeinsam mit einer Fraktur des Tuberculum majus;
— chronisch, oft ohne Unfall in der Anamnese (degenerativ);
— nach einer scheinbar harmlosen Abrißfraktur des Tuberculum majus.

Tabelle 2. Ruptur der Rotatorenmanschette

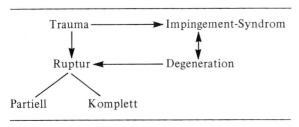

Tabelle 3

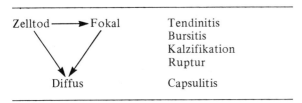

Die Läsion dieser Rotatorenmanschette kann zu einer chronischen Subluxation des Oberarmkopfes führen; bedingt durch die Läsion der Supraspinatussehnenplatte und durch die fehlende Stabilisierung kommt es zu einem Hochrutschen des Kopfes und damit zu einer Subluxation mit entprechender Neoarthrose zwischen Humeruskopf und Akromion. Röntgenologisch zeigt sich eine Inaktivitätsatrophie an der Insertionsstelle des M. supraspinatus, welche sich als Abflachung des Tuberculum majus manifestiert.

Weitere Ausführungen über die Verletzungen der Rotatorenmanschette s. Vortrag von Herrn M. Jäger, S. 192 ff.)

Impingement-Syndrom

Man unterscheidet das Impingement-Syndrom der Supraspinatussehne und das der Bizepssehne. Als Entstehungsursachen sind sowohl mechanische als auch nutritive Faktoren bekannt:

Als Folge der wiederholten Einklemmung der Rotatorenmanschette und der langen Bizepssehne zwischen dem akromioklavikularen Dach und dem Oberarmkopf entstehen kleine Einrisse und Verdickungen (rezidivierende Mikrotraumen mit Zunahme der Symptomatik); die vulnerablen avaskulären Zonen der Rotatorenmanschette und der langen Bizepssehne sind prädisponierend für das Impingement-Syndrom.

Macnab (1981) hat auf die Bedeutung des Zelltodes als Noxe für Tendinitis, Bursitis-Verkalkung, Ruptur und Kapselentzündung hingewiesen (Tabelle 3).

Nach Neer (1983) wird das Impingement-Syndrom in 3 Stadien klassifiziert, wobei das 1. Stadium als pathologisch-anatomisches Substrat Ödeme und Mikrohämatome in den Sehnen aufweist, das 2. Stadium Fibrose und Tendinitis, im 3. Stadium kann es zur Verknöcherung und Sehnenruptur kommen.

Tabelle 4. Ruptur der langen Bizepssehne

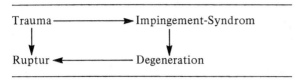

Syndrome der Bizepssehne

An posttraumatischen Syndromen der langen Bizepssehne sind neben der Ruptur und der Dislokation noch Tendinitis bzw. Tendosynovitis sowie die Elongation anzuführen. Als Lokalisation einer Bizepssehnenruptur wird eine hohe (Abriß vom Tuberculum supraglenoidale oder im intraartikulären Verlauf der Sehne) und eine tiefe (beim Eintritt in den Sulcus bicipitalis) angegeben.

Ätiologisch kommt neben der akuten traumatischen Ruptur die durch rezidivierende Mikrotraumen und degenerative Veränderungen bedingte Ruptur vor (Tabelle 4).

Dislokation der Bizepssehne: Die Dislokation dieser Sehne kann isoliert oder in Kombination mit einer Fraktur bzw. Schulterluxation auftreten. Neben der akuten Dislokation ist vor allem die rezidivierende Subluxation bzw. Luxation bei anatomischen Veränderungen des Sulcus intertubercularis und des Lig. humeri transversum zu erwähnen.

AC-Luxation

Akromioklavikulare Verletzungen entstehen meist als direktes Trauma durch Sturz auf die Schulter. Nach Tossy et al. (1963) unterscheidet man 3 Grade der Gewalteinwirkung bzw. von deren Folgen:

Grad I: Zerrung – das Gelenk bleibt stabil
Grad II: Subluxation – komplette Zerreißung der akromioklavikularen Verstärkungsbänder
Grad III: Luxation – zusätzliche Ruptur der korakoklavikularen Bandstrukturen

Obwohl diese Verletzungen relativ leicht zu diagnostizieren sind, muß man vor allem bei Grad II auch immer an eine dorsale Luxation denken, die unerkannt bleiben könnte. Bei normaler Röntgenuntersuchung imponiert diese Grad II-Verletzung als Zerrung, da es zu einem Einklemmen des akromialen Endes des Schlüsselbeins an der dorsalen Ecke des Akromions kommt, obwohl das AC-Gelenk zerstört ist.

Sternoklavikularluxation

Diese Verletzungen sind äußerst selten, da das Gelenk mit sehr kräftigen Bandstrukturen gesichert ist. Bei indirekter oder direkter Krafteinwirkung kommt es bei der Ruptur des Bandapparates zur Luxation des sternalen Schlüsselbeinendes nach ventral oder dorsal. Die dorsale Luxation ist wegen der benachbarten anatomischen Strukturen (Trachea, Aortenbogengefäße und die adäquaten Venen) weitaus gefährlicher, da es zu schweren Komplikationen durch Kombinationsverletzungen kommen kann.

Muskelrupturen

Neben den Verletzungen der Muskulatur, die durch ein direktes Trauma bedingt sind, gibt es auch indirekt ausgelöste: neben den bereits besprochenen Rupturen der Rotatorenmanschette und der Bizepssehne sind dies die Rupturen der Mm. pectoralis major und minor. Zu einer Ruptur des M. pectoralis major kommt es bei maximaler Kontraktion, wenn der Oberarm in Adduktion, Innenrotation und Flexion steht. Eine Ruptur des M. pectoralis minor samt Caput breve des M. biceps brachii oder eine Abrißfraktur des Processus coracoideus wird ebenfalls bei maximaler Kontraktion ausgelöst, wenn der Oberarm von Abduktion und Extension in Adduktion und Flexion übergeht.

Gefäß- und Nervenverletzungen

Durch die topographische Lage des Gefäß- und Nervenbündels zum Schultergelenk ist bei einer Verletzung dieser Region auch an eine Läsion dieser Gebilde zu denken.

Zusammenfassung

Es wird auf die Verletzungsmöglichkeiten der Schulterweichteile durch direkte und indirekte Gewalteinwirkung eingegangen. Verletzungen der Schulterweichteile führen zu Störungen in der mechanischen Funktion des Schultergelenkes.

Im speziellen wird die Schulterluxation, die Ruptur der Rotatorenmanschette, das sog. Impingement-Syndrom der Supraspinatussehne und der langen Bizepssehne besprochen, weiters die Syndrome der langen Bizepssehne (Ruptur, Dislokation) und schließlich kurz auf die Akromioklavikularluxation und die Sternoklavikularluxation sowie auf Muskelrupturen und Gefäß- und Nervenverletzungen eingegangen.

Die Kenntnisse der Anatomie, der Biomechanik und der Pathophysiologie des Schultergürtels sind eine Voraussetzung für Diagnose und Therapie der Schulterverletzungen.

Literatur

1. Allman F Jr (1967) Fractures and ligamentous injuries of the clavicle and its articulation. J Bone Joint Surg [Am] 49:774–784
2. Bateman JE (1978) The shoulder and neck. Saunders, Philadelphia London Toronto
3. Gschwend N, Zippel J, Liechti R, Grass S (1975) Die Therapie der Rotatorenmanschettenruptur an der Schulter. Arch Orthop Unfallchir 83:129
4. Hill HA, Sachs MD (1940) The grooved defect of the humeral head. A frequently unrecognized complication of dislocation of the shoulder joint. Radiology 35:690–700
5. Inman VT, Saunders JB, Abbott LC (1944) Observations on the function of the shoulder joint. J Bone Joint Surg [Am] 26:1
6. Kessel L (1982) Clinical disorders of the shoulder. Livingstone, Edinburgh London Melbourne New York
7. Macnab I (1981) Die pathologische Grundlage der sogenannten Rotatorenmanschetten-Tendinitis. Orthopäde 10:191–195
8. Martinek H, Egkher E, Kroitzsch U (1981) Verletzungen der Rotatorenmanschette der Schulter – diagnostische und therapeutische Erfahrungen. Unfallchirurgie 7:156–161

9. Moseley HF (1969) Shoulder lesions. Livingstone, Edinburgh London
10. Neer CS (1983) Impingement lesions. Clin Orthop 173:70–77
11. Palma de AF (1973) Surgery of the shoulder, 2nd edn. Lippincott, Philadelphia
12. Rathbun JB, Macnab I (1970) The microvascular pattern of the rotator cuff. J Bone Joint Surg [Br] 52:540–553
13. Rockwood CA, Green DP (1975) Fractures. Lippincott, Philadelphia Toronto
14. Tossy JD, Mead NC, Sigmond HM (1963) Acromioclavicular separations: Useful and practical classification for treatment. Clin Orthop 28:111–119

Klinische und radiologische Diagnostik der Schulterverletzungen

We. Müller

Leitender Arzt Orthopädie/Traumatologie, Kantonsspital Bruderholz, CH-4102 Bruderholz

Anatomische Grundlagen

Bei allen Gelenken ist eine genaue Kenntnis der Anatomie mit ihren Detail-Strukturen im einzelnen unerläßliche Voraussetzung, sowohl für die manuelle Untersuchung des Schultergelenkes durch den Arzt, als auch für die technisch möglichen Untersuchungen inkl. Röntgendiagnostik mit ihren modernsten Verfeinerungen.

Gerade an der Schulter sind die anatomischen und insbesondere auch die funktionell anatomischen Gegebenheiten nicht leicht zu überschauen und danach ebenso nicht leicht zu erfassen. 3 Knochen beteiligen sich am Aufbau des Schultergelenkes im weiteren Sinn. Die Klavikula als einziger mit dem Stammskelett verbundener Knochen der oberen Extremität kann sich im Rahmen eines Kegels mit Spitze im Sternoklavikulargelenk bewegen. Sie trägt im lateralen Drittel die wichtigen Verbindungen zur Skapula. Von medial nach lateral sind es die beiden Ligg. coracoclavicularia und dann das Akromioklavikulargelenk mit seinem meist vorhandenen Discus articularis. Die Weichteilläsionen dieses als *Schultereckgelenk* besonders herausgehobenen Anteils der Schulter sind Zerrungen, Subluxationen und Luxationen nach der bekannten Einteilung von Tossy für dieses AC-Gelenk und seltener Verletzungen des Diskus. Nach der Tossy-Einteilung findet sich beim Grad I, der reinen Zerrung der korakoklavikulären und der akromioklavikulären Strukturen keine wesentlichen Subluxationserscheinungen. Beim Grad II dagegen ist die Klavikula schon um ihre halbe Höhe im AC-Gelenk nach kranial subluxiert und beim Grad III um die ganze Höhe ihres lateralen Anteils. Im Falle der Verletzung 2. Grades sind Ligamente und die Gelenkkapsel nur teilweise zerrissen, während sie beim Grad III völlig zerrissen sind. Das in diesen Fällen zu beobachtende Klaviertastenphänomen der nach unten ins ursprüngliche Lager reponierbaren Klavikula ist bekannt. Radiologisch kann die Differentialdiagnose der Grade durch in der Hand des Patienten gehaltene Gewichte (10–15 kg), welche indirekt die Skapula herunterziehen, erhärtet werden.

Weit seltener und weniger bekannt sind die Läsionen des Diskus, welche über Wochen und Monate lokal Schmerzen im AC-Gelenk verursachen können. Voluminöse Disken können mit mukoider Degeneration antworten und im Verlauf der folgenden Monaten von Auge und palpatorisch erfaßbare Ganglien bilden. Die Ganglien sind nach Beanspruchung praller und schmerzhafter als nach Stunden der Ruhe. Radiologisch sieht man in chronischen Fällen meist eine arrosive osteolytische Veränderung am lateralen Klavikulaende. Wegen der oberflächlichen Lage dieses AC-Gelenkes im Schultereck stellt die Diagnostik eigentlich keine größeren Probleme dar.

Deutlich schwieriger ist die Situation für die Diagnostik am eigentlichen Schultergelenk, dem *Skapulohumeralgelenk*. Eigentlich sind es 2 ineinander geschachtelte Gelenke.

So bildet das Caput humeri und die Gelenkkapsel und die kleine Fossa glenoidalis der Skapula das innere Gelenk. Bei der Größe des Radius des Humeruskopfes und bei dem nur kleinen Kugelausschnitt, den die deswegen seichte Gelenkfläche des Glenoids der Skapula bildet, ist bei großer Beweglichkeit nur eine kleine passive Stabilität in diesem Gelenk vorhanden. Die Kapsel ist entsprechend leicht überdehn- oder zerreißbar.

Um diese innere Gelenkschale folgt nun eine zweite Schicht, die sich wie ein Gelenk verhält. Von hinten unten nach oben über die Kuppe und wieder nach vorne unten laufen die platten Sehnen des M. teres minor, M. infraspinam und M. supraspinam und des subscapularis mit der vorgängig genannten Kapsel verlötet bis zum Humerus. Diese Muskeln verstärken zugleich die schwache, leicht lädierbare Kapsel, vergrößern entsprechend ihrer Form das Glenoid als Gelenkpfanne, stabilisieren aktiv das Gelenk, brauchen aber eine weitere äußere Führung für eine kontrollierte Bewegung unter Krafteinwirkungen. Die direkt außen oben anschließende Bursa subacromialis, welche die bisher genannten Strukturen fast wie eine von kranial aufgesteckte Halbkugel umscheidet, bildet den „synovialen Gelenkspalt" des äußeren Gelenkes. Die führende Pfanne für dieses äußere Gelenk bildet die Unterseite des Akromions, das Lig. coracoacromiale und der Processus coracoides. Diese 3 Strukturen zusammen bilden eine kleine Schale, in welcher sich mit Hilfe der Bursa subacromialis das gesamte innere Gelenk mit seinen Sehnenverstärkungen drehen kann.

Die Bizepssehne verläuft von distal her dem Humerusschaft entlang zwischen den beiden Tuberkeln hindurch über den Humeruskopf an ihren Reinsertionspunkt oberhalb der Fossa glenoidalis. Bei neutraler und Außenrotation zieht sie somit über den Humeruskopf und neutralisiert auf diese Weise einen Teil der durch kräftige Bizepsaktion ausgelösten Schub des Humerus in seiner Längsachse. Ein Schub, der beim Heben von Gewichten den Humerus an die Rotatorensehnen nach oben ans Akromion drückt, denn auch der kurze Bizepskopf ist zweigelenkig und schiebt damit den Humerus nach proximal. Auf diese Weise wird die intakte Bizepssehne zu einem Schützer des Rotatorensehnendaches und in Innenrotation, wenn die Bizepssehne intraartikulär vor dem Kulminationspunkt liegt, verhindert sie ein nach vorne Hochsteigen des Humeruskopfes, wo die Deckung durch Korakoid und Lig. coracoacromiale klein ist. Die Bizepssehne ist im intraartikulären Verlauf für die Funktionstüchtigkeit des Gelenkes und für die Diagnostik von Bedeutung.

Nervenversorgung und Schultergelenk

Jährlich werden neue Fälle einer fast immer iatrogenen Schädigung des N. accessorius und seiner für die Schulterfunktion schwerwiegenden Folgen festgestellt. Sie sind vorwiegend den Versicherungsärzten und Begutachtern bekannt, da sie in der Regel bei Lymphknotenbiopsien im Halsbereich durch unerfahrene Hand zustande kommen. Die Akzessoriuslähmung, welche auch direkt traumatisch entstehen kann, bedeutet den Verlust der muskulären thorakoskapulären Stabilisierung. Für körperlich und kraftvoll arbeitende Patienten bedeutet dieser Verlust mit mangelndem Widerlager der Schulter eine echte Behinderung.

Weniger stark behindernd aber dennoch wesentlich wirkt sich die Läsion des N. thoracius longus aus. Sie kann direkte Folge einer Sturzverletzung gegen die Schulter-Thorax-Region sein. Sie kann aber nicht selten auch eine Operationstischkomplikation darstellen, wenn eine härtere Polsterfalte oder dergleichen diesen Nerv direkt gegen die Thoraxwand komprimiert. Die Erholungsaussichten sind dabei schlecht. In diesem Fall der Schädigung des N. thoracius longus kommt es zum isolierten Ausfall des M. serratus anterior. Die Symptome dieser Paralyse zeigen sich in einer gleichseitigen Scapula alata, welche beim Vorheben der Hand oder beim Drücken der auf Schulterhöhe vorgehobenen Hand gegen einen Widerstand noch deutlich zunimmt.

Die weitere, v. a. sensible Nervenversorgung des Schultergelenkes ist von großer Wichtigkeit. Die intensive sensible Endversorgung dieses Gelenkes aus mehreren peripheren Nerven, welche ihrerseits zu verschiedenen Zervikalsegmenten gehören, erklärt die oft kaum durchschaubaren Zusammenhänge bei der Entwicklung posttraumatischer Schulter-Arm-Syndrome oder Zervikobrachialgien. So erhält das Schultergelenk und die umgebenden Gleitschichten, also die Bursa als Außengelenk, die sensible Versorgung vorwiegend vom 5., 6. und 7. Zervikalsegment über artikuläre Äste des N. axillaris, des N. suprascapularis, des N. musculocutaneus und des N. subscapularis. Damit sind die einzelnen Abschnitte des Gelenkes und die zu diesem Segment gehörenden Muskeln und die darüber liegenden Weichteile jeweils vom selben Nerv innerviert. Störungen werden damit ebenso in diesen funktionellen Gruppen weitergeleitet. Dazu kommt die sympathische Nerveninnervation aus den Segmenten Th 1 bis 4 durch die dazu gehörigen weißen Rami comunicantes, die ihrerseits wieder mit dem Ganglion stellatum in Verbindung stehen und über die vorgenannten peripheren Äste ans Gelenk verteilt werden. Einzelne sympathische Fasern gelangen noch über den periarteriellen Plexus der A. subclavia und A. axillaris ebenfalls zum Schultergelenk.

Bewegungseinschränkung der Schulter

Wesentliche klinische Gesichtspunkte sind dabei: Schmerz, Entzündung, mechanisches Hindernis.

Der *Schmerz* hat wegen der oben genannten intensiven Nervenversorgung aus ganz verschiedenen Nervenästen eine besondere Bedeutung. Er allein kann nahezu spontan auftreten oder im Zusammenhang mit traumatischen Ereignissen zu einer zunehmenden Bewegungseinschränkung führen. Bilder, welche mit einer Algodystrophie vergleichbar sind, können bis zur schweren Behinderung im Schultergelenk führen.

Entzündung kann abgesehen von echten rheumatischen Veränderungen bei der Traumatisierung vorgeschädigten Sehnengewebes in den Rotatorensehnen auftreten. Bei geringfügigen echten oder Eigentraumata können verkalkte Sehnenherde, wie sie bei der Tendinitis calcarea im Röntgenbild sichtbar sind, durch Einriß weiteren Sehnengewebes aufbrechen und ihren kristallinen Inhalt entweder nach außen in die Bursa subacromialis abgeben oder evtl. nach innen ins eigentliche Skapulohumeralgelenk. Dabei entstehen meist akute pathologische Krankheitsbilder, da die gesetzten entzündlichen Reizzustände durch Schmerz und Schwellung ihrerseits die Beweglichkeit schwer beeinträchtigen können. Nach solchen entzündlichen Schüben kann die Bursa subacromialis als Verschiebeschicht verkleben oder definitiv verwachsen. Es kann auch die Umschlagfalte des unteren Gelenkrezessus verkleben, so daß sowohl im einen wie im anderen Fall drastische Abduktionsbehinderung und bewegungsabhängiger Schmerz die Folge bleiben.

Schmerz, Entzündung und mechanisches Hindernis können offensichtlich die Schulterbeweglichkeit reduzieren. Normalerweise besteht eine Flexion/Extension, Ab-/Adduktion und eine Rotation im Skapulohumeralgelenk, aus welcher Summe von Bewegung zusammen mit der Mitführung der Skapula die Hand über die Hälfte einer Kugeloberfläche streichen kann.

Die *häufigste Form einer mechanischen Behinderung* bei Weichteilschäden findet sich beim *Abriß der Supra- oder Infraspinatussehne* unter dem akromialen Dach. Die Ruptur und schmerzbedingte Bewegungseinschränkung wird mit dem stehenden Begriff des Painfull arc bezeichnet. Das heißt, die Abduktion geht leicht in den unteren ca. 30–40°, dann folgt eine schmerzhafte Strecke bis zur Hebung über 90°, danach geht die Bewegung in der Regel wieder schmerzfrei bis zur Senkrechten in die Höhe. Die Bewegungsstrecke des Painfull arc kann oft nur unter Mithilfe des Untersuchers überwunden werden. Mit Hilfe des sog. „head depression tests" kann während der aktiven Abduktion des Armes durch den Patienten der Humeruskopf durch eine Hand des Untersuchers vom Akromion weggedrückt werden, wobei die körpereigene Kraft des Patienten ohne den Schmerz reicht, um die Abduktion über die Horizontale zu bringen.

Die *Rißstellen in der Rotatorenmanschette* sind der Palpation zugänglich. Am besten läßt man den Patienten den Rumpf auf der verletzten Seite beugen, so daß der Arm schlaff im freien Raum herunterhängen kann. In dieser Stellung ist der M. deltoideus tonus-arm, so daß man durch ihn hindurch den Kranz der Tuberkeln und medial davon die Rotatorensehnenmanschette palpieren kann. Die Läsionsstellen sind bei dieser Untersuchung entsprechend schmerzhaft.

Radiologische Zeichen der Rotatorensehnenmanschettenruptur sind einerseits bei der frischen oder subchronischen Läsion das Austreten von Kontrastmittel aus dem inneren Gelenk ins äußere, d. h. in den Raum der Bursa subacromialis. Diese Austrittsstellen können, wie das im klassischen Rißgebiet der Fall ist, ca. 1,5 cm vom Tuberculum majus entfernt sein. Sie kann aber auch bei Rißstellen ganz peripher zwischen Sehne und Tuberculum ganz lateral sichtbar sein. Beim chronischen Abriß der Rotatorensehne stellt sich schließlich ein Hochstand des Humeruskopfes ein. Da keine Sehnenmanschette den Kopf mehr nach oben hält, stößt dieser direkt gegen die Unterfläche des Akromions. Da die Sehnenmanschette auch keine Zugwirkung auf die Tuberkeln und damit auf die lateral liegenden Knochenstrukturen der Humerusmetaphyse einwirken läßt, finden sich dort atrophische Veränderungen des Knochens mit Rarifizierung des kalkdichten Materials und der Bildung atrophischer Zysten.

Die Bizepssehnenläsion

Jedermann kennt den klassischen Abriß der proximalen Bizepssehne mit dem zur Ellenbeuge hinunter schnurrenden langen Bizepskopf. Nur wenige kennen die Rißform der Bizepssehne, bei welcher der periphere Anteil der zerrissenen Sehne im metaphysären Humerusbereich im Sehnenfach durch Vincula tendinis festgehalten bleibt, so daß das klassische Bild der Bizepskopfverlagerung nicht zustande kommt. Wohl kann in diesen Fällen der proximale Sehnenstumpf sich ins Gelenk schlagen und dort wie ein abgerissener Meniskus im Kniegelenk zu Einklemmungsstörungen mit hörbarem Knacken und größeren und kleineren Blockaden führen. Arthrographisch können mittels Kontrastmittel diese Läsionen durch einen mit der Schulterradiologie vertrauten und von der funktionellen radiologischen Diagnostik beseelten Röntgenarzt gut dargestellt werden.

Die Refixation nach solchen abgerissenen Sehnen im Fach oder ihre Reintegration in den Rotatorencuff bringt in der Regel Beschwerdefreiheit. Die Kombination eines weit peripher gegen die Tuberkeln zu hinliegenden Rotatorensehnenmanschettenrisses, vergesellschaftet mit der Ruptur der Bizepssehne in diesem intertuberkulären Bereich, ist nicht selten. Der Einriß des Rotatorensehnendaches führt zu einem Verlust der Sehnenführung zwischen Knochen und Sehnendach. In Fällen, in denen die Bizepssehne nicht oder nur teilweise eingerissen ist, kann sie nach einer derartigen Läsion zwischen den Tuberkeln über die Sulcuskante hinaus subluxieren. Es ergibt sich dabei ein typisches Sehnenschnappen mit Schmerzhaftigkeit, v. a. dann, wenn die Patienten aus einer Außenrotation/Abduktion etwa auf Höhe der Horizontalen den Arm adduzieren und innenrotieren. Dieser Schmerz kann als typisch, ja pathognomonisch für diese Läsion bezeichnet werden. Therapeutisch kann auch diese Läsion zusammen mit einer Reinsertion des Daches zum Verschluß des Sehnenfaches gute Erfolge und die Befreiung von Behinderung und Schmerz herbeiführen.

Neuere diagnostische Untersuchungsmöglichkeiten

In jüngster Zeit mehren sich die Veröffentlichungen über erfolgreiche *arthroskopische Untersuchungen* der Schulter zur Feststellung von Weichteilläsionen im Limbusbereich im Anschluß an Verrenkungen oder auch zur Feststellung der genannten Bizepssehnenrupturen.

Neben dieser arthoroskopischen Untersuchung, bringt auch die *computertomographische Erfassung* des Schultergelenkes neue Aspekte für die Diagnostik. Man sieht dabei aber vorwiegend Verkalkungen in den Sehnen, während z. B. die Bizepssehne und ihre Veränderungen nicht leicht dargestellt werden können.

Zum Abschluß erfolgt ein *Hinweis* auf ein *radiologisches Bild* nach Schulterweichteilverletzung, *welches in sehr vielen Fällen verkannt wird*. Bei der hinteren Luxation luxiert der Kopf nur soweit, bis das Tuberculum minus am hinteren Pfannenlimbus aufsteht. Die oberflächliche Beurteilung dieses Bildes bringt die Diagnose der hinteren Schulterluxation nicht, da man bei schneller Durchsicht eine Art Kongruenz zwischen Tuberculumkranz und Glenoid finden kann, ohne zu merken, daß die eigentliche Humerusgelenkfläche nicht mehr kongruent zum Glenoid steht.

Hintere Luxationen kommen nicht häufig vor, werden aber häufig übersehen und müssen dann später nach mißglücktem Repositionsversuch meist offen reponiert werden.

Die Schulterluxation

E. Beck

Unfallabteilung des Landeskrankenhauses Feldkirch, Carinagasse 49, A-6807 Feldkirch

Es ist nicht verwunderlich, daß das Schultergelenk mit der größten Beweglichkeit und einem Mißverhältnis zwischen Schulterpfanne und Oberarmkopf von 1:4 mit rund 50% aller Luxationen an erster Stelle steht. Demnach kommt der Schulterluxation unter allen Luxationen auch in der Literatur die größte Bedeutung zu.

Üblicherweise wird eine vordere oder eine präglenoidale, eine untere oder axilläre und eine hintere Schulterluxation unterschieden. Die obere Luxation ist nur bei einem Bruch des Akromions möglich und ist daher ebenso wie die seltene intrathorakale Luxation mit Rippenbrüchen zu den Luxationsfrakturen zu zählen. Eine Sonderform ist die 1859 von Middeldorpf (zit. nach Kobienia – 1976) erstmalig beschriebene Luxatio erecta, bei der der Arm bei Luxation des Oberarmkopfes nach axillär, senkrecht noch oben steht. Bei der reinen Luxation haben wir eigentlich nur 2 Gruppen zu unterscheiden: die *vordere und untere Luxation* von der *hinteren*, von der auch eine obere und untere unterschieden wird.

Die vordere und untere Luxation:
– Es scheint nicht zweckmäßig, die rein vordere von der rein unteren Luxation zu unterscheiden, weil solche Luxationen eigentlich die Ausnahme sind. Die Regel ist die Luxation nach vorne und unten im Bereich der muskelfreien Stelle zwischen dem M. subscapularis und dem Ursprung der langen Trizepssehne am unteren Pfannenrand.

Klinisch ist die Schulterluxation durch die federnde Fixation des Oberarmes in 30° Abduktion, die leere Pfanne, das vorspringende Akromion und den tastbaren Oberarmkopf vor der Gelenkpfanne leicht zu erkennen, so daß diese Verletzung eigentlich kaum übersehen werden sollte. Zur Sicherung der Diagnose der Schulterluxation soll neben der a.-p.-Aufnahme auch eine axiale Röntgenaufnahme angefertigt werden. Ist dies wegen der zu großen Schmerzen nicht möglich, kann die 60° Schrägaufnahme nach Wijnbladh, bei der sich das Schulterblatt mit den beiden Fortsätzen Y-förmig darstellt und der Oberarmkopf davorliegt oder die Velpeau-Aufnahme mit 30° nach rückwärts geneigtem Oberkörper die Luxation darstellen.

Die Ursache dieser Luxationen ist sowohl indirekt durch Hebelwirkung auf den Oberarm in Außenrotation und Abduktion als auch direkt durch Schlag auf die Rückseite der Schulter oder Sturz auf den nach hinten gestreckten Ellbogen oder die Hand. Bankart (1923) nimmt für diesen Verletzungsmechanismus eine Häufung der Verletzung des Labium glenoidale an.

Es wird angenommen, daß es bei der Schulterluxation immer zu einem Riß der Gelenkkapsel kommt. Unsere Untersuchungen bei 25 Arthrographien nach reponierter frischer Schulterluxation ließen nur in 18 Fällen einen Austritt von Kontrastmittel in das umgebende Gewebe erkennen (Abb. 1).

In 7 Fällen war kein Kontrastmittel ausgetreten. Es scheint also nicht regelmäßig zu einem Riß der Gelenkkapsel zu kommen. In diesen Fällen war aber ein Abriß des Labium glenoidale durch den Austritt des Kontrastmittels zwischen Labium glenoidale und knöchernem Pfannenrand zu erkennen (Abb. 2).

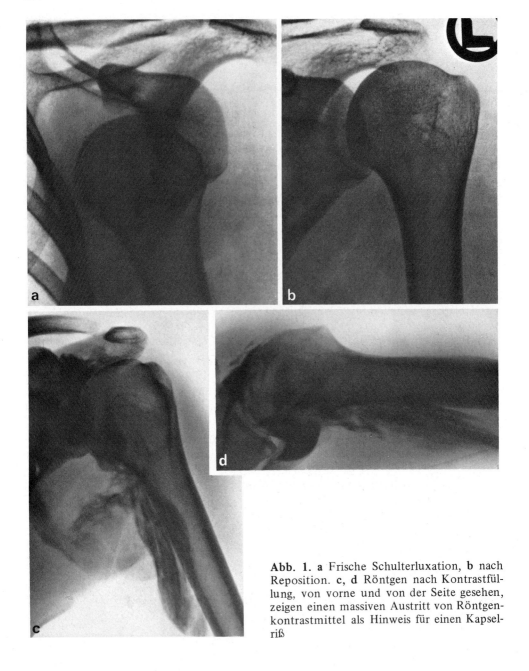

Abb. 1. a Frische Schulterluxation, **b** nach Reposition. **c, d** Röntgen nach Kontrastfüllung, von vorne und von der Seite gesehen, zeigen einen massiven Austritt von Röntgenkontrastmittel als Hinweis für einen Kapselriß

Die Bankart-Läsion, die im übrigen schon 1906 von Perthes beschrieben wurde, ist unzweifelhaft für die Entstehung der habituellen Luxation sehr wichtig. Hier läßt sie sich in 60–80% der Fälle nachweisen.

Gelegentlich wird auch ein knöcherner Abriß des Pfannendaches beobachtet, der dann im normalen Röntgenbild leicht erkennbar ist.

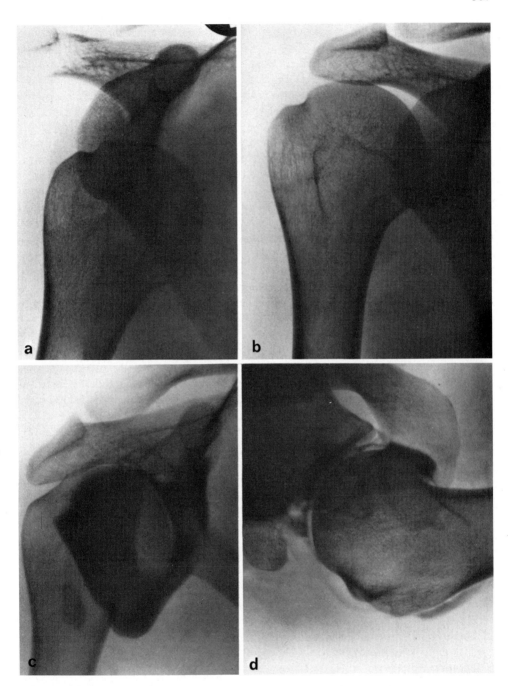

Abb. 2. a Frische Schulterverrenkung im verrenkten Zustand, **b** nach Reposition. **c, d** Von vorne und von der Seite gesehen, es ist kein Kontrastmittelaustritt erkennbar, dafür aber ein Austrittt von Kontrastmittel zwischen Labium glenoidale und knöchernem Pfannenrand

Die sog. *typische Impression des Oberarmkopfes* durch den Pfannenrand wurde schon 1837 von Curling (zit. nach Adams 1948) beschrieben. Hermodson konnte sie 1934 in 80% der Fälle nachweisen, wobei aber besondere Röntgeneinstellungen erforderlich sind. Zu ähnlichen Ergebnissen sind auch Hill u. Sachs gelangt. Diese typischen Impressionsfrakturen lassen sich auch in der Computertomographie gut darstellen. Frank (1959) konnte zeigen, daß sich diese frischen Impressionen in vielen Fällen wiederum aufrichten und später nicht mehr nachweisbar sind.

In rund 20% der Fälle kommt es zu einem *Abriß des Tuberculum majus*. Dies wird bei älteren Verletzten häufiger als bei jungen gesehen. Man müßte annehmen, daß bei fehlendem Abriß des Tuberculum majus Risse der Rotatorenmanschette häufig sind. In unseren arthrographischen Untersuchungen konnten sie bei 25 frischen Luxationen nicht gefunden werden. Bei einem früher klinisch aufgrund der Pseudoparalyse diagnostizierten Fall nach Schulterluxation konnten wir allerdings einen solchen Riß operativ versorgen. Reeves (1966) hat 27 Rotatorenrupturen nach Schulterluxation gefunden und Johnson u. Baylay (1982) haben bei über 45jährigen Verletzten diesen Befund in 7 Fällen erheben können. Sie geben aber zu bedenken, daß auch ohne Luxation solche Veränderung an der Rotatorenmanschette bei älteren Menschen nicht selten zu finden sind.

Mitverletzungen an Nerven sind bei der reinen Schulterluxation insbesondere nach dem 45. Lebensjahr relativ häufig.

Pasila et al. (1980) konnte unter 226 Schulterluxationen 25 Plexusläsionen und 19 Axillarisparesen feststellen. In der Literatur wird angegeben, daß es bei der Schulterluxation in rund 10% der Fälle zu einer Axillaris- und in 2% zu einer Plexusläsion kommt. Assmus u. Meinel (1976) machen darauf aufmerksam, daß in 50% der Fälle bei einer Parese des N. axillaris keine Sensibilitätsstörung nachweisbar ist. Sie empfehlen daher immer bei Verdacht auf eine Axillarisläsion neurographische und elektromyographische Abklärung. Ludin et al. hat 1975 gefunden, daß Nervenläsionen häufig mit Rotatorenrissen verbunden sind. Die Prognose der Nervenlähmung ist im allgemeinen gut. Axillarisparesen können sich bis zu 6 Monate nach dem Unfall noch bessern. Plexuspäresen brauchen oft bis zu 1 Jahr. Wenn jedoch klinisch und elektromyographisch keine Besserung zu erkennen ist, sind wir für die Revision. In 3 Fällen von Axillarisnervenriß haben wir mit gutem Erfolg nach dem Vorschlag von Millesi (persönliche Mitteilung) durch einen vorderen und hinteren Zugang in Seitenlage mikrochirurgisch ein Suralistransplantat durch die Achsellücke durchgezogen und mit den Nervenstümpfen vereinigt.

Gefäßverletzungen sind bei der reinen Schulterluxation selten, wenn, dann betreffen sie die A. axillaris knapp nach Abgang der A. subscapularis. Da es sich um eine Kompression durch den Oberarmkopf oder um eine Traktionsverletzung handelt, steht die Ischämie und nicht der Blutverlust im Vordergrund. Da mit der Gefäßverletzung meist auch eine Plexusverletzung vorliegt, ist die Diagnose der ischämie- oder nervalbedingten Motilitäts- und Sensibilitätsstörung schwer auseinanderzuhalten. Die sofortige Reposition der Schulterluxation ist angezeigt. Wenn die Zirkulation nicht sofort wiederkehrt, muß angiographiert und die Gefäßruptur versorgt werden.

Nach Hippokrates soll über einer Luxation die Sonne weder auf noch untergehen. Die Reposition ist so rasch als möglich vorzunehmen. In rund 85% der Fälle gelingt sie schonend ohne Anästhesie nach Arlt, sonst in Anästhesie nach Hippokrates. Die Kocher-Methode ist weniger schonend und wird daher von uns nur ausnahmsweise angewendet.

Bis zur 3. evtl. 4. Woche kann man eine Schulterluxation noch gedeckt einrichten. Böhler (1963) verwendete dazu den Schraubenzugapparat. Die Ansicht, ob eine veraltete

Luxation noch operativ eingerichtet werden soll oder nicht, ist geteilt. Rowe (1956) hat in 50% der Fälle gute Ergebnisse nach operativer Einrichtung gesehen. Er hält eine zusätzliche Fixation mit Bohrdrähten für nicht notwendig. In einem eigenen Fall ist es nach offener Reposition 4 Wochen nach dem Unfall zu einer Reluxation gekommen, diese konnte neuerlich gedeckt eingerichtet mit Bohrdrähten fixiert werden. Der Fall ist noch nicht abgeschlossen.

Die *Prognose* der Schulterluxation ist bei Verletzten bis zum 45. Lebensjahr von der Reluxation, die bis zu 33% betragen kann, bei älteren Verletzten aber von der Häufigkeit der Mitverletzung und der Bewegungseinschränkung abhängig. Mit einer langen Ruhigstellung hofft man, Reluxation vermeiden zu können. Dafür müssen aber oft Bewegungseinschränkungen in Kauf genommen werden. Nach Watson-Jones (1948) u. Rowe (1956) kommt es nach 3wöchiger Ruhigstellung seltener zur Reluxation. In großen Serien von Nachuntersuchungen aber von Buchinger (1975), Ehgartner (1977) aus unserem Krankengut, Henry, Matter (1982) und Vogel konnte kein wesentlicher Unterschied der Reluxationshäufigkeit, die etwa bei 16% gelegen ist, bei einer 3 oder mehr als 3wöchiger Ruhigstellung gefunden werden. Selbst in der prospektiven Studie von Hovelius et al. (1983) war die Häufigkeit der Reluxation nur vom Alter und nicht von der Dauer der Ruhigstellung abhängig. In der neueren Literatur werden nur von Heisel u. Kopp (1982), allerdings bei Fixation im Brustarmgipsverband in Abduktion und Innenrotation und 3wöchiger Ruhigstellung, eine deutliche Verminderung der Reluxationshäufigkeit angegeben. Bei gleichzeitigem Tuberculumabriß sinkt die Reluxationshäufigkeit deutlich auf 5% ab. Dies konnte von Rowe (1956), Hermodson (1934), McLaughlin und McLellan (1967) bestätigt werden. Wenn sich nach Reposition das Tuberculum majus gut anlegt, braucht eine besondere Versorgung nicht vorgenommen zu werden. Ansonsten ist die operative Fixation erforderlich, da es sonst zu einer Pseudarthrose kommen kann.

Die *hintere Schulterluxation*, die bis zu 2% der Luxationen des Schultergelenkes ausmacht, wird häufig im Röntgenbild übersehen, wenn nicht ausreichend klinisch untersucht wird. Es muß daher unbedingt auch eine Röntgenaufnahme in 2. Ebene gefordert werden. Aber auch in der vorderen Röntgenaufnahme ist die hintere Schulterluxation meist erkennbar. Wir finden eine leichte Inkongruenz der Gelenkflächen. Wegen der Innenrotation ist das Tuberculum majus lateral nicht randbildend, während das Tuberculum minus medial randbildend ist. Der Humeruskopf sitzt symmetrisch auf dem Hals. Cisternio hat eine Linie, die dem typischen Defekt entspricht und parallel zum Humeruskopf verläuft, beschrieben. Wenn eine axiale Röntgenaufnahme nicht möglich ist, können die vorher angegebenen Aufnahmen nach Wijnbladh (1983) oder Velpeau (zit. nach Bloom, 1967) angefertigt werden.

Die Reposition nach Arlt gelingt bei der hinteren Luxation der Schulter meist leicht. Die Reluxationshäufigkeit liegt nach Neugebauer (1960) bei 9%. Veraltete hintere Luxationen können offen eingerichtet werden, wobei nach McLaughlin der M. subscapularis in den typischen Defekt eingebracht und mit Drahtnähten fixiert wird.

In einem eigenen Fall wurde der Defekt mit einem Stößel gehoben und mit Spongiosa unterfüttert. Das Ergebnis war zufriedenstellend.

Die Schulterluxation ist die häufigste Luxation. Ihre Diagnose und Behandlung ist für das weitere Schicksal daher sehr wichtig. Noch immer scheint die Frage, ob eine längere Ruhigstellung auch zu besseren Ergebnissen führt, nicht geklärt. Möglicherweise wird uns eine feinere Diagnostik durch Arthrographie, Arthroskopie und Computertomographie einen Schritt weiter bringen.

Zusammenfassung

50% der Luxationen betreffen die Schulter. In der Regel verrenkt die Schulter nach vorne und unten, in 2% nach hinten.

Bei der vorderen Luxation kommt es zu Kapselrissen, Abrissen des Labium glenoidale, zu einer Oberarmkopfimpression, die Ursache für rezidivierende Schulterluxationen sein können.

Bei Abriß des Tuberculum majus kommt es seltener zu einer rezidivierenden Luxation. Der Abriß der Rotatorenmanschette kann nur durch Arthrographie dargestellt werden. In 10% kommt es zu Axillarisparesen, in 2% zu Plexusparesen, die im allgemeinen eine gute Prognose haben. Gefäßverletzungen sind selten und müssen bei fortbestehender Ischämie nach Reposition operativ versorgt werden.

Die Reposition nach Arlt gelingt in 85% der Fälle, bei den übrigen Fällen ist die Reposition nach Hippokrates oder selten nach Kocher notwendig. Eine Ruhigstellung über einen Zeitraum von mehr als 3 Wochen scheint die Prognose in bezug auf Reluxation der Schulter nicht zu verbessern. Die hintere Schulterluxation wird häufig übersehen, wenn nicht auch eine axiale Röntgenaufnahme durchgeführt wird. Bei der frischen Verletzung gelingt auch hier die Reposition nach Arlt.

Literatur

1. Adams JC (1948) Recurrent dislocation of the shoulder. J Bone Joint Surg [Br] 30:26
2. Arlt J (1941) Schulterluxation. Chirurg 13:416
3. Assmus H, Meinel A (1976) Schulterverletzung und Axillarisparese. Hefte Unfallheilkd 79:183
4. Bankart ASB (1923) Recurrent or habitual dislocation of the shoulder joint. Br Med J II:1132
5. Beck E (1969) Die habituelle Schulterverrenkung. Vortr Prakt Chir 80
6. Bloom MH, Obata WG (1967) Diagnosis of posterior dislocation of the shoulder with use of Velpeau axillary and angle up roentgenographic views. J Bone Joint Surg [Am] 49:943
7. Böhler L (1963) Die Technik der Knochenbruchbehandlung, 12. und 13. Aufl., Ergänzungsband. Maudrich, Wien
8. Braunstein EM, O'Connor G (1982) Double-contrast arthrotomographie of the shoulder. J Bone Joint Surg [Am] 64:192
9. Buchinger W (1975) Wann und wie häufig wird aus einer frischen Schulterverrenkung eine habituelle (rezidivierende) Schulterverrenkung. Hefte Unfallheilkd 126:2612
10. Burri C (1975) Gefäßverletzungen bei Luxationen und Frakturen im Bereich des Schultergelenkes. Hefte Unfallheilkd 126:156
11. Cisternio S et al. (1978) The Through-line: A radiographic sign of posterior shoulder dislocation. Am J Roentgenology 130:951
12. Ehgartner K (1977) Hat die Dauer der Gipsfixation nach Schulterluxation einen Einfluß auf die Häufigkeit der habituellen Schulterluxation. Arch Orthop Unfallchir 89:187
13. Frank E (1959) Behandlung und Prognose von Verrenkungen der Schulter. Bericht über 100 Fälle aus den Jahren 1955/1956. Chir Prax 4:385
14. Heisel J, Kopp K (1982) Behandlungsergebnisse nach frischer traumatischer Schulterluxation. Aktuel Traumatol 12:195
15. Henry J, Genung J (1981) Natural history of glenohumeral dislocation: Revisted. Proceeding of The Canadian Orthopaedic Association. J Bone Joint Surg [Br] 63:463

16. Hermodson I (1934) Röntgenologische Studien über die traumatischen und habituellen Schulterverrenkungen nach vorn und nach unten. Acta Radiol [Stockh] Suppl. 20
17. Hill HA, Sachs MD (1940) The groves defect of the humeral head, a frequently unrecognized complication of dislocation of the shoulder joint. Radiology 35:690
18. Hovelius L, Erikson K, Fredin H et al. (1983) Reccurences after initial dislocation of the shoulder. J Bone Joint Surg [Am] 65:343
19. Johnson JR, Bayley JIL (1982) Carly complications of acute anterior dislocation of the shoulder in the middle – aged and elderly patient. Injury 13:431
20. Kobienia G (1976) Die beidseitige Luxatio humeri erecta – eine seltene Verletzung. Hefte Unfallheilkd 126:101
21. Ludin HP, Haestel M, Meyer RP (1975) Die Kombination der traumatischen Ruptur der Rotatorenmanschette und Nervenläsion. Dtsch Med Wochenschr 100:142
22. Matter P (1982) Luxationen des Schultergelenkes. Hefte Unfallheilkd 160:239
23. McGlynn FJ, Albright JP (1982) Arthrotomography of glenoid labium in shoulder instability. J Bone Joint Surg [Am] 64:506
24. McLaughlin HL, McLealland DI (1967) Recurrent anterior dislocation of the shoulder. J Trauma 7:191
25. Neugebauer G (1960) Die Verrenkung der Schulter nach hinten. Chir Prax 5:33
26. Pasila M, Kiviluoto O, Jaroma H, Sundholm A (1980) Recovery from primary shoulder dislocation and its complication. Acta Orthop Scand 51:257
27. Perthes G (1906) Über Operationen bei habitueller Schulterluxation. Dtsch Z Chir 85:199
28. Poigenfürst J (1975) Die hinteren Schulterverrenkungen. Hefte Unfallheilkd 126:83
29. Reeves B (1966) Arthrography of the shoulder. J Bone Joint Surg [Br] 48:424
30. Rowe CR, Yee LBK (1956) Prognosis in dislocations of the shoulder. J Bone Joint Surg [Am] 38:957
31. Rowe CR (1956) Prognosis in the dislocation of the shoulder. J Bone Joint Surg [Am] 38:957
32. Rowe RC, Zarins B (1982) Chronic unreduced dislocation of the shoulder. J Bone Joint Surg [Am] 64:494
33. Spängler H, Schmid L, Fasol P (1975) Zur Problematik der veralteten sogenannten hinteren Schulterluxation. Hefte Unfallheilkd 126:98
34. Vogel A (1978) Nachuntersuchung über Behandlung und Alter des Patienten bei der ersten Schulterluxation in Zusammenhang mit der Entstehung einer rezidivierenden Luxation. Orthopädie 7:145
35. Watson-Jones R (1948) Note on recurrent dislocation of the shoulder joint. J Bone Joint Surg 30:49
36. Wijnbladh H (1983) Zur Röntgendiagnose von Schulterluxationen. Chirurg 5:702
37. Witt AN (1975) Therapie bei frischen und veralteten Schulterluxationen (einschließlich der Schulterluxationsfrakturen). Hefte Unfallheilkd 126:66
38. Ziegler R (1981) Die Röntgenuntersuchung der Schulter bei Luxationsverdacht. Z Orthop 119:31

Verletzungen der Rotatorenmanschette

M. Jäger, W. Keyl und D. Kohn

Orthopädische Klinik und Polikliniken der Ludwig-Maximilians-Universität und Staatliche Orthopädische Klinik München-Harlaching, Harlachinger Straße 51, D-8000 München 90

Häufigkeit

Leichenuntersuchungen haben ergeben, daß im 5. Lebensjahrzehnt bei 1/4–1/3 Rotatorenmanschettenrupturen vorlagen, im 6. Lebensjahrzehnt erhöhten sich die Quoten auf 1/4–5/6 und im 7. Lebensjahrzehnt konnten bei allen untersuchten Leichen Rupturen festgestellt werden [5, 8]. Aus diesen Zahlen sehen wir, daß die Rotatorenmanschettenruptur eine zunehmende Tendenz im Alter aufweist. Tendenziell werden diese Untersuchungen durch die an unserer Klinik von Keyl et al. [4] arthrographisch und makroskopisch durchgeführten Untersuchungen bestätigt, jedoch nicht ihre Frequenz (Tabelle 1).

Für die beachtliche Häufigkeit der Rotatorenmanschettenruptur im Vergleich zu anderen Sehnen des menschlichen Körpers ist das Zusammenspiel verschiedener anatomisch-pathologischer und mechanischer Faktoren verantwortlich. Die Sehnen der Rotatorenmanschetten sind kurz. Kurze Sehnen reißen leichter als lange Sehnen gleichen Kalibers.

Rathbun u. Macnab [7] konnten durch Mikroangiogramme der Supraspinatussehne hypovaskuläre Zonen im Sehnenansatzbereich nachweisen. Durch mechanische Irritation, durch Extrembewegungen (z. B. Adduktion) oder Extremhaltungen des Armes können diese minderdurchbluteten Bereiche zusätzlich durch Unterbrechung der Blutversorgung geschädigt werden, so daß die Diffusion nicht mehr zur Versorgung ausreicht.

Eine weitere Belastung geschieht durch die Einengung des subakromialen Raumes, der durch den Bereich unter dem Akromion und das Lig. acromiocoracoidale begrenzt ist.

Bei häufigen Überkopfarbeiten unterliegen die sehnigen Rotatorenansätze unter dem Akromion bzw. dem Lig. acromiocoracoidale einer starken Irritation. Nach initialer Degeneration der Sehnenansätze kommt es durch die Einklemmung der ödematös veränderten Sehnen zu einem Circulus vitiosus der Irritation.

Nach Macnab [6] führt auch der Verlust der Nervenversorgung zum Ausfall der schützenden propriozeptiven Rückkoppelung. Alle diese Faktoren bilden zusammen die multifaktorielle Ursache der Rotatorenmanschettenruptur.

Tabelle 1. Rupturen der Rotatorenmanschette (autoptisches Untersuchungsmaterial)

Alter (J)	n	Rupturen	%
20–30	13	0	0
40–50	13	2	15,4
60–70	15	5	33,3
Geschlechtsverteilung:		25 ♂ : 16 ♀	
Seitenverteilung der Rupturen:		6 rechts : 3 links (2 doppelseitig)	

Begutachtung

Man wird aus den genannten Gründen zurückhaltend in der positiven Beantwortung eines Zusammenhangs zwischen Manschettenruptur und Unfall im allgemeinen sein.

Im jugendlichen Erwachsenenalter führt eine schwere Traumatisierung der Schulter mehr zum Ausriß des knöchernen Ansatzes, seltener zur Ruptur der Sehne. Dem Unfallereignis kommt meist deshalb lediglich die Bedeutung einer auslösenden Ursache für ein eventuelles Ereignis zu. Nur bei jungen Menschen und dem Vorliegen eines adäquaten Unfallereignisses kann ein Zusammenhang anerkannt werden.

Indikation

Nicht jede Ruptur der Rotatorenmanschette muß operativ versorgt werden. Es ist bekannt, daß auch relativ große Defekte der Rotatorenmanschette funktionell kompensiert werden können, was keine oder nur geringfügige Beschwerden verursacht.

Das ist vor allem dann der Fall, wenn es sich um langsam entstehende trophische Rupturen handelt, die dem Patienten Zeit zur Anpassung und Kompensation lassen, also ein Gewöhnungszustand eingeschliffen wird.

Traumatisch ausgelöste breite Einrisse der Sehnenplatte führen dagegen meistens zu erheblichen Funktionseinbußen, die eine frühzeitige operative Intervention rechtfertigen.

Eine Indikation zum operativen Vorgehen sehen wir deshalb:
1. bei frischen Rupturen mit komplettem Funktionsausfall;
2. bei veralteten Rupturen, bei denen trotz mehrwöchiger konservativer Therapie eine Pseudoparalyse verbleibt; und
3. bei chronischen therapieresistenten Schulterbeschwerden mit arthrographisch nachgewiesener Ruptur der Rotatorenmanschette.

Die Indikationsstellung verlangt also stets eine Abwägung der Verhältnismäßigkeit unter Berücksichtigung der Funktionseinschränkung und der Beschwerden.

Technik

Zu den Grundprinzipien der operativen Therapie zählen
1. ein schonender, übersichtlicher und erweiterungsfähiger Zugang,
2. eine Erweiterung des subakromialen Gleitraumes,
3. eine Rekonstruktion der Rotatorenmanschette ohne Kontinuitätsverlust, und
4. eine adäquate Nachbehandlung.

Zugang (Abb. 1)

Als Zugang haben wir früher häufig einen sagittalen Bogenschnitt mit Ablösen des mittleren Anteiles des M. deltoides vom Akromion vorgenommen oder bei arthrographisch abgeklärten kleinen Defekten einen Längsschnitt von der Mitte des Akromions 4 cm nach distal unter peinlicher Schonung des N. axillaris. Diese Zugänge bieten beide ein gutes kosmetisches Resultat. Der erste Zugang hat aber den Nachteil, daß er nicht erweiterungsfähig ist.

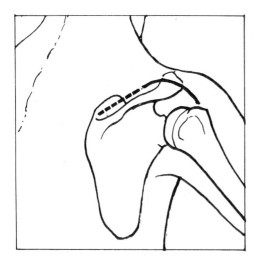

Abb. 1. Verlängerungsfähige Schnittführung

In den letzten Jahren bevorzugen wir deshalb insbesondere bei größeren Defekten wieder einen s-förmig geschwungenen Hautschnitt, der am Oberrand der Spina beginnt, über das Akromion nach vorne zieht und in den Längsverlauf des vorderen Deltaanteiles einmündet.

Die Vorteile dieses Zugangsweges bestehen in der Erweiterungsfähigkeit entlang der Spina nach medial, in der Möglichkeit des transakromialen Zuganges und in der weitgehenden Schonung des Deltamuskelansatzes.

Erweiterung des subakromialen Gleitraumes

Wir führen heute prinzipiell bei jeder Operation eine Erweiterung der subakromialen Passage durch. Die anfänglich geübte partielle Akromiektomie mit Auskehlung der Akromiounterfläche hat sich wie die einfache Durchtrennung des Lig. acromiocoracoidale als unzureichend erwiesen.

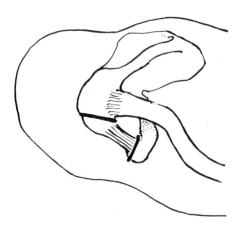

Abb. 2. Akromi- und Ligamentektomie

Wir führen deshalb jetzt neben der partiellen Akromiektomie stets die totale Resektion des Lig. coracoacromiale durch (Abb. 2). Bei einer auftragenden Naht, die den ohnehin schon bestehenden Engpaß nur noch verstärken kann, scheuen wir uns in Einzelfällen nicht, eine Resektion des Akromioklavikulargelenkes einschließlich der lateralen Klavikula und des vorderen Akromionteiles vorzunehmen. Vor allem die danach eintretende Schmerzlinderung veranlaßt uns zu diesem Vorgehen, besonders bei älteren Menschen.

Wiederherstellung der Rotatorenmanschette ohne Kontinuitätsverlust

Kleine Rupturen der Rotatorenmanschette können durch einfache U-Nähte verschlossen werden. Diese werden transossär am Tuberculum verankert. Bei größeren Rupturen gelingt die einfache Reinsertion am Tuberculum majus nicht, der Defekt kann dann durch eine Raffnaht verschlossen werden, wobei auch hier wieder die Nähte transossär verankert werden (Abb. 3).

Bei veralteten größeren Rupturen gelingt die spannungsarme Naht am Tuberculum häufig nicht. Der retrahierte Sehnenmantel muß dann zungenförmig ausgeschnitten, mobilisiert und nach lateral gezogen werden. Es ist wichtig, daß vor der Reinsertion in einer geschaffenen Knochenrinne die avaskulären Ränder angefrischt werden (Abb. 4). Wichtig ist auch, daß nach der Refixation der Supraspinatusportion auch die Sehnenteile des Infraspinatus nach vorne gezogen und stabil verankert werden. Bei sog. Humerusglaten gelingt die Late-

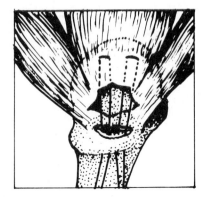

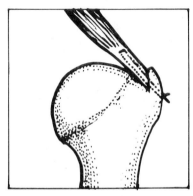

Abb. 3. Transossäre Refixation bei kleinen Defekten

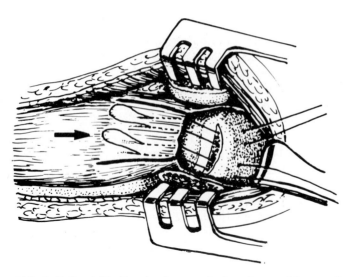

Abb. 4. Teilmobilisation der Suprasprinatussehne und transossäre Refixation

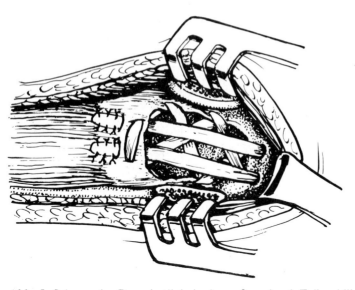

Abb. 5. Schema der Duraplastik bei sehr großen, durch Teilmobilisation nur teilweise überbrückbaren Defekten

rialisation des Supraspinatusanteiles durch totale Mobilisation des genannten Muskels aus seinem knöchernen Lager.

Da die Nachbehandlung bei diesem von Debeyre et al. [1] angegebenen Verfahren aber schwierig und zeitaufwendig ist, bevorzugen wir bei großen trophischen Rupturen den plastischen Ersatz mittels Dura, Faszie oder Sehnengewebe (Abb. 5).

Nachbehandlung

Die Ruhigstellung erfolgt in einer entlastenden Armabduktionsstellung zwischen 4—6 Wochen. Bei kleinen Rupturstellen reichen 4 Wochen aus, bei plastischen Wiederherstellungen sind 6 Wochen erforderlich. Im allgemeinen geben wir zunächst einen Thoraxabduktionsgipsverband. Bei Beginn der assistierenden Mobilisationsbehandlung ist der Arm auf eine Abduktionsschiene gelagert. Bei kleinen Rupturen kann bei disziplinierten Patienten die alleinige Schienenbehandlung ausreichend sein.

Ergebnisse

In den letzten 5 Jahren (1978—1982) haben wir 61 Patienten mit einer Rotatorenmanschettenruptur operativ behandelt. Es handelte sich dabei um 55 Männer und 6 Frauen. 50mal war die rechte Seite und 11mal die linke Seite betroffen. Der jüngste Patient war 29, der älteste 74 Jahre. Das durchschnittliche Alter bei der Operation lag bei 51 Jahren.

Wir führten bei 30 Patienten eine End-zu-End-Naht, d. h. eine transossäre Refixation durch. Bei 24 Patienten wurde nach partieller oder totaler Mobilisation eine Lateralverlagerung eines zungenförmig ausgeschnittenen Sehnenansatzes vorgenommen und bei 7 Patienten erfolgte ein plastischer Ersatz des großflächigen Defektes mit Dura-, Faszie oder Sehnengewebe.

Die Erweiterung des subakromialen Raumes war in den ersten beiden Jahren noch sparsamer als in den letzten 3 Jahren vorgenommen.

Schmerzen

Von den 52 zur Nachuntersuchung erschienenen Patienten gaben etwa 3/4 eine vollständige Schmerzbefreiung bzw. Schmerzverminderung an. Die kleinen Rupturen mit der einfachen transossären Refixation zeigten dabei die besten Resultate, die Duraersatzplastik sowie die totale Mobilisation (nach Debeyre [1]) hatten schlechtere Ergebnisse.

Funktion

Auch bei der Überprüfung der Beweglichkeit schnitten die einfachen transossären Refixationen erwartungsgemäß am besten ab. Schlechter dagegen waren die funktionellen Ergebnisse nach der Lateralisation bzw. nach den Ersatzoperationen. Bei 20 von 52 Patienten war die Schulterbeweglichkeit in allen Ebenen frei. 21 Patienten hatten ebenfalls über 120°, 2 Patienten mit einer Reruptur gelang es nicht, den Arm über die Horizontale zu heben.

Grobe Kraft

Mit Hilfe einer Federwaage hatten wir die grobe Kraft bei 90° Abduktion gemessen. Der Vergleich der nicht betroffenen Gegenseite zeigt, daß bei fast allen Patienten deutlich meßbare Kraftverluste eingetreten sind. Nur bei 6 Patienten war die Kraft seitengleich.

Objektives Ergebnis

Faßt man die Ergebnisse zusammen, wobei für sehr gut Schmerz- und Bewegungsfreiheit sowie ein Kraftverlust bis max. 25% steht, so findet man auch hier bei den einfachen Reinsertionen die besten Ergebnisse. Bei einer vorgenommenen Lateralisation überwiegen die sehr guten und guten Ergebnisse, bei den Ersatzoperationen halten sich die guten und schlechten Ergebnisse die Waage.

Folgerungen

1. Die Nachuntersuchungsergebnisse zeigten, daß auch bei relativ strenger Indikationsstellung nur 3/4 der Patienten gute bis sehr gute Ergebnisse zeigten. Bei 1/4 der operierten Patienten müssen die Ergebnisse als mittelmäßig bis schlecht eingestuft werden.
2. Die Ergebnisse sind um so besser, je kleiner die Ruptur, je kürzer die Anamnesedauer und je jünger der Patient ist. Umgekehrt sind die Ergebnisse um so schlechter, je größer die Ruptur, je länger die Vorgeschichte und je älter der Patient ist.
   Zusätzlich werden die operativen Ergebnisse durch eine vorbestehende Schultersteife, durch begleitende Nervenläsionen, durch eine fortgeschrittene Arthrose, durch eine mangelnde Mitarbeit, bzw. Fehler in der Nachbehandlung belastet.
3. Eine Ausweitung der Operationsindikation erscheint somit nicht berechtigt. Eher muß durch eine noch strengere Indikationsstellung, durch eine noch zu verbessernde Operationstechnik und durch eine noch subtiler geführte Nachbehandlung versucht werden, die teilweise schlechten Ergebnisse zu verbessern.
   Unsere eingangs aufgezeigte Indikationsstellung müssen wir auch zum Schluß nochmals betonen unter dem Hinweis, daß nicht jede Ruptur der Rotatorenmanschette unbedingt operiert werden muß.

Literatur

1. Debeyre J, Patte D, Elmelik E (1965) Repair of ruptures of the rotator cuff of the shoulder. J Bone Joint Surg [Br] 47:36
2. Jäger M, Keyl W (1980) Behandlung frischer und veralteter Verletzungen der Rotatorenmanschette. Bericht über die Unfallmed. Tagung in Mainz am 18./19. 10. 1980. Schriftenreihe: Unfallmed. Tagung der Landesverbände der gewerblichen Berufsgenossenschaften, Heft Nr. 43
3. Jäger M, Keyl W (1982) Therapie der Rotatorenmanschettenrupturen. Hefte Unfallheilkd 160:261–266
4. Keyl W, Linn J, Schmid M (1983) Die Schulterarthrographie bei periaticulären Schultererkrankungen. 31. Jahrestagung der Vereinigung Südwestdt. Orthopäden, Baden-Baden
5. Koechlin PH, Apoil A (1981) Ruptur der Rotatorenmanschette. Die Resektion und Erweiterung des Defiles. Orthopäde 10:216
6. Macnab I (1981) Die pathologische Grundlage der sogenannten Rotatorenmanschetten-Tendinitis. Orthopäde 10:191
7. Rathbun JB, Macnab I (1970) The microvascular pattern of the rotator cuff. J Bone Joint Surg [Br] 52:540
8. Rothman RH, Parke W (1965) The vascular anatomy of the rotator cuff. Clin Orthop 41:176

Rundtischgespräch (Zusammenfassung)
(Leitung: J. Rehn, P. Galle)

Teilnehmer: E. Beck, M. Jäger, We. Müller, M. Wagner

Im Rahmen der *Diagnostik der Schulterverletzung* wird die Arthroskopie in ihrer Indikation und Aussagekraft diskutiert. Hierbei wird betont, daß bei entsprechender Übung die Akutarthroskopie – einige Tage nach dem Unfall – doch wesentliche Hinweise z. B. auf einen Limbusabriß ergibt oder auch einen frischen Rotatorenmanschettenabriß gut erkennen läßt. Wesentlich ist der Hinweis, daß selbstverständlich Anamnese und klinische Untersuchung diesen speziellen Techniken vorauszugehen haben.

Die Frage der *Reposition einer Schulterluxation* in *Narkose* oder *ohne Anästhesie* wird einheitlich dahingehend beantwortet, daß in einer weit überwiegenden Zahl der Fälle keine Narkose und keine medikamentöse Vorbehandlung notwendig ist. Selbstverständlich sind hiervon ausgenommen knöcherne Begleitverletzungen u. ä. oder Patienten, bei denen vorher schon Repositionsmanöver in anderen Kliniken vorausgegangen sind.

Zur Frage der *Ruhigstellungsdauer* nach der Reposition der ersten echten traumatischen Luxation konnte keine Einigung erzielt werden. Zahlreichen pro- und retrospektiven Studien mit dem Ergebnis, daß kein Unterschied zwischen einer verlängerten oder einer verkürzten Ruhigstellungsdauer in Beziehung zur Reluxation besteht, stehen einige Statistiken gegenüber, daß bei Ruhigstellung im Thoraxabduktionsgips in Innenrotation des Armes doch eine verminderte Reluxationsneigung besteht. Es scheint so zu sein – und darin waren sich alle einig –, daß ein Unterschied besteht in dem Alter des Patienten, d. h. daß bis zu einem Alter von etwa 30 Jahren die Reluxation gehäuft auftritt, und dem alten Menschen, bei dem die Luxationsneigung geringer ist. Gerade beim alten Menschen sollte aber zur Verhinderung der Schultersteife eine frühe Mobilisation konsequent erfolgen.

Die *Diagnostik* gerade beim jüngeren Menschen sollte unbedingt weitergeführt werden, um über bestimmte Kriterien, wie z. B. Limbusabriß oder ähnliches, feststellen zu können, bei welchen Verletzungen überwiegend oder sehr häufig Reluxationen auftreten, d. h. eine differenzierte Diagnostik sollte zu einer differenzierten Indikation und u. U. für eine Primäroperation bei knöchernen Limbusabrissen führen.

Die Verletzungen und Veränderungen der Rotatorenmanschette sind lange Jahre ein Stiefkind der Diagnostik und Therapie geblieben. Sie verbergen sich häufig unter Schulter-Arm-Syndrom, HWS-Syndrom und den unmöglichsten Diagnosen. Man war sich einig, daß zwar die degenerativen Veränderungen mit Teileinrissen usw. mit dem Alter zunehmen, aber nicht (nach den Untersuchungen von Jäger) die Häufigkeit erreichen, wie sie vielfach in der Literatur angeführt wird.

Für die *Diagnostik* ist neben einer exakten klinischen Untersuchung allein die Arthrographie durch einen qualifizierten und mit der Materie vertrauten Röntgenologen erforderlich. Die Indikation ist dann zu stellen, wenn es sich um jüngere Menschen handelt, und richtet sich nach Schmerz und Funktion bei einer nicht zu langfristigen Überwachung. Es werden sicherlich Situationen vorkommen, bei denen bereits primär die Diagnose zu stellen ist wie z. B. bei Jugendlichen mit echten traumatischen Rupturen, deren Symptomatik so sicher ist, daß man sofort zur Operation schreiten kann. Aber auch hier wird man eine Arthrographie durchführen.

Die Frage des *technischen Vorgehens* wurde dahingehend beantwortet, daß eine Direktnaht bei einer frischen Ruptur angezeigt ist und daß bei den verspäteten Fällen die Technik dahingehend modifiziert wird, daß raffende Nähte oder auch plastische Interponate eingebracht werden müssen. Einig waren sich alle, daß der Spalt subakromial zur Verhütung erneuter Veränderungen zu erweitern ist. Dies kann durch eine Akromioplastik, durch eine sparsame Resektion des Akromions, kombiniert mit einer Resektion des Lig. acromioclaviculare, erreicht werden.

Die Frage des *proximalen Bizepssehnenabrisses* wurde bisher, zumindest mit der aktiven Therapie, stiefmütterlich behandelt. Man war allgemein der Meinung, daß bei den hochgradigen degenerativen Veränderungen eine Wiederherstellung weder möglich noch sinnvoll sei. Müller trat dem entgegen und konnte aufgrund eigener Ergebnisse mit Reinsertionen doch dafür plädieren, daß man hier auch wieder operativ vorgehen sollte.

Freie Mitteilungen

Radiologisches Vorgehen bei der Schulterluxation

R. Johner, H. B. Burch, H. U. Stäubli und H. Raemy

Service de Chirurgie orthopédique, Hôpital cantonal de Fribourg, CH-1700 Fribourg

Seit 3 Jahren machen wir bei allen Schulterluxationen 4 Aufnahmen: Eine a.-p.-Aufnahme vor der Reposition, eine a.-p.-Aufnahme in Innenrotation und tangentiale Aufnahmen beider Schultern nach der Reposition (Abb. 1). Wir bezwecken damit eine bessere Darstellung der Begleitfrakturen.

An 51 von 56 so geröntgten Schulterluxationen fanden wir Frakturen. 5 Patienten hatten keine Fraktur. 4 davon waren über 50jährig. Bei 31 Patienten handelte es sich um eine erste Luxation, bei 25 um ein Rezidiv. Von den Erstluxationen hatten 84% eine Fraktur, 68% hatten eine Impression, 19% eine Tuberculumfraktur und 16% eine Pfannenrandfraktur. Von den Rezidivluxationen hatten 96% Frakturen. 96% hatten eine Impression, 32% eine Pfannenrandfraktur und 4% eine Tuberculumfraktur.

Unser radiologischer Luxationsstatus erlaubt demnach, Begleitfrakturen mit großer Sicherheit zu erfassen. Alle Aufnahmen verursachen keine Schmerzen und können auch am Patienten in Anästhesie oder Analgesie durchgeführt werden.

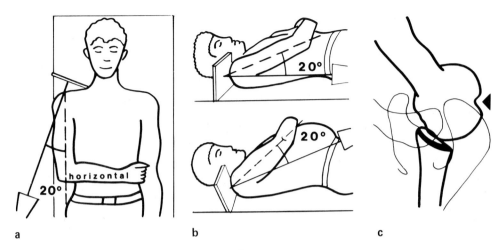

Abb. 1a–c. Tangentiale Aufnahme 20/20°: Patient in Rückenlage. Oberarm parallel zum Körper und Tisch. Vorderarm horizontal quer über dem Bauch. **a** Frontal-, **b** Seitansicht beim mageren bzw. dicken Patienten. Der Zentralstrahl bildet zur Humeruslängsache in der frontalen und sagittalen Ebene einen Winkel von 20°. **c** Strichzeichnung des Röntgenbildes. Große Impression (*Pfeil*)

Funktionsdiagnostik des Schultergelenks – elektromyographische und stereophotographische Untersuchungen

U. Laumann

Orthopädische Universitätsklinik, Klinikum Großhadern, Marchioninistraße 15, D-8000 München 70

An einem Kollektiv gesunder Probanden (n = 72) und als Negativaufnahme bei einem Kollektiv von Patienten mit isolierten Schultermuskellähmungen (Trapeziusparesen n = 46, Serratus anterior-Paresen n = 4, N. suprascapularis-Paresen n = 2, N. axillaris-Parese n = 1) und Kombinationslähmungen (Trapezius- und Serratus anterior-Parese n = 1, N. axillaris- und N. suprascapularis-Parese n = 2) wurden die Schultermuskelfunktionen und ihre Koordination durch die Elektromyointegration im Computer-on-line-Verfahren quantitativ analysiert. Die räumliche Bewegung von Oberarm, Schulterblatt und Wirbelsäule wurde dreidimensional mit der Stereophotogrammetrie registriert.

Ergebnisse

1. Zu Ruhehaltung wird die Schultergürtelgleichgewichtslage ohne die aktive Muskelleistung allein durch die Kapsel-Bandverbindungen der Schultergürtelgelenke und den Ruhetonus der einwirkenden Muskulatur kontrolliert.

2. Der Trapeziusausfall führt zu einer Schultergürteldislokation in ventro-kaudaler Richtung, bei isolierter Serratus anterior-Parese disloziert der Schultergürtel in entgegengesetzter Richtung, d. h., die Skapula wird vermehrt medialisiert und in die Frontalebene gedreht. Bei kombiniertem Trapezius- und Serratus anterior-Ausfall imponiert klinisch die Schultergürteldislokation der Trapeziusparese. Eine Subluxation bzw. Luxation im Glenohumeralgelenk tritt erst bei kombiniertem Ausfall der Nn. axillaris und suprascapularis ein.
3. Nur wenige Muskeln sind für die Schultergelenkdynamik essentiell (M. deltoideus pars clavicularis und pars acromialis, Mm. supra- und infraspinatus, M. trapezius pars descendens und M. Serratus anterior pars convergens). Der Ausfall eines dieser Muskeln führt in der Regel zu einer noch kompensationsfähigen Behinderung der Armbeweglichkeit. Sind 2 essentielle Muskeln ausgefallen, so hat dies stets eine tiefgreifende Funktionsstörung des Armes zur Folge.
4. Eine absolute Indikation zu orthopädisch-chirurgischen Wiederherstellungsmaßnahmen (Arthrodesen, Myoplastiken) ergibt sich daher bei den Kombinationslähmungen, wenn neurochirurgische Maßnahmen nicht zum Ziel führen. Isolierte Schultermuskellähmungen stellen eine relative Operationsindikation dar.

Makroskopische und mikroskopische Autopsiebefunde an der Rotatorenmanschette. Eine Untersuchung an 100 Schultergelenken

C. Melzer und H. J. Refior

Orthopädische Klinik der Medizinischen Hochschule Hannover im Annastift, Heimchenstraße 1–7, D-3000 Hannover 61

Die Sehnenplatte der Rotatorenmanschette von 195 Schultergelenken des laufenden Obduktionsgutes des Pathologischen Institutes der Medizinischen Hochschule Hannover wurde makroskopisch, röntgenologisch und mikroskopisch zusammen mit Tempka und Stauch untersucht und beurteilt. Das Alter des ausgewerteten Sektionsmaterials lag zwischen 2 und 85 Jahren. Die untersuchten Sehnen stammten 124mal von männlichen und 71mal von weiblichen Individuen. Makroskopisch konnten, ohne daß Schultergelenkaffektionen bekannt waren, in 22 Fällen Rupturen nachgewiesen werden. 13mal betraf der Befund das rechte und 9mal das linke Schultergelenk. Weiterhin wurden bei 58 von 195 Sehnenpräparaten makroskopische oder mikroskopische Kalksalzeinschlüsse gefunden.

Da eine Kalkablagerung in der Sehne auch in 13 Fällen bei einer Ruptur vorlag, erscheint die von McLaughlin und Asherman geäußerte Auffassung, daß das Vorhandensein von Kalkeinlagerungen einer Ruptur entgegensteht, nicht länger vertretbar.

Wie auch von anderen Autoren berichtet, konnten wir eine Zunahme der Rupturhäufigkeit mit zunehmendem Alter bestätigen. In 2 Fällen wurde eine Ruptur allerdings schon in der 3. Lebensdekade auf dem Boden einer Sehnendegeneration beobachtet.

Feingeweblich ließen sich 2 charakteristische Veränderungen der Sehnenmorphologie nachweisen. Entsprechend fand sich einmal als Ausdruck einer Degeneration des Sehnengewebes eine fibrokartilaginäre Transformation (Uthoff). Als Ausdruck reparativer Vorgänge im Sehnengewebe konnte zum anderen eine vermehrte Gefäßproliferation registriert werden.

Die nachgewiesenen Kalksalzablagerungen korrelierten in allen Fällen mit einer fibrokartilaginären Transformation. Darüberhinaus konnte belegt werden, daß die fibrokartilaginäre Transformation als Ausdruck der Degeneration gegenüber den reparativen Vorgängen der Gefäßproliferation mit zunehmendem Alter überwog.

Schulterreposition ohne Narkose. Erfahrungen mit der Technik nach Nöller

H. Oberli, D. Galis und A. Sieber

Chirurgische Abteilung, Bezirksspital Oberhasli, CH-3860 Meiringen

Nöller entwickelte seine Repositionstechnik vorerst an Patienten mit Schulterverrenkungsbrüchen, die sich mit den herkömmlichen Techniken nicht reponieren ließen. Die spätere Anwendung der gleichen Methode bei reinen Schulterluxationen erwies sich als schonend und für den Patienten wenig schmerzhaft. Mit zunehmender Erfahrung lassen sich immer mehr Luxationen ohne Anästhesie reponieren.

Zuerst rotiert Nöller die Skapula im thorakoskapulären Gelenk, indem er den lateralen Skapularand erfaßt und am Angulus nach medial zieht. Gleichzeitig abduziert eine zweite Person den Arm um $60°-80°$ unter leichter Innenrotation.

Die Methode wurde bei 70 Luxationen angewendet. Dabei war nur bei 11 Patienten eine Narkose oder eine Sedation notwendig. Bei den Versagern lag häufig eine Verkeilung der Gelenkanteile (Hill-Sachs-Läsion) vor.

Zur Entwicklung einer habituellen Schulterluxation aus einer ersten traumatischen Luxation

H. Zilch, G. Friedebold und A. Kefenbaum

Orthopädische Klinik und Poliklinik der FU Berlin im Oskar-Helene-Heim, Clayallee 229, D-1000 Berlin 33

Krankengut: Von 1973–1979 191 traumatische Erstluxationen. Häufigkeitsgipfel zwischen 2.–3. und 6.–7. Dezenium. Erster Gipfel dem männlichen, der zweite dem weiblichen Geschlecht zuzuordnen. 110 Patienten mit vorderer Luxation durchschnittlich 5,6 Jahre nach Erstluxation (min. 2,3 Jahre, max. 9 Jahre) nachuntersucht.
Ergebnisse: 81% rezidivfrei, 19% erlitten Rezidive. Diese stark altersabhängig: Jede zweite Luxation vor dem 30. Lebensjahr wird rezidivieren. Dauer der Ruhigstellung keinen entscheidenden Einfluß auf Rezidivhäufigkeit, ebenso nicht die knöchernen Begleitverletzungen. „Hill-Sachs"-Delle in 35% bei Patienten ohne Rezidiv und in 34% mit Rezidiv gefunden. Bei Verletzungen des Tuberculum majus keine erneute Luxation beobachtet. Ein verminderter Humerustorsionswinkel scheint auch bei der traumatischen Erstluxation für die Rezidivierung mitverantwortlich zu sein. Auch in diesen Fällen Derotationsoperation erfolgreich.

Habituelle Schulterluxation – Eine retrospektive Studie nach 267 Erstverrenkungen

K.H. Müller und W. R. Dingels

Chirurgische Klinik der BG-Krankenanstalten „Bergmannsheil", Universitätsklinik, Hunscheidtstraße 1, D-4630 Bochum

Zwischen 1974 und 1981 wurden 267 Patienten mit einer Erstluxation des Schultergelenkes behandelt. Die Studie basiert auf einer Fragebogenaktion und auf klinischen und röntgenologischen Nachkontrollen. Das verwertbare Krankengut reduziert sich auf 177 Patienten. Das Durchschnittsalter der 107 Männer betrug 39,7 Jahre, das der 70 Frauen 61,2 Jahre (Abb. 1). Ursache der Erstverrenkung war für mehr als 80% der Patienten ein Fall- und Sturzereignis, bei dem Rest führte eine unvermutete ruckartige Armzerrung zur Verrenkung. Bei den Männern überwiegen Arbeits- und Sportunfälle, bei den Frauen der häusliche Unfall (Tabelle 1). Insgesamt traten 32 (18,1%) habituelle Luxationen nach Traumen, davon nur 4 nach einer Ruhigstellung über 4 Wochen auf. Am häufigsten kam es zur gewohnheitsmäßigen Luxation nach einer Ruhigstellung von 1 und 2 Wochen (Abb. 2). Eine Relation zwischen Art der Verbandstechnik und Luxationsneigung ließ sich nicht herstellen. An typischen Begleitläsionen fanden sich ossäre Abrißfrakturen am kaudalen Pfannen-

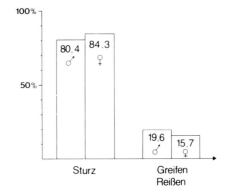

Abb. 1. Traumatische Ursachen der Primärluxation; n = 177. Das Direkttrauma überwiegt bei weitem indirekten Ereignissen mit Luxation des Schultergelenkes

Tabelle 1. Unfallarten bei 177 Primärluxationen. Bei Männern überwiegen Arbeits- und Sportunfälle, bei Frauen häusliche Unfälle. Die Analyse der Unfallarten bei Männern belegt, daß die meist unversicherten Sportunfälle eine wesentlich kürzere Krankheitszeit nach Primärverrenkung aufweisen als Arbeitsunfälle

Unfallart (n = 177)	70 ♀ in %	107 ♂ in %	Abhängigkeit Krankheitszeit versicherter/nicht versicherter Unfall Wochen			
			0–2	6	8	12
Arbeitsunfall	5,7	39,2	5,2%	47,3%	31,5%	15,7%
Sportunfall	5,7	34,5	43,4%	46,3%	5,7%	·/.
Straßen-/Verkehrsunfall	20	9,3				
Häuslicher Unfall	67,1	14,9				
Sonst. (z. B. Epilepsie, Starkstrom)	1,4	1,8				

rand in 6,1% und Hill-Sachs-Läsionen in 8,4%. Nach einmaliger Luxation waren in der Regel keinerlei Funktionsausfälle festzustellen, während über starke subjektive Beschwerden bei den Männern in 14,5% und bei den Frauen in 34,3% geklagt wurden. Alle 12 Patienten, die sich nach habitueller Schulterluxation einer Operation unterzogen, gaben eine 100%ige Beschwerdefreiheit ohne Funktionsverlust an. Zusammenfassend ist festzustellen, daß die Rate habitueller Luxationen in unserem Krankengut von 177 Patienten mit 18,1% wesentlich niedriger ist als die in der Literatur angegebene durchschnittliche Quote von 30%. Die Rezidivrate steigt an, wenn die Ruhigstellung weniger als 4 Wochen beträgt, die Art der Ruhigstellung ist nicht relevant. Abzuziehen sind „falsche Rezidive", wenn das adäquate Trauma zu einer neuen primären Luxation geführt wird. Dies ist bei den Männern in der jüngeren Altersgruppe ganz selten, bei Frauen über 60 Jahre nahezu ausschließlich der Fall. Um die Ergebnisse weiter zu verbessern, empfehlen wir eine genaue Röntgenanalyse nach Bewegungsfreigabe. Zu befürworten ist die Schulterarthroskopie nach Bewegungsfrei-

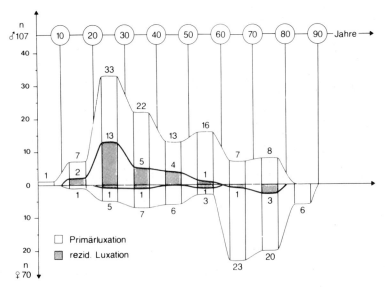

Abb. 2. Beziehung zwischen Primärluxation und habitueller Luxation nach Altersgruppen; n = 177. Die graphische Darstellung zeigt das Überwiegen der Männer in der Altersgruppe zwischen 20 und 40 Jahren und bei Frauen zwischen 50 und 70 Jahren. Entsprechend dem Altersgipfel bei Erstluxationen liegen auch die Häufungen der habituellen Luxationen

gabe in der Altersgruppe zwischen 15 und 30 Jahren. Bei entsprechend positivem Befund, der unter dem Sammelbegriff „typische" Läsionen zu Schulterluxationen führt, ist bei dieser Altersgruppe eine primäre Operation angezeigt. Bei Patienten über 60 Jahren glauben wir auf eine Ruhigstellung verzichten zu können.

Langzeitergebnisse nach der Behandlung von Schulterverrenkungen mit dem Brust-Arm-Gips

R. Spier und M. Kunz

BG-Unfallklinik Ludwigshafen am Rhein, Ludwig-Guttmann-Straße 13, D-6700 Ludwigshafen 25

Es besteht bisher Uneinigkeit über Art und Dauer der Ruhigstellung nach traumatischer Schulterluxation und ob sie einen Einfluß auf die Reluxationsrate hat.

Die Überprüfung von 182 Fällen 4–15 Jahre nach Erstluxation soll einen Beitrag zu dem kontroversen Thema liefern.

Patienten bis zum 50. Lebensjahr waren überwiegend mit dem Brust-Arm-Gips für 3–4 Wochen behandelt worden. Hier kam es bei insgesamt 94 Patienten 2mal zur Reluxation, was einer Reluxationsrate von 2,2% entspricht. 88 Patienten waren für ca. 5 Tage mit dem Desault-Verband behandelt. Bei den jüngeren, ausnahmsweise mit Desault-Verband behandelten Patienten betrug die Reluxationsrate 16,6%; bei den über 50jährigen hingegen nur 2,1%.

Alle Reluxationen in beiden Kollektiven traten im ersten Jahr nach dem Unfall auf. 76,4% der Patienten waren beschwerdefrei. Bei 17,4% lag eine Bewegungseinschränkung in Rotation und Abduktion bis 20° vor. Es bestand kein signifikanter Unterschied zwischen Patienten mit Brust-Arm-Gips- oder Desault-Behandlung.

Die Ergebnisse rechtfertigen die konsequente Anwendung des Brust-Arm-Gipsverbandes bei jüngeren Menschen bis 50 Jahre beizubehalten.

Wichtig ist in jedem Fall eine abschließende funktionelle Übungsbehandlung.

Traumatische Ausrisse der Rotatorenmanschette und ihre Behandlung

H. A. Müller und H. Weigand

Abteilung für Unfallchirurgie, Chirurgische Universitätsklinik, Langenbeckstraße 1, D-6500 Mainz 1

Traumatische Ausrisse der Rotatorenmanschette werden von den degenerativ verursachten Rupturen bzw. Perforationen abgegrenzt. Mehrheitlich handelt es sich um Ausrisse der Außenrotatoren am Tuberculum majus mit einem mehr oder weniger großen Knochenfragment. Reine traumatische Ausrisse ohne Knochenbeteiligung sind selten. Operationsindikationen stellen für uns dar:
1. arthrographisch nachgewiesene, frische traumatische Rotatorenmanschettenrupturen.
2. Abrisse des Tuberculum majus oder Teile davon mit Fragmentdislokation über 1 cm.
3. Blockierung des Gelenkes durch Fragmentdislokation unter das Akromion.

Abrisse des Tuberculum minus mit der Innenrotatorensehnenplatte, ohne oder mit dorsaler Luxation des Humeruskopfes, sind sehr selten und ohne größere klinische Bedeutung, falls eine dorsale Luxation nicht übersehen wird.

Die Prognose der traumatischen Aus- bzw. Abrisse ist günstig, da degenerative Veränderungen meist fehlen. Eine frühe operative Rekonstruktion ist angezeigt, wobei die Abrisse ohne Knochenbeteiligung nach arthrographischer Bestätigung durch transossäre Reinsertion nach McLaughlin versorgt werden. Die knöchernen Außenrotatorenausrisse mit Dislokation des Tuberculumfragmentes über 1 cm sollten übungsstabil fixiert werden. Dazu eignen sich nach unseren Erfahrungen am besten kleine Spongiosaschrauben mit Zackenkranzunterlegscheiben kombiniert mit einer nach ventrokaudal geführten Drahtzuggurtungsschlinge, welche die nach dorsokranial gerichteten Retraktionskräfte neutralisiert. Eine prophylaktische Resektion des Lig. coracoacromiale zur Dekompression der Rotatoren ist angezeigt. Mit unserem operativen Vorgehen und anschließender frühfunktioneller aufbauender Übungsbehandlung konnten wir gute bis sehr gute Ergebnisse erzielen.

Die Läsionen der Rotatorenmanschette

M. L. Jekić

Chirurgischer Dienst, Klinisches Krankenhaus Zemun-Belgrad, Sonje Marinković 14, YU-11080 Zemun-Belgrad

Neben der Definition von Rotatorenrupturen wird auf die für eine gute Prognose wichtige Frühdiagnose hingewiesen. Die dazu notwendigen Mittel werden aufgezeigt. Es werden Fragen der Indikationsstellung besprochen und angewandte Operationsmethoden beschrieben. Die Schlußfolgerungen, die sich aus den Resultaten ergeben, bestätigen die günstige Prognose bei Patienten a) unter 55 Jahren, b) mit kurzer Anamnese, und c) traumatischer Ruptur. Die direkte Naht der Ruptur hat sich bewährt. Zur Überbrückung großer Defekte ist der autologe Kutislappen bei Patienten unter 55 Jahren empfehlenswert.

In der Zeitperiode von 1973 bis 1982 wurden unter Diagnose 9 Patienten operiert.

Indikationen und operative Technik bei Supraspinatusverletzungen

H.-J. Gronert

Abteilung für Orthopädie und Traumatologie, Krankenhaus Am Urban, Dieffenbachstraße 1, D-1000 Berlin 61

Traumatische Läsionen des Supraspinatus stellen sich als humerale Ausrisse mit oder ohne Knochenfragment dar. Die Indikation zur Operation ergibt sich aus dem Kraft- bzw. Bewegungsausfall bei Abduktion in den ersten 30°.

Eine echte Lähmung des N. suprascapularis ist dabei nicht immer ganz leicht auszuschließen. Der röntgenologisch häufig nachweisbare Humeruskopfhochstand bzw. das erwähnte Ausrißfragment unterstützen die klinisch meist eindeutige Diagnose der Supraspinatusverletzung. Die Arthrographie ist nur zur Klärung larvierter Fälle indiziert. Im Zweifelsfall geben wir der Arthroskopie den Vorzug, weil sie erlaubt, die Situation auch bei Funktion zu beurteilen. Entscheidend für die Operationsindikation ist letztlich die Funktionsstörung.

Die operative Versorgung dieser Verletzung sollte die Raumschaffung für den betroffenen Sehnenbereich mit einschließen. Aus diesem Grund wählen wir den transakromialen Zugang, wobei das laterale Akromionfragment unter Schonung des AC-Gelenkes reseziert wird. Somit gewinnt man bestmögliche Übersicht und beseitigt eine Raumenge für die beschädigte Sehne. Die Sehne wird beim traumatischen Ausriß reinseriert. Degenerative Rupturen werden durch Naht versorgt bzw. Defekte unter Zuhilfenahme von autoplastischem Sehnenmaterial verschlossen.

Generell ist festzustellen, daß Supraspinatusverletzungen im Vergleich zu den degenerativen Läsionen selten sind. So fanden wir nur bei 6 von 50 Fällen eine sichere Traumafolge.

Die Ergebnisse sind abhängig von Intensität und Dauer der Nachbehandlung. Dies muß bei der Indikationsstellung unter Wertung der Patientenpersönlichkeit berücksichtigt werden.

Klinische Ergebnisse bei 23 operativ behandelten Rotatorenmanschettenrupturen

P.-S. Seemann, U. Herzog und A. H. Huggler

Orthopädische Abteilung, Kantons- und Regionalspital, CH-7000 Chur

Vor fast 50 Jahren hat Codman (1934) die therapeutischen und diagnostischen Kriterien der Rotatorenmanschettenruptur festgelegt. Seit dieser Zeit haben sich einige Autoren mit diesem Thema beschäftigt. Auffallend ist die Uneinigkeit in der Frage, wer, wann und wie zu operieren ist. Über die anatomischen und funktionellen Verhältnisse ist bereits ausführlich berichtet worden.

Für die Ruptur mit retrahierten Supra- und Infraspinatussehnen steht das Verfahren nach Debeyre mit Mobilisation des M. supraspinatus unter Schonung des N. supraspinatus in der Incisura scapulae und anschließender Reinsertion in üblicher Weise zur Verfügung.

Bei der Perforation steht der therapieresistente Schmerz im Vordergrund. Es geht hier bei der operativen Therapie weniger um die Wiederherstellung der Funktionsfähigkeit des betroffenen Armes als vielmehr um die Sicherung der Funktionsintegrität des subakromialen Gleitraumes.

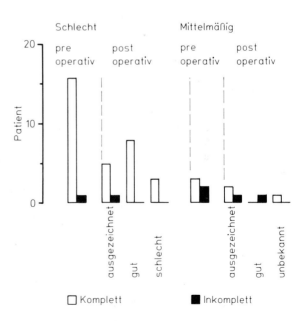

Abb. 1. Funktionelle Resultate   □ Komplett   ■ Inkomplett

Wir behandelten von 1968–1978 im Kantonsspital in Chur 23 Patienten nach einer Rotatorenmanschettenruptur. Davon hatten 19 komplette und 4 inkomplette Rupturen, d. h. Läsionen ohne Funktionsausfall. 22 dieser Patienten konnten nachuntersucht werden.

12 Patienten mit alten Rupturen wurden nach dem oben beschriebenen Verfahren von Debeyre versorgt, wobei stets das Akromion zur besseren Übersicht osteotomiert wurde.

Bei 7 frischen Rupturen, d. h. nicht retrahiertem M. supraspinatus, genügte die einfache, direkte Naht. Plastische Verfahren kamen bei 4 Perforationen zur Anwendung.

Die Bewertungskriterien der funktionellen Resultate sind sowohl in bezug auf den präoperativen als auch auf den postoperativen Zustand objektivierbar. Funktionell sind gute und mittelmäßige Ergebnisse zu trennen, wobei letztere bei den Patienten in der Regel leichte Schmerzen verursachen.

Die Mehrzahl der Eingriffe, v. a. bei kompletten Rupturen, kann als „ausgezeichnet" oder „gut" eingestuft werden (Abb. 1).

Bei über 80% ausgezeichneter oder guter Resultate, von denen die ältesten mehr als 10 Jahre zurückliegen, kann die operative Therapie der Rotatorenmanschettenrupturen – stets unter Berücksichtigung der Gesamtsituation des Patienten – empfohlen werden.

Literatur

Codman EA (1934) The shoulder. Todd, Boston
Debeyre J, Platte D, Elmelik E (1965) Repair of the rotator cuff of the shoulder with a note on advancement of the supraspinatus muscle. J Bone John Surg [Br] 47:36
Wolfgang GL (1978) Rupture of the musculotendinous cuff of the shoulder. Clin Orthop 134:230–243

Rekonstruktion der Rotatorenmanschette über den transakromialen Zugang – Operative Technik und Ergebnisse

H. J. Refior und H. Stürz

Orthopädische Klinik der Medizinischen Hochschule Hannover im Annastift, Heimchenstraße 1–7, D-3000 Hannover 61

Unterschiedliche Zugänge bei Rupturen der Rotatorenmanschette werden angegeben. Neben dem sog. Sabre-Cut, der von McLaughlin u. a. empfohlen wird, hat sich der von Debeyre et al. 1965 angegebene Zugang von posterior-superior, bei dem das Akromion rechtwinklig zum AC-Gelenk osteotomiert wird, bewährt. Indikationen sind ausgedehnte Längsrisse und vollständige Rupturen der Rotatorenmanschette mit Retraktion. Der Zugang, der über eine Hautinzision proximal der Spina scapulae erfolgt, und der bis in den Deltoideus hineinverläuft, gestattet einen guten Überblick. Das Lig. coracoacromiale wird gleichzeitig reseziert. Nach Rekonstruktion der Ruptur erfolgt die Refixation des osteotomierten Akromions durch 2 transossäre Nähte. Postoperativ wird bis zu 6 Wochen im Thorax-Arm-Gips ruhiggestellt. An der Orthopädischen Klinik der MHH wurden 18 Patienten in der Zeit von August 1980–Januar 1983 in dieser Technik operiert. Es handelte sich um 16 Männer und 2 Frauen im Alter von 39–71 Jahren. 14mal wurde eine transossäre Refixation, 3mal eine Raffnaht und 1mal eine Defektüberbrückung mit lyophilisierter Dura vorgenommen. Bei Nachuntersuchung wiesen 11 von 18 Fällen Beschwerdefreiheit auf. 5 weitere Fälle gaben eine Beschwerdebesserung an. 2 Patienten waren nicht zufrieden. Klinisch konnte eine volle Wiederherstellung bei 9 Patienten nachgewiesen werden. 6 Patienten zeigten endgradige Bewegungseinschränkungen. 2 Patienten wiesen eine Reruptur auf, auf die auch von Gschwend et al. hingewiesen wird. Einmal bestand ein Sudeck-Syndrom. Subjektive Beschwerden am Akromion bestanden nicht. Das dargestellte Verfahren muß unter Berücksichtigung der Indikationen als bewährt angesehen werden.

Die Rekonstruktion von Nervus axillaris-Läsionen bei Schultertrauma. Erfahrungen und Resultate bei 52 operierten Fällen

A. Narakas

Clinique et Permanence de Longeraie, Avenue de la Gare 9, CH-1003 Lausanne

Unser Krankengut von 1965–1982 umfaßt mehr als 100 geschlossene Läsionen des N. axillaris. Davon wurden 57 operiert, aber nur 52 liegen mehr als 1,5 Jahre zurück, können also ausgewertet werden.

Begleitverletzungen waren häufig und potenzierten sich mit der Wucht des Traumas. Bei 16 isolierten Axillaris-Läsionen waren es 3 Schulterluxationen, 5 Tuberculum majus-Abrisse, 1 subkapitale Humerusfraktur, 3 Skapula- bzw. Klavikulafrakturen. Zusätzliche Nervenläsionen betrafen: den N. suprascapularis bei 13 Patienten (3 mit Schulterluxation, 6 mit Skapulafraktur), den N. musculocutaneus bei 4 Patienten (davon 2 Arterienverletzungen), Kombination von N. musculocutaneus und supraspinatus bei 3, zusätzlich N. radialis bei 1 Patienten (davon 3 mit Arterienverletzungen). Plexus brachialis-Verletzungen hatten 15 Patienten (10 Arterienverletzungen). 6 Patienten hatten Rotatorenmanschettenrisse (4 sekundäre Diagnosen).

Tabelle 1. Resultate der mikrochirurgischen Rekonstruktion (autologe Nerventransplantate)

Intervall Trauma / Rekonstruktion	Anzahl der Patienten	Schlecht M0–M2	Genügend M3	Gut M4	Sehr gut M5
1–6 Monate	27	1	5	12	9
6–12 Monate	7	2	3	2	0
Mehr als 1 Jahr	4	2	1	1	0

Tabelle 2. Resultate der Neurolysen

Intervall Trauma/ Rekonstruktion	Anzahl der Patienten	Schlecht M0–M2	Genügend M3	Gut M4	Sehr gut M5
1–6 Monate	8	2	4	2	0
6–12 Monate	4	1	1	1	1
Mehr als 1 Jahr	2	1	0	0	1

Die N. axillaris-Läsion lag 34mal proximal, 16mal im Spatium quadrangulare. 2mal war der Nerv am M. deltoideus abgerissen. Bei 38 Patienten wurde eine mikrochirurgische Rekonstruktion mit Nerventransplantaten durchgeführt (Tabelle 1), bei 14 eine Neurolyse (Tabelle 2). Die Indikation wurde gestellt wegen vaskulären Begleitläsionen oder bei fehlenden Regenerationszeichen 3 Monate nach schwerem Trauma.

Nach unseren Erfahrungen kann man mit ca. 75% guten bis sehr guten Resultaten rechnen, wenn die Operation innerhalb von 6 Monaten nach dem Unfall durchgeführt wird. Verspätete Eingriffe ergeben nur ca. 1/4 gute (M 4) und gar keine sehr guten (M 5) Resultate.

Bei schwerem Schultertrauma besteht ein Riß des N. axillaris bei mehr als 10% der Patienten, und Begleitverletzungen (Gefäße und andere Nerven, v. a. N. suprascapularis) sind häufig.

Der subakromiale Schmerz: Pathologie, Differentialdiagnose und Therapie

H. Martinek und U. Kroitzsch

Krankenhaus Krems/Donau, Mitterweg 10, A-3500 Krems

Das klinische Bild des subakromialen Schmerzes hat seine Ursache in den anatomischen Besonderheiten dieser Region; ödematöse Verquellung und Verkalkungen als Folge von Degenerationserscheinungen oder auch durch lokale Entzündungen führen zu einer Druckerhöhung und Kompressionserscheinungen mit einem charakteristischen klinischen Bild. Differentialdiagnostisch sind v. a. degenerative Veränderungen an der HWS, Kompressionssyndrome der oberen Thoraxapertur, das nach proximal ausstrahlende Karpaltunnelsyndrom und Plexusneuritiden in Erwägung zu ziehen.

Die Behandlung liegt in einer Erweiterung des subakromialen Raumes, wobei neben der Resektion des vorderen Drittels des Akromions auch die Entfernung des Lig. coracoacromiale durchgeführt werden muß. Wir bevorzugen den transakromialen Zugang mit temporärer Durchtrennung des Akromions unmittelbar hinter dem AC-Gelenk, wobei auch die Rotatorenmanschette gut beurteilt werden kann. Durch die nach Wundheilung einsetzende Physiotherapie wird sehr rasch eine gute Funktion wiedererlangt.

Das Durchschnittsalter unserer 13 Patienten war 50 Jahre, die Beschwerden bestanden zwischen 3 und 12 Monaten und waren durch verschiedene konservative Maßnahmen nicht zu beeinflussen. 9 Patienten gaben sofort nach der Operation trotz postoperativer Schmerzen eine Änderung des Schmerzcharakters an und waren von den quälenden Nachtschmerzen schlagartig befreit. Die Nachuntersuchung, durchschnittlich 2,5 Jahre nach der Operation ergab folgendes Ergebnis: Bei 2 Patienten war nur eine geringfügige Besserung der Beschwerden eingetreten, das Ausmaß des schmerzhaften Bogens konnte zwar etwas verkleinert werden, es bestanden jedoch immer Kompressionsschmerzen bei Abduktion, und die beiden Patienten waren nicht zufrieden. Bei 3 weiteren Patienten war die Abduktion in den Endlagen geringfügig schmerzhaft, sonst bestand jedoch bei vollem Bewegungsumfang Beschwerdefreiheit. Die restlichen 8 Patienten waren völlig beschwerdefrei und konnten die operierte Seite nur mehr anhand der Narbe angeben.

Literatur

1. Bayley I, Kessel L (1982) Shoulder surgery. Springer, Berlin Heidelberg New York
2. Laumann U, Hertel E (1978) Biomechanische Untersuchungen bei der Acromioplastik am Schultergelenk. Arch Orthop Traumatol Surg 93:49–56
3. Mumenthaler M (1980) Der Schulter–Arm–Schmerz. Huber, Bern Stuttgart Wien

Posterpublikationen

Das Außenrotationsphänomen bei Rotatorenruptur, eine Funktionsumstellung des M. subscapularis?

W. Bandi, J. Eulenberger und V. Brusic

AO-International, Balderstraße 30, CH-3007 Bern

1. *Klinische Beobachtung:* Bei vielen Fällen mit Rotatorenruptur gelingt die Abduktion des Armes in Außenrotation besser als in Rotationsmittelstellung (Abb. 1 u. 2).
2. *Arbeitshypothese:* Vermehrte Depressorwirkung des M. subscapularis auf den Humeruskopf in Außenrotation?
3. *Modellversuch:* Elektronische Messung der Muskelaktionen auf den Humeruskopf in Abhängigkeit vom Abduktionswinkel, von der Außenrotation und der Beziehung zwischen Humeruskopf und Skapula.
4. *Resultat:* In Außenrotation bewirkt der M. subscapularis eine Reduktion der kranial gerichteten Schubkraft des Humeruskopfes um ca. 14%, in einer Abduktionsstellung von 30–60° (Abb. 3a, b).

5. *Therapeutische Konsequenz:* Subkapitale Humerusosteotomie mit Außenrotation des proximalen Teilstückes um 30° bei lokal irreparablen Fällen von Rotatorenruptur?

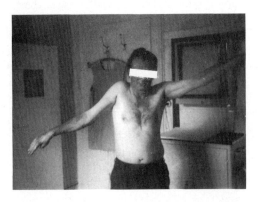

Abb. 1. Innenrotation: Schulterhochstand

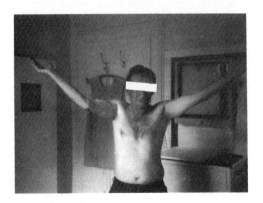

Abb. 2. Außenrotation: Ungestörte Abduktion

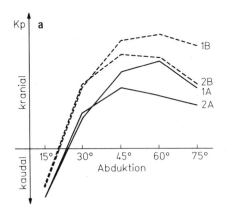 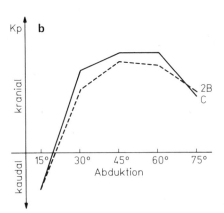

Abb. 3a, b. Darstellung der kranialen Schubkräfte in Abhängigkeit von Abduktions- und Rotationsstellung des Humerus. **a** *1* in Mittelstellung der Rotation, *2* in 30° Außenrotation, *A* mit allen Muskeln, *B* ohne M. Supraspinatus. **b** *2* in 30° Außenrotation, *2B* ohne M. supraspinatus, *C* gleich wie 2B, aber ohne M. subscapularis

Die Computertomographie in der Diagnostik von Schultergelenkverletzungen

H. Bartels und M. Reiser

Chirurgische Klinik und Poliklinik, Klinikum rechts der Isar, Ismaninger Straße 22, D-8000 München 80

Seit Einführung der CT ist diese zunehmend Bestandteil in der Beurteilung posttraumatischer Folgezustände am Skelettsystem geworden. Aus dem Unfallchirurgischen Krankengut am Klinikum rechts der Isar der TU München wurden Schultergelenkverletzungen (Luxation, Frakturen und Bandrupturen) in Ergänzung zu den Röntgenstandardaufnahmen computertomographiert. Die Untersuchungen wurden am Somatom SD (Siemens AG) durchgeführt. Zur Erweiterung der diagnostischen Aussage wurde in einigen Fällen 10 ml KM (Telebrix 30) intraartikulär injiziert.

Die CT des Schultergelenks gestattet eine überlagerungsfreie und vollständige Darstellung von Humeruskopf und Skapula. Dabei lassen sich artikulierende Flächen und Gelenkraum scharf abgrenzen. Intraartikuläre Fragmente, die Kongruenz artikulierender Flächen und die räumliche Zuordnung von Knochenfragmenten können durch die CT sicher erfaßt werden. Prädisponierende Faktoren für die habituelle Schulterluxation (Retrotorsionswinkel der Skapula und des Humerus) und knöcherne Läsionen als Folge habitueller Luxationen (Hill-Sachs-Defekt und Bankartläsion) lassen sich in einem Arbeitsgang definieren. Kontrollen operativ korrigierender Maßnahmen sind objektivierbar. Ligamentäre Läsionen am Schultergelenk lassen sich computertomographisch nicht darstellen. Das CT soll und darf aus Kapazitäts- und Kostengründen Röntgenstandardverfahren zur Diagnostik von Schultergelenkverletzungen nicht verdrängen. Wir erachten aber die CT in diagnostischen Problemfällen und zur präoperativen Planung von Korrektureingriffen als eine wertvolle Ergänzung.

Literatur

1. Bayley J, Kessel L (1982) Shoulder surgery. Springer, Berlin Heidelberg New York
2. Burri C, Rüter A (1982) Verletzungen des Schultergürtels. Hefte Unfallheilkd 160
3. Cramer BM, Kramps HA (1982) CT-Diagnostik bei habitueller Schulterluxation. Fortschr Röntgenstr 136:4
4. Kessel L (1982) Clinical disorders of the shoulder. Livingstone, Edinbourgh
5. Post M (1978) The shoulder. Lea & Febinger, Philadelphia

The Indication for a Modified Putti-Platt Operation for Recurrent Dislocation of the Shoulder

D. Srnka

Chirurgie orthopédique FMH, Valmont 16, CH-1010 Lausanne

The modification of the Putti-Platt operation consists of repairing the breach in the torn capsule with a piece of sub-scapularis in a double-breasted repair. The indication for this technique is for recurrent antero-inferior dislocation of the shoulder with detachment of the capsule from the humeral head, providing the glenoid labrum remains intact.

Operative Technique

The skin incision is made along the delto-pectoral groove for about 10 cm beginning at the corocoid and continuing towards the axilla. The corocoid process is osteotomised, thereby freeing the tendon of coroco-brachialis which is retracted with a silk stitch. A self-retaining retractor is inserted, retracting the deltoid laterally and the coroco-biceps inferiorally. The anterior aspect of the sub-scapularis is then seen. Once the shoulder has been put into external rotation, the inferior border of sub-scapularis is found and the muscle divided 1 cm from its humeral insertion. The sub-scapularis is then marked with a silk stitch. In this case, once the sub-scapularis had been freed, the capsule was found to have been detached and retracted away from its humeral insertion. On the other hand, the glenoid labrum and the capsule in the region of the glenoid was intact. The long tendon of biceps was seen, found to be normal and well seated on top of the humeral head. The tear in the capsule was repaired by stitching the torn edge of the capsule to the stump of sub-scapularis while holding the shoulder in neutral rotation. The bulk of the sub-scapularis was then stitched over the first in neutral rotation. The bulk of the sub-scapularis was then stitched over the first repair. The osteotomised corocoid process was then reduced and held with an AO 25 mm screw. In this way, stability and mobility of the shoulder was regained. The wound was then closed in layers. Postoperative care consisted of a body bandage for 3 weeks, after which a sling was applied and mobilisation begun.

References

1. Glarke O (1948) The Putti-Platt operation. J Bone Joint Surg [Br] 30:1
2. Osmond-Clarke (1963) Cambell's operative orthopaedics, pp 361–364. The C V Mosby Company, Saint Louis
3. Golstein LA, Dickerson RC (1974) Atlas of orthopaedic surgery. The C V Mosby Company, St Louis
4. Müller ME, Allgöwer M, Schneider R, Willenegger H (1977) Manual der Osteosynthese. 2. Aufl. Springer, Berlin Heidelberg New York
5. Rienau G (1970) Manuel de traumatologie. Masson, Paris

Die Behandlung der Schultereckgelenkverletzung unter besonderer Berücksichtigung des Bandapparates

R. Tiedtke, R. Rahmanzadeh und M. Faensen

Abteilung für Unfall- und Wiederherstellungschirurgie, Klinikum Steglitz der FU Berlin, Hindenburgdamm 30, D-1000 Berlin 45

Zahlreiche verschiedene Methoden werden zur operativen Versorgung der Schultereckgelenkverletzung angegeben, mit denen teilweise unbefriedigende Behandlungserfolge erreicht werden bzw. Komplikationen auftreten.

Aufgrund dieser Erfahrungen haben wir in unserer Abteilung eine neue Gelenkplatte entwickelt, die eine Fixation des reponierten Schultereckgelenkes ermöglicht. Experimentell mußte hierzu nachgewiesen werden, daß die Reißfestigkeit des Bandapparates im Bereich des Schultereckgelenkes die Belastungsfähigkeit dieser Gelenkplatte nicht übersteigt. Hierzu wurden Untersuchungen an der Leiche durchgeführt, bei denen die notwendige Zugkraft zur Zerreißung einzelner dargestellter Bänder bzw. der gesamten Bandstrukturen über einen dynamischen Kraftaufnehmer mit Dehnungsmeßstreifen unter Zuhilfenahme einer Meßbrücke auf einen Schreiber aufgezeichnet werden konnte. Die Zugrichtung war variabel. Es ergaben sich Reißfestigkeiten, die für das Akromioklavikularband zwischen 150 und 120 kp, für das coracoclaviculare Band zwischen 70 und 160 kp, für beide Bandstrukturen zwischen 80 und 220 kp lagen. Die Belastbarkeit der Gelenkplatte unter gleichen experimentellen Bedingungen neutralisiert die auftretenden Kräfte ausreichend.

Die Gelenkplatte nach Prof. Rahmanzadeh besteht aus einem akromialen und einem klavikulären Anteil. Beide sind gelenkig durch ein Kugelgelenk verbunden. Der akromiale Anteil hat zusätzlich 2 gebogene Haken, so daß eine einwandfreie Fixation mit den notwendigen 3,5 mm Kleinfragmentschrauben gewährleistet ist. Entscheidend für die einwandfreie Funktion dieser Gelenkplatte ist die regelrechte Lage des Gelenkes über dem Schultereckgelenk. Hierzu muß das Schultereckgelenk mit Hilfe von Krischner-Drähten während des Operationsverlaufes markiert werden. Das AC-Band sollte so weit wie möglich genäht werden, eine Naht des coracoclavicularen Bandapparates ist unserer Meinung nach ohne größere Präparation nicht möglich.

Literatur

Tossy JD (1963) Acromioclavicular separations: Useful and practical classification for treatment. Clin Orthop 28:111

Watkins JT (1925) An operation for the relief of acromioclavicular-luxations. J Bone Joint Surg 7:790

Einteilung der Frakturen des proximalen Humerusendes nach biomechanischen, prognostischen und therapeutischen Gesichtspunkten

H. Weigand, A. Müller, D. Marcus und G. Ritter

Chirurgische Klinik und Poliklinik, Abteilung für Unfallchirurgie, Klinikum der Johannes-Gutenberg-Universität, Postfach 3960, D-6500 Mainz

Für die Einteilung der Frakturen des proximalen Humerusendes hat sich uns die von Neer (1970) angegebene Vier-Segment-Klassifikation als außerordentlich praktikabel erwiesen. Nahezu alle proximalen Humerusfrakturen des Erwachsenen lassen sich hierin einordnen. Dieses detaillierte Einteilungsschema, das nur auf den ersten Blick sehr kompliziert zu sein scheint, wird in etwas abgeänderter Form anhand schematischer Zeichnungen und typischer Röntgenbeispiele vorgestellt.

Das besondere Verdienst von Neer besteht darin, daß er neben der Fraktur selbst auch die gleichzeitig bestehenden traumatischen Veränderungen an den Weichteilen miteinbezieht. So werden die wichtigsten charakteristischen Merkmale der proximalen Humerusfrakturen, wie Dislokationsrichtung der einzelnen Segmente, Zustand der Rotatorenmanschette und Vitalität des Kopfsegmentes, von Neer ausführlich beschrieben und in seiner Klassifikation entsprechend berücksichtigt.

Die Kenntnis dieser Merkmale stellt eine wichtige Voraussetzung für die richtige prognostische Einschätzung und eine differenzierte Behandlung der verschobenen proximalen Humerusfrakturen dar. Erst nach genauer Betrachtung dieser Frakturen, was nur anhand von Röntgenaufnahmen in zwei oder mehreren Ebenen möglich ist, sollte die Entscheidung über eine konservative oder operative Therapie mit Rekonstruktion des proximalen Humerusendes, Versorgung des begleitenden Weichteilschadens oder gar Resektion und plastischem Ersatz des Kopfsegmentes getroffen werden.

Mit der Neer-Vier-Segment-Klassifikation verfügen wir über ein Einteilungsschema, das prognostischen und therapeutischen Gesichtspunkten weitgehend gerecht wird. Die einheitliche Verwendung dieser Klassifikation halten wir für wünschenswert. Da Prognose und Therapie jedes einzelnen Frakturtyps ganz entscheidend von der jeweiligen pathologisch-anatomischen und pathophysiologischen Situation abhängen, würde es dann in der Zukunft möglich sein, untereinander vergleichbare klinische Studien über den Wert spezieller Therapiemaßnahmen zu erstellen.

Literatur

Neer CS II (1970) Displaced proximal humeral fractures, part I. Classification and evaluation. J Bone Joint Surg [Am] 52:1077

IV. Therapie der Gesichtsschädelverletzungen

Die Therapie der Gesichtsschädelverletzungen aus kieferchirurgischer Sicht

W. Schilli

Zentrum Zahn-, Mund- und Kieferheilkunde, Klinikum der Albert-Ludwigs-Universität, Hugstetter Straße 55, D-7800 Freiburg

Der Verkehr ist die häufigste Ursache für Gesichtsschädelverletzungen (Männer 71,7%, Frauen 50,6%). Das Verhältnis von Unterkieferfrakturen zu Mittelgesichtsfrakturen betrug in unserem Krankengut (n = 1600) 1,7 : 1. In 43,7% war das ZNS mitbeteiligt.

Frakturen mit Dislokationen im zahntragenden Kieferbereich machen sich durch eine Störung der Okklusion der Zähne bemerkbar. Diese muß, um ordentliches Kauen zu ermöglichen, millimetergenau rekonstruiert werden. Die Zahnokklusion gilt deshalb als Leitlinie für die Reposition der Fragmente. Durch Drahtligaturen und Bänder werden die Kiefer in Okklusionsstellung gegeneinander fixiert. Diese klassische, dental ausgerichtete Kieferbruchschienung mit intermaxillärer Fixierung ist einfach, sie hat aber erhebliche Nachteile: Sie setzt eine ausreichende Bezahnung voraus, sie behindert die Nahrungsaufnahme und sie engt die äußeren Luftwege ein. Eine Inspektion und Kontrolle des Mund-Rachen-Raums ist nicht ohne weiteres möglich. Bei bewußtlosen Patienten ist diese Art der Schienung deshalb nur bedingt anwendbar.

Die Alternative ist die Osteosynthese bei Vermeidung der intermaxillären Fixierung. Sie bereitet am Unterkiefer wegen der ungünstigen biodynamischen Verhältnisse gewisse Schwierigkeiten.

Um die Kaukräfte, die über 60 kp betragen können, zu neutralisieren, müssen die Osteosynthesehilfsmittel ausreichend stark dimensioniert werden. Nur am Unterkieferrand ist der Knochen stark genug, um eine 2,7 mm Schraube aufzunehmen. In diesem Bereich herrscht aber unter Funktion Druckbelastung vor. Es muß deshalb bei einer Plattenosteosynthese noch eine zusätzliche Zuggurtung im Zugbereich, das ist der Alveolarfortsatzbereich, mit den Zähnen angelegt werden. Dies ist oftmals schwierig. Wir haben deshalb die DCP-Platte der AO für den Unterkiefer so modifiziert, daß die Außenlöcher der Platte schräg gestellt werden. Dadurch entsteht eine zusätzliche, nach oben wirksame Rotationskomponente. Sie macht eine Zuggurtung oberhalb der Platte unnötig (Abb. 1).

Voraussetzung für die Anwendung einer funktionsstabilen Osteosynthese ist die exakte Reposition der Fragmente und die peinlich genaue Adaptation der Platte. Schon Dislokationen in Millimetergröße können zu ganz erheblichen Okklusionsstörungen führen.

Der klassische Zugang zum Unterkieferrand ist eine Inzision in einer Halsfalte. Der Ramus marginalis des N. facialis wird mit dem Platysma nach oben abgeklappt. Auch bei sorgfältigster Hautnahttechnik muß man aber mit einer ungünstigen Narbenbildung in 14% der Fälle rechnen [3, 5]. Der Unterkieferrand kann aber auch bei einem Zugang von intra-

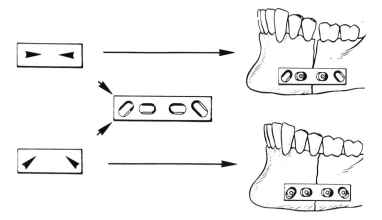

Abb. 1. Schema einer Unterkieferplatte. Die äußeren dynamischen Kompressionslöcher sind schräg (exzentrisch) gestellt, bei ihrem Anziehen wird durch die beidseitig eintretende Rotationsbewegung nach oben der Frakturspalt im oberen Bereich gegeneinander bewegt

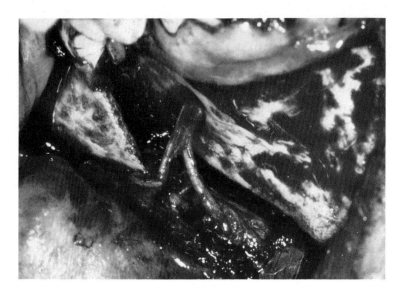

Abb. 2. Von einem intraoralen Zugang im Mundvorhof dargestellte Unterkieferfraktur. Der N. mentalis ist freipräpariert und mobilisiert

oral dargestellt werden. Da die Osteosyntheseplatte unter dem Ramus mandibularis des N. trigeminus gelegt werden muß, muß dieser beim Austritt in die Weichgewebe freipräpariert werden, damit er sicher geschont werden kann (Abb. 2 u. 3). Häufig reicht zum Erreichen der richtigen Bohrrichtung der intraorale Zugang nicht aus. Durch eine kleine Stichinzision in die Wange wird dann eine Führungshülse bis auf den freigelegten Unterkiefer geführt; durch sie kann gebohrt und geschraubt werden. Die Adaptation der Platte erfolgt von intraoral aus.

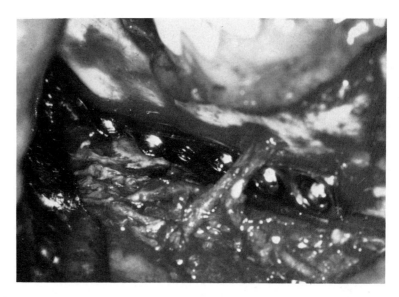

Abb. 3. Gleiche Fraktur nach Reposition und Fixierung mit einer AO-Platte. Der Nervaustrittspunkt liegt über dem Plattenrand

Beim intraoralen Zugang ist das Eindringen von Speichel in die Wunde nicht immer zu vermeiden. Eine Osteosynthese in diesem keimkontaminierten Milieu ist nur dann möglich, wenn absolute Stabilität erreicht wird. Dann aber ist die Infektionsgefahr gering, sie beträgt bei uns unter 6% [2]. Unter diesen Bedingungen kann die funktionsstabile Osteosynthese am Unterkiefer fast immer durchgeführt werden. Wir sehen eine Indikation dafür in den folgenden Fällen:
1. Schlechter Allgemeinzustand des Patienten, der eine intermaxilläre Fixierung verbietet (Polytrauma, Bewußtlosigkeit);
2. Frankturbeteiligung des Kiefergelenks, sie verbietet eine zu lange Ruhigstellung;
3. bei der Gefahr der Blockierung der oberen Luftwege durch Verletzungen und Schwellungen im Mundboden-, Zungen- und Rachenraum;
4. wenn ohne operative Darstellung eine Reposition der Fragmente nicht möglich ist;
5. bei nicht ausreichendem Zahnbestand, so daß eine intermaxilläre Fixierung nicht möglich ist;
6. wenn besondere pflegerische Umstände eine intermaxilläre Fixierung nicht erlauben, z. B. Notwendigkeit des Transports, Krampfleiden u. a.

Platten am Unterkiefer müssen wegen der dünnen Weichteilbedeckung später entfernt werden. Eine reine Zugschraubenosteosynthese ist am Unterkiefer nur selten möglich, da die Bruchflächen meist zu klein sind.

Im Mittelgesicht liegen ganz andere biodynamische Verhältnisse vor. Das Skelett besteht aus dünnen Knochenplatten. Es wird mit Ausnahme des Jochbogens und des lateralen Orbitarandes nur statisch belastet. Frakturen in diesem Bereich sind fast immer Impressionsfrakturen. Verlaufen die Frakturlinien durch dünne Knochenbereiche, finden wir häufig Zertrümmerungen am Ort der Gewalteinwirkung. Manchmal wird der gesamte Oberkiefer von der Schädelbasis abgetrennt (Fraktur nach Le Fort II und Le Fort III). Die häufigste

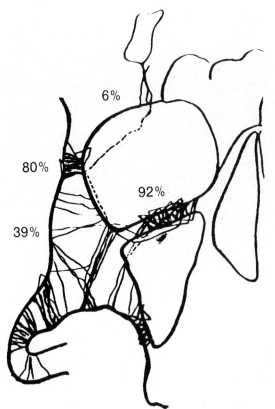

Abb. 4. Frakturverlauf bei Mittelgesichtsfrakturen im periorbitalen Bereich (n = 100)

Frakturlokalisation ist das Jochbein. Dabei wird das Jochbein mit einem Teil des Orbitabodens und des Jochbogens ausgebrochen, das Fragment wird meist nach kaudal in die Kieferhöhle und nach dorsal in die Orbita gestaucht. Die Frakturlinien verlaufen über 90% im Bereich der Sutura zygomatico frontalis und am Infraorbitalrand durch das Foramen infraorbitale; dort ist meist eine Stufe tastbar (Abb. 4). In diesem infraorbitalen Bereich finden sich auch häufig Zertrümmerungen. Für die Reposition benötigt man zur Überwindung des Zugs des M. masseters erhebliche Kräfte.

Messungen der Knochendicke im Mittelgesichtsbereich haben ergeben, daß in der lateralen Periorbita und im Bereich der Trajektorien des Oberkiefers die Knochen überall über 2 mm dick sind. Eine 2 mm dicke Knochenplatte reicht aber aus, um einer AO-Schraube von 2 mm Durchmesser mit vorgeschnittenem Gewinde Halt zu geben. Es ist daher möglich, auch im Mittelgesicht, bei Verwendung sog. Miniplatten, eine zuverlässige Osteosynthese durchzuführen. Bei der häufigen Jochbeinfraktur kann die typische Frakturstelle an der Sutura zygomatico frontalis durch einen Schnitt in der Augenbraue dargestellt werden. Nach Reposition des dislozierten Jochbeins mit einem scharfen Haken wird dort eine Miniplatte angebracht. Bei den häufigen Einstückfrakturen des Jochbogens genügt diese einzige Osteosynthese an dieser Stelle zur Fixierung, da die Platte in allen 3 Ebenen stabilisiert (Abb. 5–7). Bei Zertrümmerungen im Orbitabodenbereich muß evtl. auch dieser Bereich operativ dargestellt werden und durch eine Sofortplastik des Orbitabodens mit Lyodura ein Absinken des Bulbus verhindert werden [2]. Auch die übrigen Frakturen des Oberkiefers

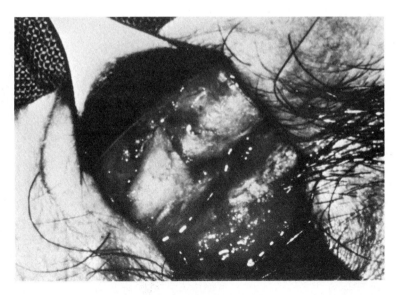

Abb. 5. Durch Schnitt in der Augenbraue freigelegte Frakturstelle bei Jochbeinimpressionsfrakturen

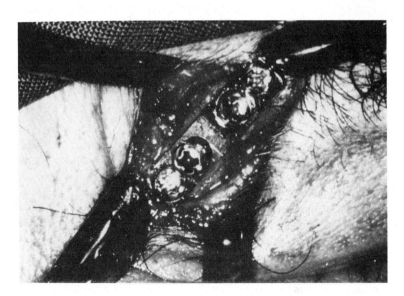

Abb. 6. Nach Reposition der Fraktur mit scharfem Haken, der am Jochbogen ansetzt. Fixierung des reponierten Jochbeins an der Sutura zygomatico frontalis mit AO-Miniplatte

lassen sich auf diese Weise, falls keine zu große Zertrümmerung vorliegt, stabilisieren. Dies ist besonders dann wichtig, wenn die Frakturlinie durch das Siebbein verläuft und dadurch eine Liquorfistel aufgetreten ist. Ohne eine ausreichende Fixierung des abgesprengten Oberkiefers gegen die Schädelkalotte bei einer Le-Fort-II- und Le-Fort-III-Fraktur hat die plastische Liquorfisteldeckung einer derartigen frontobasalen Verletzung viel weniger Erfolgsaus-

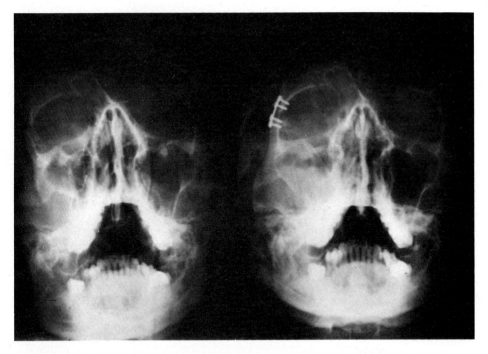

Abb. 7. Röntgenkontrolle vor und nach Reposition der Jochbeinfraktur (a.-p.-Aufnahme mit 75% Winkeleinstellung)

sicht. Wir konnten auf der anderen Seite beobachten, daß auch bei schweren fronto-basalen Verletzungen nach sofortiger Fixierung durch Miniplatten gar keine Liquorfistel aufgetreten ist.

Auch die Platten im Mittelgesicht müssen wegen der dünnen Weichteilbedeckung später entfernt werden.

Mit Hilfe dieser modernen Methoden ist es oft möglich auch bei schweren Gesichtsverletzungen die Struktur und Symmetrie des Gesichts wiederherzustellen und die darin enthaltenen Organe in ihrer Funktion zu erhalten. Die wenigsten Funktionen des Gesichts sind lebensnotwendig, aber sie sind für ein lebenswertes Leben unerläßlich. Verloren gegangene Funktionen sind meist unwiederbringlich verloren, es muß deshalb alles getan werden, um sie zu erhalten. An erster Stelle steht die Erhaltung der Sehkraft, dann die der Kau-, Schluck- und Sprechfähigkeit. Verloren gegangene Strukturen und Gewebeteile können später nur schwer und oft unbefriedigend ersetzt werden. Es muß deshalb versucht werden, jedes Weichgewebestück, das noch in Verbindung zum Körper steht, zu erhalten. Die außerordentlich gute Durchblutung der Kopfweichteile erlaubt dabei großzügiges Vorgehen. In einzelnen Fällen kann man durch Anwendung mikrogefäßchirurgischer Methoden Gesichtsteile erhalten [3]. Nach Sicherung der vitalen Funktion sollte deshalb der Rekonstruktion eines verletzten Gesichtes hohe Priorität zugestanden und dazu möglichst frühzeitig die entsprechenden Spezialisten zugezogen werden [6]. Eine Versorgung von Gesichtsverletzungen ohne Inspektion und eventuelle Rekonstruktion des darunterliegenden Knochens ist nicht zu empfehlen. Sie kann zu nicht mehr korrigierbaren Entstellungen führen. Weichteil-

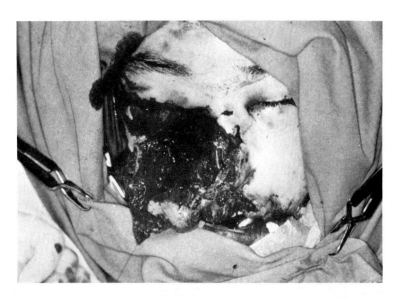

Abb. 8. Beispiel einer perforierenden Gesichtsverletzung, Zertrümmerung der Fossa canina, des Orbitabodens und des knöchernen Nasenskeletts

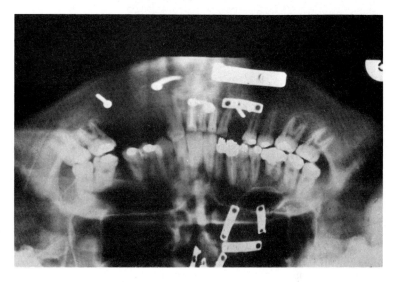

Abb. 9. Röntgenbild nach Osteosyntheseversorgung der Frakturen

verletzungen mit Knochenbeteiligung erfordern deshalb unverzügliche und vollständige Rekonstruktion von Knochen und Weichteil durch ein interdisziplinäres Team (Abb. 7–9). Häufig gibt dabei die frühe Röntgendiagnostik allein nicht ausreichenden Aufschluß über das Ausmaß der knöchernen Verletzung. Entsprechend dem klinischen Befund sollten die Frakturstellen bei starken Dislokationen sofort operativ revidiert werden. Immer sollte bedacht werden, daß das Gesicht für die Identifikation des menschlichen Individiums

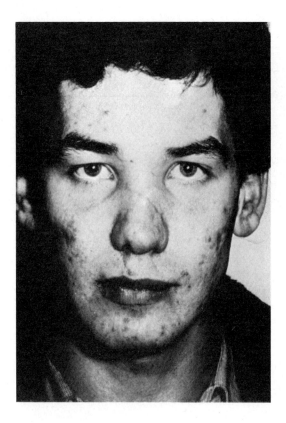

Abb. 10. Zustand 6 Monate nach dem Unfall

notwendig ist. Entstellungen im Gesicht können nicht durch Kleidung verborgen werden. Die Erhaltung oder Wiederherstellung der Gesichtsästhetik kann daher der Erhaltung einer Gelenkfunktion gleichwertig sein. Bei der Einordnung der Prioritäten muß dieses bei der Versorgung eines Polytraumatisierten berücksichtigt werden. Unter Umständen können mehrere Teams gleichzeitig an einem Verletzten arbeiten. Frakturen des Gesichtsschädels ohne größere Weichteilverletzungen und ohne massive Funktionsstörungen können dagegen auch noch nach einigen Tagen ausreichend und ohne Schaden für den Patienten behandelt werden.

Zusammenfassung

Das Prinzip der stabilen Osteosynthese kann auch im Kieferbereich durchgeführt werden. Im Unterkiefer sind dazu spezielle Platten notwendig. Der Zugang kann in den meisten Fällen von intraoral erfolgen, um Narben zu vermeiden. Im Oberkiefer genügen Miniplättchen mit 2 mm Schrauben, bei Jochbeinfrakturen genügt häufig die Miniplattenosteosynthese an einer einzigen Stelle. Bei Gesichtsschädelfrakturen mit schweren Weichteilverletzungen muß vor der Weichteilversorgung die knöcherne Kontur rekonstruiert werden.

Literatur

1. Joos U, Schilli W (1983) Complication after osteosynthesis of the mandibule. VIII. International Conference on oral surgery, Berlin
2. Lentrodt I, Luhr HG, Metz HI (1968) Tierexperimentelle Untersuchungen zur Frage der primären Deckung von traumatischen Defekten des Orbitabodens. Dtsch Zahnärztl Z 23:1418
3. Prein J, Eschmann A, Spiessl B (1976) Ergebnisse der Nachuntersuchung bei 81 Patienten mit funktionsstabiler Unterkieferosteosynthese. Fortschr Kiefer Gesichtschir 23:304
4. Reuther J, Hausamen JE (1978) Replantation von Ober- und Unterlippe sowie Kinnregion mit mikrochirurgischen Gefäßanastomosen. Fortschr Kiefer Gesichtschir 23:16
5. Schilli W, Härle F (1976) Die funktionsstabile Osteosynthese – Ein Problem des operativen Zugangs. Fortschr Kiefer Gesichtschir 21:300
6. Schilli W, Niederdellmann H (1980) Verletzungen des Gesichtsschädels. Huber, Bern

Neurochirurgische Erfahrungen bei 205 operierten Patienten mit traumatischen frontobasalen Liquorfisteln

Ch. Probst

Neurochirurgie, Kantonsspital Aarau, Buchserstraße, CH-5001 Aarau

1967–1981 haben wir 205 Patienten mit traumatischen frontobasalen Liquorfisteln operiert. Das mittlere Alter betrug 33,8 Jahre, Mehrfachverletzungen fanden sich bei 23,3% der Fälle. 15,1% mußten auch kieferchirurgisch behandelt werden. Bei 50,2% handelte es sich um einen Verkehrsunfall.

Die meisten Patienten zeigten *schwere Verletzungen,* 20% davon mit Zeichen einer lebensbedrohenden Compressio cerebri infolge intrakranieller Raumforderung, weitere 58% der Patienten mit fokalen neurologischen Ausfällen oder einer Beeinträchtigung des Bewußtseins als Ausdruck einer Hirnkontusion. An weiteren Läsionen wurden gefunden: Optikus-Chiasma-Läsion 31mal (15,1%), Hypophysenvorderlappeninsuffizienz 6mal, Diabetes Insipidus 7mal (5mal transient).

Hauptsymptom der Liquorfisteln war die *Rhinorrhö* (122 Patienten, 59,5%). Seit 1980 ziehen wir den direkten computertomographischen Nachweis der Liquorfistel, nach Injektion von Amipaque in den Subarachnoidalraum, bzw. die Zisternen, vor (Wiggli u. Lévy 1977). 23% (11,2%) hatten ein *Pneumokranium*. Die Computertomographie erlaubt heute auch die Erfassung feiner Frakturspalten, etwa im Bereich des Ethmoidaldachs. Insgesamt hatten 85,3% unserer Patienten *radiologische Hinweise* auf eine Fistel. 14 Patienten hatten präoperativ bis zu 8 *Meningitisschübe* mit Intervallen bis zu 14 Jahren zwischen Unfallereignis und dem ersten Schub. 2 Patienten hatten frontale Hirnabszesse.

Operationsindikation

Die Indikation ist *vital* bei Zeichen einer Compressio cerebri und bei direkt nach außen offenen Verletzungen. Sie ist *absolut* bei persistierender Rhinorrhö, bei persistierendem Pneumokranium in der Frühphase, ferner bei praktisch allen Fällen einer Spätrhinorrhö, eines Spätpneumokraniums, bzw. einer Spätmeningitis. – Diskutiert wird die Operationsindikation nach *spontaner Rückbildung etwa einer Frührhinorrhö*. Etwa 85% von ca. 1200 uns bekannten Autoren sind der Meinung, daß bei dieser Situation auch operiert werden sollte.

Dies aus folgenden Gründen:
— Die Häufigkeit der *Spätmeningitis* bei dieser Situation beträgt nach verschiedenen Autoren (Lewin 1954, 1966; Paillas et al. 1967; Raaf 1967) 20–60%, wobei es allerdings auch andere, widersprüchliche Beobachtungen gibt (Rousseaux et al. 1981).
— *Operationsbefunde* und *Pathologie* zeigen, daß die Narbe nach Verschwinden einer Rhinorrhö meist ungenügend ist. Meist wird die Öffnung lediglich durch eine Hirnhernie verstopft, was keine Barriere gegen aufsteigende Infekte darstellt (Bauer 1963; Boenninghaus 1954, 1960, 1968; Cairns 1957; Jefferson u. Lewtas 1963; Lepoire et al. 1963).

Die chirurgische Behandlung der Liquorfistel ist nicht ganz risikolos, daher verzichten etwa 15% der Autoren auf die Operation, sofern beispielsweise eine Rhinorrhö innerhalb einer gewissen (allerdings willkürlich gewählten) Frist (5 Tage – 8 Wochen) spontan verschwindet. Uns scheint eine eher aktive Haltung indiziert, wobei wir allerdings *individuell* entscheiden. Für eine Operation sprechen folgende Faktoren: jugendliches Alter, guter Allgemeinzustand, guter neurologischer Zustand, umschriebene Verletzung (kleinere Operation). Bei älteren Patienten, mit schlechtem Allgemeinzustand, schweren neurologischen Ausfällen, sehr ausgedehnten Verletzungen (großer Eingriff), sind wir zurückhaltend.

Wichtig ist die *optimale Zeitwahl* für den Eingriff. Eine Frühoperation ist indiziert bei Compressio cerebri und bei direkt offenen Verletzungen (36,5% unserer Fälle). Wenn möglich warten wir die Rückbildung der Ödemphase ab. 48,9% unserer Patienten wurden nach einem Intervall von mehr als 1 Woche operiert, 9,7% waren Spätfälle (Unfallereignis mehr als 9 Monate zurückliegend). Bei Mehrfachverletzten ist die Dringlichkeit der einzelnen Verletzungen maßgebend. Kieferchirurgische Repositionen bzw. Fixationen im Bereich der Schädelbasis müssen vor dem Verschluß der Liquorfistel entweder gestaffelt oder aber in derselben Operationssitzung erfolgen (Kuderna u. Matras 1982; Matras u. Kuderna 1982).

Der *kraniale, neurochirurgische Zugang* ist immer indiziert bei radiologisch ausgedehnten knöchernen und/oder intrakraniellen Läsionen, besonders wenn auch der Neurostatus dem entspricht. Der transkranielle Zugang hat bei diesen speziellen Situationen folgende Vorteile:

1. Die Kraniotomie erlaubt die Behandlung von *neurochirurgisch wichtigen Läsionen:* 57% unserer Fälle. – Die Häufigkeit von schweren lokalen Hirnkontusionen mit oder ohne akutem Subduralhämatom betrug 46,8%. Diese Kontusionen waren zum größeren Teil raumfordernd (lokales Ödem, evtl. mit intrazerebraler Blutung) (Probst 1971, 1973, 1975, 1977, 1982). 10,2% der Patienten hatten Epiduralhämatome. Bei 6 von 21 Patienten mit Epiduralhämatomen von über 1 cm Dicke fanden sich keine oder nur minimale klinische Zeichen, weil die Rhinorrhö zu einer intrakraniellen Druckentlastung führte (Reserveräume: Ventrikel, Subarachnoidalraum). Plötzliche Dekompensation ist möglich, besonders nach Verschwinden der Rhinorrhö (Connolly 1956).

2. Die Kraniotomie erlaubt die Entdeckung und Versorgung der oft *multiplen* (56% unserer Fälle) und *bilateralen Fisteln* (35,3%). Wir fanden folgende Fistellokalisationen: Sinus ethmoidalis — Lamina cribrosa 71,3%, Sinus frontalis 50,4%, Orbitadach 25,5%, Sinus sphenoidalis 19%. Bei 5 Patienten fanden wir die Fistel nicht. Bei 4 dieser Fälle verschwand die Rhinorrhö nach beidseitigem Abdecken der tief liegenden Lamina cribrosa (Keros 1962; Le Double 1903).

Oft führen wir eine *bilaterale Kraniotomie* durch, fast immer mit intraduraler Exploration. Die einseitige Exploration ist möglich bei einseitiger direkt offener Läsion oder bei Fällen mit latero-orbitaler Fraktur, wobei Rhinorrhö und evtl. Anosmie auf derselben Seite liegen (Lewin 1954, 1966).

Ohne Zweifel hat der *rhinologische Zugang* Vorteile, indem der Eingriff weniger belastend ist. Die Darstellung des Sinus frontalis und des Sinus sphenoidalis gelingen recht gut von unten (Boenninghaus 1954, 1960, 1968; Kley 1968). Bei eindeutig nachgewiesenen sphenoidalen Fisteln im Spätstadium explorieren wir transsphenoidal, ein Zugang, der sich auch für die operative Behandlung von Hypophysenadenomen, insbesondere von Mikroadenomen, bewährt.

Der rhinologische Zugang erlaubt ein gutes *Débridement der Nasennebenhöhlen*. Ein solches Débridement mußte auch bei 118 unserer Patienten durchgeführt werden, allerdings von oben nach Kraniotomie: Einseitige oder doppelseitige Ethmoidektomie bei 51 Patienten, Obliteration des Sinus frontalis bei 60, des Sinus sphenoidalis bei 7 Fällen. Wir haben gute Erfolge (ohne Spätmukozelen) mit der Technik von Unterberger (1958, 1959): Nach Entfernung von Knochentrümmern und zerrissener Mukosa werden autologe, freie Muskelfaszientransplantate eingelegt. Das Bindegewebe bleibt zurück, die Muskulatur wird resorbiert. Die Narbe wird recht zuverlässig. Im akuten Stadium ist der Abfluß der Sekrete zur Nase gewährleistet, ohne zusätzliche Drainage.

Der *Verschluß der Liquorfistel* betrifft den *Duradefekt* einerseits, den *basalen Knochendefekt* anderseits (Probst 1971, 1973, 1975, 1977, 1982).

Der Duradefekt wird verschlossen durch intradurale und gelegentlich zusätzliche extradurale Transplantate von Periostfaszie oder durch Lyodura. Die Transplantate werden meistens fixiert mit Gewebeklebern, was die Operation, verglichen mit der Nahttechnik, abkürzt. Ein zusätzlicher Verschluß des *basalen Knochendefektes* ist notwendig bei erhöhtem Liquorzufluß zur Fistel (Beispiel: Eröffnung des Ventrikelsystems, der basalen Zisternen), bei ungünstiger Fistellokalisation (Beispiel: Fistel in der Nähe des N. opticus, tief liegende Lamina cribrosa), bei sehr großen Knochendefekten (Beispiel: wachsende Fraktur der Schädelbasis (Probst 1971, 1973, 1975, 1977, 1982). Der Knochendefekt wird am besten ebenfalls mit autologen Muskelfaszienstücken austamponiert, wobei die Bindegewebskomponente später eine zuverlässige Narbe bildet (Peer 1955). Gelegentlich verwenden wir auch autologen Rippenknorpel.

Späteingriffe betreffen 8 Patienten mit Hydrocephalus male resorptivus (Shunt-Operationen). Die frontalen Kalottendefekte wurden wie folgt gedeckt: Autologer Rippenknorpel (Diced cartilage) 27mal, Akryl (Technik von Woringer u. Thomalske 1955) 5mal, Kombination der beiden Methoden 3mal. Akrylplastiken bevorzugen wir bei älteren Patienten mit sehr ausgedehnten Defekten, und zwar bei Defekten fern ab vom Nebenhöhlensystem. Fremdmaterial sollte wegen der Gefahr von Spätinfekten nicht direkt mit dem Nebenhöhlensystem in Kontakt stehen (Boenninghaus 1954, 1960, 1968). Rippenknorpel ist von Vorteil bei jüngeren Patienten mit kleineren Defekten und bei erhöhter Infektionsgefahr, also basal im Nasennebenhöhlenbereich.

Nachfolgend werden einige *postoperative Resultate* zusammengefaßt: Lokale Infekte traten bei 6 der 205 Patienten auf, wobei einer davon starb. Bei 5 konnte eine Abheilung durch Spüldrainage erzielt werden, sogar mit Erhaltung des Knochenlappens. Bei 18 Patienten (8,7%) kam es postoperativ vorübergehend zu einer Verschlechterung des Bewußtseins und bei 6 Patienten (2,9%) zu zusätzlichen neurologischen Ausfällen im Sinne von Hemiparesen und Aphasien, meist bedingt durch eine Zunahme des Hirnödems. Fistelsymptome traten postoperativ erneut auf bei 5,8% (12 Patienten), entweder bedingt durch einen inadäquaten primären Fistelverschluß (3,9%) oder durch Übersehen von zusätzlichen Fisteln bei der ersten Operation (1,9%). Die postoperative Gesamtmortalität betrug 10,3% (Dietz 1970, 11,7%), wobei bei mehr als 50% der Fälle die primär schwere Hirnschädigung Todesursache war. Volle Arbeitsfähigkeit konnte erreicht werden bei 62,3% der nachkontrollierbaren Patienten. 10,7% derselben waren zu einem Drittel bis zu 50% invalid. Hauptgrund für die Invalidität war psychoorganisches Syndrom, gefolgt von Epilepsie, Läsionen des N. opticus und des Chiasmas und fokalen neurologischen Ausfällen. Schon Kretschmer (1954) und Kuhlendahl (1966) haben auf die Wichtigkeit der psychischen Veränderungen nach frontobasalen Verletzungen aufmerksam gemacht. Im ganzen gesehen wurden doch befriedigende Resultate erreicht bei 2/3 der Patienten, wobei die Ausgangssituation bei der Mehrzahl unserer Fälle schwerwiegend war.

Eine wesentliche *Verbesserung unserer Resultate in den letzten Jahren* hat u. a. folgende Gründe: Im Prinzip operieren wir mit Vergrößerung, so daß der Frontallappen nur minimal abgehoben werden muß. Der kürzeste Zugang zum Ethmoid und zum Planum sphenoidale ist der Zugang dem kleinen Keilbeinflügel entlang, nach lateraler Exstirpation desselben. Während der Operation erfolgt eine Entlastungslumbalpunktion, mit Ablassen von Liquor bis zu 80 cm^3. Wichtig sind außerdem die hirnprotektiven Maßnahmen der Anästhesie (Barbiturate, Etomidat) im Sinne einer Hirnödemprophylaxe (Haldemann et al. 1982), ferner die Berücksichtigung allgemeiner Faktoren, insbesondere der Hypophysenvorderlappenfunktion.

Zusammenfassung

Während der letzten 15 Jahre haben wir 205 Patienten mit traumatischen frontobasalen Liquorfisteln operiert. Bei 1/3 der Patienten erfolgte die Exploration innerhalb von 24 h wegen gleichzeitig vorhandener Compressio cerebri infolge intrakranieller Raumforderung oder wegen einer direkt offenen Verletzung. Die Kraniotomie ermöglicht die Versorgung der häufig vorhandenen neurochirurgischen Läsionen (57%), wie auch die Entdeckung und den Verschluß der häufig multiplen (56%) bzw. bilateralen (35,3%) Fisteln. In bezug auf die Operationstechnik sind wichtig: Mikrochirurgie (nur leichtes Anheben des Frontallappens), frontolateraler Zugang zum hinteren Ethmoid bzw. Sphenoid, peroperative Entlastungslumbalpunktion, genügendes Débridement im kranialen Bereich und im Bereich der Nasennebenhöhlen, sowie zuverlässiger Fistelverschluß (Duraplastik und bei bestimmten Situationen zusätzlicher Verschluß des basalen Knochendefektes). Etwa 2/3 der Patienten wurden trotz der primär häufig schweren Verletzungen voll arbeitsfähig.

Literatur

1. Bauer E (1963) Zur Klinik und Therapie der rhinogenen Meningitis. Z Laryngol Rhinol 42: 420
2. Boenninghaus HG (1954) Erfahrungen bei der Verwendung von körperfremdem Material im Bereich des Gesichtsschädels. Arch Otorhinolargynol 165:235
3. Boenninghaus HG (1960) Die Behandlung der Schädelbasisbrüche. Thieme, Stuttgart
4. Boenninhaus HG (1968) Rezivierende Meningitiden als Folge früherer Schädelbasisbrüche. HNO 16:1
5. Cairns H (1937) Injuries of the frontal and ethmoidal sinuses. J Laryngol Otol 52:589
6. Connolly C (1956) Intracranial haematoma concealed by leakage of cerebro-spinal fluid. Br Med J 2:1154
7. Dietz H (1970) Die fronto-basale Schädelhirnverletzung. Monographie aus dem Gesamtgebiet der Neurologie und Psychiatrie, Heft 130. Springer, Berlin Heidelberg New York
8. Escher F (1960) Die frontobasale Schädelverletzung. Schweiz Med Wochenschr 90/52: 1481
9. Haldemann G, Zaijc J, Jurkiewicz J, Costabile G, Probst C (1982) Hirnoedemprophylaxe und Verlängerung der Anoxietoleranzzeit mit Hilfe von Barbituraten und Etomidat. Schweiz Med Wochenschr 112:969
10. Hoffmann K (1982) The decompression of the traumatized optic nerve. Intern College of Surgeons, Austrian section I. Viennese Workshop, Vienna, October 3.–6.
11. Jefferson A, Lewtas N (1963) Value of tomography and subdural pneumography in subfrontal fractures. Acta Radiol (Stockh) 1:118
12. Keros P (1962) Über die praktische Bedeutung der Niveauunterschiede der Lamina cribrosa des Ethmoids. Z Laryngol Rhinol 41:808
13. Kley W (1968) Die Unfallchirurgie der Schädelbasis und der pneumatischen Räume (Kongreßbericht). Arch Otorhinolaryngol 191:1
14. Kretschmer E (1954) Verletzungen der Schädelhirnbasis und ihre psychiatrisch-neurologischen Folgen. Dtsch Med Wochenschr 79:1709
15. Kuderna H, Matras H (1982) Interdisciplinary management in cranio-facial fractures. Intercranial Part. Intern. College of Surgeons, Austrian section. I. Viennese Workshop, Vienna October 3.–6., 1982
16. Kuhlendahl H (1966) Fronto-basale Verletzungen und Liquorfistel. Fortschr Kiefer Gesichtschir 11:89, 233
17. Le Double A (1903) Traité des variations des os du crâne de l'homme. Vigot, Paris
18. Lepoire J, Montaut J, Renard M (1963) Méningites à répétition par fistule ostéoméningée congénitale de l'étage antérieur révélée par un traumatisme. Ann Méd (Nancy) 11:1497
19. Lewin W (1954) Cerebrospinal fluid rhinorrhea in closed head injuries. Br J Surg 42:1
20. Lewin W (1966) Cerebrospinal fluid rhinorrhea in nonmissile head injuries. Clin Neurosurg 12:237
21. Matras H, Kuderna H (1982) Interdisciplinary management in cranio-facial fractures. Extracranial part. Intern. College of Surgeons, Austrian section, I. Viennese Workshop, Vienna, October 3.–6. 1982
22. Paillas JE, Pellet W, Demard F (1967) Les fistules ostéoméningées de la base du crâne avec écoulement de liquide céphalo-rachidien. J Chir (Paris) 94/4:295
23. Peer LA (1955) Transplantation of tissues. Williams & Wilkins, Baltimore
24. Probst C (1971) Fronto-basale Verletzungen. Pathogenetische diagnostische und therapeutische Probleme aus neurochirurgischer Sicht. Huber, Bern Stuttgart Wien
25. Probst C (1973) Spezifische neurochirurgische Probleme bei offenen Schädelhirnverletzungen. Ther Umsch 30/5:379
26. Probst C (1975) Die wachsende Fraktur der Schädelkalotte und der Schädelbasis. Neurochirurgia 18/2:58
27. Probst C (1977) Die umschriebene raumfordernde Hirnkontusion beim geschlossenen Schädelhirntrauma. Praxis 66/22:661
28. Probst C (1982) Diagnostische und therapeutische Forschritte in der Schädelhirntraumatologie. Praxis 71/6:212

29. Raaf J (1967) Posttraumatic cerebrospinal fluid leaks. Arch Surg 95:648
30. Rousseaux P, Scherpereel B, Bernard MH, Boyer P, Graftieaux JP, Guyot JF (1981) Fractures de l'étage antérieur. Notre attitude thérapeutique à propos de 1254 cas sur une série de 11'200 traumatismes crâniens. Neurochirurgie 27/1:15
31. Unterberger S (1958) Zur Versorgung fronto-basaler Verletzungen. Arch Otorhinolaryngol 172:463
32. Unterberger S (1959) Neuzeitliche Behandlung von Schädelhirnverletzungen mit Beteiligung der fronto- und latero-basalen pneumatischen Räume. Z Laryngol Rhinol Otol 38:441
33. Wiggli U, Lévy A (1977) CT-Diagnostik von Tumoren der Orbita und der Chiasmaregion. Vorträge an der Jahresversammlung der Vereinigung Schweiz. Neurochirurgen, Bern, 26. 11. 1977
34. Woringer E, Thomalske G (1955) Unsere Schädelplastik-Schnellmethode. Acta Neurochir [Suppl] 3:11

Die Therapie der Gesichtsschädelverletzungen aus der Sicht des Otorhinolaryngologen

K. Ehrenberger

II. Universitätsklinik für Hals-, Nasen- und Ohrenkrankheiten, Alser Straße 4, A-1090 Wien

In den letzten Dezennien verdrängte die Entwicklung der Fächer Unfallchirurgie, Kieferchirurgie, plastische Chirurgie und Neurochirurgie die Hals-Nasen-Ohrenheilkunde (HNO) vom Schauplatz der Versorgung frischer Gesichtsverletzungen. Dies gilt vor allem für große klinische Zentren, in kleineren Krankenhäusern dagegen besitzen die HNO-Ärzte teilweise noch ihre angestammte Kompetenz. Parallel mit dem Vordringen der oben zitierten Disziplinen eröffneten sich für die HNO in den letzten 20 Jahren, v. a. dank des Einsatzes des Operationsmikroskopes, völlig neue Arbeitsgebiete, die teilweise für die Traumatologie von zunehmender Bedeutung sind.

Kurze, heftige Energieeinwirkungen führen zu typischen Schwingungsfiguren des Schädels und in Abhängigkeit des Grades der Pneumatisation der Nasennebenhöhlen und des Schläfenbeines zu Schwingungsknoten an der Schädelbasis, die typische Frakturlinien bedingen. Im Bereich der Otobasis sind es die Pyramidenfrakturen (längs, quer, gemischt), im Bereich der vorderen Schädelbasis v. a. Siebbein-, Keilbein- und Stirnhöhlenhinterwandfrakturen.

Die Nasenendoskopie und der gegenüber der intrakraniellen Exploration ungleich schonendere extrakranielle, rhinochirurgische Zugangsweg zur vorderen Schädelbasis mit mikroskopischer Kontrolle der freigelegten Strukturen, geben dem HNO-Arzt die Möglichkeit, spezielle Leistungen bei der Versorgung folgender frontobasaler Verletzungen zu erbringen:

1. Traumatische Rhinoliquorrhö.

Die Dura der vorderen Schädelbasis sitzt dem Knochen fest auf, so daß bei frontobasalen Frakturen in der Regel osteodurale Defekte mit dem Leitsymptom „Rhinoliquorrhö" entstehen. Während große Defekte mit entsprechend großer Ausflußmenge kein diagnostisches Problem darstellen, kann der exakte Nachweis und die Lokalisation kleiner Verletzungen mit geringer Ausflußmenge, transitorischer Liquorrhö und Pneumatokranium auf große Schwierigkeiten stoßen. Dies betrifft auch Spätliquorrhoen, die sich nach unzureichender Primärversorgung nach Monaten oder Jahren manifestieren, wenn ein sekundäres Bagatelltrauma oder eine aufsteigende Sekundärinfektion eine insuffiziente Abdichtung (Hirnprolaps, Arachnoidalnarbe) sprengt oder einschmilzt. Jede offene Verbindung zwischen dem keineswegs keimfreien pneumatischen System der Nasenhaupt- und -Nebenhöhlen und dem Endokranium birgt für den Patienten die latente Gefahr einer Meningitis. Zur Vermeidung dieser schwerwiegenden Komplikation ist der frühzeitige Nachweis einer traumatischen Liquorrhö unerläßlich.

Der entscheidende Schritt für eine exakte Diagnostik war die Einführung von Untersuchungen, bei denen Substanzen, wie Farbstoffe und Isotopen, in den Subarachnoidalraum eingebracht werden. Gelingt deren Nachweis im Nasen-Rachensekret, ist die Liquorfistel bewiesen. Wir geben der Farbstoffmethode mit Fluorescein, einer nicht neurotoxischen Substanz, die noch in schwächster Konzentration (1:10 Mio.!) nachweisbar ist, den Vorzug, da sich Farbstoffstraßen entlang des Konzentrationsgefälles nasenendoskopisch zur Liquorfistel hin verfolgen lassen und daher die Topodiagnostik ermöglichen. Im Gegensatz zur Isotopenmethode kommen falschpositive Farbstoffergebnisse praktisch nicht vor. Dagegen muß man an die Möglichkeit der otogenen Pseudorhinoliquorrhö denken, mit otobasalem Liquoraustritt und Liquorausfluß via Eustach-Tube in die Nase. In diesen Fällen läßt sich die fluoresceingefärbte Liquorstraße am pharyngealen Ostium der Tube gut beobachten.

Jede manifeste Liquorfistel ist eine absolute Operationsindikation. Der rhinochirurgische, paranasale, frontoorbitale Zugangsweg zur vorderen Schädelbasis erlaubt nach Enttrümmerung des Siebbeines die Darstellung des Siebbein- und Keilbeindaches und der Lamina cribrosa, sowie nach Schnittverlängerung auch diejenige der Hinterwand der Stirnhöhle. Unter dem Operationsmikroskop kann somit das gesamte Dach der Nasenhaupt- und Nebenhöhlen nach Dehiszenzen abgesucht werden, aus denen der präoperativ angefärbte Liquor ausfließt. Der Fistelverschluß erfolgt durch Unterfütterung und Überfütterung der Fistel mit Faszienmaterial und mit Hilfe des Fibrinklebers.

2. Traumatische Epistaxis.

Während kleinere Blutungen bei Verletzungen des Nasenskelettes und des Septums entweder spontan zum Stillstand kommen oder durch Koagulation und Tamponade rasch zu stillen sind, erfordern lebensbedrohliche Blutungen aus den Aa. ethmoidales anterior et posterior eine rasche chirurgische Darstellung und Clips-Unterbindung der entsprechenden Gefäße proximal der Blutungsquelle. Nach frontobasalen Frakturen sitzt der Ort der Läsion in der Regel im Bereich des vorderen oder hinteren Foramen ethmoidale. Via paranasalen, frontoorbitalen Zugang ist das blutende Gefäß im Bereich der Orbita, außerhalb der Tennon-Kapsel leicht zu finden, mit Ausnahme der in die Orbita retrahierten Ethmoidalgefäße, die zu gefürchteten Orbitahämatomen mit Erblindung führen können.

3. Optikuskompression.
Eine typische frontobasale Bruchlinie führt durch den Canalis opticus mit der Gefahr der Verletzung des Tractus opticus. Tritt ein sofortiger, totaler Visusverlust nach Verletzung ein, ist eine Dekompression des Tractus sinnlos. Die inkomplette, progressive Visusverschlechterung dagegen ist als Indikation zur Optikusdekompression anzusehen. Als Zugang bietet sich wiederum die rhinochirurgische, paranasale, frontoorbitale Exploration mit Enttrümmerung des Siebbeines und Eröffnung des Canalis opticus von medial-kaudal an.

Des weiteren wird der HNO-Arzt zunehmend regelmäßig bei

4. Verletzungen der abführenden Tränenwege
beigezogen. Das lästige Tränenträufeln als Folge dieser Verletzungen führt die Patienten regelmäßig zum Arzt. Im Falle von stenosierenden Verletzungsfolgen im Bereiche des Saccus lacrimalis und Ductus nasolacrimalis bevorzugen wir das Falk-Vorgehen zur Anlegung einer weiten Anastomose zwischen dem Saccus und der Nasenhaupthöhle unter Umgehung des Ductus. Stenosierende Canaliculusverletzungen erfordern eine sorgfältige Rekonstruktion vom unteren Tränenpünktchen ausgehend mit Hilfe eines Venentransplantates unter mikroskopischer Sicht.

Eher aus Tradition, denn aus anderen Gründen, überläßt man dem HNO-Arzt vielfach noch die Versorgung

5. frischer, isolierter Nasenbeinfrakturen und der

6. Blow-out-fractures.
Die spezielle Technik dieser Eingriffe muß nicht näher erläutert werden.

Geradezu eine Domäne des HNO-Arztes sind die Abklärung und die Versorgung gewisser

7. Traumatischer Spätfolgen,
wie rezidivierende Sinusitiden wegen Ventilationsbehinderung, Mukozelenbildungen, Sequesterbildung, Spätliquorrhö mit Meningitiden, sich langsam entwickelndes Tränenträufeln, Behinderung der Nasenatmung wegen traumatischer Septumdeviation, posttraumatische Hyposmie bis Anosmie, die, falls konduktiv bedingt, günstig beeinflußt werden können, Nervenschäden wie eingeklemmter N. infraorbitalis oder posttraumatische Facialislähmungen bis hin zu kosmetischen Korrekturen am Nasenskelett.

Spätfolgen nach konservativ behandelten frontobasalen Frakturen

A. Opitz, E. Kutscha-Lissberg und A. Horaczek

I. Universitätsklinik für Unfallchirurgie, Alser Straße 4, A-1097 Wien

Über die Notwendigkeit einer operativen Versorgung frontobasaler Schädel-Hirnverletzungen mit eindeutigen klinischen und röntgenologischen Zeichen einer Verbindung des endokraniellen Raumes mit den keimtragenden Nasennebenhölen besteht heute weitgehend Übereinstimmung.

Unterschiedliche Ansichten bestehen in der Beurteilung einer unmittelbar nach dem Trauma auftretenden passageren Rhinoliquorrhö bei röntgenologisch nicht nachweisbarer oder unverschobener Fraktur.

Böhler (1957), Brawley u. Kelly (1967), Caldicott et al. (1973) sowie Leech (1974), Stadler et al. halten eine Spontanheilung bei kurzdauernder Liquorrhö für möglich.

Lewin (1966), Grote, Dietz (1970) und andere Autoren halten das Sistieren der Liquorrhö lediglich für eine Scheinheilung, wobei durch die Lösung der Verklebung die Bahn für alle Komplikationsmöglichkeiten wieder frei wird; eine suffiziente narbige Spontanheilung also eine Ausnahme darstellt.

Mincy gibt eine Beziehung zwischen der Dauer der Rhinoliquorrhö und dem Auftreten einer Meningitis an. In seinem Krankengut trat diese Komplikation bei einer Liquorrhödauer bis zu 7 Tagen in 11% der Fälle auf, bei längerer Dauer der Liquorrhö 8mal häufiger.

Die Gefahr, die ein insuffizienter Duraverschluß bedeutet, geht aus dem Krankengut von Lewin (1966) hervor; bei 8 Fällen von kurzdauernden, geringfügigen Liquorfisteln gab es 3 ungeklärte Todesfälle und je 1 Fall mit einem Hirnabszeß und einer Meningitis.

Raaf (1967) beobachtete 44 Patienten, bei denen eine Rhinoliquorrhö spontan versiegte, hier entwickelte sich in 11 Fällen eine Meningitis, die in 4 Fällen zum Tode führte. Demgegenüber steht die Angabe von Leech, der bei 80 Fällen mit Rhinoliquorrhö mit einer Dauer von weniger als 7 Tagen eine gleich niedrige Quote von Meningitis wie nach operativer Therapie fand und deshalb eine Spontanheilung bei kurzdauernder Liquorrhö für möglich hält. Dem Infektionsrisiko nach „konservativer" Therapie steht das allgemeine Operationsrisiko gegenüber, eine mögliche zusätzliche, iatrogene Schädigung des Geruchssinns und die Tatsache, daß es nicht in allen Fällen gelingt, den Subduralraum bakteriendicht zu schließen.

Das Ziel, das intrakranielle Infektionsrisiko möglichst klein zu halten, kann einerseits durch eine exakte Röntgendiagnostik mit Einschluß der Tomographie und der Computertomographie sowie durch den endoskopischen Nachweis fluoreszinmarkierten Liquors und die Szintigraphie erfolgen; andererseits dadurch, daß bei allen Fällen, bei denen zu irgendeinem Zeitpunkt ein Defekt an der Schädelbasis nachgewiesen werden konnte, die Indikation zur operativen Versorgung gestellt wird.

Im Gegensatz zu diesen, im Schrifttum der letzten Jahre relativ einheitlichen Richtlinien wird die Indikation zur operativen Versorgung nicht immer gestellt; zum Teil, weil die Hoffnung auf eine Spontanheilung durch die Beobachtung von Fällen genährt wird, bei denen die Verletzung zunächst komplikationslos abheilt, zum Teil auch deshalb, weil eine abwartende Haltung in der Regel von Patienten mit subjektiv nur geringen Traumafolgen gewünscht wird.

Für die Häufigkeit posttraumatischer intrakranieller Infektionen werden in einer Literaturübersicht von Dietz Zahlen zwischen 1% und 62% angegeben; diese große Schwankungsbreite ergibt sich aus der Verschiedenheit des jeweiligen Ausgangsmaterials. Das Meningitisrisiko kann nur an Hand von großen, lückenlosen Serien mit Beobachtungszeiten über Jahrzehnte abgeschätzt werden.

Das Behandlungsergebnis von Spezialabteilungen gibt allerdings ein etwas verzerrtes Bild wieder. Einerseits werden im Krankengut von solchen Abteilungen diejenigen Fälle zahlenmäßig nicht entsprechend erfaßt, die wegen röntgenologisch und klinisch wenig eindrucksvollen Traumafolgen keiner Fachabteilung zugewiesen wurden, andererseits wird die Höhe der Meningitismorbidität dadurch in positiver Richtung beeinflußt, daß das Meningitisrisiko auch nach scheinbarer Heilung bestehen bleibt.

Das uns zur Auswertung zur Verfügung stehende Krankengut stammt aus 2 Universitätskliniken und 2 niederösterreichischen Schwerpunktkrankenhäusern, es bestand aus 43 Patienten mit frontobasalen Frakturen, die entweder aus verschiedenen Gründen nicht oder erst nach einer Latenzzeit wegen bereits eingetretener entzündlicher Komplikationen oder persistierender Liquorrhö operativ versorgt wurden.

31 von 43 Patienten konnten nach 2–18 Jahren kontrolliert werden, 7 waren gestorben, davon 3 an Meningitis, 2 am primären Hirnschaden, weitere 2 Todesfälle waren nicht durch die Verletzung verursacht. Das Schicksal von 5 Patienten bezüglich der Schädel-Hirnverletzung blieb unbekannt.

37 männliche und 6 weibliche Patienten im Alter zwischen 2 und 84 Jahren erlitten die Verletzung v. a. bei Verkehrsunfällen.

Die Lokalisation der knöchernen Verletzung und die Komplikationen zeigt Abb. 1, in mehr als der Hälfte der Fälle lag ein Defekt des Siebbeins oder des Siebbeins und der Stirnhöhlenhinterwand vor.

5 Patienten mit Frakturen des Orbitadachs oder eines Keilbeinflügels ohne Nebenhöhlenbeteiligung hatten keine wesentlichen Beschwerden.

Sowohl Liquorrhö wie auch entzündliche intrakranielle Komplikationen traten bei Frakturen der gesamten übrigen frontalen Schädelbasis auf, am häufigsten, wenn es zur Kommunikation sowohl zu den Stirnhöhlen als auch zum System der Siebbeinzellen gekommen war.

Der eindeutige Nachweis einer Kommunikation zum Subduralraum ergab sich in 21 Fällen aus einer Rhinoliquorrhö. In 3 Fällen konnte dabei auch eine intrakranielle Luftansammlung beobachtet werden (Tabelle 1). Die große Bedeutung, am Röntgenbild auch

Tabelle 1. Klinischer und röntgenologischer Nachweis der Kommunikation Enkranium – Nasennebenhöhlen (n = 23)

	n	Meningitis
Liquorrhö	18	10
Liquorrhö und Pneumenkranium	3	2
Pneumenkranium	2	1
	23	13

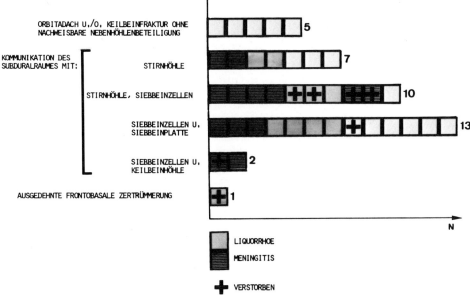

Abb. 1. Frontobasale Frakturen, „konservative" Therapie und operative Behandlung nach konservativem Therapiebeginn (n = 38)

kleine Luftansammlungen zu erkennen, ergibt sich aus der Tatsache, daß von 2 Fällen, bei denen nur ein Pneumenkranium die Kommunikation anzeigte, in 1 Fall eine Meningitis auftrat.

Bei unseren 38 nachuntersuchten Patienten gab es 21 kommunikationsbedingte Komplikationen in Form einer Liquorrhö oder einer Meningitis, entzündliche Komplikationen führten in 3 Fällen zum Tode.

9 von 13 beobachteten Meningitiden traten innerhalb der ersten 3 Monate nach dem Trauma auf, in 5 Fällen zwischen der 2. und der 6. Woche (Tabelle 2).

Tabelle 2. Zeitpunkt des Auftretens der Meningitis nach dem Trauma

Meningitis (n = 13)	1. Woche	1
	2.–6. Woche	5
	7.–12. Woche	3
	3.–6. Monat	1
	2.–23. Jahr	3
		13

Tabelle 3. Überlebenszeit und Todesursache (n = 7)

	Meningitis		Primärer Hirnschaden	Nicht unfallbedingt
Überlebenszeit	11 Tage	vor geplanter Operation	12 Tage	3 Jahre
	16 Tage		8 Tage	4 Jahre
	4 Monate	nach 4 Operationen		
	3		2	2

Tabelle 4. Liquorrhö → Meningitis (n = 4)

n	Intervall		Dauer der Liquorrhö
	Trauma – Liquorrhö	Liquorrhö – Meningitis	
1	3 Tage	1 Tag	1 Tag
2	Mehrere Jahre	? (3mal Meningitis in 23 A) Operation o. B.	? (Rezidivierend)
3	3 Wochen	12 Wochen Operation o. B.	6 Wochen
4	2 Wochen	6 Wochen (2mal Meningitis in 1 A)	2. (Rezidivierend)

2 Patienten starben vor der geplanten Operation, 11 bzw. 16 Tage nach dem Unfall. In beiden Fällen konnte die bereits wenige Tage nach dem Unfall aufgetretene Meningitis durch die antibiotische Therapie nicht beherrscht werden. Allerdings wurde in einem dieser beiden Fälle diese Behandlung erst 3 Tage nach dem Unfall beim Auftreten meningialer Symptome begonnen.

1 Patient starb 4 Monate nach dem Unfall an einer Meningitis, obwohl zu diesem Zeitpunkt nach schließlich 4 Operationen, 2 von einem rhinochirurgischen und 2 von einem neurochirurgischen Zugang, die Frontobasis suffizient abgedichtet war (Tabelle 3).

2 Patienten starben am primären Hirnschaden, 2 weitere Todesfälle waren nicht unfallbedingt.

In allen 3 Fällen, wo die Meningitis zum Tode führte, war diese das erste klinische Symptom. Es hatte also die Kommunikation in diesen 3 ebenso wie in 5 weiteren Fällen zunächst keine Rhinoliquorrhö zur Folge. Nur in 4 Fällen trat eine Meningitis nach vorher bestehender Liquorrhö auf, 3mal nach wochen- bzw. jahrelanger Rhinoliquorrhö. Bemerkenswert ist, daß es bei diesen 4 Fällen 3mal nach Spätliquorrhö zur Meningitis kam (Tabelle 4 u. 5). Hingegen kam es in 9 Fällen mit Frühliquorrhö mit einer Dauer bis zu 4 Wochen nur in 1 Fall zur entzündlichen Komplikation, die aber nahezu gleichzeitig mit dem Liquorfluß auftrat.

In unserem Krankengut finden sich einerseits 9 Fälle, bei denen eine durch Liquorrhö oder Pneumenkranium nachgewiesenen Kommunikation über lange Zeiträume zu keinen

Tabelle 5. Liquorrhö *ohne* Meningitis (N = 8)

	Intervall Trauma – Liquorrhö	Dauer der Liquorrhö	Zeitpunkt der Nachuntersuchung
1	Sofort	10 Tage	9 Jahre
2	4 Tage	2–3 Tage	3 Jahre (gestorben)[a]
3	Sofort	3 Tage	8 Jahre
4	Sofort	8 Tage	4 Jahre (gestorben)[a]
5	Sofort	6 Tage	16 Jahre (Kunstflieger)
6	Sofort	4 Wochen	8 Jahre
7	3 Tage (Rez.)	Operation nach 10 Monaten (postoperativ penotierende Liquorrhö)	15 Jahre
8	Sofort	3 Wochen (op. saniert)	6 Jahre

[a] Nicht unfallbedingt

Komplikationen geführt hat. Andererseits kam es in 13 von 38 Fällen zu einer Meningitis, wobei 8mal die entzündliche Komplikation als Erstsymptom auftrat.

Bei einer Kommunikation zwischen den Nasennebenhöhlen und dem intrakraniellen Raum kann weder auf Grund von röntgenologischen noch auf Grund von klinischen Kriterien eine Prognose bezüglich des Auftretens einer entzündlichen Komplikation gestellt werden; allerdings ist die Chance, einer Meningitis zu entgehen, nach einer Frühliquorrhö größer als bei einer Spätliquorrhö.

Entschließt man sich unter der Vorraussetzung einer für wenige Tage dauernden Frühliquorrhö bei unverschobener Fraktur zum konservativem Vorgehen, so ist eine umfassende Aufklärung des Patienten und seiner Angehörigen von ausschlaggebender Bedeutung. Entzündliche Komplikationen können noch, wie aus der Literatur hervorgeht, nach Jahren oder Jahrzehnten auftreten, so daß der Zusammenhang zum Trauma nicht mehr hergestellt wird, und unter falschen Voraussetzungen eine inadäquate oder zumindest verspätete Behandlung erfolgt.

Zusammenfassung

Eine kurzdauernde Rhinoliquorrhö bei röntgenologisch nicht nachweisbarer oder unverschobener Fraktur wird prognostisch von verschiedenen Autoren nicht einheitlich beurteilt. In dem kontrollierten Krankengut von 43 Fällen, die nicht oder erst wegen eingetretener entzündlicher Komplikationen oder persistierender Liquorrhö operiert worden waren, lag in mehr als der Hälfte der Fälle ein Dura-Knochendefekt des Siebbeins oder des Siebbeins und der Stirnhöhlenhinterwand vor. Bei 9 Fällen mit Frühliquorrhö gab es nur eine Meningitis, 3mal kam es nach Spätliquorrhö zur entzündlichen Komplikation. In weiteren 8 Fällen war die Meningitis das erste klinische Zeichen der Kommunikation zu den Nebenhöhlen, 1mal war vorher ein Pneumenkranium zu beobachten. 3 Patienten starben an der Meningitis, 2 vor der geplanten Operation und ein Patient nach 4 rhino-und neurochirurgischen Eingriffen. Bei einer Kommunikation zwischen den Nasennebenhöhlen und dem intrakraniellen Raum kann weder auf Grund von röntgenologischen noch von klinischen Kriterien eine Prognose bezüglich des Auftretens einer entzündlichen Komplikation gestellt werden; die Chance, einer Meningitis zu entgehen, ist nach einer kurzdauernden Frühliquorrhö größer als bei einer Spätliquorrhö.

Literatur

1. Böhler J (1957) Operative Behandlung der frontobasalen Schädelfrakturen. Klin Med (Wien) 12:221–223
2. Brawley BW, Kelly WA (1967) Treatment of basal skull fractures with and without cerebrospinal fluid fistulae. J Neurosurg 26:57–61
3. Caldicott WJ, North JB, Simpson DA (1973) Traumatic cerebrospinal fluid fistulas in children. J Neurosurg 38:1–9
4. Dietz H (1970) Die frontobasale Schädelhirnverletzung. Monographie aus dem gesamten Gebiet der Neurologie und Psychiatrie; Heft 130, Springer Berlin Heidelberg New York
5. Grote W (1966) Traumatische, frontobasale Liquorfisteln. Chirurgie 37/3:102–105
6. Leech P (1974) Cerebrospinal fluid leakage, dural fistulae and meningitis after basal skull fractures. Injury 6:141–146
7. Leech P, Paterson A (1973) Conservative and operative management for cerebrospinal fluid leakage after closed head injury. Lancet 1:1013–1015
8. Lewin W (1966) Cerebrospinal fluid rhinorrhoea in nonmissile head injury. Clin Neurosurg 12:237–252
9. Mincy J (1966) Post-traumatic spinal fluid fistulas of the frontal fossa. J Trauma 6:618–622
10. Raaf J (1967) Posttraumatic cerebrospinal fluid leaks. Arch Surg 95:648–651
11. Stadler J, Levy A, Stula D (1974) Erfahrungen während 10 Jahren in der Behandlung von Liquorfisteln. Mschr Unfallheilk 77:406–416

Rundtischgespräch (Zusammenfassung)
(Leitung: B. Spiessl, H. Kuderna)

Teilnehmer: K. Ehrenberger, A. Opitz, Ch. Probst, W. Schilli

A. Eingangs wurde kurz auf die Problematik der *Diagnostik* eingegangen. Fraktur oder Defekt der Frontobasis als Ursache einer Liquorrhö kann mit den herkömmlichen Röntgen- und nuklearmedizinischen Nachweismethoden oft nur schwer oder überhaupt nicht lokalisiert werden. Eine Methode zur Lokalisation kleiner und kleinster Defekte bei bestehender Liquorrhö stellte *Ehrenberger* vor mit der Fluoreszinfarbstoffmethode, kombiniert mit der Blaulichtendoskopie. Bei sistierender Liquorrhö hat uns die Computertomographie (CT) mit Kontrastmittelinjektion, besonders die Metrizamid-Computertomographie-Zysternographie (MCTC), wesentliche Fortschritte in der Lokalisation von Liquorfisteln gebracht, wie *Probst* im besonderen ausführte.

B. Bei der *Therapie* der Mittelgesichtsverletzungen steht die primäre, möglichst stabile Versorgung sowohl des Unterkiefers als auch des Mittelgesichtes im Vordergrund. Dabei hat die Versorgung der Gesichtsschädelfraktur Priorität vor dem Verschluß einer begleitenden Liquorfistel, sei es nun mittels extraduralem, transethmoidalem oder transfrontalem extra- und/oder intrakraniellem Zugang. *Schilli* stellt die offene Reposition und Freilegung aller Frakturen im Mittelgesicht und die Osteosynthese mittels Miniplatten in den Vordergrund, immer vorausgesetzt, der Allgemeinzustand des Patienten läßt dies zu.

In diesem Zusammenhang weist jedoch *Kuderna* auf die Gefahr der Fehleinschätzung der Prognose hin und empfiehlt, auch bei anscheinend schlechtem Allgemeinzustand das Prinzip der operativen Sofortversorgung möglichst einzuhalten.

Hier schließt sich die forensisch wichtige Frage der Stillung profuser Blutungen aus Mittelgesicht und Schädelbasis an. Der Nachteil der Bellocq-Tamponade ist die hohe Infektgefahr, was *Ehrenberger* ausdrücklich betont. Er empfiehlt die Clippung der entsprechenden Arterien, wie A. maxillaris und A. ethmoidalis, wobei insbesondere die A. ethmoidalis anterior durch einen paranasalen Schnitt verhältnismäßig leicht zugängig ist. Schwieriger gestaltet sich die Clippung der A. ethmoidalis posterior, sowie der A. sphenopalatina. In solchen Fällen ist schließlich die Unterbindung der A. maxillaris oder der A. carotis externa unumgänglich. *Schilli* führt jedoch an, daß er keinen Erfolg nach Unterbindung der A. maxillaris oder A. carotis externa in bezug auf eine schwere Blutung gesehen hätte, bedingt duch die ausreichend vielen Kollateralen.

In bezug auf den Zugangsweg zur Versorgung einer frontobasalen Liquorfistel ist bei relativ kleinen Fisteln der rhinologische, extrakranielle Zugang in erster Linie angezeigt, wobei sich *Ehrenberger* nicht auf eine Größe in Millimeter festlegen wollte. Der Eingriff ist in der Hand des Geübten wenig belastend für den Patienten. Bei großen Fisteln ist allerdings die Abdeckung sowohl auf der antralen wie zerebralen Seite oft unmöglich.

Die Domäne des transfrontalen neurochirurgischen intra- und/oder extraduralen Zugangs ist die kombinierte frontobasale Verletzung mit offenen oder geschlossenen Schädelkalottenimpressionsfrakturen, sowie intrakraniellen Raumforderungen, die ohnehin einen neurochirurgischen Eingriff erfordern.

Fraglich bleibt, ob nach Evakuation eines intrakraniellen oder sogar intrazerebralen Hämatoms mit erheblichem Begleitödem die primäre Versorgung nicht zusätzlich traumatisierend für das Gewebe ist und damit eine weitere Belastung für den Patienten darstellt. *Probst* vertritt allerdings auf Grund seiner reichen Erfahrung das primäre neurochirurgische Vorgehen unter Hinweis auf seine positive Statistik. So ist auch die Schonung der Fila olfactoria beim transfrontalen Zugang eher möglich. 2 Faktoren können dies jedoch erschweren oder verhindern: die sog. tiefstehende Lamina cribrosa und ausgedehnte Zertrümmerung des S. ethmoidalis. Probst erklärt damit die 30% postoperativer Anosmie.

C. Zusammenfassend wird festgehalten, daß die Gesichtsschädelverletzung, wenn immer der Gesamtzustand des Patienten und frontobasaler Befund es erlauben, primär versorgt werden soll. Die Reihenfolge ist klar: zuerst das knöcherne Gerüst und dann die Weichteile. Die Fixation der Mittelgesichtsfrakturen erfolgt entweder durch Open reduction oder geschlossen, häufig mit Hilfe des Kraniofixateur externe.

Bei Mitbeteiligung der Frontobasis mit Liquorrhö ist mit der Darstellungsmöglichkeit der Fistel durch die Fluoreszinfarbstoffmethode, verbunden mit der Blaulichtendoskopie sowie durch das CT, insbesondere mit dem MCTC, eine weitere diagnostische Möglichkeit gewonnen. Besonders bei erhärtetem Verdacht bzw. nachgewiesenen kleinen Fisteln ist der rhinologische, transethmoidale Zugang gerechtfertigt, da er den Patienten relativ wenig belastet. Der transfrontale neurochirurgische Zugang ist besonders bei großen, multiplen Fisteln und intrakraniellen Zusatzverletzungen indiziert.

Zuletzt hat *Kuderna* keinen Zweifel darüber gelassen, daß die Versorgung der Mittelgesichtsfraktur mit frontobasaler Verletzung eine interdisziplinäre Aufgabe ist.

Es zeichnet sich immer mehr die Tendenz ab, die auch ihren Niederschlag in der Literatur findet, nachgewiesene Liquorfisteln, auch wenn sie in den ersten Tagen versiegen, operativ zu verschließen. *Opitz* hat dazu mit seinen statistischen und kasuistischen Untersuchungen einen überzeugenden Beitrag geliefert.

Freie Mitteilungen

Zur Akutversorgung offener Frontobasaltraumen – Primär- und Spätergebnisse

J. Strohecker, W.-P. Piotrowski und H. Kollmann

Neurochirurgische Abteilung, Landesnervenklinik Salzburg, Ignaz-Harrer-Straße 79, A-5020 Salzburg

Von 87 Patienten mit frontobasalen Frakturen (unter 4280 stationär behandelten Schädel-Hirn-Trauma-Patienten) waren bei der Aufnahme 43 ansprechbar. 75 Patienten erlitten ein offenes Schädel-Hirn-Trauma – 13 mit Hirnaustritt – lediglich bei 15 Patienten bestand eine rhinogene Liquorrhö. 76 Patienten wurden akut operiert. 53 wurden osteoklastisch kraniotomiert, bzw. nach der Riedel Radikaloperation versorgt, 34 wurden osteoplastisch versorgt. Postoperative Komplikationen (Meningitis, Pneumatozephalus, Liquorrhö) traten bei den osteoplastisch operierten Patienten mit 20,6%, bei den osteoklastisch operierten bei 9,4% auf.

14 Patienten verstarben postoperativ (7 Patienten an Hirndruck, 4 an Bronchopneumonie, je 1 Patient an protrahiertem Schock, Septikopyämie, Pyocephalus internus).

Das postoperative Ergebnis ist kosmetisch und funktionell bei 55 Patienten ausgezeichnet, bei 15 gut und bei 3 befriedigend. Bei einer maximalen Beobachtungszeit von 13 Jahren sind 45 Patienten völlig beschwerdefrei, 15 geben Kopfschmerzen und/oder Konzentrationsschwäche an, je 5 Patienten Doppelbilder, Anosmie und Amaurose. Bei jeweils 3 Patienten findet sich eine Taubheit und posttraumatisch Epilepsie; bei je 2 Patienten ein Strabismus und eine Fazialisparese, in einem Fall ein Diabetes insipidus.

Erfahrungen mit der Primärversorgung der offenen Läsionen des Gesichtsschädels

S. Pellet

Abteilung für Unfallchirurgie und Orthopädie, Ratskrankenhaus-Poliklinik, Bartók Béla u. 4, H-4043 Debrecen/Hajdu-Bihar

Neben den bei uns gegebenen Verhältnissen bewährte sich aus organisatorischem Gesichtspunkt die Praxis, daß man die schweren, offenen maxillofazialen Beschädigten — welche größtenteils auch polytraumatisiert sind — sofort der Abteilung der Traumatologie zuführt. Die zur akut-primären und endgültigen Versorgung notwendigen persönlichen und technisch-materiellen Bedingungen sind — *an einem Ort* — nur hier gegeben.

Die Versorgung dieser Kranken ist eine typische Teamarbeit.

Für den optimalen Zeitpunkt zum operativen Eingriff halten wir die akute Phase.

Die chirurgischen Aufgaben und deren Reihenfolge bestimmt immer die Konsultation.

Das Wesentliche neben der organischen Versorgung ist die Synthese der Frakturen und die korrekte plastisch-chirurgische Weichteiloperation.

Man soll sich vor der Replantation der Zähne — evtl. von herausgebrochenen Kiefersegmenten — nicht scheuen.

Die Tamponierung der Gesichtshöhle haben wir weggelassen, wir drainieren lediglich.

Unsere schwerbeschädigten Patienten pflegen wir im allgemeinen bis zur Rehabilitation.

In meinem Beitrag habe ich nicht viel Neues gesagt, aber mit der Schilderung der retrospektiven Ergebnisse von 25 Jahren beabsichtigte ich jene Tatsache zu beweisen, daß die Taktik der Versorgung schwerer Läsionen des Gesichtsschädels, auch neben einfachen technischen Gegebenheiten, aber neben guten fachlichen Bedingungen — die akut-primäre und endgültige chirurgische Versorgungsform jene ist, die den richtigen Weg beschreitet.

Läsionen des Nervus opticus und Chiasmus nach frontobasalen Frakturen

H. Tritthart, O. Schröttner, R. Reschauer und W. Seggl

Universitätsklinik für Neurochirurgie Graz, Landeskrankenhaus, A-8036 Graz

Bei 571 Patienten mit frontobasalen Frakturen aus einem Kollektiv von 1612 schwer Schädel-Hirn-Verletzten der Jahre 1970–1982 zeigten 24 Patienten traumatische Läsionen des Tractus opticus. Diese Läsionen waren durchwegs auf intrakanalikuläre oder intrakranielle Abschnitte beschränkt. Nicht berücksichtigt wurden Patienten mit Spätfolgen nach Schädel-Hirn-Verletzung bzw. Patienten mit Visusverlust ohne nachweisliche frontobasale Fraktur. Soweit es die Schwere der Schädel-Hirn-Verletzung zuließ, war der ein- oder beidseitige Visusverlust mit amaurotischer Pupillenstarre sofort nachzuweisen. Visuell evozierte Potentiale waren in der Akutphase nur eine geringe diagnostische Hilfe. Nur bei 5 dieser 24 Patienten fanden sich Brüche des Canalis opticus bzw. Processus clinoideus anterior. Die axiale Computertomographie war in ihrer Aussagekraft v. a. in bezug auf Kompression des Canalis opticus von entscheidender Bedeutung. Unsere Ergebnisse zeigen, daß bei sofortigem Sehverlust jeder chirugische Eingriff nutzlos und für den Patienten belastend ist. Einengung des Nervus opticus durch frakturierte Knochensegmente bietet sich für die operative Intervention an. Die Ergebnisse waren jedoch ebenfalls enttäuschend. Bei 8 operierten Patienten konnte nur bei einem einzigen eine geringgradige Besserung der Sehleistung bei einseitiger Blindheit erreicht werden. Zunehmende Ausfälle ohne Optikusatrophie im Augenhintergrund durch radiologisch nachgewiesene Fraktur des Canalis opticus kann als einzige Indikation für neurochirurgisches Vorgehen gelten.

Frontobasale Defektfrakturen. Erstversorgung aus plastisch-neurochirurgischer Sicht

W. Pepersack, W. Künzi und J. Häuptli

Klinik am Rosenberg, Plastische und Wiederherstellungschirurgie, CH-9410 Heiden

Ein frisches frontobasales Trauma mit Defekt stellt 3 Probleme dar:
— neurochirurgisch wie für die anderen Schädeltraumata;
— ossär, weil ein Defekt entstanden ist;
— und die Weichteile.
Sie müssen alle gleichzeitig und synergistisch gelöst werden.

Die Dura ist das Schlüsselelement der Behandlung. Sie spielt normalerweise eine 3fache Rolle:
1. Sie sichert die Abdichtung des neurologischen Raumes und damit die Infektverhütung.
2. Sie ist eine vaskularisierte Weichteildeckung für den Knochen, sei es für lokalen oder für transplantierten Knochen.
3. Sie bildet eine gute Präparationsschicht bei chirurgischen Eingriffen.

Die Dura ist aber bei solchen Verletzungen so zerfetzt, daß sie nicht mit Sicherheit dicht genäht werden kann gegen die Nasenhöhle und die Nebenhöhlen hin und daß sie im Bereich des ossären Defektes keinen genügenden mechanischen Widerstand gegen einen Gehirnprolaps bieten kann.

Als Hilfe für die Dura mit ihren 3 Funktionen bietet sich der *Perikraniumlappen* günstig an: Breitbasig und lang genug, dichtet er den neurologischen Raum ab und ist eine gute Vaskularisationsquelle für darunter liegende Transplantate.

Er wird vom Anfang der Operation an gemeinsam mit dem Neurochirurgen geplant und von der Schädelkalotte vor der Kraniotomie abpräpariert. Er wird durch eine Spalte der Kraniotomie intrakraniell durchgezogen und extradural an die Dura der Schädelbasis fixiert.

Dieser Perikraniumlappen ist aber ohne ossäre Unterstützung nicht widerstandsfähig genug, um einen Prolaps des Gehirns zu vermeiden; Knochentransplantate sind also an der

Schädelbasis notwendig, um die destruierte Lamina cribrosa zu rekonstruieren, z. B. mit einem massiven Transplantat vom Beckenkamm.

Die vom normalen Gesichtsknochengerüst noch vorhandenen Teile müssen am anatomisch korrekten Ort liegen und fixiert werden, um sekundäre, schwer korrigierbare Deformitäten zu vermeiden.

Die restlichen Defekte werden vorzugsweise mit autologen Knochentransplantaten gefüllt; sie haben eine gute Chance zur Revaskularisation. Auch wenn sich diese Transplantate nach Erfüllung ihrer primären Unterstützungsrolle teilweise resorbieren, bieten sie anschließend immer noch eine sehr gute Präparationsschicht bei sekundären Korrektureingriffen. Sie sind künstlichem Material weit überlegen bezüglich Infektions- und Eliminationsrate.

Sekundäre Korrekturen bei nicht- oder insuffizient operierten Frontobasaltraumen

M. E. Pfulg, W. Pepersack und L. Clodius

Plastische Chirurgie FMH, Criblet 4, CH-1700 Fribourg

Der häufigste sekundäre plastisch-chirurgische Eingriff nach fontobasalem Schädel-Hirn-Trauma ist die Wiederherstellung der Stirn. In einer Statistik aus der Klinik für Plastische und Wiederherstellungschirurgie Innsbruck über 87 operierte Stirnbeindefekte von 1961–1972 waren 80% der Fälle Folge einer Verletzung. Diese Stirnbeindefekte lassen sich plastisch-chirurgisch mit einem recht befriedigenden ästhetischen Ergebnis und auf relativ einfache Weise beseitigen.

Für den Aufbau der Stirn eignet sich am besten autoplastisches Material, unserer Erfahrung nach bei kleineren und mittelgroßen sichtbaren Defekten geschroteter Knorpel, sonst spongiöser Knochen. Das notwendige autoplastische Material kann aus den Rippen, evtl. aus der Beckenschaufel gewonnen werden. In gewissen Fällen kann der Diced cartilage mit einem Dermislappen überdeckt werden, damit darüber die Haut oder die mimische Muskulatur im Stirnbereich verschieblich bleibt und damit man auch etwaige Unregelmäßigkeiten des Knorpels nicht sieht.

Anhand unserer Erfahrung mit 32 solchen Stirnbeindefekten von 1977–1982 an der Universitätsklinik für Plastische Chirurgie Zürich sowie der Statistik aus der Universitätsklinik Innsbruck wissen wir, daß die Rate der störungsfreien Einheilung bei den autologen Transplantaten zwischen 90 und 100%, bei den Silastikimplantaten nur bei 22% liegt. Zu Kontureinbußen ist es am wenigsten bei etwa 20% der Fälle, bei denen Knorpelschrot kombiniert mit Rippenspantransplantaten verwendet wurde, gekommen. Der große Vorteil der autoplastischen Transplantate im Stirn- und Nebenhöhlenbereich liegt in der Stabilität gegenüber einer Sekundärinfektion, von besonderer Bedeutung, falls weitere Sekundäreingriffe, wie z. B. die Wiederherstellung des Tränenapparates, notwendig sind. Die Alloplastik ist zweifellos einfacher, wobei nur Kunststoffimplantate verwendet werden sollten, die sich ebenso leicht einpflanzen wie auch wieder entfernen lassen (z. B. Pallakos).

Literatur

1. Bauer M, Hussl H, Anderl H, Wilflingseder P (1974) Grundsätze, Methoden und Resultate der Versorgung von Stirnbeindefekten. Chirurg 45:514–518
2. Pflug M, Clodius L (1982) Die Orbitaboden-blow-out-Frakturen. Méd Hyg 40:816–824
3. Wilflingseder P (1957) Cancellous bone grafts. S Afr Med J 31:1267–1271

V. Traumatologie im Katastrophenfall

Triage und lebensrettende Sofortmaßnahmen

E. G. Suren

Unfallchirurgische Klinik, Medizinische Hochschule Hannover, Konstanty-Gutschow-Straße 8, D-3000 Hannover 61

Der Begriff „Triage" ist in jüngster Zeit zu einem Reizwort geworden. Durch Aufklärung und Vermittlung eindeutiger Fakten gilt es, ohne Polemik klare Fronten über die Tatsache zu schaffen, daß bei einem Massenanfall von Verletzten gerade in Friedenszeiten gravierende Änderungen in der notfallmedizinischen Versorgung notwendig sind, um möglichst vielen effektiv helfen zu können.

Eine Katastrophe ist durch stufenlose Zustandsänderung vom Normalen zum Abnormalen gekennzeichnet und damit als außergewöhnliches Schadensereignis definiert, dessen Bewältigung mit den vorhandenen Mitteln nicht möglich ist und Hilfe von außen erforderlich macht (Abb. 1). Aus medizinischer Sicht besteht eine Diskrepanz zwischen Behandlungsbedürftigkeit und Behandlungsmöglichkeiten. Dabei erfordert die sanitätstaktische Lage eine bedarfsgerechte Massenversorgung mit dem Ziel, die Summe der Verluste so klein wie möglich zu halten, d. h. Abkehr von optimaler, zeitaufwendiger Individualmedizin. Allerdings ist durch prophylaktische organisatorische Maßnahmen anzustreben, möglichst langfristig eine Versorgung unterhalb der Katastrophenschwelle nach individualmedizinischen Grundsätzen zu ermöglichen.

Nach dem Katastrophenabwehrplan der Landeshauptstadt Hannover bilden am Katastrophenort alle Ärzte der Notarztwagen, Rettungshubschrauber sowie der Sanitätsorganisationen die *ärztliche Einsatzgruppe*. Alle Ärzte unterstehen dem *ärztlichen Einsatzleiter*, einem in der Notfallmedizin besonders erfahrenen Kollegen, der die Infrastruktur der Krankenhäuser des Einsatzgebietes kennen muß.

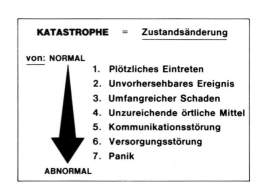

Abb. 1. Eigenschaften einer Katastrophensituation

Als Einsatzleiter sind in Hannover die Chefärzte zweier großer Unfallkliniken in gegenseitiger Vertretung bestimmt. Grundsätzlich hat zunächst der erste am Katastrophenort eintreffende Arzt die medizinische Einsatzleitung zu übernehmen. Entzieht er sich dieser Pflicht, macht er sich der unterlassenen Hilfeleistung schuldig.

Folgende Maßnahmen sind am Katastrophenort vom ärztlichen Einsatzleiter zu treffen:
1. Medizinische Lagebeurteilung einschließlich Zahl der Katastrophenopfer nach Art und Schwere der Verletzungen.
2. Bestimmung von Räumlichkeiten innerhalb der Katastrophensperrzone für Sichtung, dringliche Erstversorgung, Betreuung Moribunder und Lagerung verstorbener Katastrophenopfer.
3. Einsatz anwesender Ärzte und Rettungssanitäter zur Sofortversorgung lebensbedrohlicher Zustände.
4. Prioritätenbestimmung für Sofortmaßnahmen und Transport: sog. Triage.

Vordringlichste Aufgabe des ersten am Katastrophenort eintreffenden Arztes bzw. des ärztlichen Einsatzleiters ist die Sichtung: Bergung bzw. Rettung der Opfer, Erste Hilfe oder lebensrettende Sofortmaßnahmen sind zunächst im Interesse der Errichtung einer funktionsfähigen Rettungskette zurückzustellen oder von vorhandenen Hilfskräften zu übernehmen. Erst nach Eintreffen mehrerer Ärzte können neben der Triage lebensrettende ärztliche Eingriffe erfolgen. Dabei ist die Sichtung der Katastrophenopfer unter ständigem Zeitdruck ohne aufwendige Hilfsmittel durchzuführen. Auch ein erfahrener Notfallmediziner benötigt für einen Schwerverletzten 2–3 Minuten Untersuchungszeit. Da die Sichtung außerdem ein dynamischer, durch die äußeren Ereignisse und Veränderungen beeinflußter Vorgang ist, wird vom ärztlichen Einsatzleiter ein Höchstmaß an notfallmedizinischer Erfahrung, Flexibilität in Beurteilung der Lage und dem Einsatz vorhandener Mittel gefordert. Erfolgreich läßt sich diese verantwortungsvolle Aufgabe nur dann durchführen, wenn alle Mitarbeiter die auf Erfahrung beruhenden Entscheidungen des ärztlichen Einsatzleiters diskussionslos anerkennen.

Zur Organisation der ärztlichen Behandlung und eines geregelten Abtransportes haben sich folgende Dringlichkeitsstufen international bewährt:
1. *Dringlichkeit:* Behandlungspriorität, akute Lebensgefahr, lebensrettende Sofortmaßnahmen am Katastrophenort unumgänglich – Farbkennzeichnung: rot.
2. *Dringlichkeit:* Transportpriorität, d. h. Krankenhausbehandlung notwendig – Farbkennzeichnung: gelb.
3. *Dringlichkeit:* Leichtverletzte als Wartefälle – Farbkennzeichnung: blau.
4. *Dringlichkeit:* Hoffnungslos Schwerverletzte ohne Überlebenschance unter Berücksichtigung der sanitätstaktischen Lage.

Das Triageergebnis ist auf Dokumentationskarten festzuhalten und am Verletzten zu fixieren. Auf die dringende Notwendigkeit zur Standardisierung der Verletztenanhänger sei hingewiesen.

Unter die *1. Dringlichkeit* fallen schwere Atemstörungen, Verletzungen der Brustorgane, starke äußere Blutungen und schwere Schockzustände. Die lebensrettenden Sofortmaßnahmen sind jeweils der Katastrophenrealität entsprechend vorzunehmen und können nicht am hohen Standard konventioneller Notfallmedizin gemessen werden. Personeller und materieller Mangel bedingen Änderung und Anpassung der medizinischen Versorgung hinsichtlich Indikation und praktischem Vorgehen. Am Katastrophenort sind daher personal- und zeitaufwendige Beatmungen oder gar Wiederbelebungsversuche einzelner Katastrophenopfer im Interesse der Vielzahl bedrohter, jedoch lebender Verletzter zurückzustellen, da deren Überlebenschancen durch gezielte Therapiemaßnahmen entscheidend zu verbessern sind. Ziel aller lebensrettenden Sofortmaßnahmen muß die Herstellung der Transportfähigkeit für eine rasche, definitive Behandlungsdurchführung sein.

Für Notmaßnahmen und zur Überbrückung des Zeitraumes zwischen erstem Eintreffen von Ärzten und Bereitstellung von Material durch die Hilfsorganisationen sollte zumindest an Krankenhäusern der Zentralversorgung ein Vorrat an Notfallmaterial zur Mitgabe mit dem ersten Rettungswagen bereitgehalten werden.

Bei der *2. Dringlichkeit* ist zwischen Soforttransport (dringlich aus vitaler Indikation, sonst irreparable Schäden) und aufgeschobenem Transport (chirurgische Behandlung erforderlich ohne dringende Zeitgrenze) zu unterscheiden.

Sofortige Transportpriorität verlangen Verletzungen innerer Organe, akuter Hirndruck, zunehmende Rückenmarkkompression, Verletzungen großer Extremitätenarterien, ausgedehnte Extremitätenzertrümmerungen, schwere Augenverletzungen sowie Gesichts- und Atemwegsverbrennungen.

Aufgeschobener Transport ist bei Verletzungen ohne unmittelbaren Zeitdruck bezüglich Lebens- oder Organerhaltung möglich: z. B. Schädel-Hirn-Traumen ohne Hirndruckzeichen, geschlossene Frakturen und Verrenkungen ohne Ischämie, eindeutige Amputationsfälle und Verbrennungen mit Überlebenschancen.

3. Dringlichkeit – Leichtverletzte als Wartefälle. Registratur und Notbehandlung abseits des Triageraumes durch Sanitätsdienst und freiwillige Helfer sind zunächst ausreichend, die Weiterbehandlung kann ambulant durch niedergelassene Ärzte vorgenommen werden. Das größte Problem in dieser Gruppe ist deren organisierter, rascher Abtransport vom Katastrophenort – notfalls mit administrativer Gewalt. Hierzu ein Schlagwort: Leichtverletzte schreien am lautesten, sind am neugierigsten, ihnen fehlt am wenigsten – sie stören die Verletztenversorgung allerdings am meisten!

Zur *4. Dringlichkeit* zählen die unter den personellen und materiellen Beschränkungen einer Katastrophe hoffnungslos Schwerverletzten ohne Überlebenschance. Hierzu gehören schwerste offene Schädel-Hirn-Verletzungen, massive Thoraxtraumen, ausgedehnte offene Beckenzertrümmerungen sowie Abdominalverletzungen mit unstillbarer Blutung. Großzügige Analgetikaverabreichung ist obligat und human. Besonders der Zwang zur Einteilung Verletzter in diese Gruppe unterstreicht, welche hervorragenden menschlichen und fachlichen Qualitäten von Triageärzten in Katastrophensituationen gefordert werden.

Gestorbene sind deutlich als solche zu kennzeichnen, um unnötige und zeitraubende Doppel- und Mehrfachtriagen oder gar Reanimationsversuche zu vermeiden.

Alle ärztlich-therapeutischen Maßnahmen am Katastrophenort haben sich nach dem Prinzip „Soviel wie nötig, so wenig wie möglich" zu richten. Keinesfalls dürfen beispielsweise Blutkonserven oder Infusionslösungen nach dem Gießkannenprinzip verteilt werden – vielmehr sind diese gezielt an Verletzte mit Überlebens- und Wiederherstellungschancen zu verabreichen.

Aus den gleichen prinzipiellen Erwägungen sind ausschließlich folgende Maßnahmen als „lebensrettend" zu definieren: Freimachen und Freihalten der Atemwege, Entlastung eines Spannungspneumothorax, Stillung erreichbarer schwerer Blutungen und adäquate Schockbekämpfung.

Nochmals sei betont, daß unter Katastrophenbedingungen Reanimationsversuche oder artifizielle Beatmung nicht zu den Sofortmaßnahmen gehören!

Schlußfolgerung

Nur durch rechtzeitige Vorsorge – nie durch Improvisationstalent allein – läßt sich im Katastrophenfall die erforderliche Leistungssteigerung der notfallmedizinischen Verletztenversorgung erreichen. Daher reicht spontane ärztliche Hilfsbereitschaft niemals zur Gewährleistung einer effizienten Hilfe in Katastrophensituationen aus. *Nur* eine intensive, möglichst breitbasige Ausbildung und Fortbildung von Ärzten und Sanitätern über die Besonderheiten der Notfall- und Katastrophenmedizin kann sachgerechte Hilfe garantieren. Und *nur* die Durchführung von realistischen Übungen am Katastrophenort und in den Krankenhäusern kann Schwachstellen in der Rettungskette aufdecken und beseitigen helfen.

Es gilt die Forderung, daß notfall- und katastrophenmedizinische Kenntnisse zum Standardwissen für alle approbierten Ärzte werden müssen. Tragen Sie durch persönliche Fortbildung und Übung dazu bei, möglichst vielen Katastrophenopfern eine Überlebenschance zu geben.

Literatur

1. Lanz R (1979) Grundsätze für die ärztliche Versorgung von Verletzten unter Katastrophenbedingungen. Unfallchirurgie 5:93
2. Lanz R, Rossetti M (1980) Katastrophenmedizin. Enke, Stuttgart
3. Suren EG (1982) Traumatologie der Extremitäten bei Katastrophen. In: Niedersachsen ÄK (Hrsg) Wegweiser medizinische Katastrophenhilfe. Schlütersche Verlagsanstalt, Hannover (Handbuch für den Katastrophenschutz)
4. Suren EG (1982) Einsatzhinweise bei Massenunfällen und Katastrophen – ein Merkblatt. In: Niedersachsen ÄK (Hrsg) Wegweiser medizinische Katastrophenhilfe. Schlütersche Verlagsanstalt, Hannover (Handbuch für den Katastrophenschutz)
5. Tscherne H, Suren EG (1981) Medizinische Aspekte zur Katastrophenabwehrplanung. Med Klin 76:552

Schock- und Schmerzbekämpfung

G. Hossli

Institut für Anästhesiologie, Universitätsspital Zürich, Rämistraße 100, CH-8099 Zürich

Bei einer Katastrophe hängt die Wahl der Intensivbehandlungs- und Anästhesieverfahren innerhalb oder am Rande der Schadenzone ab von den dort durchzuführenden bzw. durchführbaren chirurgischen Eingriffen. Diese wiederum werden weitgehend vom Vorhandensein oder Fehlen von Abtransportmöglichkeiten bestimmt. Wenn es sich um ein relativ begrenztes Katastrophengebiet mit unbehinderten, raschen und genügenden Abtransportmöglichkeiten in die Krankenhäuser der Umgebung handelt, werden an Ort und Stelle praktisch keine Operationen vorgenommen, sondern es kommen lediglich die bei akuter Lebensgefahr (*1. Dringlichkeitsstufe*, Behandlungspriorität, sofortige Behandlung an Ort und

Stelle lebenswichtig) durch Notärzte und Berufsretter (in Deutschland „Rettungssanitäter") anzuwendenden klassischen Verfahren der Behebung akuter Erstickungsgefahr bei Verlegung der Atemwege, der Stillung massiver äußerer Blutungen, der Schockbekämpfung und Infusionstherapie sowie der allgemeinen Schmerzbekämpfung mit Medikamenten in Betracht, — immer mit dem Ziel der Erstellung der Transportmöglichkeit. Anders ist die personelle, medikamentöse und organisatorische Situation, wenn man bei vorübergehend blockiertem oder verzögertem Abtransport operative Notfälle im Katastrophengebiet selber, feldmäßig, d. h. in ad hoc eingerichteten sanitätsdienstlichen Hilfsstellen mit sog. „einfachen Noteingriffen" behandeln muß. Es handelt sich um Patienten der 2. *Dringlichkeitsstufe,* die an sich Transportpriorität hätten, d. h. bei welchen eine fachchirurgische Behandlung innerhalb von 8 h erforderlich ist (Beispiele: Extremitätenverletzungen mit offenen Frakturen, Bauch-, Brusthöhlen-, Urogenital-, penetrierende Schädel-Hirn-Verletzungen, Luxationen). Dafür sind Chirurgen und Operationsschwestern wie auch Anästhesieärzte und -schwestern bzw. -pfleger vorzusehen, auszubilden und auszurüsten.

Katastrophenmedizin ist Massenmedizin, nicht Medizin nach Maß — im Gegensatz zur Individualmedizin des Alltags. Dies bedeutet u. a. auch, daß die sog. lebensrettenden Sofortmaßnahmen eine andere Gewichtung erfahren: im „Normalfall" stehen sowohl am Notfallort wie auf dem Transport und bei der klinischen Endbehandlung erfahrene Ärzte und Fachpersonal in genügender Zahl zur Verfügung, so daß jeder einzelne Patient rasche, intensive und somit optimale Hilfe erhalten kann (*„Medizin nach Maß"*). Anders in der Katastrophe: dort besteht für die zahlreichen Patienten ein Mangel an Ärzten, geschulten Helfern und an Sanitätsmaterial („Massenmedizin"). Diese Tatsache verschiebt den Schwerpunkt der notfallmedizinischen Maßnahmen: So sind in der Katastrophe z. B. Atemstörungen

— entweder so geartet, daß sie auf einfachste Weise (Lagerung, Freilegen der Atemwege, Mund- oder Beutelbeatmung) in kurzer Zeit erfolgreich zu behandeln sind (Nothelfer- bzw. Kameradenausbildung), was wohl eher die Ausnahme sein wird,
— *oder* sie sind ursächlich nicht sofort und endgültig angehbar, sondern sie verlangen ein personell, materiell und zeitlich unter diesen Umständen ohnehin zu aufwendiges diagnostisches und therapeutisches Vorgehen. Dies kann beispielsweise zutreffen bei einer schweren Thoraxverletzung, die zur Notwendigkeit der Beatmung nach Intubation (und evtl. Punktion mit Drainage eines Hämato-Pneumothorax) führt, welche man dann mindestens über mehrere Tage kontinuierlich und unter intensivster Überwachung unter Einsatz von Fachärzten und Spezialschwestern mit relativ komplizierten Methoden und automatischen Geräten fortsetzen müßte. Somit können Patienten mit der Indikation zur Dauerbeatmung unter Katastrophenbedingungen in der Regel nicht fachgerecht behandelt werden.

Das Gleiche gilt für die Maßnahmen zur Herzwiederbelebung: Sie sind in den besonderen Verhältnissen einer Katastrophe nur sinnvoll, wenn mit einem einfachsten, einmaligen Versuch eine völlige Restitution der Herzaktion erwartet werden darf, also ausnahmsweise z. B. unmittelbar nach der Bergung eines Lawinenverschütteten, jedoch nicht beim akuten Infarkt eines Koronarkranken.

Unter den akuten Störungen der Vitalfunktionen hat der hypovoläme Schock in der Katastrophensituation die größte praktische Bedeutung. Er ist die wichtigste und häufigste Folge jeder komplizierten Verletzung und vieler schwerer Erkrankungen. Bei den meisten der im Katastrophenfall zahlreichen Schockpatienten ist — im Gegensatz zu den Patienten mit schweren Atemstörungen — eine Behandlung aussichtsreich, weil sie oft nach Einleiten der Schockbekämpfung einer kausalen chirurgischen Therapie zugeführt und damit gerettet werden können. Die organisatorischen und logistischen Vorbereitungsmaßnahmen im medizinischen Sektor des Katastrophenrettungswesens müssen sich deshalb auf die Ausbildung und Ausrüstung zur Erkennung und Behandlung des hypovolämen Schocks konzentrieren.

Bekämpfung des hypovolämen Schocks

Zur besseren Erfassung des Schockzustandes und der Überwachung des Verlaufes ist neben der routinemäßigen Kontrolle von Bewußtsein, *Aussehen* und *Venenfüllung, Puls* und *Blutdruck* auch die Messung der Urinproduktion – am besten mit Blasenkatheter – anzustreben. Über alle diese Beobachtungen ist sorgfältig Protokoll zu führen. Wenn zur Sicherung des venösen Zuganges ohnehin ein V.cava-Katheter eingelegt werden muß, ist ausnahmsweise auch die so wertvolle Zentralvenendruckmessung möglich.

Therapieschwerpunkte sind:
- adäquate Lagerung (meist nur horizontal gelagerte oder höchstens wenig angehobene Beine günstig) und evtl. Sauerstoffinhalation z. B. via Nasensonde,
- differenzierter Volumenersatz gezielt (Schlagwort „Infusion nach Maß", d. h. möglichst adäquat der Art und Menge der Verluste),
- Blutderivate (Humanalbumin, Plasmaproteinlösung) können wegen ihrer vielerorts zu geringen Verfügbarkeit, ihrer beschränkten Haltbarkeit und ihres hohen Preises für den Katastrophenfall nicht in ausreichender Menge bevorratet werden. Ein geringer Blutverlust kann durch Ersatz mit zell- und eiweißfreien Lösungen, die während einiger Zeit im Kreislauf bleiben (kolloidale Lösungen wie Dextran 6%ig, Gelatine, Hydroxyäthylstärke), als Plasmaersatzpräparate kompensiert werden. Bei vorher gesunden Patienten ist auch bei Hämodilution auf einen Hämatokritwert um 0,35 (= etwa 20% Blutverlust ersetzt) die normale Gewebesauerstoffversorgung dank verbesserter Mikrozirkulation und Steigerung des Herzzeitvolumens noch gewährleistet. Und selbst ein akuter Verlust der Hälfte des Blutvolumens (BV normal etwa 80ml/kg KG, d. h. total etwa 5,5–6,5 Liter) ist noch tolerabel, vorausgesetzt, daß er laufend und mengenmäßig adäquat durch Kolloide ersetzt wird (d. h. Zufuhr von 2,5–3,5 Liter, Hämodilution bis auf einen Hämatokritwert von 0,2). Je später die Schockbehandlung einsetzt, um so mehr muß auch mit einer Verschiebung von Wasser und Elektrolyten – als körpereigener Volumenkompensationsversuch – aus dem Interstitium nach intravasal gerechnet werden, d. h. ihr Ersatz (z. B. durch Ringer-Lactatlösung) im Rahmen der Schockbekämpfung zur Wiederauffüllung auch des Interstitiums gewinnt immer mehr an Bedeutung.
- Medikamente wie z. B. Katecholamine, α-Blocker, Glukokortikoide, Herzglukoside sind u. U. zweckmäßig, aber ihr Einsatz verlangt eine ganz besonders sorgfältige, ärztlich gestellte Indikation, und ihre Dosierung eine präzise dem evtl. rasch wechselnden Kreislaufzustand des Patienten angepaßte Verordnung sowie laufende Kontrolle der Wirkung durch erfahrenes Personal. Dies gilt auch für die symptomatische Korrektur der metabolischen Azidose mit *Natriumbikarbonat* (8,4%ige Lösung).

Im allgemeinen ist das erste Ziel der Bekämpfung eines hypovolämen Schocks – nämlich Patient transport- oder operationsfähig – erreicht, wenn er wieder rosig aussieht, die Haut wieder trocken und warm ist, die Pulssteigerung im Rückgang begriffen (möglichst wieder unter 100/min) und der systolische Blutdruck wieder auf Werte über 80 mmHg (Nierenfiltrationsdruck) oder besser über 100 mmHg gestiegen ist (d. h. „Schockindex", Relation von Puls zu Blutdruck, um 1,0 oder niedriger); die Oligurie sollte behoben sein, d. h. die Urinproduktion müßte wieder mehr als 1 ml/kg KG/h betragen.

Die Hauptprobleme liegen wiederum in der Instruktion von Ärzten und Berufshelfern wie in der Bereitstellung der Ausrüstung für den Katastrophenfall: Mit geschulten nichtärztlichen Helfern und genügend Material (z. B. Blutdruckmeßapparate, Infusionsmittel und -bestecke, Medikamente) können einzelne erfahrene Notärzte dann gleichzeitig nebeneinander zahlreiche Schockierte betreuen und fachgemäß behandeln.

Schmerzbekämpfung

Bei Verletzten können die Schmerzen vielfach durch richtige Lagerung, Ruhigstellung und Fixation wie durch Zuspruch gemildert werden. In Katastrophensituationen sind bei der allgemeinen medikamentösen Schmerzbekämpfung folgende Gesichtspunkte von Bedeutung:
— Die Patienten befinden sich oft im Schock oder Präschock, so daß nur die *i.v.-Applikation* der Medikamente sinnvoll ist, d. h. der i.v.-Weg muß frei sein, was bestimmte Anforderungen an das Material und an die Schulung des Personals zur Folge hat,
— die Wirkung beim Schockierten ist schwerer voraussehbar, so daß nur in kleinen Einzelgaben dosiert werden kann, was wiederum Vorhandensein von geschultem Personal voraussetzt,
— Opiate wären als stärkste und bekannteste Schmerzmittel am ehesten prädestiniert, aber die ungünstigen Nebenwirkungen der Atemdämpfung und Nausea machen entsprechende Vorsichtsmaßnahmen (Kombination mit Atropin, Absauge- und Beatmungsmöglichkeit, Antidote bereithalten) nötig, bzw. schränken ihre Verwendung ein. Hingegen sind die geringeren Nebenwirkungen beim Nichtopiat Pentazocin günstig für seine Verwendung im Katastrophenfall.

Für die bei verzögertem Abtransport in Feldverhältnissen nötig werdenden sog. *„kleinen" Noteingriffe,* die nicht lange dauern, müssen je nach medizinischer Indikation lokale Infiltrations- oder periphere Leitungsanästhesien bzw. sogar Narkosen durchgeführt werden können. Im letzteren Fall sind einer Reihe von Anforderungen zu genügen: die Narkosemethode muß nicht nur sicher und einfach sein, sondern durch die in Frage kommenden Personen in der zur Verfügung stehenden beschränkten Zeit erlernt werden können und im Ernstfall von diesen minimal Geschulten, lediglich unter Aufsicht entfernt Arbeitender, anwendbar sein. Ferner muß die Anästhesie rasch und leicht einsetzen, sowie leicht steuerbar sein, und die postoperative Erholungszeit soll kurz sein. Das Narkotikum soll eine große therapeutische Breite besitzen und nur minimalste Nebenwirkungen aufweisen, daneben nicht brennbar und chemisch stabil sein. Eine evtl. benötigte Apparatur soll einfach in Aufbau und Bedienung, leicht, klein und robust sein. Alle diese Forderungen werden von keinem Verfahren oder Mittel voll erfüllt, so daß man auf einen günstig erscheinenden Kompromiß angewiesen ist.

Dieser kann wie folgt aussehen:
— *Sehr kurze Eingriffe* (wie z. B. oberflächliche Fremdkörperentfernung, kleine Notamputation, Reposition) werden in *Barbituratkurznarkose* (Thiopental) vorgenommen. Sie ist einfach in der Durchführung, stellt praktisch keine Ausrüstungsprobleme und ist aus dem Krankenhausalltag gut bekannt. Es besteht jedoch die Gefahr der Überdosierung,

in die man hineingerät bei unerwartet längerer Dauer des Eingriffes und damit fortgesetzter wiederholter Gabe an sich kleiner Mengen, oder auch bei Schockierten mit reduzierter Belastbarkeit des Kreislaufes und der Leberfunktion.
- Für *Eingriffe von mittlerer Dauer* wie Wundversorgungen, größere Notamputationen und v. a., wenn die spontane Freihaltung der Atemwege besonders gefährdet ist (wie z. B. bei der Versorgung von Verbrennungen an Kopf und Hals), ist *Ketamin* bestimmt. Es bewirkt starke Analgesie, aber nur oberflächlichen Schlaf (mit gesteigerter Schutzreflexion der Atmung), Anstieg von Druck, Pulsfrequenz und Herzzeitvolumen, und leider oft durch akustische Reize ausgelöste Halluzinationen in der Aufwachphase, sowie Salivation. Für Eingriffe im Nasen-Rachenraum, bei Hypertonie, Epilepsie, Hirndruck und bei Niereninsuffizienz ist es kontraindiziert. Selbstverständlich müssen auch hier die technischen Voraussetzungen jeder intravenösen Narkose gegeben sein wie sichere sofortige Beatmungsmöglichkeit (Beatmungsbeutel, Absaugpumpe[1], Intubationsbesteck unmittelbar griff- und einsatzbereit), und die Sicherstellung der postnarkotischen Überwachung durch geschulte Helfer. *Vorgehen:* Nach i.v.-Einleitung (Ketalar, 2–4 mg/kg KG innerhalb 1 min) wird die Narkose bei Bedarf etwa alle 15–20 min durch stoßweise applizierte weitere kleine Gaben (jeweils 1 mg/kg KG) i.v. oder als Tropfinfusion (50–150 mg/h) aufrechterhalten. Zur Einsparung von Ketamin und zur Vermeidung der Halluzinationen dient die Kombination mit Diazepam (Valium, 5–10 mg alle 30 min. Cave: starke Verlängerung der Narkose und der Aufwachphase) oder auch mit dem kürzlich neu eingeführten weiteren Benzodiazepin Midazolam (Dormicum, 0,15 mg/kg KG i.m. oder i.v., d. h. 10–15 mg. Cave: Dosis und Dosisintervall sind individuell unterschiedlich).
- Für *langdauernde, komplizierte Eingriffe,* wie sie in Feldverhältnissen wohl nur bei landesweiten Katastrophen – ihre schwerste Form ist der Krieg – und nur durch Armeesanitätsdienste oder Zivilschutzinstitutionen mit ihren spezifischen Einrichtungen und mit ihrem dafür ausgebildeten Personal in Frage kommen, ist mancherorts als Inhalationsnarkotikum Halothan, applizierbar z. B. mit einem einfachen Verdampfer und in Kombination mit Muskelrelaxanzien bei gleichzeitiger, meist manueller Beatmung vorgesehen.

Alle neueren Publikationen über dieses Thema enden ungefähr mit der gleichen Feststellung, wie Makowski („Notfallmedizin", 1980): „Anästhesie im Katastrophenfall ist weniger ein pharmakologisch-technisches als ein personelles Problem: Die Vorbereitung hat neben der Entwicklung und Bereithaltung entsprechender Medikamente und Geräte schwerpunktmäßig zu liegen und in adäquater Ausbildung einer genügend großen Anzahl von Ärzten und Helfern".

Zusammenfassung

Im Katastrophenfall beschränken sich in der Schadenzone bei unbehindertem, raschem Abtransport in die Spitäler der Umgebung die lebensrettenden Maßnahmen beim häufigen

---

[1] Es ist von großem Vorteil, wenn die dabei verwendete Absaugpumpe auch für chirurgische Zwecke eingesetzt werden kann, wie das bei der von fremden Kraftquellen unabhängigen einfachen, robusten, mit dem Fuß zu betreibenden neuen AMBU-Surgi-Suction-Pumpe der Fall ist

Blutungsschock hauptsächlich auf den Volumenersatz meist mit Kolloiden und Elektrolytlösungen und auf die allgemeine Schmerzbekämpfung. Bei verzögertem Abtransport werden jedoch dort, d. h. in Feldverhältnissen, für gewisse Patienten, bei denen eine Behandlung aussichtsreich erscheint, Noteingriffe in Lokalanästhesie oder Narkose, z. B. mit Ketamin in Kombination mit Diazepam oder Midazolam i.v. durchgeführt werden müssen. Das Hauptproblem liegt in der Ausbildung einer genügend großen Anzahl von Ärzten und Helfern.

Taktik und Technik beim Massenunfall

H. Contzen

BG-Unfallklinik, Friedberger Landstraße 430, D-6000 Frankfurt/Main 60

Schwere und Ausmaß eines Massenunfalles relativieren sich unter dem Parameter „Zahl der Verletzten − Anzahl und Möglichkeiten der Helfer".

Taktische Hilfen können diese Relation zugunsten der Verletzten beeinflussen; aus der Sicht der Klinik zunächst v. a. durch eine plan- und sinnvolle Verteilung der Verletzten auf die, für die jeweils führende Verletzung am besten geeigneten Krankenhäuser. Es ist dies das Problem einmal der ersten Triage am Notfallort und zum anderen der Leistungsfähigkeit der zentralen Leitstelle, die insbesondere durch ausreichende Kommunikationsmittel und Transportkapazitäten nachzuweisen ist.

Für die Klinik gelten bei einem Massenanfall von Verletzten die gleichen Grundsätze nach der Maxime, das Bestmögliche für die größtmögliche Anzahl von Verletzten zur rechten Zeit zu tun; der Behandlungsanspruch *aller* Verletzten rangiert vor der im Normalfall selbstverständlichen optimalen Individualversorgung.

Als taktische Hilfe für die Realisierung dieser Forderung gilt auch in der Klinik das Gebot nach ärztlicher Festlegung von *Behandlungsprioritäten* (= Triage), zum anderen kann durch vorbereitete organisatorische Maßnahmen die Leistungsfähigkeit, nach Lanz (1979) die Behandlungskapazität einer chirurgischen Klinik um das 3- bis 5fache gesteigert werden.

Ein funktionsgerechter *Alarmplan* und das individuell, nach baulich-technischen Gegebenheiten und personellen Möglichkeiten zu erstellende *Katastrophendispositiv*, bilden die Grundlage für die Bewältigung eines Massenanfalls von Verletzten. Solche klinikeigenen Katastrophenpläne müssen als integrierter Bestandteil regionaler und überregionaler Einsatzplanung gelten.

Beim Bau oder Umbau einer Klinik sollte bereits der möglichst zentral gelegene, verkehrsmäßig günstig zu erreichende *Triageraum* mit unmittelbar anschließender, auch die Kommunikationsmittel und die Registratur enthaltender *Einsatzzentrale* sowie das hausinterne *Alarmsystem* konzipiert werden.

Im Katastrophendispositiv sind die jeweiligen Funktionsbereiche sowie der ständige Aufenthaltsort der Funktionsträger, dann nach Prioritäten die weiteren Maßnahmen festzulegen und die dafür Verantwortlichen zu bestimmen.

Für diese individuell zu erstellenden Katastrophendispositive sind Rahmenmodelle bekannt, die v. a. Lösungsvorschläge für die wichtigsten Fragen
— Alarmierung der Mitarbeiter,
— Sicherstellung der Informationswege,
— Einrichtung der Einsatzzentrale,
— Einrichtung des Triageraums,
— Identifizierung und Registrierung der Verletzten,
— Einweisung der Mitarbeiter,
— Bereitstellung der Bettenreserven,
— Vorratshaltung und -beschaffung
anzubieten.

Das Problem der Identifizierung, der Zuordnung von Identifikationsmerkmalen und der Informationsweitergabe v. a. bei Bewußtlosen, bei Kleinkindern aber auch bei fremdsprachigen Ausländern ist derzeit noch nicht befriedigend gelöst. Die Schwierigkeiten dabei werden sofort an der Frage deutlich, wie z. B. bei einer großen Anzahl von unbekannten Bewußtlosen Laborbefunde, Röntgenbilder, insbesondere Blutgruppenbestimmungen und vorzubereitende Blutkonserven unverwechselbar zuzuordnen sind. Ein eigener Lösungsvorschlag in Form eines integrierten Verletztenanhängers mit vorgegebener, sich nicht wiederholender Nummer als Identifikationsmerkmal steht in der Bundesrepublik Deutschland gerade zur Diskussion.

Die wichtigste, verantwortungsvollste und zugleich schwierigste Maßnahme stellt auch in der Klinik die ärztliche Sichtung der Verletzten mit Festlegung von Behandlungsprioritäten, die *Triage,* dar. Deren Grundsätze sind bereits in einem eigenen Beitrag dargestellt worden.

Aber gerade für die Triage im Krankenhaus gilt die eingangs formulierte Relativität der Hilfemöglichkeiten; die Voraussetzungen für die Einstufung der Verletzten können sich ständig ändern.

So ist in der Operationsabteilung der Klinik außer den Operationsschwestern zunächst nur eine Arzt-Operationsgruppe in Bereitschaft zu halten; je nach Bedarf und Personalsituation können dann weitere Operationsmannschaften zusammengestellt werden. Nach Möglichkeit sollte aber stets ein einsatzbereiter Operationssaal für einen besonders dringlichen Einsatz zur Verfügung stehen.

Beim Massenanfall von Verletzten gilt für alle ärztlichen Maßnahmen die Forderung
1. das Leben zu retten,
2. zusätzliche Schäden zu vermeiden:
   a. Organe und Extremitäten zu erhalten,
   b. Infektionen zu verhüten.

Da bei den Verletzten in einer chirurgischen Klinik erfahrungsgemäß Extremitätenschäden, hier v. a. Weichteilwunden und offene Frakturen, überwiegen, sollen die im Katastrophenfall dafür geltenden Behandlungsgrundsätze in Erinnerung gebracht werden: Sorgfältiges Débridement der Wunden mit sparsamer Hautexzision aber rigoroser Ausschneidung des verschmutzten und gequetschten Subkutan- und Muskelgewebes, subtile Entfernung aller Fremdkörper, ggf. auch ausgesprengter Kortikalisfragmente, *offener Wundbehandlung,* ggf. Sekundärnaht zwischen dem 4. bis zum 7. Tag nach erfolgtem Débridement oder aber spätere Spalthautdeckung. Für die Stabilisierung offener Frakturen ist heute im Fixateur externe das Hilfsmittel der ersten Wahl zu sehen.

Eine entsprechende organisatorische Vorbereitung der Klinik und die Beachtung der geschilderten Therapiegrundsätze lassen auch bei einem Massenanfall von Verletzten gute Behandlungsergebnisse erwarten.

Zusammenfassung

Beim Massenunfall rangiert der Behandlungsanspruch aller Verletzten vor der sonst selbstverständlichen optimalen Individualversorgung. Dieser Forderung ist einmal nur durch Sichtung der Verletzten mit ärztlicher Festlegung von Behandlungsprioritäten (= Triage), zum anderen durch organisatorische Vorbereitungen in der Klinik auf einen Massenanfall von Verletzten mit funktionsgerechten Alarmplänen und individuellen Katastrophendispositiven zu erfüllen; das Behandlungsergebnis insgesamt kann durch Anwendung begründeter Therapiemaßnahmen verbessert werden.

Literatur

Contzen H (1979) Vorbereitungen im Krankenhaus für einen Massenanfall von Verletzten (Katastrophen-Dispositiv). Unfallchirurgie 5:88–92
Lanz R (1979) Chirurgische Taktik und Technik beim Massenanfall – Triage im Krankenhaus (Kongreßbericht). Langenbecks Arch Chir 349:225–227
Lanz R, Rossetti M (1980) Katastrophenmedizin. Enke, Stuttgart
Schweiberer L (1979) Richtlinien bei der Behandlung von Frakturen und Luxationen beim Massenanfall (Kongreßbericht). Langenbecks Arch Chir 349:235–241

Planung für den Katastrophenfall

E. Jeannet

Lehrbeauftragter für Katastrophenmedizin an der Universität Lausanne, Avenue de Rumine 35, CH-1005 Lausanne

Bei Katastrophen ist zusätzliche medizinische Hilfe unerläßlich. Ohne vorsorgliche Planung wäre sie nie einsatzbereit.

Neben den Naturkatastrophen haben die Risiken großer Verkehrsunfälle, chemischer und atomarer Unglücke, Großbränden usw. stark zugenommen.

Es ist Aufgabe der zivilen Behörden, diese Risiken einzuschätzen und entsprechende Pläne vorzubereiten. Der Chefarzt ist verantwortlich für die Sanitätsplanung. Zum Patientenweg gehört der *Patientenbegleitzettel*, wo der Arzt seinen Triageentscheid, seine grobe Diagnose, die Zeit und die Medikamente notiert. Bei Massenanfall fehlen diese Zettel fast immer, trotzdem sie doch für die Krankenhausärzte ebenso nützlich sind wie die laufende Information über die Katastrophenlage.

Katastrophenlage

Klares *Konzept* und gute *Führung* vermeiden Chaos!
1. Alarmierung, vorsorgliche Maßnahmen, Sicherung
2. Führungsstelle: Übermittlung, Beurteilung
3. Einsatz der Sanitätsmittel und Transporte (Chefarzt)
4. Triage am Orte und im Krankenhaus (ältester bzw. erfahrenster Chirurg)
5. Behandlung nach einfachsten Richtlinien (Zeitgewinn)

Was oft am Orte fehlt:
— *Ausrüstung* für Helfer (Stiefel, warme und farbige Kleider, Wasser)
— *Nummer* und *ärztlicher Begleitschein* für jeden Patient
— Rasche *Information des Krankenhauses* über die örtliche Lage

Ärzte, Chirurgen und Krankenhauspersonal müssen die Richtlinien der Katastrophenmedizin kennen, denn die Beherrschung eines Massenanfalls ist nur durch *Triage* und *zeitsparende Chirurgie* (60–90 min/Fall) möglich.

Für den Transport Schwerverletzter genügen 3 *Dringlichkeitskategorien*. Dazu kommt noch die Behandlung der leichten Fälle (ambulant) und der Moribunden, die anderen Wegen folgen.

Planung für den Katastrophenfall: Ja oder nein?

Ja, weil Behörden, Ärzte und Krankenhäuser ihre Kapazitäten überschätzen
— *Katastrophenhilfe* ist Aufgabe der *zivilen Behörden*
— *Katastrophenmedizin* ist Sache aller *Ärzte* (Medizinschulen)
— *Not-* und *Kriegschirurgie* müssen alle *Chirurgen* auch kennenlernen
— *Katastrophenplan* gehört zu *jedem Krankenhaus,* zu jeder *Gemeinschaft*
— *Ziel:* die beste Lebenschance für die größte Patientenzahl

Triage für	*Transport*	und	*Behandlung* zwischen
10%	1. Dringlichkeit		1– 6 h
30%	2. Dringlichkeit		6–12 h
60%	3. Dringlichkeit		12–24 h

Ohne Sicherheits- und Sperrlinien des Katastrophenkerns könnte der Sanitätsdienst nicht arbeiten. Für die rasche Patientenevakuierung müssen die Straßen frei bleiben, um die richtige Verteilung der Patienten zu sichern (Abb. 1).

Im Waadtland sind Alpen, Voralpen, Plateau und Juragebiet in 8 Sanitätszonen eingeteilt, jede mit einer polyvalenten Klinik, wo man Patienten erster Dringlichkeit behandeln kann (Abb. 2).

Über den ORCA-Plan habe ich schon an der Berliner Unfalltagung 1975 referiert (Jeannet 1976): mit einem Katalog der größten Katastrophenrisiken im Kanton Waadt ist der Plan für *100 schwerverletzte* Patienten vorgesehen. Glücklicherweise haben wir bis jetzt nur Übungen gemacht. So fehlt uns, wie meist anderswo, die Erfahrung im Ernstfall (Abb. 3).

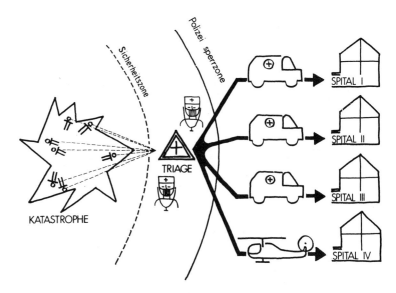

Abb. 1. Evakuierung bei Katastrophen

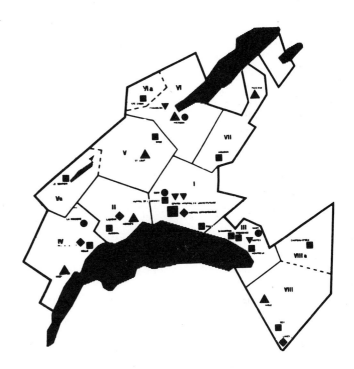

Abb. 2. Sanitätszonen (Waadt)

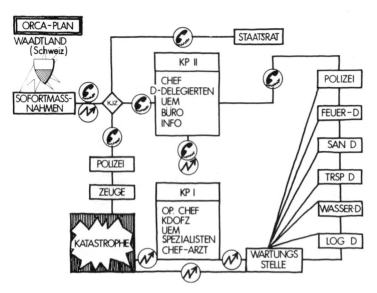

Abb. 3. ORCA-Plan

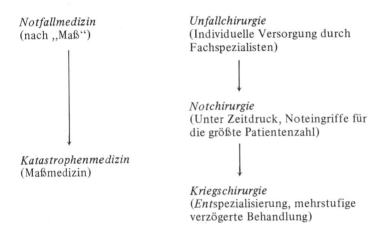

Abb. 4. Aus- und Weiterbildung der Ärzte

Die *Aus-* und *Weiterbildung* der Ärzte ist seit 1973 als Katastrophenmedizinkurse an unseren 5 Universitätsmedizinschulen eingeführt worden. Seit 1983 sind diese Kurse obligatorisch mit Fragen an der Schlußprüfung. Zusätzliche Kurse für die Ärzte des Zivilschutzes und der Armee sichern die Weiterbildung in dieser vereinfachten und auf das Überleben eingestellten Notmedizin (Abb. 4).

Die Einführung des Konzeptes *„Koordinierter Sanitätsdienst"* ermöglicht im Kriegsfall den Einsatz der Zivilkrankenhäuser auch für die Armee und die Abkürzung der Transport-

Tabelle 1. Planungszahlen im Koordinierten Sanitätsdienst (KSD)

1. *Patienten:*	alle Verwundeten und Kranken, *Militär-* und *Zivil*personen, beiderlei Geschlechts, jeden Alters und aller Nationalitäten		
2. *Bedrohung:* (pro Tag)	Zivilbevölkerung (6 Mio)	1 ‰	6 000 Patienten
	Armee (600 000)	1,5 ‰	9 000 Patienten
			15 000 Patienten
	davon 25% ambulant		
	75% hospitalisiert		11 000 Patienten
	60% chir. Behandlung		9 000 Patienten
3. *Spitäler*	200 zivile GOPS[a] · 250 Betten		400 Operationstische
	40 Militärkrankenhäuser · 500 Betten		160 Operationstische
			560 Operationstische

[a] GOPS = geschützte Operationsstellen

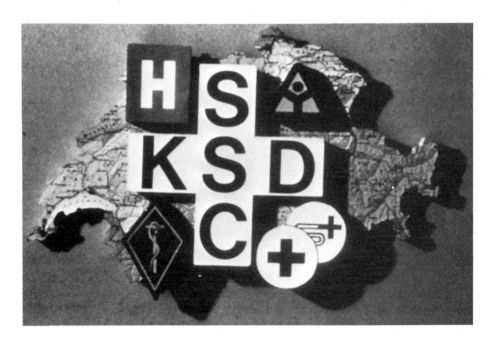

Abb. 5. KSD-Partner

strecken für Zivilisten und Militär. Geschützte Sanitätseinrichtungen sind für 2% der Bevölkerung mit ca. 9000 chirurgischen Patienten pro Tag geplant (Tabelle 1).

200 *Basiskliniken* mit je 248 Betten, 2 Operationstischen, ungefähr 20 Ärzten und 250 Personen übriges Krankenhauspersonal (ratio Pers/Pat : 1/1 versus 4/1 im jetzigen Friedensstand) sind pro 40000 Einwohner vorgesehen. Dazu kommen noch 40 Militärkrankenhäuser (je 500 Betten, 4 Operationstische), die auch Zivile (mit Kindern und Frauen!) aufnehmen könnten. Krankenschwestern des Roten Kreuzes und Samariter werden das Perso-

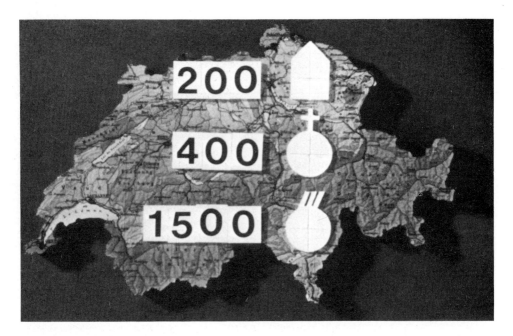

Abb. 6. Geschützte Einrichtungen des KSD

nal dieser Kliniken verstärken. Sie stehen unter der Leitung kantonaler Koordinationsführungsstäbe (Abb. 5).[1]

Nach Vervollständigung der geplanten Bauarbeiten werden 1500 Sanitätsposten, 400 Sanitätshilfsstellen des Zivilschutzes und 200 zivile Krankenhäuser unterirdisch zur Verfügung stehen (Abb. 6).[1]

Dank dieser Planung war es möglich, die 2. Stufe (Verbandsplatz) des Armeesanitätsdienstes aufzugeben. Die Bataillonssanitätshilfsstellen würden im Kriegsfall die Verletzten direkt in die Basiskliniken evakuieren. Diese unterirdischen Einrichtungen stehen im jetzigen Katastrophenfall schon den Patienten und den zivilen Ärzten zur Verfügung.

Zusammenfassung

Neben der Katastrophenhilfeplanung – Aufgabe der Behörden – müßten alle Ärzte und Chirurgen ihre Kenntnisse gewöhnlicher Notfallmedizin durch Kenntnis der Katastrophenmedizinrichtlinien ergänzen.

Planung, Weiterbildung in Notchirurgie und klare Konzepte der Führung werden am besten den Einsatz bei Massenanfall vorbereiten (als Beispiele sind ORCA- und KSD-Pläne dargestellt).

---

1 Die Abb. 5 und 6 wurden freundlicherweise von Mediothek in Basel zur Verfügung gestellt

Literatur

Jeannet E (1976) Einsatz-Planung für Katastrophenfälle. Hefte Unfallheilkd 126:459—464

Erlebte Katastrophenchirurgie

E. Frei

Chirurgische Klinik B, Universitätsspital, CH-8091 Zürich

Einleitung

Die folgenden Gedanken basieren auf kriegschirurgischen Einsätzen zugunsten der Kriegsverletzten aus Afghanistan, Kambodscha, Tschad und Eritrea. Einige Charakteristika und Erkenntnisse, die aus der Praxis gewachsen und somit betont persönlich sind, will ich stichwortartig herausgreifen. Organisatorische Fragen habe ich absichtlich weggelassen. Gerechtfertigt scheint mir zu unterstreichen, daß heute viele Theorien und Diskussionen über Kriegschirurgie von falschen Voraussetzungen ausgehen; damit meine ich die Gefahr einer kritiklosen Übertragung der Erfahrungen und Resultate aus den Kriegen in Vietnam und im Nahen Osten auf unsere europäischen Gegebenheiten. Der Rückgang der Mortalität in diesen Kriegen erklärt sich einerseits in den viel kürzeren Transportzeiten (bedingt durch die nie in Frage gestellte Luftüberlegenheit), andererseits aber auch im neuen Wissen über die Schocktherapie, die Wundballistik und die Pathophysiologie der Kriegswunde. Dennoch ist irgendwo ein Widerspruch zu spüren, indem ja immer neuere, raffiniertere Waffen eingesetzt werden, um den Gegner sicherer und rascher außer Gefecht zu setzen.

Biologie der heutigen Kriegswunde

Tief beeindruckt hat mich immer wieder die unbegrenzte Vielfalt der Kriegswunde; überzeugt bin ich davon, daß die Voraussetzung für das Veständnis einer Kriegswunde nicht allein traumatologisches Wissen sein kann. Fundierte Kenntnisse über den Entstehungsmechanismus erlauben erst ein sinnvolles Vorgehen in der etappenweisen Behandlung. Kenntnisse der Wundballistik [7] stehen am Anfang jedes seriösen Therapieplanes. Verallgemeinernde Regeln, unklare Vorstellungen über Begriffe wie „Hochgeschwindigkeitsgeschosse" oder „energiereiche Projektile" tragen zur Verwirrung bei. Das Ausmaß einer Verletzung ist abhängig von der absorbierten Energie oder der Energiemenge, die an ein Medium während der Projektil- oder Splitterwanderung abgegeben wird. Es sind wiederum zahlreiche Faktoren bekannt, die die Größe der Energieabgabe bestimmen, z. B. Form und Zusammensetzung des Geschosses, Auftreffwinkel, Stabilität, Beschaffenheit des Mediums etc. Wichtig ist, sich endgültig vom „zweidimensionalen" Verletzungsmuster zu lösen; die Abgabe der kinetischen Energie erfolgt in einem Medium immer dreidimensional, also radiär. Ein

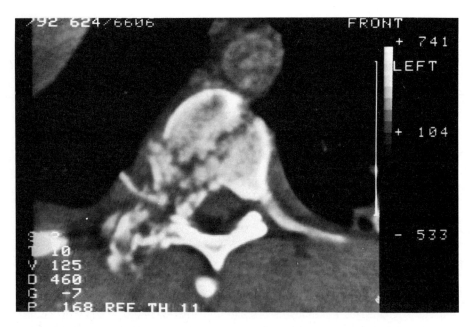

Abb. 1. Kavitationseffekt und temporäre Höhlenbildung veranschaulicht am Beispiel eines Wirbelkörperdurchschusses Th9 mit vollständiger, irreversibler Paraplegie

weiterer Begriff, der in der Praxis Schwierigkeiten verursacht, ist der sog. „Kavitationseffekt". An 2 Beispielen soll dieser Begriff verdeutlicht werden (Abb. 1).

1. Patient: Ein 25jähriger Patient erlitt einen Thoraxdurchschuß mit Wirbeldurchschuß Th9 mit Paraplegie Höhe Th9. Die Analyse des Computertomogrammbildes läßt die Paraplegie nur durch die temporäre Höhlenbildung erklären, die während der Energieabgabe entstanden ist. Auf dem Computertomogramm erkennt man gut die intakte Aorta (oben im Bilde), den diagonal durchschossenen Wirbelkörper sowie den vermeintlich intakten Spinalkanal. Durch die Ausdehnung der Druckwelle kam es aber zur Zerstörung des Rückenmarkes Höhe Th9 mit nachfolgender Paraplegie ohne Erholung (Waffe: 9mm-Maschinenpistole) (Abb. 2).

2. Patient: Ein junger Eritreer erlitt einen Oberarmdurchschuß rechts durch ein Hochgeschwindigkeitsgeschoß. Die ossären Strukturen Mitte Humerus fehlen zum Teil, die Weichteilstrukturen inkl. Nerven- und Gefäßstrang sind kraterförmig herausgestanzt und zerstört. Die einzig mögliche therapeutische Maßnahme ist eine Amputation.

Übertragen wir diese 2 Beispiele auf andere topographische Verletzungen, wird die Bedeutung des Débridements klar. Es erfolgt so früh als möglich, die Wunde selbst wird innerhalb der nächstfolgenden 4–7 Tage verschlossen (Naht, Hauttransplantation, Lappenbildung). So wesentlich die Kenntnisse der ballistischen Gesetze sind, so wichtig ist die Vorstellung der Vielfältigkeit der Kriegswunde. Obwohl auch heute die Großzahl der Verletzten, die das Krankenhaus erreichen, Extremitätenverletzte sind, ist immer wieder darauf hinzuweisen, daß wir eben auch Kinder und schwangere Frauen [2] zu behandeln haben. Nebst

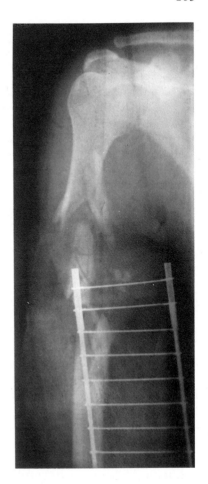

Abb. 2. Defektschußfraktur Humerus rechts durch ein Hochgeschwindigkeitsgeschoß

den Verwundeten, die das Krankenhaus innerhalb weniger Stunden erreichen, wird eine beachtliche Zahl von Patienten später, d. h. mit bereits infizierten Wunden eintreffen. Das therapeutische Vorgehen wird somit von anderen Gesetzen diktiert, die oft in der Diskussion vergessen gehen.

Posttraumatisches akutes Nierenversagen (ANV) unter Kriegsbedingungen

In den erwähnten Einsätzen wurden wir auch mit dem Problem des ANV [4] konfrontiert. Die Ursachen des ANV nach Kriegsverletzungen sind zwar multifaktoriell, die Hypovolämie und die Folgen der Muskelnekrosen (Rhabdomyolyse) sind jedoch die entscheidenden Faktoren. Unsere Erfahrungen zeigen, daß das ANV unter Kriegsbedingungen möglicherweise durch folgende Maßnahmen vermindert werden kann: Da die Therapie des akuten Nierenversagens unter Krisenbedingungen nicht nach den Grundsätzen der Individualmedizin mit Hämodialyse, Peritonealdialyse oder spontaner arteriovenöser Hämofiltration erfolgen kann, erlangen die *präventiven Möglichkeiten* eine zentrale Bedeutung. Eine sinnvolle Maßnahme bei Kriegsverletzten scheint uns deshalb nebst der Schocktherapie die sofortige prophylaktische Gabe von 2000 ml NaCl 0,9% mit je 100 maeq Bicarbonat innerhalb der ersten 6 h. Der pH-Wert einer Lösung von 1000 ml NaCl 0,9% mit 1000 maeq Bicarbonat ist 8,5 und somit basischer als die Hartmann-Lösung (Ringerlactat mit einem pH von 7,5). Eine Verkürzung der Transportzeit (Zeitpunkt der Verletzung bis Eintreffen im Basiskrankenhaus) ist wesentlicher Bestandteil der prophylaktischen Maßnahmen. Zur Behandlung des ANV ist die Möglichkeit einer Peritonealdialysenbehandlung zu diskutieren. Die Vorbereitung dafür müßte wenigstens in der Bereitstellung von Peritonealdialyselösungen gefordert werden. Liegen keine schweren Abdominalverletzungen vor, ist die Peritonealdialyse eine einfach durchzuführende Therapie, die auch unter Krisenbedingungen möglich sein sollte.

Anästhesieverfahren in der Katastrophe aus chirurgischer Sicht

Unsere Erfahrungen basieren auf 3078 Anästhesien [5], in der Mehrzahl durchgeführt für kriegsverletzte Patienten. Ich bin überzeugt, daß wir Chirurgen bei der Auswahl von Anästhesieverfahren im Krieg im gemeinsamen Gedankenaustausch mit den Anästhesieärzten vermehrt die Möglichkeit ergreifen sollten, unseren Bedürfnissen Ausdruck zu verleihen. Ziel der folgenden Gedanken ist es nicht, die gut etablierten Narkosemethoden in Frage zu stellen. Vielmehr möchten wir über die Effizienz einfacher Analgesie- und Anästhesieverfahren aus der Sicht des Chirurgen berichten. Wir haben gelernt, daß eben auch unter einfachen Anästhesiebedingungen qualitativ gute Arbeit geleistet werden kann (Tabelle 1).

Diese Zusammenstellung zeigt, daß die Ketamin- und Spinalanästhesie zusammen über 70% aller angewandten Anästhesieformen bilden. Die wichtigsten Anforderungen an ein Narkosemittel im Kriegsfall sind:
— Anwendung durch Hilfspersonal muß möglich sein,
— apparateunabhängige Anwendbarkeit,
— i.v.- und i.m.-Anwendbarkeit,
— schneller Wirkungseintritt und gute Steuerbarkeit,
— Erhaltenbleiben einer völlig ausreichenden Spontanatmung,
— logistisch dürfen keine Probleme entstehen.

Tabelle 1. Zusammenstellung der 3078 Anästhesien, durchgeführt unter Kriegs- und Katastrophenbedingungen

Total Eingriffe	3078
Ketamin	1275 (41,4%)
Spinal	951 (30,8%)
Lokalanästhesie	409 (13,2%)
Äther	303 (9,8%)
i.v.-Block	46 (1,5%)
Epontol	41 (1,3%)
Valium/Dolantin	41 (1,3%)
Ketamin mit Intubation	10 (0,3%)
Plexus	2

Diese Anforderungen werden in seltener Deutlichkeit vom Ketamin erfüllt. Damit erklärt sich die einzigartige Monopolstellung vom Ketamin [1]. Die Äthernarkose stellt keine Alternative dar, da nur wenige Übung in deren Anwendung haben und diese Methode in geschlossenen Räumen nicht durchführbar ist. Unsere 303 Äthernarkosen wurden alle in einem offenen, terrassenähnlichen „Operationssaal" ausgeführt. Sinnvolle ergänzende Methoden sind u. a. Axillarisblock und Spinalanästhesien. Beide Methoden weisen aber den Nachteil des langsameren Wirkungseintrittes auf. In jeder Katastrophe werden wegen verzögerter Behandlung viele Patienten mit septischen Wunden anfallen. In der Mehrzahl dieser Fälle ist eine Leitungsanästhesie nicht durchführbar. Gerade für diese „septische Patientengruppe" hat sich Ketamin hervorragend bewährt, nicht zuletzt wegen der kreislaufstimulierenden Wirkung.

2. Einige Gedanken zur Triage [3, 6]

Triage heißt, größtmöglicher Nutzen für möglichst viele Patienten. Nutzen heißt, Heilung und Rehabilitation der Verletzten ohne Ansehen der Person, ohne Unterschied zwischen Freund und Feind. Vom Arzt wird eine Einstellung gefordert, die das Verhalten auch an ethischen Normen mißt. Er besitzt eine Eigenverantwortlichkeit, die nicht delegiert werden kann und darf. Gerade diese Erkenntnis ist es aber, die für uns nicht nur belastend, sondern vor allem auch befreiend gewirkt hat. Dank dieser Eigenverantwortlichkeit besitzt der Arzt eben zugleich Freiheit, die auszuschöpfen es ihm erst ermöglicht, die Bürde der Triage erträglich erscheinen zu lassen. Denn keine Vorschriften oder noch so präzise Reglemente können und wollen hoffentlich diesen Spielraum einengen und uns dieser Eigenverantwortlichkeit entbinden. In unseren Erfahrungen sticht das Beispiel Tschad deshalb hervor, weil innerhalb von 4 Wochen 2000 Verletzte von unserem einzigen kleinen chirurgischem Team in der Hauptstadt N'Djamena triagiert und z. T. versorgt wurden. Von diesen 2000 Verwundeten konnten wir insgesamt nur 500 operieren. Wir realisierten, daß quantitative und qualitative Auswahlprinzipien nicht mehr genügten. Anders formuliert bedeutet dies, daß wir bereit sein müssen, sehr individualistische Lösungen zu akzeptieren, Lösungen, die vom Reglement abweichen, evtl. intuitiven Charakter haben. All dies entbindet uns nicht von unserer ärztlichen Sorgfaltspflicht. Somit ruft das uns vertraute und in allen Reglementen festgehaltene Konzept der Triage unüberhörbar nach einer Ergänzung, da irrationale Momente plötzlich in den Vordergrund treten können. Solche Ideen sind schwer verbalisierbar; die umfassende Auseinandersetzung mit dem Problem Triage beginnt im Studium der Theorie, die wesentlichen und entscheidenden Impulse aber fließen nur über die praktische Erfahrung ein.

Zusammenfassung

Praktische Erfahrungen in Kriegschirurgie sind von entscheidender Bedeutung. Voraussetzungen sind Kenntnisse über die Biologie und Wundballistik der Kriegswunde. Die Anerkennung einfacher, effizienter und apparateunabhängiger Anästhesieverfahren wird gefordert. Original sind die Erfahrungen der Triage unter erschwerten Kriegsbedingungen.

Literatur

1. Dick W (1980) Ketamin in Notfall- und Katastrophenmedizin
2. Frei E (1982) Diagnose und Vorgehen bei abdominellen Schuß- und Splitterverletzungen während der Spätschwangerschaft unter Kriegsverhältnissen. Méd Milit 3:53–55
3. Frei E (1983) Triage im Krieg, Theorie und Praxis. Helv Chir Acta 50:41–47
4. Frei E, Keusch G (im Druck) Posttraumatisches akutes Nierenversagen unter Krisenbedingungen. Helv Chir Acta
5. Frei E, Zürni C (1982) Anästhesieverfahren in der Katastrophe aus chirurgischer Sicht. Helv Chir Acta 49:555–563
6. Lanz R (1979) Grundsätze für die ärztliche Versorgung von Verletzten unter Katastrophenbedingungen. Unfallchirurgie 5:93–99
7. Wound Ballistics (1982) Fourth International Symposium. Acta Chir Scand [Suppl] 508

Rundtischgespräch (Zusammenfassung)
(Leitung: R. Lanz, F. Wechselberger)

Teilnehmer: H. Contzen, E. Frei, G. Hossli, E. Jeannet, E. G. Suren

Die zu kurze Zeit, die uns zum Gespräch zur Verfügung stand, bedingte, daß wir nur einige Akzente und wesentliche Punkte behandeln konnten.

Wir besprachen die sich ergebenden Schwerpunkte entsprechend dem räumlichen Ablauf einer Katastrophe und diskutierten nacheinander Schadenzone, Transportorganisation und Hospitalisationsraum.

Schadenzone

Hauptaufgaben sind: Den Schaden begrenzen, das Chaos nicht exportieren! Im Zentrum steht die „Triage". Der Begriff wird definiert. Synonyma sind Sorting, Sichtung und Einstufung. Grausamer und schlimmer als Triage ist keine Triage. Triageärzte in der Einsatzleitung am Katastrophenplatz sind in Hannover z. B. chirurgische Chefärzte, in Zürich entsprechend ausgebildete freiwillige Allgemeinpraktiker (Hossli) oder der dienstleitende Oberarzt der Unfallklinik am Universitätszentrum. Im Schock ist ein peripherer venöser Zugang zu fordern. Stärkelösungen und erytrozytenfreie Elektrolytlösungen von 2,5–3 l bis zu einem Hämatokrit von 0,2 werden infundiert. Zur Schmerztherapie ist immer noch Morphium i.v. unübertroffen. Für die Oberschenkelfixation hat sich die Thomas-Schiene weltweit bewährt.

Vor der Transportorganisation

ist die Registrierung und Identifikation der Verletzten mit einem fortlaufend numerierten Armband (Autobahnpolizei Zürich) die einfachste Variante. Verletztenkarten existieren (Muster: Los Angeles, Frankfurt). Auf dem Transport ist keine Behandlung möglich.

Hospitalisationsraum

Katastrophenpläne der Krankenhäuser sind obligate Voraussetzungen für eine Leistungssteigerung um das 3- bis 5fache unter Katastrophenbedingungen. Katastrophenplanung ist Umweltschutz im weitesten Sinne des Wortes. Erfahrungen mit den dringend notwendigen praktischen Übungen werden aufgezeigt (Frankfurt, Hannover). Auf die spezielle Biologie der kontaminierten Katastrophenwunde wird hingewiesen. Die Technik des Débridement, des Fixateur externe und der bedeutungsvollen regionalen Leitungsanästhesie werden unter Zeitdruck nur gestreift.

Katastrophenhilfe

operationell, personell und materiell vorzubereiten ist Aufgabe der zivilen Behörden.

Katastrophenmedizinische Ausbildung zu betreiben ist eine Verpflichtung aller Medizinschulen und Fachgesellschaften. Es handelt sich dabei um kein neues Sonderfach, sondern um eine moderne Querschnittsdisziplin, die uns Ärzte alle angeht und um die wir uns in unserem freiheitlichen System nicht herumdrücken und hinter unzweckmäßigen Gesetzgebungen verschanzen können. In unseren Ländern sind die Aufgabenziele und Prioritäten in der Katastrophenmedizin weitgehend dieselben. Der aktuelle Stand ist jedoch in den einzelnen Ländern recht unterschiedlich. Ein gegenseitiger Erfahrungsaustausch ist notwendig und eine gemeinsame Schulung dringend. Die Vereinheitlichung der medizinischen Ausrüstungen würde sich bei Ländergrenzen überschreitenden Katastrophen bei gegenseitiger internationaler Hilfe nur günstig auswirken. Wir Ärzte sind aufgerufen, Katalysatoren zu bilden und Inseln der Ordnung und des Vertrauens zu schaffen. Ob wir es wollen oder nicht, an uns wird die Sache sowieso hängen bleiben. Man wird uns Katastrophenopfer vor den Türen unserer Kliniken deponieren, auch wenn wir es nicht wünschen sollten.

Schließlich wird auf die laufenden Katastropheneinsätze des erfahrenen Oberarztes der Zürcher Unfallklinik hingewiesen. Einsätze in Kriegsschauplätzen und Erdbebengebieten der letzten Jahre, die Erfahrungen bringen, auf die unsere übertechnisierten katastrophenanfällige Gesellschaft unvermittelt angewiesen sein könnte! Ein nachahmenswertes Beispiel für viele der am Kongress vertretenen Großkliniken.

Freie Mitteilungen

Der Massenanfall von Verletzten im großstädtischen Bereich: Eine Bewährungsprobe für den organisierten Notarztdienst

E. Wischhöfer, H. Rath und K. Seegerer

Chirurgische Klinik und Poliklinik der Ludwig-Maximilians-Universität München Innenstadt, Pettenkoferstraße 8a, D-8000 München 2

Beim Massenanfall von Verletzten im Großstadtbereich mit erhaltener Infrastruktur läßt sich bei entsprechender Planung und Organisation des Rettungswesens durchaus Individualmedizin betreiben. Dies konnte anläßlich des Sprengstoffanschlags vom Münchner Oktoberfest 1980 überzeugend demonstriert werden. Ein stures Vorgehen nach den Grundsätzen der „Massenmedizin" hätte hier nach unserer Überzeugung mehr Opfer gefordert. Zentrale Bedeutung kommt dem ersten am Schadensort eintreffenden Notarzt in der Funktion des „leitenden Notarztes" zu, bis letzterer vor Ort eintrifft. Die in der täglichen Praxis erprobten Kenntnisse in Notfallmedizin und zusätzlich theoretische katastrophenmedizinische Kenntnisse sind Voraussetzung für die Bewältigung der zu erwartenden vielschichtigen Probleme:

Nach dem Erfassen aller Verletzungsmuster gilt es abzuwägen zwischen

Therapiemöglichkeit ⟷ *Überlebenschance Vieler*
Individueller Traumaschweregrad ⟷ Überlebenschance Individuum

Die rasche Verfügbarkeit medizinischen Personals und technischen Geräts, die verkehrstechnisch günstige Lage bei kurzen Transportwegen und hoher Transportkapazität waren die Parameter für die Gewichtung zur Individualmedizin. Die Letalitätsstatistik einer retrospektiven Einteilung nach Behandlungsdringlichkeit bestätigt die Richtigkeit des Vorgehens (Tabelle 1).

Aufgetretene Fehler vor Ort waren in mangelnder Kommunikation von Ärzten und Sanitätern mit der Rettungsleitstelle (RLST) zu sehen. So erwies sich die Armbindenmarkierung für den *leitenden Notarzt* als unzureichend. Zudem wurde keine Rückmeldung zur RLST abgesetzt. Bei den *Sanitätern* traten Probleme in der Transportkoordinierung mit der RLST auf, d. h. im wesentlichen Verletztenabtransport ohne Weisung und damit Transportzielangabe durch die RLST.

Als *Engpässe* erwiesen sich einmal das knapp werdende Verbandsmaterial vor Ort, sowie in den Kliniken ein Mangel an qualifizierten Operationsschwestern sowie Intensivbeatmungseinheiten.

Konsequenzen für die Organisation der Katastrophenvorsorge:
– Einrichtung eines kontinuierlichen „leitenden Notarztdienstes" durch kompetente Notärzte. Ihre Alarmierung erfolgt über EURO-Signal.

Tabelle 1. Retrospektive Einteilung der Verletzungsmuster nach Dringlichkeit

---

I. Erkennbar ernste Dringlichkeit

− offene Höhlenverletzungen	17
− traumatische Amputationen	17
− offene Frakturen	32
− Arterienblutung	3
− verstorben	7
(im Notarztwagen 3, in Klinik 4)	

II. Schwer erkennbar ernste Dringlichkeit

− stumpfe und perforierende Thoraces	6
− ausgedehnte Rumpfweichteilläsionen mit Schockentwicklung	26
− gestorben	0

– Zur Kommunikationsverbesserung wurden weitere Direktleitungen zwischen RLST und Kliniken eingerichtet.
– Zusätzliches Verbandsmaterial wird vorgehalten.

Das Schicksal von 57 Opfern eines schweren Busunglücks in den Schweizer Alpen

D. Scharplatz, A. Leutenegger und T. Rüedi

Chirurgische Abteilung, Krankenhaus Thusis, CH-7430 Thusis

Einleitung

Wir berichten über eine Nachkontrolle 2 Jahre nach einem Busunglück im Kanton Graubünden, bei welchem der Reiseleiter auf der Stelle getötet wurde, die restlichen 56 Personen überlebten. Mit Ausnahme einer Patientin konnten sämtliche 56 Patienten persönlich nachkontrolliert und befragt werden. Die 3 hauptsächlichsten Berichtspunkte betreffen die Beurteilung der ersten Hilfe, die verpaßten Diagnosen und die Erfolge unserer Frakturbehandlung.

I. Erste Hilfe: Die Bergung der Unfallopfer erfolgte vorwiegend durch Laien, eine eigentliche Triage war auf der schneebedeckten nächtlichen Straße, im Schneegestöber nicht möglich. Die Unfallopfer wurden fortlaufend und durch Laien ins nächstliegende Krankenhaus gebracht, da der Krankenwagen bei diesen schlechten Straßenverhältnissen erst nach ca. 1/2 h eintreffen konnte. Sehr positive Beurteilung dieser Hilfe durch die Verunfallten selbst, trotz dem Transport durch Laien.

II. Verpaßte Diagnosen: Bei 7 Patienten wurden später weitere Diagnosen gestellt, welche in den Akten der Erstversorgung nicht enthalten sind. Dies sind größtenteils Diagnosen von wenig Belang, ohne therapeutische Konsequenzen, sie gingen unter den restlichen Verletzungen der Patienten völlig unter.

Frakturbehandlung: 19 der 56 Unfallopfer oder 34% aller Businsassen wiesen insgesamt 27 Frakturen auf. 8 der 27 Frakturen wurden während den ersten 24 h nach dem Unfall versorgt, 5 weitere wurden postprimär innerhalb der ersten 12 Tage operiert, die restlichen Frakturen wurden konservativ behandelt. 6 der 8 primär versorgten Patienten führten zur Restitutio ad integrum, eine offene Humerusfraktur endete mit einer 25%igen Invalidität. Unter den konservativ behandelten Frakturen wurde bei der Nachkontrolle eine Pseudarthrose der Klavikulafraktur sowie eine Pseudarthorse einer Skapulatrümmerfraktur festgestellt. Die Rippenfrakturen und die jugendlichen Femurfrakturen sind folgenlos zusammengeheilt. Bei gutem Funktionieren dieser Katastrophenorganisation wurden nebst den inneren Verletzungen nur die offenen Frakturen primär versorgt. Daraufhin postprimäre Behandlung der weiteren Frakturen, eine Taktik, die ohne weiteres auch bei normalen Verhältnissen toleriert werden darf.

Ärztliche Einsatz- und Aufgabenbereiche im Katastrophenfall

R. Rossi, F. W. Ahnefeld und H. H. Mehrkens

Zentrum für Anästhesiologie, Universität Ulm, Prittwitzstraße 43, D-7900 Ulm

Die Glieder der für die Erstversorgung von Notfallpatienten erarbeiteten Rettungskette müssen in modifizierter Form für den Katastrophenfall in ihrer jeweiligen Aufgabenstellung definiert werden. Dabei ist sowohl die außerklinische als auch die innerklinische Behandlung sicherzustellen. Für die medizinische Versorgung haben Ärzte in dieser Situation 4 Aufgabenbereiche abzudecken:
1. Ärzte, die am Katastrophenort eine Leitungsfunktion übernehmen und die Koordination mit der Einsatzleitung sichern.
2. Ärzte, die dezentral und in Sammelstellen lebensrettende Sofortmaßnahmen mit der Zielsetzung der Stabilisierung der Vitalfunktionen und der Erzielung der Transportfähigkeit durchführen.
3. Ärzte, die Patienten in Sammelstellen sichten und neben der bestmöglichen (Weiter-)Behandlung den Abtransport in geeignete Einrichtungen organisieren und durchführen.
4. Ärzte, die in den Kliniken und eventuellen zusätzlichen Behandlungseinheiten nach erneuter Sichtung und Erstbehandlung die definitive Versorgung vornehmen.

Sie benötigen zunächst eine gemeinsame Grundausbildung, in der die speziell an die Situation des Massenanfalls adaptierten notfallmedizinischen Techniken, sowie die allgemeinen und besonderen Einsatzformen zu vermitteln sind. Grundsätzlich muß eine den speziellen Anforderungen der jeweiligen Aufgabenbereiche gerecht werdende Ausbildung erfolgen. Ergänzt durch eine beschränkte, aber gezielt zusammengestellte Minimalausrüstung scheint eine den Umständen entsprechend gute Versorgung möglich.

Organisatorisch bildet das vorhandene System Notarzt- Rettungsdienst die einzige verläßliche Struktur, welche kurzfristig eine adäquate Versorgung bei Großschadensereignissen erlaubt. Die Rettungsleitstelle hat die Koordination der Rettungsmittel und Helfer zu übernehmen.

In gleicher Weise wie diese Aufgaben im außerklinischen Bereich wahrgenommen werden müssen, sind die Tätigkeitsgebiete innerhalb der Krankenhäuser zu definieren. Nach Erstversorgung und erneuter Sichtung in spätestens zu diesem Zeitpunkt einzurichtenden zentralen Notaufnahmen stehen die Herstellung der Operationsfähigkeit und die definitive oder ggf. provisorische Weiterbehandlung im Vordergrund.

Posterpublikationen

Organisatorische Maßnahmen im Krankenhaus bei Massenunfall

G. Sandbach, R. Schedl und H. Spängler

II. Universitätsklinik für Unfallchirurgie, Spitalgasse 23, A-1090 Wien 9

Mit einem Massenunfall, für dessen Auswirkungen der normale Dienstbetrieb nicht ausreicht, muß immer gerechnet werden. Zuviel Improvisation führt sonst zu einem Chaos. Im Katastrophenfall soll jedes Krankenhaus so vorbereitet sein, daß eine rasche Umstellung auf die neue Situation gewährleistet ist. Die Vorausplanung für räumliche, administrative, personelle und materielle Umorganisation ist erforderlich.

Räume: Die Ideallösung ist die Bildung einer „Versorgungsstraße" (O. Wruhs) aus den vorhandenen Räumen. In einem Auffangraum erfolgt die erste Sichtung. Ein großer Schockraum ist das Herzstück der Versorgung der Schwerverletzten, Räume für Untersuchung und Behandlung sollten ringförmig um diesen Raum gruppiert sein. Ein zentraler Warteraum wird sich am besten dafür eignen. Ambulanzräume werden zu Operationsräumen für kleinere und mittlere Eingriffe. Isolierräume für Moribunde und ausreichend große Totenkammern sind vorzusehen. Soweit Leichtverletzte nicht weggeschickt werden können, werden für sie ein Warteraum, Behandlungsräume und evtl. ein Notquartier benötigt. Zur Unterbringung der Schwerverletzten müssen Stationen (Chronikerstation, Dermatologie) akut freigemacht werden.

Administration: Eine zentrale Leitstelle ist einzurichten, die die Chirurgen bei der Organisation von Anlauf, Unterbringung und Nachschub entlastet. Der Nachrichtenverkehr muß über Geheimnummern und evtl. Funk sichergestellt sein. Eine Informationsstelle für Angehörige soll eingerichtet werden. An Freimachung und Beschilderung der Zufahrtswege sowie an Kennzeichnung der Funktionsräume muß gedacht werden. Eine einfache Dokumentation erfolgt am besten mit einem Laufzettel mit Patientennummer, die dem Patienten am besten mit Leukoplast auf die Brust geklebt wird.

Personal: Einberufung des gesamten hauseigenen Personals durch gezielte und ungezielte Alarmierung. Zusätzlich werden hausfremde Hilfskräfte herangezogen (Schwesternschule, Militär, Hilfsorganisationen).

Material: Neben Notbetten, Transportliegen, Medikamentenvorrat muß man auch an Infusionsständer, RR-Meßgeräte, Effektensäcke, Einmal-OP-Wäsche etc. denken.

Ablauf im Katastrophenfall: Mit der Verständigung des Krankenhauses durch die Behörde (Polizei o. ä.) beginnt die *Alarmphase*. Vor Alarmauslösung ist die Lage zu erkunden und zu beurteilen, sowie das Ausmaß der Alarmierung festzulegen. Zwischen Alarmauslösung und Eintreffen der ersten Verletzten erstreckt sich die *Vorbereitungsphase*, die oft relativ lange dauern kann. Jetzt müssen die entsprechenden Umorganisationen *planmäßig* ablaufen, das Routineprogramm muß rasch beendet werden, mögliche Störfaktoren soll man weitgehend ausschalten. Vorbereitungs- und Versorgungsphase sollen sich möglichst nicht überschneiden.

In der *Versorgungsphase* gelten geänderte Verfahrensgrundsätze:
— Priorität für Lebensrettung und Menschlichkeit,
— aufgeschobene Definitivversorgung,
— Operationsindikation ist auch von nichtmedizinischen Umständen abhängig, daher
— mehrmalige Triage,
— Sparsamkeit mit Material.

Man vermeide „gedankenloses Übertragen" (Wachsmut et al.) von routinemäßigen Verfahrensweisen.

VI. Neuropsychiatrische Folgen des Schädel-Hirn-Traumas

Neuropsychiatrische Folgen des Schädel-Hirn-Traumas — Vorübergehende psychische Unfallschäden

G. Frank

August-Bier-Klinik, Diekseepromenade 9–11, D-2427 Malente

Unter den Folgen des Hirntraumas kommt den psychischen Unfallschäden entscheidende Bedeutung zu. In Form der Bewußtseinsstörung sind sie Maß für die Schwere der Gewalteinwirkung und als Leistungs- und Verhaltensstörung limitierender Faktor sozialer und beruflicher Wiedereingliederung.

Symptomatologisch fügen sich traumatische psychopathologische Schädigungsfolgen in den Rahmen organischer Psychosyndrome. Pathogenetisch verantwortlich sind 3 Arten der Hirnschädigung: die reversible funktionelle Störung, die partiell rückbildungsfähige diffuse Schädigung durch Kreislaufstörung mit Ödem oder Blutung und die irreversiblen Folgen der anatomischen Zerstörung und sekundären Atrophie. Erscheinungsbild und Rückbildungsfähigkeit psychischer Unfallschäden werden insofern wesentlich von der Schwere, der Lokalisation und Mechanik des Traumas bestimmt, wobei sich Differenzierungen aus der unterschiedlichen Beteiligung und dem Ausmaß der jeweiligen Schädigungsart ergeben. Syndromgenetisch werden jedoch — im posttraumatischen Verlauf zunehmend — auch Einflüsse der Individualdisposition und des Milieus wirksam. Entsprechend werden die psychoorganischen Unfallschäden vielfältig modifiziert mit einer bezüglich Qualität, Intensität und Dauer individuell verschiedenen Symptomatik.

Der Reversibilität funktioneller und partiell auch diffuser Hirnschäden entsprechend haben psychoorganische Folgezustände des Hirntraumas — abgesehen von Schwankungen innerhalb der Akutphase und von sekundären Komplikationen — einen regressiven Verlauf, abhängig vom Ausmaß morphologischer Veränderungen und deren Kompensation entweder mit defektfreiem Ausgang oder verbleibendem Dauerschaden. Die Dynamik der Rückbildung wird dabei entscheidend von der Schwere des Traumas mitbestimmt. Indikator für die Schwere des Traumas und die damit verbundenen psychopathologischen Konsequenzen ist die Dauer der Bewußtseinsstörung. Die kausal-morphologisch orientierte Differenzierung einer Commotio, Contusio und Compressio cerebri wird deshalb zunehmend durch die dynamische Einteilung der Hirntraumen in 3 Schweregrade nach Tönnis u. Loew (1953) ersetzt, die prognostische Gesichtspunkte berücksichtigt.

Ungeachtet zusätzlicher, prognostisch allerdings nicht unerheblicher sekundärer posttraumatischer Reaktionsformen lassen sich regelhafte Charakteristika des hirntraumatischen Psychosyndroms erfassen. Initial überwiegen die Störungen der Vigilanz, der Orientierung und mnestischen Funktionen. Mit zunehmendem Abstand vom Schädigungsereignis und abhängig von der Schwere desselben werden Einbußen psychischer Leistungsfunktionen und

Tabelle 1. Psychiatrisch-psychopathologische Erscheinungsformen nach Schädel-Hirn-Traumen

---

1. Hirntraumatisches Initialsyndrom
   Bewußtlosigkeit
   Bewußtseinstrübung
   Traumatische Psychose

2. Hirntraumatisches Durchgangssyndrom
   Pseudo-neurasthenisches Syndrom
   Geordneter Dämmerzustand
   Reversibles amnestisches Syndrom
   Syndrome depressiv-apathischer, subeuphorisch-antriebsreicher, affektiv-amnestischer und paranoid-halluzinatorischer Prägung
   Apallisches Durchgangssyndrom

3. Hirntraumatisches psychoorganisches Residualsyndrom
   Hirnleistungsschwäche
   Organische Wesensänderung

Wesenseigentümlichkeiten deutlich. Grundsätzlich lassen sich die traumatisch bedingten psychoorganischen Störungen in reversible und irreversible trennen, die reversiblen wiederum in solche mit und solche ohne Bewußtseinsstörung. Die entstehende Dreigliederung in ein hirntraumatisches Initial-, ein Druchgangs- und ein Residualsyndrom hat fließende Grenzen (Tabelle 1).

Hirntraumatisches Initialsyndrom

Das hirntraumatische Initialsyndrom umfaßt die durch das Trauma gesetzte Bewußtseinsstörung und die um die Bewußtseinsstörung zentrierten „traumatischen" oder „Kontusions"-Psychosen. Die Tiefe der Bewußtseinstrübung wird in die bekannten Vigilanzgrade unterteilt, wobei neurochirurgische Fragestellungen unter Einschluß des neurologischen Befundes und vegetativer Parameter zusätzlich differenzierte Komatiefen einschließlich des traumatischen Mittelhirn- und Bulbärhirnsyndroms abgrenzen. Bei umschriebenen, penetrierenden oder perforierenden Hirnverletzungen kann eine Bewußtseinsstörung ausbleiben.

Unter Abklingen der Bewußtseinstrübung (spätestens nach 1 h bei leichter Hirnverletzung (I), nach maximal 24 h nach mittelschwerer Hirnverletzung (II), nach 1 Woche und länger bei schwerer Hirnverletzung (III) treten Störungen der Auffassung und Aufmerksamkeit, der Orientierung und mnestischer Funktionen hervor. Zusätzlich können Modifikationen durch neuropsychologische Störungen (z. B. Aphasie, Agnosie) und hirnlokale Psychosyndrome (z. B. Frontalhirnsyndrom) deutlich werden.

Weitgehend unabhängig von der Schwere der substantiellen Hirnschädigung und daher prognostisch von nur geringer Bedeutung sind die traumatischen Psychosen. Der synonym verwandte Begriff der „Ödempsychose" verweist auf die pathogenetischen Bedingungen, der Terminus „persönlichkeitsgefärbte traumatische Reaktionspsychose" auf mögliche individualtypische Ausgestaltungen. Zerebrale Vorschädigungen und Folgen der Polytraumatisierung können die Manifestation solcher Bilder begünstigen.

Es handelt sich zumeist um Verwirrtheiten und hypo- oder akinetische Erscheinungsformen, delirante und Dämmerzustände, seltener auch paranoid-halluzinatorische Psychosyndrome, die von unfallunabhängigen z. B. Alkoholentzugssyndromen differential-diagnostisch allenfalls anamnestisch abgegrenzt werden können. Häufig beobachtet werden in diesem Stadium sog. Korsakow-Psychosen mit Sekundengedächtnis, völliger Desorientiertheit, Konfabulationen und psychomotorischer Unruhe. Aggressive, ängstliche und suizidale Tendenzen sind in diesem Stadium oftmals Folge situativer und paranoider Verkennung, die mit Besserung der epikritischen Bewußtseinsstörung rückbildungsfähig sind.

Hirntraumatisches Durchgangssyndrom

Dem traumatischen Initialsyndrom schließt sich nach völligem Abklingen der Bewußtseinsstörung das hirntraumatische Durchgangssyndrom (Wieck 1980) an. Hierzu zählen alle reversiblen Störungen des Verhaltens und psychischer Leistungsfunktionen. Dabei entspricht die Ausgestaltung der Durchgangssyndrome bis zu einem gewissen Grade der Schwere des Traumas. Schwere Durchgangssyndrome sind häufig amnestisch-stuporös, d. h. durch ausgeprägte Antriebs-, Merkleistungs- und Orientierungsstörungen sowie Regressionssymptome geprägt, mittelschwere und leichte erscheinen eher affektiv-dysphorisch bzw. im Sinne des hyperästhetisch-emotionellen Schwächezustandes mit Auffassungs- und Umstellerschwernis gefärbt. Als besondere Erscheinungsformen affektiver Durchgangssyndrome werden maniform-hypermotile Verhaltensweisen, insbesondere nach kindlichen Hirntraumen (Lange-Cosack 1973) gesehen, ferner depressive und produktive Syndrome mit expansiv-konfabulatorischer und paranoid-halluzinatorischer Ausgestaltung.

Bindeglied des traumatischen Initial- und Durchgangssyndroms und damit Achsensymptom auch der schweren Durchgangssyndrome ist die traumatische Amnesie als Ausdruck einer aktuellen Störung des mittelbaren Gedächtnisses. Hierbei wird unterschieden zwischen der retrograden Amnesie als Folge einer Reproduktionsstörung und der posttraumatischen oder anterograden Amnesie infolge Merkleistungsstörung. Die Dauer der posttraumatischen Amnesie korreliert dabei ebenso wie die der Bewußtseinsstörung signifikant mit dem Schweregrad psychopathologischer Spätfolgen (Russell u. Smith 1961).

Mit zunehmender Besserung mnestischer Funktionen bis hin zu vollständiger Rückbildung der Merkleistungsstörung kommt es zu einer kontinuierlichen Verkürzung auch der retrograden Amnesie. Zurückbleibt eine peritraumatische amnestische Lücke, die seitens der Betroffenen häufig als Dauer der Bewußtlosigkeit verkannt wird. Eine irreversible retrograde Amnesie mit Verlust der gesamten Lebensgeschichte und Desorientiertheit auch zur Person ohne schwere Merkleistungsstörungen ist immer psychogener Natur.

Annähernd parallel zur Rückbildung mnestischer Störungen tritt zunehmende Reorientierung ein, zunächst bezüglich der persönlichen Daten bei noch gestörten Umweltbeziehungen im Sinne der „ptolemäischen Wende" (Mifka 1976), die häufig auch noch im Stadium des Durchgangssyndroms zu paranoiden Verkennungen und Umdeutungen Anlaß geben. Die Reorientierung auch in Zeit und Raum mit Ausnahme situationsangemessener Beziehungen zur Umwelt bezeichnet die „kopernikanische Wende", wonach es aufgrund erster bewußter Reflexion und Bestandsaufnahme häufig zu reaktiven depressiven Verstimmungen mit sekundärer Verschlechterung von Leistungs- und Verhaltensfunktionen kommt.

Meßbare posttraumatische intellektuelle Leistungseinbußen v. a. bezüglich des Wahrnehmungsvermögens, der Reagibilität und Ausdauer sind in großem Umfang reversibel, ebenso Störungen des Urteils- und abstrakten Denkvermögens. Mangels entsprechender Leistungseinbußen werden deshalb leichte Durchgangssyndrome mit Antriebs- und Affektstörungen häufig übersehen oder als psychopathisch-neurotische Verhaltensauffälligkeit verkannt.

Eine häufige, reversible psychische Unfallfolge ist das Postkommotionssyndrom, das als pseudoneurasthenisches Syndrom v. a. nach leichteren Verletzungen nicht selten erlebnisreaktiv fixiert wird. Eine Sonderform des schweren Durchgangssyndroms ist das potentiell rückbildungsfähige apallische Syndrom (Gerstenbrand et al. 1980). Psychopathologisch ist es gekennzeichnet durch das Coma vigile, eine parasomnische Bewußtseinsveränderung mit Fehlen einer Bewußtseinstätigkeit und emotioneller Reaktionen, Störungen des Schlaf-Wach-Rhytmus und Auftreten motorischer Primitivschablonen. Die Remissionsstadien münden in ein Defektstadium ein oder klingen defektfrei ab.

Psychopathologische Folgezustände, die sich innerhalb eines Zeitraumes von 2–3 Jahren nicht zurückbilden und sich nach einer gewissen Stabilisierung im Kompensations- und Restitutionsgeschehen des Durchgangssyndroms als irreversibel erweisen, werden dem traumatischen Residualsyndrom zugeordnet. Es handelt sich um Folgen vorwiegend der schweren Schädel-Hirn-Verletzung (III), d. h. Formen der traumatischen Hirnleistungsschwäche (75%) und der sog. hirntraumatischen Wesens- oder Persönlichkeitsänderung (23%). Hinzukommen sekundäre posttraumatische Einflüsse wie psychogene Reaktionen auf das Erlebnis des Traumas und die subjektiven Restbeschwerden, ferner Zukunftsbefürchtungen, Sicherungstendenzen sowie appellative Darstellungs- und Übertreibungsformen.

Literatur

1. Gerstenbrand F, Hackl JM, Rumpl E, Prugger M (1980) Langzeitbeobachtungen beim traumatischen apallischen Syndrom. In: Faust C, Müller E (Hrsg) Die Prognose und Rehabilitation des Schädel-Hirn-Traumas. Thieme, Stuttgart New York, S 55–60
2. Lange-Cosack H (1973) Verhaltens- und Intelligenzstörungen im Remissions- und Spätstadium nach Hirntraumen im Kindesalter. In: Müller E, Walch R (Hrsg). Das kindliche Schädel-Hirn-Trauma. Referate des 15. Kongresses der Gesellschaft für Hirntraumatologie und klinischer Hirnpathologie, Bad Homburg, Mai 1973. S 49–66
3. Mifka P (1976) Post-traumatic psychiatric disturbances. In: Vinken PJ, Bruyn GW (eds) Injuries of the brain and skull. North-Holland, Amsterdam (Handbook of clinical neurology, vol 24/29, pp 517–574)
4. Russell WR, Smith A (1961) Posttraumatic amnesia in closed head injury. Arch Psychiatry 5:16–29
5. Tönnis W, Loew F (1953) Einteilung der gedeckten Hirnschädigungen. Ärztl Prax 5:13–14
6. Wieck HH (1980) Psychiatrische Symptome bei Hirntraumen in ihrer Bedeutung für die Spätfolgen. In: Faust C, Müller E (Hrsg) Die Prognose und Rehabilitation des Schädel-Hirn-Traumas. Thieme, Stuttgart New York, S 13–22

Langdauernde psychische Unfallfolgen

H. Kind

Psychiatrische Poliklinik, Universitätsspital, CH-8091 Zürich

Unter diesem Begriff sollen 4 spezielle psychiatrische Diagnosen kurz charakterisiert werden:
1. das organische Psychosyndrom,
2. die hirnlokalen Psychosyndrome,
3. die Unfallneurose,
4. die fixierte Wunschreaktion oder Renten-„neurose".

Es folgen dann einige Hinweise zur Diagnostik.

ad 1: Das organische Psychosyndrom nach Bleuler (1979) meint definitionsgemäß die psychischen Begleiterscheinungen einer chronischen, mehr oder weniger ausgebreiteten diffusen Hirnschädigung. Weitgehend synonym gebraucht werden die Bezeichnungen chronisches Korsakow-Syndrom, psychoorganisches Syndrom, amnestisches Psychosyndrom. In typischen Fällen gehören zu seinem Symptomenbild:
a) der amnestische Symptomenkomplex, d. h. Störungen von Gedächtnis, Merkfähigkeit, Auffassung, Orientierung;
b) Störungen des Denkens, v. a. im Sinn der Vereinfachung, der erhöhten Abhängigkeit von Affekten, des Verlustes scharfer Einzelbegriffe mit dem Vorherrschen allgemeiner Vorstellungen und einer Neigung zu Perseverationen;
c) Störungen von Affektivität und Antrieb, häufig im Sinn der Affektlabilität, der ungenügenden Steuerung und Bremsung, oft ein Verlust der affektiven Differenzierung mit allgemeiner Verlangsamung, verminderter Spontaneität und Initiative.

Im Zusammenhang mit den Gedächtnis-, Denk- und Affektstörungen wird die Persönlichkeit als Ganzes beeinträchtigt, speziell die höheren und komplizierteren Funktionen wie Kritikfähigkeit für eigenes Verhalten und Urteilskraft. Es gibt alle Übergänge von leichten, nur testmäßig nachweisbaren Gedächtnisstörungen bis hin zum schweren Persönlichkeitsabbau, der dann als Demenz bezeichnet wird.

ad 2: Hirnlokale Psychosyndrome meinen definitionsgemäß die psychischen Begleiterscheinungen von chronischen, umschriebenen Hirnherden irgendwelcher Ätiologie. In typischen Fällen gehören zu ihrem Symptomenbild:
a) Störungen der Antriebshaftigkeit;
b) Störungen der Grundstimmung mit Verstimmbarkeit;
c) Veränderungen von Einzeltrieben wie Schlaf, Nahrungs- und Flüssigkeitsbedürfnis, Sexualität, Bewegungsbedürfnis u. a.

Charakteristisch ist für das reine hirnlokale Psychosyndrom, daß die intellektuellen und mnestischen Funktionen intakt bleiben. Antriebshaftigkeit und Einzeltriebe können sowohl gesteigert wie herabgesetzt sein, dauernd oder phasenhaft mit raschen Wechseln. Bei leichten Formen des hirnlokalen Psychosyndroms führt die Störung der Antriebshaftigkeit und der Stimmung oft nur zu geringgradigen Veränderungen in der Persönlichkeit

z. B. früher unbekannter Hemmungs- und Taktlosigkeit, heiterer Dauerverstimmung, dysphorischer Unverträglichkeit, Gereiztheit, Explosivität u. a.

Die beiden folgenden psychiatrischen Diagnosen meinen nicht körperlich begründbare psychische Störungen wie organische und hirnlokale Psychosyndrome, sondern erlebnisbedingte.

ad 3: Unfallneurosen. Der Begriff Neurose sollte nicht extensiv gebraucht werden. Es trägt zur Verwirrung bei, wenn jede Erlebnisreaktion, jede Aggravation im Sinne von Wunschvorstellungen so bezeichnet wird. Neurose meint in der Definition von Binder (1960), die in der Psychiatrie doch weithin akzeptiert ist, die Symptome, die mit einer gestörten innerseelischen Konfliktverarbeitung zusammenhängen. Gestört ist die Konfliktverarbeitung insofern, als nicht eine mehr oder weniger bewußte Lösung möglich ist, sondern mehr oder weniger unbewußte Abwehrvorgänge den Konflikt vom bewußten Ich fernhalten, es damit entlasten. Diese innerseelische Konflikthaftigkeit reicht meist in die Jugend zurück, woraus sich unter dem Einfluß eines disharmonischen Milieus charakterliche Fehlhaltungen etabliert haben. *Diese Fehlhaltungen werden als neurotische Persönlichkeitsstruktur bezeichnet* und sie ist der Boden, auf dem aktuelle Konflikte nicht adäquat gelöst werden, sondern durch *Abwehrvorgänge* (z. B. Verdrängung, Verleugnung, Projektion, Regression u. a.) zu *neurotischen Symptomen* Anlaß geben. Bei der eigentlichen Unfallneurose kommt es zu einer Verschiebung des vorbestandenen neurotischen Konflikts auf den Unfall. Beispielsweise findet jemand Entlastung vom Stachel des dauernd gekränkten Selbstgefühls, wenn vorhandene Fähigkeiten nicht den beruflichen Aufstieg erlaubt haben, den der persönliche Ehrgeiz verlangte, weil nun vor sich selbst und der Umgebung den vermeintlichen Unfallfolgen die Schuld zugeschoben werden kann. Es ist vor dem eigenen Gewissen leichter zu ertragen, unschuldiges Opfer eines Unfalls zu sein als ein beruflicher Versager. Der primäre Gewinn aus der Unfallneurose ist also die Konfliktentlastung und nicht irgendein äußerer Vorteil. Solche können natürlich als Motiv sekundär noch hinzukommen, z. B. die Vorteile, die das Versichertsein beinhaltet. Sie stehen aber bei der Unfallneurose im eigentlichen Sinn des Wortes nicht primär im Vordergrund (Näheres bei Venzlaff 1958).

ad 4: Fixierte Wunschreaktionen oder Renten-„neurosen" sind keine Neurosen im eben erwähnten Sinn. Sie umfassen jenes Verhalten, das vom konsequenten Wunsch nach Entschädigung oder Rente nach einem entschädigungspflichtigen Ereignis bestimmt ist. Diese Wunschreaktionen reichen von der reinen Simulation, d. h. der bewußten Vortäuschung nicht vorhandener Symptome über mehr oder weniger unbewußte hysterische Manifestationen bis zur Aggravation effektiv vorhandener, aber nicht so schwerer Unfallfolgen. Psychologische Grundlage ist der Wunsch nach Entschädigung, nach sozialer Sicherung. Es ist heute kein Geheimnis mehr, daß der soziale Wohlfahrtsstaat eine Versuchungssituation ersten Ranges darstellt. Je unpersönlicher die Beziehung zu diesem Staat für den Einzelnen ist, um so größer kann die Versuchung sein, von diesem allmächtigen Gebilde Staat ein Stück persönlicher Sicherheit in Form einer Rente zu erlangen. Solche Wunschreaktionen können natürlich alle andersartigen seelischen Folgezustände nach Unfällen überlagern und komplizieren. Man sollte den Ausdruck Renten-„neurose" vermeiden, weil es eben keine Neurosen im eigentlichen Sinne sind; d. h. nicht die unbewußten, tiefenpsychologischen Vorgänge sind verantwortlich, sondern durchaus bewußtseinsnahe Einstellungen.

Auf eine besondere Form dieser fixierten Wunschreaktionen muß ich hinweisen, der wir in den letzten Jahren häufiger begegnet sind. Betroffen sind ganz überwiegend ausländische

Arbeiter aus ländlichen Gebieten Südeuropas. Bis zum Unfallereignis sind sie psychisch gesund gewesen, waren als Arbeitskräfte meist geschätzt, haben in der Regel keinen gelernten Beruf, waren aber oft stolz auf die erreichte berufliche Stellung, die sie Dank ihrer körperlichen Leistungsfähigkeit erreicht hatten. Wenn nun Unfallfolgen zu einem Wechsel des Arbeitsplatzes zwangen, weil die bisherige Arbeit nicht mehr geleistet werden konnte, dann kam es oft zu einer anhaltenden depressiven Reaktion mit Verlust des bisherigen Selbstvertrauens. Auch wenn objektiv durchaus eine wesentliche Teilarbeitsfähigkeit bestand und in der Firma auch ein Arbeitsplatz angeboten werden konnte, war der Betroffene nicht zur Arbeitsaufnahme zu bewegen. Von den Ärzten erwartete er die Wiederherstellung seiner früheren körperlichen Leistungsfähigkeit oder dann eine Rente, die ihm den Lebensunterhalt sichern würde. Durch den Verlust der früheren Arbeitsfähigkeit fühlt er sich im kulturfremden Land sozial ausgegliedert, hilflos dem Schicksal ausgeliefert. Nach Hause zurück kann er nicht, weil er dort als Teilarbeitsfähiger keine Chance hat, Arbeit zu finden.

Wiederholt hat uns ein solcher psychisch einfach strukturierter Arbeiter aus dem Süden zu verstehen gegeben, daß er nur mit einem ersparten Kapital nach Hause zurückkehren könne, oder nach einem Unfall eben mit einer Rente. Andernfalls wäre er für seine Familie und die Dorfgemeinschaft ein Versager oder ein Dummkopf. Jede Behinderung der körperlichen Leistungsfähigkeit, auch wenn sie objektiv gesehen eher geringfügig ist, aber zu einem Wechsel des Arbeitsplatzes zwingt, wird als schwere Bedrohung erlebt und weckt den Wunsch nach Sicherung. Die Situation ist deshalb besonders schwierig, weil die Verweigerung der Rente nach unserer Erfahrung nicht etwa zu einer Änderung in der Einstellung führt und zur Arbeitsaufnahme, sondern in einigen Fällen zu einer fixierten chronisch depressiven Verstimmung und zum weiteren sozialen Rückzug. Umgekehrt wäre nach unseren Maßstäben für Schweizer ein Wechsel des Arbeitsplatzes durchaus zumutbar und „bei gutem Willen" könnte der betreffende Mann dort brauchbare Arbeit leisten. Eine Unfallneurose im eigentlichen Sinn, die entschädigungspflichtig wäre, liegt also nicht vor, aber auch mit der oberflächlichen Etikette Begehrungshaltung wird man offensichtlich diesen Menschen nicht gerecht. Das Problem liegt in den verschiedenen kulturabhängigen Normen und Werten, denen das Unfallversicherungsgesetz nicht Rechnung trägt, wahrscheinlich nicht Rechnung tragen kann, weil es nicht je nach Herkommen verschiedene Maßstäbe anwenden darf, sondern einzig die Schwere der medizinisch ausgewiesenen Arbeitsunfähigkeit zu berücksichtigen hat.

In einer eben erschienenen englischen Literaturübersicht zum Thema (Weighill 1983) wird ebenfalls darauf hingewiesen, daß in manchen Fällen trotz Erledigung des Rentenanspruchs keine wesentliche Besserung eintritt und daß oft nur ein niedrigerer Beschäftigungsstatus erreicht wird. Im übrigen bestünden noch zu wenig gesicherte Kenntnisse über den langen Verlauf dieser Unfallfolgen.

Nach dieser Übersicht stellt sich die Frage, welche *diagnostische Kriterien* die Abgrenzung dieser verschiedenen psychischen Zustände erlauben. Das Hauptproblem ist dabei die *Diagnose des organischen Psychosyndroms* und der Grad der Wahrscheinlichkeit, mit dem sich diese Diagnose begründen läßt. Ein organisches Psychosyndrom ist definitionsgemäß die Folge einer Hirnschädigung. Es setzt deshalb den Nachweis eines relevanten Hirntraumas voraus. Wenn kein oder nur ein geringfügiges Trauma stattgefunden hat, das nicht geeignet war, eine dauerhafte Hirnschädigung zu bewirken, dann kann man auch nicht ein organisches Psychosyndrom als Folgezustand postulieren. Gegen diesen Grundsatz wird nicht selten von Ärzten verstoßen, nämlich dann, wenn nachhaltige aber nicht sehr typische Symptome nach einem Bagatellunfall vorhanden sind. Ein weiterer Grundsatz besteht darin, daß nur das mittelschwere und schwere organische Psychosyndrom so charakteristische Symptome macht, daß die psychiatrische Diagnose allein genügend Gewicht besitzt. Beim Fehlen eines relevanten Hirntraumas wird man in diesen Fällen eine andersartige Hirnschädigung annehmen müssen, z. B. ein kreislaufbedingtes Hirnleiden oder eine präsenile Atrophie. Früher oder später sollten aber auch in diesen Fällen neurologische Befunde die psychiatrische Diagnose ergänzen, sonst bleibt sie doch mit einem Fragezeichen belastet.

Das *leichte organische Psychosyndrom ist ein wenig charakteristisches psychiatrisches Zustandsbild,* dessen Diagnose nur in Verbindung mit Hinweisen auf die verursachende Hirnschädigung gestellt werden darf. Die Übergänge zum neurasthenischen Syndrom, zu hypochondrischen Beschwerden, zur mehr oder weniger larvierten Depression sind völlig fließend, aber auch zum leichten Schwachsinn und zur abnormen Erlebnisreaktion und zur Unfallneurose ohne organische Folgesymptome.

Noch viel weniger charakteristisch ist das hirnlokale Psychosyndrom. Ohne begründete Hinweise für einen tatsächlich vorhandenen lokalisierten Hirnherd kann diese Diagnose nicht gestellt werden. Natürlich gibt es die ausgesprochenen Fälle, wo der Psychiater aufgrund seiner Befunde den mehr oder weniger bestimmten Verdacht eines solchen Hirnherdes äußert und den Neurologen eventuell zu erneuter Abklärung veranlassen wird. Wenn dieser Hirnherd mit somatischen Symptomen aber nicht belegt werden kann, dann hängt auch die psychiatrische Diagnose in der Luft und man wird sich nicht darauf versteifen.

Die Diagnose eines organischen Psychosyndroms muß deshalb möglichst vielseitig begründet sein. Es gehört dazu eine *sorgfältige Anamnese* mit einem Vergleich des prä- und posttraumatischen Zustandes. Ferner sind *Auskünfte von Angehörigen,* Vorgesetzten am Arbeitsort, Kollegen u. a. unerläßlich. In der Regel kann man solche Auskünfte auch nicht telefonisch einholen, jedenfalls nicht wenn eine wichtige gutachterliche Entscheidung in Frage steht, sondern nur mündlich im persönlichen Gespräch, weil man sich nur dann ein Bild von der auskunftgebenden Person machen kann, deren Voreingenommenheiten und psychische Begrenztheiten für die Qualität der erhaltenen Informationen entscheidend sind. Dieser Umstand ist übrigens mit ein Grund, warum wir es in der Regel ablehnen, Begutachtungen von weit entfernt wohnenden Patienten zu übernehmen, weil eben diese Seite der Untersuchung nicht adäquat durchgeführt werden kann.

Zur Anamnese und zur *Befunderhebung im Untersuchungsgespräch,* das Hinweise auf Denkabläufe, Affekte, Stimmung, Einstellungen und Verhaltensweisen gibt, kommt die spezielle Prüfung gewisser psychischer Leistungen und Funktionsabläufe hinzu. Bei Verdacht auf ein organisches Psychosyndrom wird sich diese Prüfung auf Frischgedächtnis, Merkfähigkeit, Auffassung, Konzentrationsvermögen erstrecken. Wie eine solche Prüfung durchgeführt wird, hängt von den Gewohnheiten des Untersuchers ab. Hingegen sollte sie immer gleich und mit einem Satz persönlicher Standardfragen durchgeführt werden, weil nur dann Vergleichsmöglichkeiten aus Erfahrung entstehen. In meinem Leitfaden für die psychiatrische Untersuchung werden Hinweise gegeben, wie eine solche Prüfung ohne spezielle Hilfsmittel im Untersuchungsgespräch durchgeführt werden kann.

Wenn eine genauere Diagnose und Beurteilung der mnestischen, d. h. der Gedächtnisfunktionen im weiteren Sinn notwendig ist, dann kommt man heute nicht ohne eine *Batterie psychodiagnostischer Tests* aus. Die speziellen Leistungs- und Gedächtnistests sind meist einfach durchzuführen. Sie brauchen aber Zeit und man muß sich vor allem streng an die Testanweisung halten, weil sonst die Resultate nicht vergleichbar sind. Sie können von einer intelligenten und zuverlässigen Hilfsperson appliziert werden. Zu erwähnen sind der Benton-Test, der d2-Aufmerksamkeits-Belastungstest, das Diagnostikum für Zerebralschädigung nach Hillers oder der Rechentest nach Kraepelin-Pauli.

Wenn schon eine Testbatterie verwendet wird, dann sollte sie eigentlich durch sog. Persönlichkeitstests erweitert sein, weil das organische Psychosyndrom nicht einfach die mnestischen Funktionen betrifft, sondern die ganze Persönlichkeit mehr oder weniger alteriert. Besonders die sog. Projektionstests können hilfreich sein, v. a. der Rorschach-Test, der Farbpyramidentest, Wartegg-Zeichentest u. a. Ihre Applikation und Auswertung setzt spezialisierte Kenntnisse voraus, die heute der Psychiater nur noch ausnahmsweise besitzt. Der klinische Psychologe ist hier der Fachmann und ihm wird man bei Begutachtungen in der Regel die Aufgabe der Testdiagnostik übertragen. Natürlich ist auch nicht jeder Psychologe ein Fachmann für Psychodiagnostik. Man wird auch bei ihm auf die spezielle Erfahrung und Ausbildung Rücksicht nehmen.

Schwerwiegende Fehlerquellen, die oft zu wenig beachtet werden, ergeben sich, wenn Patient und Untersucher nicht die gleiche Sprache beherrschen. Testresultate sind unbrauchbar, wenn der Patient die Fragen bzw. Anleitungen nicht richtig versteht. Wir haben es deshalb immer abgelehnt, Begutachtungen von Patienten zu übernehmen, welche die deutsche Sprache nicht zuverlässig beherrschen. Natürlich sind Wahrscheinlichkeitsdiagnosen auch bei geringeren Sprachkenntnissen möglich. Aber Abklärungen, die einer gerichtlichen Überprüfung stand halten sollten, sind uns bei fremdsprachigen Patienten nicht möglich. Das zu verstehen, macht Neurologen und Versicherungsleuten oft Mühe. Wir sind aber der Meinung, daß eine fehlende psychiatrische Expertise weniger schlimm ist als eine falsche.

Aus dieser Abgrenzung und Gegenüberstellung ergibt sich der Schluß, daß die Diagnose: organisches Psychosyndrom oder Neurose bzw. abnorme Erlebnisreaktion, nur möglich ist, wenn sowohl Art und Schwere des Traumas, unmittelbare Unfallfolgen, Art und Verlauf der neurologischen und psychopathologischen Symptome, als auch Testbefunde, prätraumatische Persönlichkeit und gesamte Lebensgeschichte berücksichtigt werden. Es gibt keinen einzelnen Bestandteil dieses Mosaiks, der für sich allein entscheidend wäre. Nur die gewissenhafte Gewichtung aller Faktoren erlaubt im Einzelfall die Diagnose.

Zusammenfassung

Es werden kurz beschrieben und in ihrer Symptomatik erläutert: 1. das organische Psychosyndrom als psychische Begleiterscheinung einer chronischen, diffusen Hirnschädigung; 2. die hirnlokalen Psychosyndrome als psychische Begleiterscheinung chronischer, lokalisierter Hirnherde; 3. die Unfallneurose und 4. die fixierte Wunschreaktion oder Renten-„neurose". Die Diagnose eines posttraumatischen organischen Psychosyndroms verlangt meist eine vielseitige Abklärung, bei welcher Anamnese, somatischer und psychiatrischer Untersuchungsbefund, Testdiagnostik und Auskünfte von Drittpersonen gleicherweise wichtig sind.

Literatur

1. Binder H (1960) Psychopathien, Neurosen, abnorme Reaktionen. In: Gruhle HW, Jung R, Mayer-Gross W, Müller M (Hrsg) Psychiatrie der Gegenwart, Bd II. Klinische Psychiatrie, 1. Aufl. Springer, Berlin Göttingen Heidelberg, S 180–202

2. Bleuler E (1979) Lehrbuch der Psychiatrie, 14. Aufl. neu bearbeitet von M. Bleuler. Springer, Berlin Heidelberg New York
3. Kind H (1979) Psychiatrische Untersuchung. Ein Leitfaden für Aerzte und Studierende in der Praxis und Klinik, 2. ergänzte Aufl. Springer, Berlin Heidelberg New York
4. Venzlaff U (1958) Die psychoreaktiven Störungen nach entschädigungspflichtigen Ereignissen. (Die sogenannten Unfallneurosen). Monographien aus dem Gesamtgebiet der Neurologie und Psychiatrie. Springer, Berlin Göttingen Heidelberg
5. Weighill VE (1983) Compensation neurosis: A review of literature. J Psychosom Res 27:97–104

Bleibende neurologische Unfallschäden nach Schädel-Hirn-Trauma

M. Mumenthaler, B. Radanov und H.-P. Ludin

Neurologische Universitätsklinik, Inselspital, CH-3010 Bern

Bleibende Schäden können *Folge sein*
- einer *Fraktur des Hirnschädels, insbesondere der Schädelbasis,* ebenso aber
- einer durch Zerrung bedingten *Läsion der Hirnnerven* oder schließlich
- einer *Gehirnkontusion* bzw. einer posttraumatischen *Hirnschwellung* oder *intrakraniellen Blutung*

Geordnet nach betroffenen Strukturen des Nervensystemes sind folgende Läsionen möglich:
- *Läsion einzelner Hirnnerven*

  am häufigsten eine *Anosmie,* praktisch immer Zeichen einer durchgemachten Gehirnkontusion. Sie kann mit Latenz von Wochen auftreten. Eine Rückbildung findet in 1/3 der Fälle statt, meist im Verlauf eines Jahres.

  Läsion des *N. opticus,* praktisch immer bei Frakturen, die sich in das Foramen nervi optici erstrecken, evtl. mit Blutung in die Optikusscheide.

  Läsion von *Augenmuskelnerven* mit Doppelbildern. Selten Abriß (z. B. Oculomotorius), häufiger lediglich Zerrung mit Rückbildung innerhalb von 3 Monaten. Eine Okulomotoriusparese kann auch Folge einer Kompression des Nervenstammes gegen den Tentoriumrand bei Hirnschwellung sein.

  Fazialisparese, entweder sofort oder verzögert durch Sickerblutung. Letzteres häufiger bei Pyramidenlängs- als bei Pyramidenquerfraktur. Bei Querfraktur kommt es in etwa der Hälfte der Fälle zu einer Fazialisparese, bei Längsfraktur in 10–30%. Eine spontane Erholung tritt bei 70% der Sofortlähmungen, bei 90% der verzögerten Lähmungen auf.

  Störungen des *Gehörs* und des *Gleichgewichtes.* Dies kann u. U. auch bei einer traumatischen Läsion des Mittelohres auftreten und ist nicht unbedingt Zeichen einer Schädigung des 8. Hirnnerven.

  Selten *Ausfälle kaudaler Hirnnerven,* z. B. konkret des N. glossopharyngicus, vagus und accessorius als Siebenmann-Syndrom bei Fraktur in das Foramen venae jugularis hinein.

– *Läsionen des Gehirnes*
(nach Gehirnkontusion, evtl. nach einem posttraumatischen Ödem oder einer intrakraniellen Blutung).
Neurologische Herdsymptome, z. B. Mono- oder Hemiparesen, Paraparesen.
Pseudobulbärsymptome mit verwaschener Sprache und mit Schluckstörungen.
Homonyme *Gesichtsfeldstörungen.*
Ataxie (bei Hirnstamm oder Kleinhirnschädigung).
Neuropsychologische Störungen (z. B. Aphasie, Apraxie etc.).
Posttraumatische *Epilepsie*. Frühepilepsie unmittelbar nach Trauma oder abnehmend häufig im Abstand bis zu 10 und mehr Jahren. 6 Monate nach dem Trauma sind die Hälfte, 2 Jahre später ca. 80% der posttraumatischen Epilepsien manifest geworden. Anfallstypus kann fokal (motorischer oder sensibler Jackson-Anfall, Adversivanfall, Temporallappenanfälle) oder primär generalisiert sein. Eine posttraumatische Epilepsie tritt bei ca. 1/3 der offenen Gehirnverletzungen und bei ca. 5% der geschlossenen Hirnkontusionen auf.
Posttraumatisches, hirnlokales oder allgemeines *Psychosyndrom*. Dies ist die sozial schwerste Unfallfolge. Sie wird an anderer Stelle referiert.
Indirekte neurologische Dauerfolgen eines Schädeltraumas.
Rhinoliquorrhö (Otoliquorrhö), mit plötzlichem Ausfluß von Liquor aus der Nase, z. B. beim Bücken und dadurch
Durchwanderungsmeningitis, die auch Jahre nach dem Trauma auftreten kann oder gar (evtl. auch ohne Meningitis)
Hirnabszeß.
Auch ohne Fraktur: *Arteriovenöse Fistel im Sinus cavernosus* mit pulssynchronem Exophthalmus und intrakraniellem Strömungsgeräusch.
Aresorptiver Hydrozephalus als Folge einer subarachnoidalen Blutung. Zunehmende psychoorganische Veränderung, Gangstörungen, Urininkontinenz. Ein zunehmender Hydrocephalus internus ist nachweisbar (z. B. im CT) mit einer starken Verlangsamung des Liquorflusses (retrogrades Eindringen von in die Cisterna magna eingebrachtem markiertem Humanalbumin).
Die Häufigkeit der einzelnen neurologischen Unfallschäden in einem eigenen Krankengut von 457 (je etwa zur Hälfte begutachteten bzw. konsiliarisch gesehenen) Schädel-Hirn-Traumatikern präsentiert sich wenigstens 4 oder mehr Jahren nach dem Trauma wie folgt:
216 (47,3%) der 457 Fälle hatten bei der Untersuchung organisch-neurologische Ausfälle. Davon wiesen auf:
118 (54,6%) Hirnnervenausfälle
64 (29,6%) eine Anosmie
21 (9,7%) eine Augenmotilitätsstörung
5 (2,3%) eine Läsion des N. opticus mit Amaurose
17 (7,9%) eine sensible Trigeminusstörung
8 (3,7%) eine periphere Fazialislähmung
13 (6,0%) eine Hörstörung
5 (2,3%) andere Hirnnervenläsionen
61 (28,2%) zentrale motorische und/oder sensible Ausfälle (z. B. Hemiparesen, Spastik etc.)
13 (6,0%) eine Gesichtsfeldstörung.
113 (52,3%) der 216 Patienten mit neurologischen Ausfällen haben ein psychoorganisches Syndrom, davon wiederum 50,4% ein leichtes, 32,7% ein mittelschweres und 10,2%

ein schweres. Zusätzlich wiesen 42 (17,4%) der 241 Patienten ohne organisch-neurologische Ausfälle ein solches auf.

Eine Frühepilepsie fand sich bei 10,2% der Gruppe mit und in 5,8% derjenigen ohne organisch-neurologische Ausfälle. Im Laufe der Beobachtungszeit entwickelte sich dann eine Epilepsie in beiden Gruppen etwa gleich häufig: 16,7 bzw. 15,4%.

Traumatische Epilepsie

M. Egli

Epilepsieklinik, Bleulerstraße 60, CH-8008 Zürich

Traumatische Frühanfälle

Das Auftreten eines oder auch mehrerer epileptischer Anfälle kurz nach einem Hirntrauma bedeutet noch nicht, daß eine Epilepsie vorliegt. Es handelt sich um Gelegenheitsanfälle, welche durch die akute traumatische Hirnschädigung ausgelöst werden. Man spricht von traumatischen Frühanfällen. Der Begriff Frühepilepsie sollte vermieden werden, da die nosologischen Krankheitskriterien für eine Epilepsie – chronisches Auftreten von Anfällen ohne eruierbaren anfallsauslösenden Anlaß – nicht erfüllt sind. Die Grenze zwischen den Frühanfällen und den Spätanfällen, welche meist als Ausdruck einer traumatischen (= posttraumatischen) Epilepsie zu deuten sind, liegt zwischen dem Ende der 2. und 3. Woche nach dem Trauma (Tabelle 1).

Andere setzen die Grenze früher an und bezeichnen nur die in der ersten Woche nach dem Unfall auftretenden Anfälle als Frühanfälle [7, 9, 18]. Besser ist deshalb eine funktionelle Definition: Traumatische Frühanfälle bezeichnen epileptische Anfälle, welche unmittelbar nach einem Trauma oder zu einem Zeitpunkt, in dem der Patient immer noch an den direkten Folgen des Traumas leidet, auftreten [1, 6]. Gut 70% der Frühanfälle treten innerhalb von 24 h nach dem Trauma auf (Tabelle 2). Ein 2., kleinerer Gipfel liegt zwischen dem 3.–6. Tag. Zu diesem Zeitpunkt ist die Entwicklung eines Hirnödems bei schweren Traumen am stärksten ausgeprägt, und es kommt bevorzugt zu subduralen Hämatomen, auf welche frühepileptische Anfälle, als Alarmzeichen, hindeuten können. Frühanfälle sind nicht selten. Nach geschlossenen Hirntraumen kommen sie in 2–5% [1, 11, 12, 18], nach offenen oder mit Komplikationen (Blutungen) einhergehenden Schädigungen in 10–20% [12, 18]

Tabelle 1. Epileptische Anfälle nach Hirntrauma

Frühanfälle 2–3 Wochen nach Trauma	→	Gelegenheitsanfälle
Spätanfälle	→	Traumatische Epilepsie

Tabelle 2. Traumatische Frühanfälle

Auftreten:	Innerhalb 2–3 Wochen nach dem Trauma:	70% innerhalb von 24 h 3.–6. Tag Alarmzeichen
Häufigkeit:	2– 5% nach geschlossenem 10–20% nach offenem	⟩ Schädel-Hirn-Trauma
Anfallsart:	Fokal-motorische und tonisch-klonische (Grands-Maux) Anfälle	
Prognose:	Frühanfälle disponieren zu traumatischer Epilepsie – 20% nach geschlossenem – 45% nach offenem	⟩ Schädel-Hirn-Trauma

vor. Kinder sind signifikant häufiger betroffen. Frühanfälle manifestieren sich meist als tonisch-klonische Anfälle (Grands-Maux) oder als fokal-motorische Anfälle. Eine besondere Bedeutung haben Frühanfälle, welche nach leichten Schädel-Hirn-Traumen ohne Bewußtlosigkeit auftreten. Sie werden bei Kindern in 3–6% beobachtet [10, 12, 15] und beweisen dann natürlich eine gröbere Hirnschädigung, was versicherungstechnisch sehr wichtig sein kann. Die Prognose im Hinblick auf die Entwicklung einer traumatischen Epilepsie wird durch das Auftreten von Frühanfällen schlechter. Patienten mit Frühanfällen entwickeln in 20–45%, je nach Art und Schwere des Hirntraumas, eine Epilepsie [1, 9, 18].

Traumatische Epilepsie (Tabelle 3)

Tabelle 3. Traumatische Epilepsie

– Rezidivierendes Auftreten epileptischer Anfälle nach Abklingen der akuten Phase		
– Bei 20–30% nur 1 Anfall → „traumatischer Spätanfall"		
– *Häufigkeit:*	10–15% nach schwerem 1– 2% nach mittelschwerem 0,5% nach leichtem	⟩ Schädel-Hirn-Trauma
– *Manifestation:*	80% → innerhalb von 2 Jahren	

Wie bereits erwähnt, spricht man erst von einer traumatischen Epilepsie, wenn rezidivierende Anfälle auftreten. Bei 1/4 aller Patienten, die eine Hirnkontusion durchgemacht haben, kommt es innerhalb von 6–10 Jahren nach dem Unfall nur zu 1 Anfall [1, 4]. Falls das EEG normal ist und, v. a., wenn Provokationsfaktoren für den Anfall eruiert werden können, handelt es sich hier um einen traumatischen Spätanfall und noch nicht um eine Epilepsie. Dies hat therapeutische und soziale Konsequenzen, v. a. auch im Hinblick auf die Fahrtauglichkeit. Eine groß angelegte Populationsstudie von 2747 Patienten [1] ergab ein Epilepsierisiko innerhalb von 5 Jahren von 11,5% nach schweren, von 1,6% nach mäßig schweren und von 0,6% nach leichten Hirntraumen. Nach offenem Schädel-Hirn-Trauma und vaskulären Komplikationen steigt die Inzidenz bis 30% [9, 10, 17], nach offenen und infizierten

Tabelle 4. Traumatische Epilepsie

Risikofaktoren:	− Offene und infizierte Verletzung − Lange initiale Bewußtlosigkeit − Zentoparietale > temporale Läsion − Traumatische Frühanfälle − Fokale neurologische Ausfälle
Anfallsart:	Fokale Anfälle (elementar und komplex) Tonisch-klonische Anfälle: z. T. als Status
Prognose:	50−60% → günstiger Verlauf

Läsionen bis 70% [2, 4, 13, 16]. Über 80% aller traumatischen Epilepsien manifestieren sich innerhalb von 2 Jahren nach dem Unfall [17, 20]. Anfälle, welche später als 4 Jahre nach einem Trauma auftreten, sind statistisch gesehen nicht häufiger, als auch ohne Trauma zu erwarten wäre [1]. Die Risikofaktoren für das Auftreten einer traumatischen Epilepsie sind in Tabelle 4 zusammengefaßt, sie wirken kumulativ [1, 9].

Die traumatische Epilepsie manifestiert sich bei über 50% in tonisch-klonischen Anfällen (Grands-Maux) [17] sowie in fokalen Anfällen, nach offenen Verletzungen häufiger mit elementaren und bei gedeckten Verletzungen häufiger mit komplexen (psychomotorischen) Symptomen [8]. Die Prognose traumatischer Epilepsien ist i. allg. nicht ungünstig. Verschiedene Autoren berichten über eine Remissionstendenz in über 50% aller Fälle bei einer Katamnesedauer von 6−10 Jahren [4, 16, 19].

Nicht alle Anfälle nach Hirntrauma sind epileptischer Natur. Von 211 Patienten, die mit der Zuweisungsdiagnose einer traumatischen Epilepsie bei uns stationär oder ambulant abgeklärt worden sind, hatten 18% keine Epilepsie (Tabelle 5). 7 Patienten hatten Gelegenheitsanfälle, 11 Synkopen, 5 psychogene Anfälle, 3 transient-ischämische Attacken. Bei 12 blieb die Anfallsdiagnose unklar. Eine schwierige Frage ist in diesen Fällen der kausale Zusammenhang mit dem Trauma. Im Rahmen einer posttraumatischen depressiven Entwicklung können psychogene Anfälle auftreten. Transient-ischämische Attacken im vertebrobasilären Bereich sind als Folge eines zusätzlichen Schleudertraumas denkbar. Synkopen können bei posttraumatischen vegetativen Regulationsstörungen gehäuft vorkommen.

Die wichtigsten diagnostischen Klippen sind in Tabelle 6 aufgeführt.

Tabelle 5. 211 Patienten mit Zuweisungsdiagnose: Traumatische Epilepsie

Keine Epilepsie	*38*		*18%*
Gelegenheitsanfälle		7	
Synkopen		11	
Psychogene Anfälle		5	
Transient-ischämische Attacken		3	
Ungeklärt		12	
Traumatische Epilepsie	*173*		*82%*
Total	*211*		*100%*

Tabelle 6. Diagnostische Probleme bei traumatischer Epilepsie

---
Schwere des Traumas: Bewußtlosigkeit kann fehlen (Kinder)
Laborbefunde: Schädel-CT und EEG können normal sein
Traumatische Epilepsie zu häufig diagnostiziert

Auch ohne Bewußtlosigkeit kann es, v. a. bei Kindern, zu einer substantiellen Hirnschädigung mit Ausbildung einer traumatischen Epilepsie kommen. Bei 20% der Patienten mit gesicherter posttraumatischer Epilepsie sind Schädel-CT oder EEG normal, bei 6% sogar beide Untersuchungen [14]. Im allgemeinen wird eine traumatische Epilepsie zu häufig diagnostiziert. 4 Jahre nach dem Trauma ist das Anfallsrisiko gegenüber der Durchschnittsbevölkerung nicht erhöht. Nichtepileptische Anfälle nach Traumen werden häufig als epileptisch fehlgedeutet.

Therapie der traumatischen epileptischen Anfälle

Eine prophylaktische antiepileptische Behandlung nach schweren Schädel-Hirn-Traumen ist i. allg. nicht sinnvoll. Einzelne haben günstige Ergebnisse gesehen [5, 21], andere keine Wirkung [3]. Zudem ist die praktische Durchführung problematisch. Nur ca. 6% der Patienten sollen die Medikamente länger als 1 Jahr einnehmen [10]. Eine konsequente antiepileptische Therapie soll durchgeführt werden, wenn traumatische Frühanfälle aufgetreten sind, und zwar während 2 Jahren, da sich in dieser Zeit über 80% der traumatischen Epilepsien manifestieren. Beim Auftreten eines einzelnen traumatischen Spätanfalls, v. a. wenn er unter Provokation erfolgte und das EEG normal ist, kann mit einer Behandlung noch gewartet werden. Voll ausgebildete traumatische Epilepsien müssen während 3–5 anfallsfreien Jahren weiter behandelt werden. Als wirksamstes Medikament gilt Phenytoin, günstig sind auch Phenobarbital, Primidon und Carbamazepin. Bei pharmakoresistenten Patienten muß erwogen werden, ob eine chirurgische Therapie möglich ist.

Fahrtauglichkeit bei Patienten mit traumatischer Epilepsie

Bei manifester traumatischer Epilepsie gelten die üblichen Kriterien: 2jährige Anfallsfreiheit, EEG ohne epilepsiespezifische Potentiale, keine schweren psychoorganischen Veränderungen. Die letzte Voraussetzung ist bei den traumatisch geschädigten Patienten häufig nicht erfüllt. 58% unserer 211 Patienten mit Anfällen nach Hirntrauma hatten eine psychoorganische Schädigung. Bei Patienten mit frühepileptischen Anfällen, welche während 2 Jahren antiepileptisch behandelt werden sollen, halten wir die Fahrtauglichkeit erst nach Ablauf dieser Frist, wenn keine Anfälle mehr aufgetreten sind, für gegeben. Ein einzelner Gelegenheitsanfall nach der unmittelbar posttraumatischen Periode (traumatischer Spätanfall) spricht noch nicht gegen die Fahrtauglichkeit, falls die übrigen Voraussetzungen dafür erfüllt sind.

Literatur

1. Annegers JF, Grabow JD, Groover RV, Laws ER, Elveback LR, Kurland LT (1980) Seizures after head trauma: A population study. Neurology 30:683–689
2. Ascroft PB (1941) Traumatic epilepsy after gun shot wounds of the head. Br Med J 1:739–744
3. Caveness WF, Meirowsky AM, Rish BL, Kistler JP, Dillon JD, Weiss GM (1979) The nature of posttraumatic epilepsy. J Neurosurg 50:545–553
4. Evans JM (1962) Post-traumatic epilepsy. Neurology 12:665–674
5. Glötzner FL (1981) Antiepileptische Prophylaxe mit Carbamazepin bei Patienten mit schweren Schädel-Hirntraumen. In: Remschmidt H, Rentz R, Jungmann J (Hrsg) Epilepsie 1980. Thieme, Stuttgart
6. Hendrick EB, Harris L (1968) Post-traumatic epilepsy in children. J Trauma 8:547–555
7. Janz D (1982) Zur Prognose und Prophylaxe der traumatischen Epilepsie. Nervenarzt 53:238–245
8. Janz D (1969) Die Epilepsien. Thieme, Stuttgart
9. Jennett WB (1975) Epilepsy after non-missile head injuries, 2nd edn. Heinemann, London
10. Jennett WB (1981) Die Vorhersage von posttraumatischen Epilepsien – Schlußfolgerungen für die Zukunft der Patienten. In: Remschmidt H, Rentz R, Jungmann J (Hrsg) Epilepsie 1980. Thieme, Stuttgart
11. Jennett WB, Lewin WS (1960) Traumatic epilepsy after dosed head injuries. J Neurol Neurosurg Psychiatry 23:295–301
12. Kollevold T (1976) Immediate and early cerebral seizures after head injuries: I. J Oslo City Hosp 26:99–114
13. Legg NJ, Guptua PC, Scott DF (1973) Epilepsy following cerebral abscess. A clinical EEG-study of 70 patients. Brain 96:259–268
14. Reisner T, Zeiler K, Wessely P (1979) The value of CT and EEG in cases of posttraumatic epilepsy. J Neurol 221:93–100
15. Ritz A, Emrich R, Jacobi G, Thorbecke R (1981) Die posttraumatische Epilepsie im Kindesalter. In: Remschmidt H, Rentz R, Jungmann J (Hrsg) Epilepsie 1980. Thieme, Stuttgart
16. Russel WR, Whitty CWM (1952) Studies in traumatic epilepsy. Part I: Facts influencing the incidence of epilepsy after brain wounds. J Neurol Neurosurg Psychiatry 15:93–98
17. Sollberg G (1979) Die traumatische Epilepsie. Folia Traumatologica Geigy
18. Stöwsand D (1971) Paresen und epileptische Reaktionen im Initialstadium des Hirntraumas. Thieme, Stuttgart
19. Walker AE (1957) Prognosis of post-traumatic epilepsy. JAMA 164:1636–1641
20. Wessely P (1981) Zur Bedeutung von Zeitfaktoren bei posttraumatischen Anfällen. In: Remschmidt H, Rentz R, Jungmann J (Hrsg) Epilepsie 1980. Thieme, Stuttgart
21. Young B, Rapp R, Brooks W, Modauss W, Norton JA (1979) Posttraumatic epilepsy prophylaxis. Epilepsia 20:671–681

Posttraumatische Depressionen

W. Pöldinger

Klinik A, Kantonale psychiatrische Klinik, CH-9500 Wil

Vorbemerkungen

Das Thema posttraumatische Depressionen kann von 2 Gesichtspunkten her betrachtet werden. Man kann einerseits von den verschiedenen Psychopathologischen Zustandsbildern ausgehen, welche typischerweise nach einem Schädel-Hirn-Trauma auftreten können und diese auf den Anteil depressiver Symptomatik untersuchen oder man kann auch von der Einteilung der Depressionen ausgehen und dabei untersuchen, welche Stellung Depressionen haben, die im Anschluß an ein Schädel-Hirn-Trauma auftreten.

Depressionen

Wenn wir zunächst den zweiten Weg zu gehen versuchen, so kann man zunächst einmal in einer sehr groben Einteilung zwischen endogenen und exogenen Depressionen unterscheiden. Unter endogenen Depressionen verstehen wir alle Manifestationen im Rahmen des manisch-depressiven Formenkreises, dazu gehören die monophasisch verlaufenden Depressionen, einschließlich der Involutionsdepressionen, sowie die biphasisch verlaufenden Depressionen und schließlich auch die sehr seltenen monophasisch verlaufenden Manien. Unter exogenen Depressionen dagegen kann man einerseits alle jene Depressionen verstehen, welche von außen her auf den Menschen zukommen. Unter diesen wieder kann man seelische und körperliche Einflüsse verstehen.

Einer derartigen Zweiteilung steht aber üblicherweise eine Dreiteilung gegenüber, indem man zwischen endogenen, somatogenen und psychogenen Depressionen unterscheidet. Dabei ist es, wie Tabelle 1 zeigt, weiter möglich, die somatogenen Depressionen einerseits in organische Depressionen, welche vom Gehirn aus gehen und andererseits in symptomati-

Tabelle 1. Einteilung der Depressionen

1. *Somatische* Depression
   - organische Depression
   - symptomatische Depression
2. *Endogene* Depression
   - monopolare Depression
   - bipolare Depression
3. *Psychogene* Depression
   - reaktive Depression
   - Erschöpfungsdepression
   - euphorische Depression
   - multifaktorielle Depression

sche Depressionen, welche auf Erkrankungen des übrigen Körpers zurückzuführen sind, zu unterscheiden.

Depressionen als Unfallfolge

Da in quantitativer Hinsicht depressive Syndrome in unterschiedlicher Ausprägung posttraumatisch auftreten können, wurde in Tabelle 2 zunächst einmal das depressive Syndrom zusammengestellt. Da es aber oft schwierig ist, das depressive Syndrom im Zusammenhang mit anderen psychopathologischen Symptomen zu erkennen, wurden in Tabelle 3 einige typische Fragen zusammengestellt, welche es ermöglichen, die Diagnose Depression zu stellen. Dazu gehören v. a. die Unfähigkeit sich zu freuen, die Unfähigkeit oder die Erschwernis Entscheidungen zu treffen und die in unserem Zusammenhang besonders zu beachtenden Schuldgefühle.

Wenn wir uns nun fragen, welche Depressionen im Anschluß an ein Schädel-Hirn-Trauma auftreten können, so sind hier v. a. die organischen Depressionen zu nennen. Bei der Differentialdiagnose wird aber auch die Persönlichkeit und Vorgeschichte zu berücksichtigen sein.

Tabelle 2. Depressives Syndrom geordnet nach gestörten Funktionsbereichen

Psychische Symptome

Depressive Verstimmung, Entschlußunfähigkeit, Denkhemmung, Apathie oder innere Unruhe, Angst, depressive Gedankeninhalte, Gefühlsverlust, innere Leere

Psychomotorische Symptome

Psychomotorische Hemmung (Bewegungsarmut, Hypo- und Amimie, Entäußerungshemmung), oder
Psychomotorische Agitiertheit (äußere Unruhe, Getriebenheit, leerer Beschäftigungsdrang)

Psychosomatische Symptome

Störung der Vitalgefühle (Kraftlosigkeit, fehlende Frische)
Vegetative Störungen im engeren Sinn (Schwindel, Herzrhythmusstörungen, Mundtrockenheit, Obstipation, Atembeschwerden)
Vegetative Störungen im weiteren Sinn (Schlafstörungen, Schmerz-, Druck- und Kältegefühle, Appetit- und Gewichtsverlust, Menstruationsstörungen, Impotenz)

Ein Unfall kann auch durchaus die Auslösung für eine neue depressive Phase im Rahmen des manisch-depressiven Formenkreises sein. Das Vorkommen früherer depressiver Phasen sowie das familiäre Vorkommen von Depressionen wird uns hier eine Hilfe bedeuten. Typisch, wenn auch nicht pathognomonisch, ist auch der tägliche phasische Verlauf mit dem Morgentief und der abendlichen Remission.

Schließlich ist aber auch noch an das Auftreten einer psychogenen Depression zu denken, sei es im Sinne einer reaktiven Depression, besonders dann, wenn Selbstverschulden oder Fremdschaden vorliegt. Es kann aber auch zu einer reaktiven Depression kommen,

Tabelle 3. Fragen an depressive Patienten

Fragen nach depressiven Symptomen

Bedrückung	Fühlen Sie sich bedrückt und niedergeschlagen? Möchten Sie manchmal weinen?
Genußunfähigkeit	Können Sie sich noch freuen?
Initiative- und Interessenverlust	Entfalten Sie in Beruf und Freizeit weniger Initiative als vor Wochen oder Monaten? Interessieren Sie sich für das Tagesgeschehen anhand von Zeitungen, Radio und TV und führen Sie ihre Hobbys gleich wie früher?
Versagenszustände	Erleben Sie sich als Versager?
Schuldgefühle	Machen Sie sich häufig Selbstvorwürfe und haben Sie Schuld- und Minderwertigkeitsgefühle?
Pessimismus	Sehen Sie pessimistischer in die Zukunft als früher, und haben Sie manchmal das Gefühl, daß alles sinnlos sei?
Grübelzwang	Müssen Sie, ob Sie wollen oder nicht, immer wieder über Ihre pessimistischen Ideen nachdenken?
Entschlußunfähigkeit	Fällt es Ihnen schwer, sich zu etwas zu entschließen?
Verlust sozialer Kontakte	Haben Sie mit Ihren Verwandten, Freunden und Bekannten weniger Kontakte als früher oder fühlen Sie sich von Ihnen vernachlässigt?
Schlafstörungen	Schlafen Sie schlechter als früher? Haben Sie Schwierigkeiten, einzuschlafen? Können Sie durchschlafen, und wachen Sie früh auf?
Appetitstörungen	Haben Sie weniger Appetit? Haben Sie an Gewicht verloren, und leiden Sie an Verstopfung?
Libidoverlust	Haben Sie Schwierigkeiten in sexueller Hinsicht?

Fragen nach Endogenität

Heredität	Gab es unter Ihren Blutsverwandten Fälle von Depressionen, gesteigerter Betriebsamkeit oder Selbstmord?
Frühere Phasen	Hatten Sie schon früher Perioden von Niedergeschlagenheit oder gesteigerter Betriebsamkeit?
Morgentief	Wann fühlen Sie sich am elendsten? Am Morgen oder am Abend?
Frühes Erwachen	Wann wachen Sie am Morgen auf?

wenn das Unfallopfer zu realisieren beginnt, daß ein Dauerschaden vorkommt. Schließlich kann auch eine psychogene reaktive Depression dann eintreten, wenn das Unfallopfer merkt, daß es in seinen geistigen Funktionen beeinträchtigt ist und nicht über die häufige Reversibilität derartiger Zustandsbilder weiß bzw. aufgeklärt wurde.

Schließlich kann es, besonders bei Neurotikern, aber auch durch einen Unfall zur neuerlichen depressiven Kompensation führen und bei neurotischen Persönlichkeiten besteht natürlich auch die Gefahr, daß sich im Anschluß an einen Unfall eine Begehrens- oder Rentenneurose entwickelt.

Da es oft schwierig ist, eine exakte Differentialdiagnose durchzuführen und auch verschiedene Ursachen im Sinne eines multifaktoriellen Geschehens bei Depressionen in Frage kommen, haben Barolin u. Sauregg (1976) für Depressionen im Umfeld organischen zerebralen Geschehens den Ausdruck „Begleitdepressionen" vorgeschlagen.

Depressionen im Anschluß an ein Schädel-Hirn-Trauma muß aber v. a. deswegen besonders Beachtung geschenkt und eine Früherkennung angestrebt werden, weil bei Depressionen immer auch an die Möglichkeit des Suizids gedacht werden muß. Mitterauer (1981) konnte zudem zeigen, daß ein organisches Geschehen dieses Risiko erhöht. Denn durch eine organische Schädigung können sowohl die Erlebnisverarbeitung als auch die Hemmungsmechanismen beeinträchtigt sein.

Depressives Geschehen im Rahmen posttraumatischer psychopathologischer Syndrome

Unter den posttraumatischen psychopathologischen Syndromen können wir folgende unterscheiden:
1. das akute hirndiffuse Psychosyndrom, für welches auch die Synonima, exogener Reaktionstypus, Funktionspsychosen und Durchgangssyndrome verwendet werden. Unter den verschiedenen Beschreibungen wurde in Tabelle 4 der akute exogene Reaktionstypus nach Walther-Büel (1966) wiedergegeben, weil er auf die Störung der Grundstimmung besonders hinweist, in welchen Rahmen er das Vorkommen von depressiven Symptomen als häufig beschreibt.
2. ist auf das häufige Vorkommen depressiver Symptome im Rahmen des chronischen hirndiffusen Psychosyndroms, welches auch als amnestisches Syndrom oder organisches Psychosyndrom bezeichnet wird, hinzuweisen. Im Rahmen der bei diesem Syndrom vorkommenden Affektstörungen sehen wir nicht nur häufig eine Affektlabilität, Affektinkontinenz und Affektindolenz, sondern auch depressive stumpf-apathische, gereizt-dysphorische und euphorische Zustandsbilder. In Tabelle 5 wurde das chronische hirndiffuse Psychosyndrom wiedergegeben.
3. kommen depressive Zustandsbilder im Rahmen des hirnlokalen Psychosyndroms vor und es ist besonders zu betonen, daß die Symptomatik dieses Syndroms mit dem endogenen Psychosyndrom nach Bleuler (1954) identisch ist.

Tabelle 4. Akute exogene Reaktionstypen. (Nach Walther-Büel 1965 u. 1966)

1. *Störung des Bewußtseins*
   Benommenheit – Koma

2. *Störungen der noetischen Funktion*
   Verwirrung – Delir

3. *Störung der dynamischen Funktion*
   Apathie, Adynamie

4. *Störung der Grundstimmung*
   (Hypo-)Manie, Depression, Dysphorie

Tabelle 5. Hirndiffuses Psychosyndrom

1. Gedächtnisstörungen (Amnestisches Syndrom)
   Merkfähigkeitsstörungen
   Frischgedächtnisstörungen
   Konfabulationstendenz
   Desorientiertheit

2. Denkstörungen
   Verlangsamung
   Einengung (Assoz. Armut)
   Verallgemeinerung (Vage Begr.)
   Gefühlsbetonung
   Intelligenzstörungen
      Kritikfähigkeit
      Urteilsfähigkeit
      Abstraktionsfähigkeit
   Perseverationen
   Aufmerksamkeitsstörungen
   – Konzentrationsschwäche
   Erhöhte geistige Ermüdbarkeit

3. Affektstörungen
   Affektlabilität
   Affektinkontinenz
   Affektindolenz (grav).
   Verstimmungen
      depressiv
      stumpf apathisch
      euphorisch
      gereizt-dysphorisch

Tabelle 6. Endokrines Psychosyndrom. (Nach Bleuler 1954)

1. Störungen des Antriebes (+, –)
2. Störungen einzelner Triebe (+, –)
3. Verstimmungszustände
   depressiv
   dysphorisch-gereizt
   stumpf-apathisch
   euphorisch

In Tabelle 6 wurde das hirnlokale bzw. endokrine Psychosyndrom wiedergegeben, bei welchem Verstimmungszustände unter diesen depressiven Syndromen besonders häufig zu beobachten sind.

Therapie posttraumatischer Depressionen

Jeder Therapie posttraumatischer Depressionen muß eine genaue Differentialdiagnose vorausgehen. Soweit es sich um organische Depressionen handelt, wird der Behandlung des Grundleidens die größte Bedeutung zukommen. Da eine solche aber sehr oft nur in bedingtem Maße möglich ist, wird man dort, wo es zu erwarten ist, den Patienten auf die Reversibilität seiner Ausfälle hinweisen. Bei einem länger dauernden chronischen hirndiffusen Psychosyndrom wird man aber auch versuchen, durch Antidepressiva einerseits und durch Gesprächstherapie andererseits das depressive Geschehen zu beeinflussen.

Es muß in diesem Zusammenhang aber auch betont werden, daß es sehr fraglich ist, ob man bei einem akuten hirndiffusen Psychosyndrom schon Antidepressiva einsetzen soll, da wir wissen, daß durch Antidepressiva die Sauerstoffmangeltoleranz herabgesetzt werden kann und daher die Gefahr der Auslösung deliranter Zustandsbilder besteht.

Wenn aber durch ein traumatisches Geschehen eine neue endogen depressive Phase im Rahmen des manisch-depressiven Formenkreises ausgelöst wird, so ist diese, wie jede andere endogen depressive Phase durch eine Kombination von Antidepressiva mit Gesprächstherapie zu behandeln.

Bei psychogenen Depressionen wird wie immer die Gesprächstherapie im Vordergrund stehen, wo nötig wird man diese aber durch eine, entweder antidepressive oder auch nur kurzzeitige anxiolytisch sedative Therapie ergänzen. Besonders bei neurotischen und chronischen Verläufen wird der frühzeitige Beginn einer Gesprächstherapie sehr wichtig sein, um einer Chronifizierung oder der Entwicklung einer Begehrensneurose vorzubeugen.

Zusammenfassung

Zusammenfassend kann gesagt werden, daß depressive Verstimmungszustände nach Schädel-Hirn-Traumen nicht selten zu beobachten sind. Dabei kann es sich entweder um organische Depressionen, die Auslösung einer endogen depressiven Phase oder aber auch um ein psychogenes Geschehen im Rahmen der Unfallfolgen handeln. Die Erkennung derartiger Depressionszustände ist wichtig, weil man immer auch das mögliche Suizidrisiko berücksichtigen muß. Der Versuch einer Differentialdiagnose wird dabei die Voraussetzung für jede Therapie sein.

Literatur

Barolin GS, Sauregg P (1976) Begleitdepressionen bei nicht-psychiatrischen Krankheiten. Erfassung und Therapie depressiver Komponenten. München Med Wochenschr 118: 975–982
Berner P (1977) Psychiatrische Systematik. Huber, Bern Stuttgart Wien
Bleuler M (1954) Endokrinologische Psychiatrie. Thieme, Stuttgart
Bleuler M, Willi J, Buehler HR (1966) Akute psychische Begleiterscheinungen körperlicher Erkrankungen. „Akuter exogener Reaktionstypus". Thieme, Stuttgart
Bonhoeffer K (1912) Die Psychose im Gefolge von akuter Infektion, Allgemeinerkrankungen und innere Erkrankungen. In: Aschaffenburg G (Hrsg) Handbuch der Psychiatrie, Spez. Teil, 3. Abtl. Deitike, Leipzig Wien
Burchard J (1965) Untersuchungen zur Struktur symptomatischer Psychosen. Enke, Stuttgart

Conrad K (1972) Die symptomatischen Psychosen. Psychiatrie der Gegenwart, Bd 2. Springer, Berlin Heidelberg New York
Kielholz P (1971) Diagnose und Therapie der Depression für den Praktiker, 3. Aufl. Lehmanns, München
Kielholz P, Poeldinger W, Adams C (1981) Die larvierte Depression – ein didaktisches Konzept zur Diagnose und Therapie somatosierter Depressionen. Deutscher Ärzteverlag, Köln
Mitterauer B (1981) Das suizidale Achsensyndrom. Wien Med Wochenschr [Suppl] 68
Poeldinger W (1981) Der therapeutische Zugang zu depressiven und suizidalen Patienten. Schweiz Aerzte Z 62:1113–1118
Poeldinger W (to be published) Interrelationship between depression, neurosis and somatic illness. First Lederle forum on depression. Karger, Montreal
Ruemmele W (1968) Organische Depressionen und ihre Behandlung. Fortbildungskurse Schweiz. Ges. Psych, Bd 1. Karger, Basel New York, S 17–24
Scharfetter CH (1976) Allgemeine Psychopathologie. Thieme, Stuttgart
Schneider K (1953) Klinische Psychopathologie, 8. Aufl. Thieme, Stuttgart
Walther-Büel HR, Spoerri TH (1965) Zur Psychiatrie hirnorganischer Störungen. Karger, Basel
Walther-Büel HR (1966) Über ein System der akuten somatogenen Psychosen. Sandorama „Weltkongress für Psychiatrie" Madrid 1966. Sandoz, Basel
Wieck HH (1967) Lehrbuch der Psychiatrie. Schattauer, Stuttgart
Wieck HH (1969) Depressiv getönte Durchgangs-Syndrome. In: Hippius, Selbach (Hrsg) Das depressive Syndrom. Urban & Schwarzenberg, München Berlin Wien, S 461

Suizid in versicherungsmedizinischer Sicht

G. Möllhoff

Institut für Rechtsmedizin der Universität Heidelberg, Voss-Straße 2, D-6900 Heidelberg 1

Suizid und Sozietät

Nach den Erhebungen der WHO steht der Suizid an 4. bis 9. Stelle unter den Todesursachen in den verschiedensten Ländern der Erde; allein in der westlichen Welt gehen durchschnittlich 1000 Menschen täglich scheinbar freiwillig aus dem Leben. In der Bundesrepublik erreicht die Zahl der Suizide nahezu die der Verkehrstoten, die Häufigkeit der „Versuche" wird als Dunkelziffer auf das 10 bis 30fache geschätzt. Suizid ist als eine Interaktion individueller und sozialer Variablen zu verstehen, so spiegeln sich u. a. epochale Ereignisse in den Suizidzahlen wieder: in Kriegszeiten sinken sie leicht ab, wirtschaftliche und politische Krisen anderer Art führen zu steilen Kurvenanstiegen. Soziologische Detailparameter sind, zusammenfassend, früher dargestellt (Möllhoff 1976, 1982). Selbsttötung ist ein spezifisch menschliches Phänomen, ein Merkmal der Conditio humana (Stengel 1961), das nicht monosymptomatisch, etwa als Aggression gegen das eigene Ich, als Akt gegen die Umwelt, als Ausdruck appellativer Funktionen in Stadien affektiver Isolation oder als Risikohandlung zu quantifizieren ist. Die Analyse des Einzelfalles zeigt vielmehr, daß es so gut wie immer recht komplexe Geschehensabläufe sind, in denen im Einzelfalle oft widersprüchliche Tendenzen in wechselnder Ausprägung auftreten und aktuelle Einflüsse häufig eine ganz besondere Bedeutung erlangen können. Beim Suizidgeschehen liegt so gut wie immer eine multifaktoriell determinierte chronische Konfliktsituation vor, für die „Anlässe" nur den letzten Tropfen in ein übervolles Faß bringen.

Die *Ausführung* erfolgt meist kurzschlüssig, besonders nach Konfrontationen mit kritischen Situationen, sie ist sehr oft der Endpunkt einer pathologischen Entwicklung. Keinesfalls liegt jedoch immer eine lange Verlaufsstrecke innerer Auseinandersetzungen bis zum Suizid hin vor. Verstimmungen, Liebeskummer, tiefgreifende Kränkungen, aber auch materielle Verluste können ganz akut und schwer nachvollziehbare Reaktionen in Gang bringen und dann kettendynamische Interaktionen des Individuums mit der Umwelt überspringen. Ebenso abrupt kommen aber auch appellative Handlungen in Gang, wenn sich situative Konstellationen als unausweichlich abzeichnen. Bei zeitlich protrahierten Verläufen läßt sich oft erkennen, daß anfänglich Ruhe, Entlastung und Erlösung angestrebt werden und erst sekundär tatsächlich der Tod.

Der Wunsch, aus dem Leben zu gehen, ist oft nur als Gegensatz zu dem „Im-Leben-Sein" zu werten. Besondere Aufmerksamkeit im Einzelfalle ist der Entwicklung des *„präsuizidalen Syndroms"* (Ringel 1961) zu widmen, das durch eine polyätiologische Einengung der Freiheitsgrade der Person bei zunehmender Kontaktverarmung, die Entwicklung apathischer Verstimmungszustände und Aggressionen sowie einer Flucht in die Irrealität charakterisiert ist.

Überblicksweise läßt sich eine *Gefährdungsskala* vorlegen, die *positive Korrelationen* zum Suizid bei psychischen Störungen, schweren physischen Erkrankungen, bei zunehmendem Alter, männlichem Geschlecht, Isolation, Kinderlosigkeit, Leben in Großsiedlungen, hohem Lebensstandard, Alkohol- und Drogenkonsum aufweist. Gefährdungen ergeben sich jahreszeitlich im Frühjahr, Sommer und Herbst, daneben auch am Wochende, hier besonders bei Ledigen, Verwitweten und Geschiedenen. Frauen sind bei Konflikten in Liebe, Ehe und Familie besonders labilisiert und handlungsanfällig, Männer eher bei sozialem Abstieg, Ansehensminderung und einer ungünstiger werdenden materiellen Situation. Zunehmendes Alter und die biologischen Krisenzeiten (Pubertät, Menopause und Senium) bedürfen ebenso der Berücksichtigung wie körperliche Leiden mit psychischen Auswirkungen, wir denken hier besonders an schwere chronische Erkrankungen ohne Besserungsaussichten, irreversible Unfallfolgen, vornehmlich devitalisierende Defekte („Sinnentleerung des Daseins", „Krüppelgefühle"). Risikosummierungen ergeben sich allgemein gesehen, wenn Affekt- und Vitalstörungen, schwere Schlaflosigkeit, Konfliktspannungen, Isolation und Rauschmittelkonsum zusammentreffen. Bei „drug-dependence" steigt die Suizidgefährdung auf das 20- bis 50fache im Vergleich zur Durchschnittsbevölkerung an (vgl. Keup 1980; Kreutzer 1979; Wieser 1966; Möllhoff 1976, 1981, 1982 u. a.); die Commun-cause-theory (Rushing), wie auch die Auffassung Kohuts (1973) und Menningers (1938) („jede Sucht ist protrahierter Suizid") geben für solche psychodynamischen Prozesse eine ganze Reihe kausaler Hinweise, etwa hinsichtlich der Flucht in die Irrealität bei schweren Ich-Veränderungen, narzißtischen Fehlentwicklungen, Objektverlusten und sadistischen Über-Ich-Bildungen. Besondere Expositionen bestehen sicherlich in Rauschphasen und im Entzug. Die Tatsache, daß wir in unserem Lande über 2 Millionen chronische Alkoholiker, 60000 Heroinabhängige und ca. 200000 „drogengefährdete Jugendliche" haben, sollte, in Verbindung mit den angegebenen Suizidrisiken, vermehrt das Interesse von Klinikern und Praktikern finden. Als *„negative" Faktoren* sind u. a. jugendliches Alter, weibliches Geschlecht, Ehe, Kinder, Leben in kleinen Siedlungen, gute affektive Kontakte sowie Zugehörigkeit zu unteren sozioökonomischen Schichtungen zu nennen.

Sicherlich gibt es aber neben schweren somatischen und psychischen Primärerkrankungen auch Situationen, in denen der Suizid als ein Akt der Freiheit, der Würde und Humanität gelten kann, wenn die Erkenntnis der Absurdität des Lebens evident wird, existentielle Grenzsituationen sich unabweislich und eindeutig als unüberwindbar erweisen: Zeiten politischer und rassischer Verfolgung, die auf „Annihilierung", Vernichtung der Person, ausgerichtet sind und Endstadien schwerster Leiden (vgl. u. a. Amery 1976), hoffnungslose Konstellationen, in denen der Verzweifelte dem unmittelbar bevorstehenden Tode nur wenig vorgreift.

Expositionen für suizidale Handlungen nach Traumen

Nach allgemeiner ärztlicher Erfahrung klingen unmittelbare Angst- und Schreckreaktionen nach banalen Unfällen rasch und ohne bleibende Folgen ab. Schwere Traumen dagegen legen für den Verletzten oft schlagartig den bedrohlichen Charakter des Daseins in symbolhafter Eindrücklichkeit frei, vornehmlich das schuldlose Betroffenwerden und die eigene ohnmächtige Unterlegenheit gegenüber dem Geschehen. Das Ereignis vermittelt dem Patienten einen individuell geprägten Sinngehalt des Erlebnisses, das oft den Charakter einer repräsentativen Funktion für die seinshistorische Modalität erhält (vgl. Straus 1930). Vielfältige Empirie belegt, daß es keine „Gewöhnung" an wiederholte vitale Bedrohungen gibt, oft treten „Sensibilisierungen" auf, die über Jahre hin bestehen bleiben und bei Wiederholungen von Traumen oder ähnlichen Konstellationen aktiviert bzw. nach einer Abschwächung aus der Latenz gehoben werden. Gewicht und Stellenwert solcher Erfahrungen sind interindividuell völlig verschieden, es kommt auf die strukturellen Gegebenheiten, die sekundären Belastungen, soziale Faktoren, das Alter und nicht so selten auch auf die Beeinträchtigung des Rechtsbewußtseins an, ob Einpendelung auf ein verändertes Niveau erfolgt oder ob persistierende Erwartungsspannungen, depressiv getönte Unruhezustände mit verstärkten Angstbesetzungen auftreten, das Befinden beeinträchtigen und letztlich eine eigene Dynamik bekommen.

Patienten mit Summationstraumen, bei denen einzelne Organe oder Extremitäten mehrfach betroffen wurden, wie auch Verletzte mit chronischen Phantomschmerzen und Kausalgien zeigen im Laufe der Jahre eine zunehmende Schmerzresonanz; traumabedingte Funktionseinbußen werden nachhaltiger erlebt, viele Leidensphasen treten, oft in der Art eines déjà-vécu und déjà-vu, plastisch und zugleich bedrückend als protrahierte Rückblenden auf, verbunden mit nachhaltigen affektiven Beeinträchtigungen, Identitätskrisen und Suizidimpulsen. Verbleiben irreparable Dauerschäden, treten Abstieg und affektive Isolation ein, so sind damit Inklinationsbedingungen für den Suizid gegeben. Bei vielen Patienten mit Dauerschäden sinkt aber dann, im Streckenverlauf, die seelische Tragfähigkeit mehr oder minder lytisch ab, so ist es nicht verwunderlich, daß wir gerade unter diesen Verletzten Spätsuizide nach 10 und 20 Jahren überdurchschnittlich häufig finden (vgl. Möllhoff 1976, 1981, 1982).

Hirntraumen: Viele Suizide treten im ersten Jahr nach dem Unfall ein, oft im unmittelbaren Anschluß an die Verletzung, im Stadium des „organischen Durchgangssyndroms" (Wieck 1967). Neben Einbußen der mnestischen und assoziativen Funktionen, der visuellmotorischen Organisation, wie auch der synthetischen und analytischen Fähigkeiten treten akut tiefgreifende depressive und psychotische Erlebnisvollzüge auf, die Denken und Handeln in nachhaltiger Weise verändern. Bei frontobasalen Kontusionen verschiebt sich die Suizidexposition zeitlich oft um Monate, jedoch steigt hier die Fallzahl letztlich im Vergleich zu allen anderen Schädel-Hirn-Verletzten auf fast das 4fache an. Patienten mit traumatisch determinierten zerebralen Anfällen dekompensieren leicht in und nach postparoxysmalen Dämmerzuständen. Für die Gruppe der organischen Hirnverletzungen ohne produktive Symptomatik gilt, daß die multiformen Leistungsbehinderungen in Verbindung mit ungünstigen Umwelteinflüssen zu einer nachhaltigen Einengung der Lebensbezüge und individuell unterschiedlich ausgeprägten depressiven Entwicklung führen können. Hinsichtlich der *besonderen Exposition* zum Suizid *im Alter, bei Psychosen* aus dem Formenkreis der Schizophrenien und den „endogenen Depressionen" kann auf frühere Erhebungen Bezug genommen werden (Möllhoff 1976, 1982).

Versicherungsmedizinische Aspekte

Im Bereich der *gesetzlichen Krankenversicherung* ist ein rein finales Vorgehen geboten, die Krankenkasse ist bei Erfüllung von Vertrag und Satzung „leistungspflichtig" gemäß § 201 RVO, die Todesursache ist für die Verpflichtung zur Zahlung des Sterbegeldes unerheblich, es ist im Falle des Suizids an die Rechtsnachfolger gem. §§ 1265 ff. RVO zu entrichten. Der Todesnachweis ist mit Sterbeschein oder einer anderen öffentlichen Urkunde zu erbringen, das Sterbegeld beträgt als Regelleistung i. allg. das 20fache des Grundlohnes, Kassensatzungen können im einzelnen diese Summe jedoch bis zum 40fachen des Grundlohnes erhöhen. Es erfolgt zunächst die Abgeltung der Bestattungskosten an die Gläubiger, etwaige Restbeträge werden dann an die erbfolgemäßig Bezugsberechtigten ausgezahlt.

Die *gesetzlichen Rentenversicherungen* (Landesversicherungsanstalten, Bundesversicherungsanstalt für Angestellte, Knappschaftsversicherungen usw.) sind ebenfalls ohne Rücksicht auf die Ursachen des Versicherungsfalles leistungspflichtig, wenn die Tatbestände der versicherungsrechtlichen Norm erfüllt sind (nämlich erfüllte Wartezeiten und Ausschluß von „Absicht")[1]. Bei Suizidfällen ist daher an bezugsberechtigte Hinterbliebene Witwen- bzw. Waisenrente zu zahlen (vgl. §§ 243 ff. RVO bzw. 40 AVG). In *der Rentenversicherung der Handwerker und der Rentenversicherung der Landwirte* liegen de facto analoge Verhältnisse vor, wegen des relativ kleinen betroffenen Personenkreises der Hinterbliebenen kann insoweit hier auf die Rechtsquellen verwiesen werden.

Im *Geltungsbereich der Kriegsopferversorgung* nach dem BVG und der *gesetzlichen Unfallversicherung* (Unfallversicherungsneuregelungsgesetz) kann sich der ärztliche Sachverständige an einer relativ stabilen Marke, den Legaldefinitionen des BVG und des UVNG sowie der einschlägigen Rechtsprechung des Bundessozialgerichtes (BSG) orientieren, die sich in vielem von der des früheren Reichsversicherungsamtes abhebt und den soziologisch veränderten Verhältnissen der Nachkriegszeit weitgehend angepaßt ist. Generell sind hier die „Kausalitätstheorien" zu beachten. Der Jurist geht, wie auch der Mediziner, von der Kausalität im naturwissenschaftlich-philosophischen Sinne aus. Im Bereich des Sozialrechts ist jedoch der Kreis der logischen Ursachen viel zu groß, um für jede ihrer Folgen Haftung eintreten zu lassen. Man hat daher bestimmte Auswahlen aus der Fülle der Bedingungen getroffen, um relevante Gesichtspunkte zu erfassen, diese Zweckschöpfungen sind als Bemü-

---

1 Vgl. BSG 21, 163; §§ 1247, 1277 ff. RVO

hungen zu verstehen, den Kreis der Ursachen für die alltäglichen Belange zu limitieren[2], einen „auszublendenden Ausschnitt" des kausalen Netzes zu schaffen[3].

Die Beurteilung darf sich nach der ständigen Rechtsprechung des BSG bei der Prüfung der Frage, welche Bedingungen für den Suizid wesentlich waren, nicht auf Geschehensabläufe beschränken, die sich auf somatischem Gebiet abspielten, vielmehr ist zu berücksichtigen, daß auch psychische Ursachen und Reaktionen durch äußere Ereignisse verursacht sein können und umgekehrt Vorgänge im seelisch-geistigen Bereich, für sich genommen, körperliche Funktionen wandeln und ihrerseits allgemein zu Ursachen im Rechtssinne werden können. Die Bewertung hat grundsätzlich die individuellen Bedingungen des Verstorbenen zu beachten und der Frage seiner eventuellen Minderbelastung besondere Beachtung zu schenken[4]. Haben im Geltungsbereich des BVG bzw. des UVNG Tatbestände im Sinne des § 1 BVG bzw. der §§ 549ff. RVO vorgelegen und sind unter individuell desintegrierenden Einflüssen so nachhaltige Beeinträchtigungen der freien Willensbestimmbarkeit eingetreten, daß sie für den Suizid „wesentlich" wurden, so sind allgemein gesehen die Prämissen für eine Bejahung des ursächlichen Zusammenhanges gegeben. Die Hinterbliebenen haben dann Anspruch auf Witwen- und Waisengeld, die sich für das BVG aus §§38–52 und für den Bereich des UVNG §§589–602 herleiten.

Zweigliedrige Kausalkette:
1. Versicherte Tätigkeit – Arbeitsunfall „haftungsbegründete Kausalität".
2. Unfallfolgen – Suizid „haftungsausfüllende Kausalität".
zu 1. = Schlosser stürzt am Arbeitsplatz – Kontusio.
zu 2. = postkontusioneller Dämmerzustand – Suizid.
„Suizid ist Unfallfolge" (vereinfachte Konklusion).

Für das *BVG und seine Folgegesetze* (Soldatenversorgungsgesetz – SVG, Zivildienstgesetz – ZDG, Opferentschädigungsgesetz – OEG, Häftlingshilfegesetz – HHG, Impfschadensrecht – BSeuchG) gelten die gleichen Rechtsnormen und Beweisansprüche, wie sie vorstehend dargelegt wurden. Auch dieser Personenkreis ist also nach gleichen rechtlichen Konditionen zu bewerten, wie dies für den Bereich der Kriegsopferversorgung und die gesetzliche Unfallversicherung vorstehend detailliert dargelegt wurde.

In der Kriegsopferversorgung nach dem BVG gilt der Tod stets dann als Folge einer Schädigung, wenn der Beschädigte an einem Leiden stirbt, das als Folge einer Schädigung anerkannt und für das ihm zum Zeitpunkt des Todes Rente zuerkannt war; das anerkannte Leiden also mit Wahrscheinlichkeit eine unmittelbare oder mittelbare wesentliche Bedingung für den Todeseintritt gewesen ist.[5] Ist im konkreten Falle bei einem Suizid „Absicht" ausgeschlossen, also ein zusätzlicher Faktor im Entscheid der Person, der den Tod als eindeutiges Ziel des Handelns hatte, ohne daß dabei eine belangvolle Einbuße der freien Willensbestimmung vorlag, so ist zu prüfen, ob die „Schädigung" (BVG) bzw. der „Unfall" (gesetzliche Unfallversicherung) und die Gesundheitsstörungen mit ihren seelischen Auswirkungen in sich einen Nexus im Sinne der Kausalitätsnorm der „wesentlichen Bedingung" aufweisen, darüber hinaus aber auch, ob unter gleichen Voraussetzungen auch ein rechtlich *wesentlicher* ursächlicher Zusammenhang zwischen den Krankheitserscheinungen und der Suizidhandlung besteht.

---

2 Vgl. BGH Z 3, 261 im wesentlichen geht es hierbei um die Ermittlung der Grenzen.
3 Vgl. Günther A, Med. Sachverst. 62, 1966, 173; Hennies G (1978) Med. Begutachtung. Thieme, Stuttgart. BGH 2, 139.
4 Vgl. BSGE 25, 37, 39, BSGE 8, 209, 213, 214; 11, 50, 54. obj. Beweislast: BSGE 6, 70.
5 BSG 7, 53, 55ff.; 12, 213

Privatversicherungen: Rechtsgrundlagen des Versicherungsvertrages in der Privatversicherung sind das Bürgerliche Gesetzbuch (BGB), das Versicherungsvertragsgesetz (VVG) und die Allgemeinen Versicherungsbedingungen (AVB) sowie Einzelabmachungen. Besondere Bedeutung gewinnen dabei besonders die §§ 61, 169 und 181 VVG sowie § 8 AVB n. F. „Ausschlußtatbestände" sind stets „Vorsatz" und „grobe Fahrlässigkeit". Im Bereich der privaten Assekuranz bestimmen also zivilrechtliche Normen und vertragliche Vereinbarungen die Beziehungen zwischen den Gesellschaften und den Versicherungsnehmern. Viele Versicherungen schließen beispielsweise Suizid nach Traumen im Vertrag grundsätzlich aus. Nach der Adäquanztheorie wird unter den Bedingungen, die bei einem Zustandekommen eines Erfolges beteiligt waren, eine Auswahl entsprechend der Wertigkeit ihrer Mitwirkung getroffen; „adäquat" ist, was nach menschlichem Ermessen geeignet war, den Erfolg herbeizuführen, also allgemeine Lebenserfahrung, vernünftige Erwägungen u. v. a. In der privaten Lebensversicherung sehen die Allgemeinen Versicherungsbedingungen der Assekuranz allgemein vor, daß der in § 169 Satz 1 VVG normierte grundsätzliche Leistungsausschluß für eine bestimmte Wartezeit (2–5 Jahre) nach Einlösung des Versicherungsscheines gilt. Die Versicherung ist jedoch früher schon leistungspflichtig, wenn die Tat in einem die freie Willensbestimmung ausschließenden Zustand „krankhafter Störung der Geistestätigkeit" begangen wurde (§ 169 Satz 2 VVG).[6] Nach dieser Auffassung führen „Bilanzsuizide" ebenso zum Versicherungsausschluß, wie sogenannte „endogene Faktoren", Gesundheitsstörungen etwa, die bereits bei Vertragsabschluß vorlagen.

Wesentlich ist in diesem Versicherungszweig, daß für die „Zurechenbarkeit" der suizidalen Handlung nicht bestimmte „Leiden" angeführt werden, etwa Psychosen, endogene Depressionen u. a. m., sondern allgemeine, auslegungsfähige Begriffe, die den jeweiligen Stand psychiatrischer Forschung zu berücksichtigen erlauben.

Änderungserwägungen werden, zumal es hier um zivilrechtliche Verträge geht, nur zukünftige Abschlüsse betreffen und keine wesentliche Schlechterstellung der Versicherten beinhalten dürfen. Grundsätzlich ist die Gesellschaft für das Vorliegen des Suizids beweispflichtig, jedoch genügt hier der „Prima-facie-Beweis", sonst die „Höchstwahrscheinlichkeit". Die Gesellschaften prüfen stets, ob eine Anzeigepflichtverletzung vorlag, ob also ein die Leistungspflicht an sich bedingender Zustand nicht schon bei Antragstellung bestand bzw. ob eine vererbbare geistige oder seelische Störung erfaßbar ist, da hieraus „Rücktritt" oder „Anfechtung" des Vertrages begründet resultieren kann. Bei Ablehnung des Antrages erfolgt Rückvergütung der geleisteten Prämie an die Erben.

Versicherungsmedizinisches Vorgehen

1. Analyse des Suizids (Art der Tötung, Mittel und Methoden, Ursächlichkeit für den Tod, Einwirkungen von dritter Hand, Fahrlässigkeit, vorsätzlich schädigendes Verhalten der Umwelt u. a.).
2. Biographische Anamnese unter besonderer Berücksichtigung des sozialen Umfeldes.
3. Darstellung der anerkannten Gesundheitsschädigungen, pathogenetische und pathoplastische Bedeutung dieser Gesundheitsstörungen sowie aller sonstigen somatischen und

---

6 BGH NJW 1960, 1393

psychischen Erkrankungen, der situativen Schwierigkeiten, der Konflikte u. ä. in ihrer Bedeutung für die Inklination zum Suizid.
4. Stellungnahme zur Frage der „Willensfreiheit" in Belastungssituationen unter Berücksichtigung der individuellen seelischen Tragfähigkeit.
5. Diskussion der Kausalitätsproblematik, ggf. Stellungnahme zum Anerkenntnis oder aber zum Non liquet mit seinen (meist negativen) materiellen Konsequenzen.

Zusammenfassung

Probleme des Suizidgeschehens werden, unter besonderer Berücksichtigung sozialrechtlicher Aspekte, dargestellt, Unfallfolgen und psychische Erkrankungen unterschiedlichster Ätiologie und Pathogenese werden dabei detailliert berücksichtigt. Sonderfragen, wie etwa Suizid im Krankenhaus u. ä. sind andernorts besprochen worden, hierauf kann in diesem Zusammenhang Bezug genommen werden.

Literatur

1. Achte KA, Stenböck A, Terävainen H (1966) On suicide committed during treatment in psychiatric hospitals. Acta Psychiatr Scand 42:272
2. Améry J (1976) Hand an sich legen. Klett, Stuttgart
3. Böker F (1973) Suicide und Suicidversuche. Thieme, Stuttgart
4. Bresser PH (1979) Zur Problematik des Selbstmordes. Z Gez Verich Wiss 3:409
5. Feuerlein W (1975) Sucht und Suicidhandlung. Münch Med Wochenschr 117:191
6. Henseler R (1974) Narzißtische Krise. Rororo, Reinbek
7. Keup W (1980) Das Drogenproblem aus medizinischer und psychotherapeutischer Sicht. Werkbericht 5. Akademie. Eichholz, Knoth. Melle
8. Kohut H (1973) Narzißmus. Luchterhand, Frankfurt
8a. Kreutzer A (1979) Das Drogenproblem und Grundstrategien einer Drogenpolitik, Suchtgefahren 25:97–113
9. Litman RE (1975) When patients commit suicide. Am J Psychother 19:570
10. Menninger K (1938) Man against himself. Harcoust & Ward, New York
11. Möllhoff G (1976) Suicid in sozial- und versicherungsmedizinischer Sicht. In: Esser A (Hrsg) Suicid und Euthanasie. Enke, Stuttgart
12. Möllhoff G (1981) Suicid im Krankenhaus. In: Bergener MR (Hrsg) Psychiatrie und Rechtsstaat. Luchterhand, Neuwied Darmstadt
13. Möllhoff G (1982) Suicid und Recht. Psychiatr Prax 9:1–11
14. Pöldinger W (1968) Die Abschätzung der Suicidalität. Huber, Bern Stuttgart
15. Rasch W (1966) Situationen des erweiterten Selbstmords. Dtsch Z Ges Gerichtl Med 57:124
16. Ringel E (1961) Neue Untersuchungen zum Selbstmordproblem. Hollinek, Wien
17. Stengel E (1961) Selbstmord und Selbstmordversuch. In: Kisker KP, Meyer JE, Müller C, Strömgren E (Hrsg) Psychiatrie der Gegenwart, Bd III. Springer, Berlin Göttingen Heidelberg
18. Straus E (1930) Geschehnis und Erleben. Berlin
19. Wieck HH (1967) Lehrbuch der Psychiatrie. Schattauer, Stuttgart
20. Wieser S (1972) Psychotherapie und Sozialtherapie des Alkoholismus. Psychiatrie der Gegenwart Bd II/2. Springer, Berlin Heidelberg New York

Rundtischgespräch (Zusammenfassung)
(Leitung: H. P. Hartmann, J. Gerchow)

Teilnehmer: M. Egli, G. Frank, H. Kind, G. Möllhoff, M. Mumenthaler, W. Pöldinger
Autor: F. Maag

Zunächst hebt der Vorsitzende, Herr Prof. Hartmann aus Zürich, stichwortartig die Aspekte Suizidialität, Arbeitsfähigkeit, Führertauglichkeit und transkulturelle Aspekte hervor.

Aus dem Publikum wird, in Übereinstimmung mit Kind, erwähnt, daß der Patient, der ein Schädel-Hirn-Trauma erlitten hat, entweder gesund werden oder eine Versicherung beanspruchen will. Wie Prof. Kind in seinem Referat erwähnt, läßt sich ein Schweizer nach einem Unfall viel eher umschulen als ein Gastarbeiter. Das heißt, wenn letzterer nicht mehr in seinem angestammten Beruf arbeiten kann, muß er häufig nach Hause zurückkehren. Dort wird er aber von seinen Angehörigen verstoßen und möchte deshalb in der Schweiz bleiben, wo sich bei ihm ein Rentenbegehren einstellt. Aus diesem Grunde ist die Frage aufgetaucht, ob nicht 2 Arten von Versicherungen möglich wären, nämlich eine solche für Schweizer und eine andere für Gastarbeiter. Bis jetzt ist diese Lösung jedoch infolge der Diskriminierung des Ausländers gegenüber dem Schweizer Arbeitskollegen abgelehnt worden. Auf Befragung weiß Herr Prof. Kind auch keinen Rat für die Schaffung einer solchen Extraversicherung, trotz der bestehenden transkulturellen Faktoren.

Die Gastarbeiter wollen nicht nach Hause und werden an die zuständige Fürsorgestelle weitergewiesen, wenn die Unfallversicherung ihnen keine Beiträge entrichten will.

Von Herrn Prof. Hartmann kommt die Frage, wie sich die Unfallversicherung zu diesem Problem stellt.

Aus dem Publikum wird darauf hingewiesen, daß eine Depression durchaus unfallkausalbedingt sein kann. Es handelt sich dann um eine reaktive Depression.

Eine *Neurose* im Sinne des Wortes ist nicht organisch, sondern *entwicklungsbedingt.*

Eine Abfindung sowie die Rente können miteinander abgegeben werden.

Von psychiatrischer Seite (Herr Prof. Kind) kommt folgender wichtiger Hinweis: Schwierigkeiten entstehen dann, wenn der Patient, der beurteilt werden sollte, teilarbeitsfähig ist, diese Teilarbeitsfähigkeit jedoch nicht einsetzt, obwohl er dies könnte.

Als Ärzte haben wir die *Arbeitsfähigkeit* zu beurteilen und nicht die *Erwerbsfähigkeit.* Die Stellungnahme zur letzteren obliegt nicht dem Arzt, sondern dem Juristen.

Vom Vorsitzenden kommt die Frage nach der Führertauglichkeit bei vorübergehender Unfallschädigung.

Beim Durchgangssyndrom ist der Patient fahruntauglich wegen der Kritikschwäche, den Reaktionseinbußen sowie wegen allen weiteren im Referat Frank erwähnten Störungen. Ebenso besteht Fahruntauglichkeit beim Initialsyndrom.

Eine weitere Frage des Vorsitzenden geht an Herrn PD Dr. Egli, Epileptologe: Wie soll man einen Patienten nach einem erlittenen epileptischen Anfall im Hinblick auf seine weitere Führertauglichkeit beraten?

Egli: Es gibt keine Pauschalregel. Gelegenheitsfälle geben üblicherweise nicht Anlaß zur Fernhaltung des Betreffenden vom motorisierten Straßenverkehr während zweier Jahre, sondern er erlangt die Fahrtauglichkeit nach kürzerer Zeit wieder. Bei gehäuften Anfällen ist jedoch nach den bei uns üblichen Richtlinien vorzugehen, d. h. die Fahreignung sollte nicht vor 2 Jahren erneut erwogen werden.

Die nächste Frage des Vorsitzenden richtet sich an Herrn Prof. Mumenthaler (Neurologe): Welche Patienten bleiben in der neurologischen Praxis?

Mumenthaler: Es sind die Patienten mit psychopathologischen und somit den schwersten Folgen. Sie werden jedoch vom Neurologen am häufigsten übersehen.

Im übrigen beurteilt Prof. Mumenthaler die Führertauglichkeit gleich wie PD Dr. Egli bei Epileptikern. Bei einer bestehenden Psychopathologie kann die Fahrtauglichkeit nicht generell beurteilt werden wie z. B. bei einer Hemianopsie, aufgrund derer generell auf Fahruntauglichkeit erkannt werden muß.

Aus dem Publikum meldet sich ein Psychologe mit folgendem Impuls: Bei einem Posttraumatiker, welcher klinisch und psychologisch keine Auffälligkeiten aufweist, wird die Fahrtauglichkeit bejaht; ansonsten ergibt sich die Indikation für eine verkehrspsychologische Eignungsuntersuchung. Sofern wegen eines psychischen Schadens auch Arbeitsunfähigkeit vorliegt, ist die Fahrtauglichkeit zu verneinen, ebenso dann, wenn psychische und körperliche Schäden sich gleichzeitig manifestieren.

Bei Posttraumatikern ist eine Psychotherapie oftmals unmöglich.

Für die Beurteilung der Arbeitsunfähigkeit und der Fahrtauglichkeit kann eine testpsychologische Abklärung allein irreführen. Die psychologische Diagnose sollte also als Konsiliardiagnose mit sämtlichen anderen Diagnosen zusammen betrachtet werden.

Vielfach werden sensomotorische Störungen zuwenig berücksichtigt; diese sollten nämlich auch behandelt werden.

Am Schluß des Podiumsgesprächs erwähnt der Vorsitzende, daß in Zürich in medizinischen Grenzfällen bei der Beurteilung der Führertauglichkeit vom Mittel der praktischen Fahrprobe mit Arztbegleitung als Zusatzdiagnostikum Gebrauch gemacht wird.

Darauf bezugnehmend sei erwähnt, daß es sich in praktisch jeder medizinisch-psychologischen Grenzsituation lohnt, vor definitiver Stellungnahme zur weiteren Fahrtauglichkeit eine Probefahrt mit Arztbegleitung durchzuführen, sofern nicht a priori Fahruntauglichkeit postuliert werden muß. Aufgrund zahlreicher Einzelfälle (ca. 600 praktische Fahrproben innerhalb der letzten 10 Jahre) hat sich nämlich bei uns gezeigt, daß bei jedem Leiden, so u. a. auch bei Vorliegen eines posttraumatischen Krankheitsbildes, die praktische Fahrprobe zumindest empirische Daten liefert, welche als solche aussagekräftiger sein dürften als eine testpsychologische Abklärung allein ohne zusätzlichen konkreten Einbezug der Realsituation. Bewährt hat sich speziell bei Posttraumatikern die Durchführung einer neuropsychologischen Untersuchung und anschließend die Absolvierung einer ärztlich begleiteten Kontrollfahrt, insbesondere wenn aufgrund der Testleistungen Zweifel an der weiteren Fahreignung des betreffenden Patienten entstanden sind.

Freie Mitteilungen

Experimentelle Grundlagen und klinische Erfahrungen der medikamentösen Prophylaxe posttraumatischer Epilepsien

F. Musil und Z. Servit

Rájecko 162, CS-67902 Rájec-Jestřebi

Die Arbeitshypothese der medikamentösen Prophylaxe setzt voraus, daß die antiepileptischen Pharmaka den epileptischen Prozeß auch in der Periode der Latenz, d. h. früher als er sich klinisch mit dem ersten epileptischen Anfall äußert, beeinflussen können. Diese Hypothese bestätigten die experimentellen Untersuchungen bei der audiogenen Epilepsie der Ratten.

Neurophysiologisch-morphologische Untersuchungen bestätigen die Theorie, daß der positive und dauerhafte Effekt der medikamentösen Prophylaxe darin bestehen könnte, daß diese Medikamente die Anfallsbereitschaft in der kritischen Periode vor dem definitiven Untergang teilweise beschädigter Neuronen unterdrücken.

Die langjährigen klinischen Beobachtungen von 146 Patienten mit Hirnkontusion (1963–1981) ergaben, daß bei 122 präventiv-antikonvulsiv behandelten Patienten nur einer (0,8%) an einer posttraumatischen Epilepsie erkrankte, während bei 24 Patienten in einer Kontrollgruppe von gleich schweren Hirnverletzten und ohne Therapie 6 an einer posttraumatischen Epilepsie (25%) erkrankten.

Ein besonderes Risiko für die Entwicklung einer posttraumatischen Epilepsie besteht bei allen offenen Gehirnverletzungen, bei geschlossenen Hirnverletzungen mit deutlich abnormen EEG-Befunden und bei Gehirnverletzungen, die mit einem Bewußtseinsverlust von mehr als 3 h Dauer eingehen, wenn gleichzeitig eine Epilepsie in der Familie, eine traumatische Geburt oder Fieberkrämpfe in der Kindheit nachgewiesen wurde.

Katamnestische Untersuchung unserer wegen Spätepilepsie traumatischen Ursprungs behandelten Kranken

G. Eke und G. Ostorharics-Horváth

Krankenhaus Györ, Vági István utca 28, H-9023 Györ

Aus unserem Einzugsgebiet von ca. 330 000 Einwohnern wurden von 1978–1982 799 Patienten wegen Epilepsie aufgenommen. Ein Schädel-Hirn-Trauma als Ursache war in 99 Fällen erwiesen, in weiteren 37 Fällen vermutet. 61 Patienten hatten geschlossene, 21 offene Schädel-Hirn-Verletzungen erlitten (17 mit Duraöffnung). Es besteht eine Übereinstimmung zwischen dem Schweregrad der Epilepsie und demjenigen der Schädel-Hirn-Verletzung; der Alkohol ist ein anfallsfördernder Faktor. Treten die Anfälle innerhalb einer Woche nach dem Unfall auf, entsteht daraus 9mal häufiger eine posttraumatische Spätepilepsie.

Der erste epileptische Anfall kam bei 78 Patienten als primär generalisierte Konvulsion, in 20 Fällen als partialer Anfall (davon 9 mit Bewußtlosigkeit) und in 1 Fall als Petit mal vor. Die innerhalb von 2 Wochen nach dem ersten Anfall angefertigten EEG zeigten 61mal normale Hirntätigkeit oder normale Variationen, in 17 Fällen diffuse langsame Aktivität, in 21 Fällen asymmetrische Hemitätigkeiten. Spike oder Sharp wave wurden in 16 Fällen, Local spike and wave in 1 Fall, Focal slow wave activity in 21 und Generalized paroxism aktivity in 6 Fällen beobachtet.

Epilepsien traumatischer Genesen sind sowohl in der akuten als auch in der späten Phase gutartig und lassen sich medikamentös beeinflussen. 81 Kranke wurden mit Monotherapie (50 Hydantoin, 10 Pyrimidin, 10 Sulthiam und 11 Carbamazepin), 18 Patienten mit 1 oder mehreren Antiepileptiken erfolgreich behandelt. Die längste anfallsfreie Zeit war in 37 Fällen über 1 Jahr, in 7 Fällen über 2 Jahre und in 55 Fällen 3 und mehrere Jahre. Persönlichkeitsveränderungen traten bei 15 Patienten auf, psychische Veränderungen verschiedener Art bei 30%.

In den EEG-Spätbefunden fanden wir in 59 Fällen normale Hirntätigkeit, in 31 Fällen ein sich normalisierendes EEG, 4mal Vokalisation, in 4 Fällen Generalisation und in 1 Fall eine fluktuierende pathologische Kurve. Beachtenswert in unserem Krankengut ist die Häufigkeit von Epilepsie nach Commotio cerebri.

Posttraumatische Frühepilepsie

E. Dolder, W. Künzi, R. Klaiber und H. Walser

Chirurgische Klinik B, Universitätsspital Zürich, CH-8008 Zürich

In bezug auf Diagnose und Behandlung der Frühepilepsie stellen sich folgende 4 Probleme:
1. Wie zuverlässig ist die klinische Beobachtung?
2. Welche Bedeutung hat die EEG-Epilepsie ohne Krampfanfälle?
3. Soll prophylaktisch behandelt werden?
4. Wie soll behandelt werden?

zu 1.: 21% der jährlich ca. 200 Patienten mit schwerem Schädel-Hirn-Trauma entwickeln eine Frühepilepsie. Die Diagnose wurde nur in 1/3 der Fälle aufgrund von Krampfanfällen gestellt. 2/3 der Diagnosen wurden nur gestellt, weil wir routinemäßig am Eintrittstag ein EEG abgeleitet haben.

zu 2.: Wenn man annimmt, daß epileptische Anfälle nicht nur Ausdruck eines zerebralen Schadens sind, sondern zu einer progredienten Schädigung des Gehirns führen, muß diese bioelektrische Epilepsie behandelt werden. Walser, Friedli und Glinz haben 1982 eine signifikante Beziehung zwischen hirnelektrischen Potentialen und schlechter Prognose festgestellt.

zu 3.: Ob eine Epilepsieprophylaxe indiziert ist, hängt von 2 Faktoren ab:
— Wie groß ist die Wahrscheinlichkeit einer Epilepsie?
— Wie lange geht es, bis ein EEG abgeleitet werden kann?

Diese 2. Frage ist meist einfach zu beantworten. Zur ersten Frage hat Jenett in Glasgow gezeigt, daß Patienten mit einem intrakraniellen Hämatom in 35%, Patienten mit einer Impressionsfraktur in 17% eine Epilepsie entwickeln. Ist ein Patient mit einer Impressionsfraktur mehr als 24 h bewußtlos, steigt sein Epilepsierisiko auf 32%.

zu 4.: Wir behandeln nicht prophylaktisch, nach gestellter Diagnose jedoch konsequent und unter EEG-Kontrolle. Die Zeit vom Beginn der Behandlung bis zum Verschwinden der Epilepsiepotentiale konnte wesentlich verkürzt werden. Sie betrug 1980 im Durchschnitt 6,4 Tage, 1982 2,6 Tage. Dies wurde durch eine Umstellung der Therapie erreicht. 1980 wurde die Therapie mit Phenytoin eingeleitet und, wenn nötig, mit Clonazepam ergänzt. Blieb die Wirkung aus, wurde Hemineurin gegeben. Dieses Medikament hat sich als sehr potent erwiesen. Wir sind deshalb dazu übergegangen, die Therapie mit Hemineurin einzuleiten. Wir infundieren mit 45 ml/h und erhöhen unter EEG-Kontrolle die Infusionsgeschwindigkeit bis zum Verschwinden der Epilepsie. Mehr als 60–90 ml/h sind selten nötig. Ist die Epilepsie unter Kontrolle, wird überlappend auf Phenytoin umgestellt.

Zusammenfassend möchte ich noch einmal auf die Bedeutung der routinemäßig durchgeführten EEG-Ableitungen hinweisen, da rund 2/3 der Patienten keine Krämpfe zeigen. Ist eine EEG-Kontrolle innerhalb von 24 h nicht möglich, muß die prophylaktische Behandlung erwogen werden. Als wirksames Mittel zur Behandlung der posttraumatischen Frühepilepsie hat sich bei uns Hemineurin in der Dauertropfinfusion erwiesen.

Klinisch neurologische EEG- und computertomographische Befunde bei der posttraumatischen Epilepsie

G. Bertha, G. Ladurner, R. Reschauer und G. Schneider

Psychiatrisch-neurologische Universitätsklinik, Auenbruggerplatz 22, A-8036 Graz

Bei 62 Patienten (9 Frauen und 53 Männer) mit einer gesicherten posttraumatischen Epilepsie wurde der klinisch-neurologische Befund mit den erhobenen EEG und CT-Daten verglichen. Das Durchschnittsalter der Patienten zur Traumazeit betrug 24 Jahre (4–63) zur Untersuchungszeit 37 Jahre (17–64), die durchschnittliche Anfallslatenz belief sich auf 5,8 Jahre, nach 5 Jahren hatten sich 65% der posttraumatischen Anfälle manifestiert, die längste Latenz betrug 25 Jahre. Fokale epileptische Anfälle mit oder ohne sekundärer Generalisierung waren bei 30 Patienten (48%) zu erheben. Herdförmige neurologische Ausfälle bestanden bei 16 Patienten, im EEG fanden sich bei diesen in jedem Fall korrelierende Herdbefunde, während im CT nur bei 11 Patienten entsprechende lokalisierte Schädigungen nachweisbar waren. Von den verbleibenden Patienten hatten 2 einen normalen CT-Befund, 2 eine diffuse Atrophie und 1 Patient eine zur Neurologie kontralaterale lokalisierte Schädigung.

Ein normales EEG hatten 14 Patienten (23%), ein- oder beidseitige herdförmige Abnormitäten wurden bei 42 Patienten (68%) gesehen, korrelierende herdförmige Veränderungen im CT bestanden bei 31 Patienten (74%). Hypersynchrone Patienten im Herdbereich wiesen 13 Patienten (21%) auf, andererseits konnte ein generalisiertes Krampfmuster ohne andere EEG-Veränderungen bei 6 Patienten beobachtet werden, wobei bei 4 Patienten eine ein- oder beidseitige lokalisierte hypodense Läsion im CT nachgewiesen werden konnte. Normale CT-Befunde wiesen 15 Patienten (24%) auf, ein- oder beidseitige fokale Atrophien wurden bei 44 Patienten (71%) gesehen, eine Übereinstimmung mit dem EEG bestand in 31 Fällen (74%). Eine diffuse Atrophie im CT wurde 3mal erhoben.

Bei der Gegenüberstellung der pathologischen CT- und EEG-Befunde standen bei 62 Patienten mit einer posttraumatischen Epilepsie 47 positive CT-Befunde 38 pathologische EEG-Befunde gegenüber, dies entspricht einer Übereinstimmung in 81%. Ein normales CT und EEG war bei 5 Patienten vorhanden, die posttraumatische Epilepsie war aber aufgrund der klinischen Daten gesichert. Dabei schließt ein normales CT eine Parenchymläsion nicht aus, sondern engt nur seine Größe ein. Andererseits können auch pathologische EEG-Veränderungen sich im Verlaufe der posttraumatischen Epilepsie wieder zurückbilden, hierbei schwinden zuerst die Allgemeinveränderungen gefolgt von einer Herdeinengung, die bis zum völligen Verschwinden der Herde führen kann. Die kombinierte Anwendung der EEG- und CT-Untersuchung ermöglicht somit in 90% die posttraumatische Genese der Epilepsie zu stützen.

Empirische Untersuchungen zu abnormen psychischen Reaktionen nach Hirntraumen

W. Hamster und K. Mayer

Neurologische Universitätsklinik Tübingen, Abteilung Neuropsychiatrie mit Neurologischer Poliklinik, Liebermeisterstraße 18–20, D-7400 Tübingen

Verdeutlichungen und Vortäuschungen können die Ergebnisse psychologischer Untersuchungen zur Objektivierung und Qantifizierung psychischer Hirnverletzungsfolgen verfälschen.

Wir fanden in einer Stichprobe von 346 Gutachtenpatienten (233 Contusio cerebri, 75 Commotio cerebri) bei 38 Patienten mehr oder minder ausgeprägte Verdeutlichungen und Vortäuschungen bei der neurologischen und psychologischen Untersuchung.

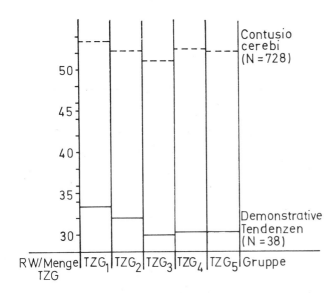

Abb. 1. Arbeitskurvenverläufe im Revisionstext in 5 Teilzeiten

Folgende statistisch abgesicherten Befunde wurden erhoben:
1. Zwischen Patienten mit Contusio und Commotio cerebri bestehen in der Regel Unterschiede mit ausgeprägteren Leistungsbeeinträchtigungen bei den Patienten mit substantiellen Hirnschädigungen. Bei Verdeutlichungen und Vortäuschungen werden diese Gruppendifferenzen eliminiert. Kontusions- und Kommotionspatienten mit demonstrativen Überlagerungen unterscheiden sich nicht in ihren Leistungsverzerrungen.
2. Die Minderleistungen wirken sich in allen psychodiagnostischen Verfahren aus. Besonders ausgeprägt sind sie in den konzentrativen Leistungstests und weiterhin in den Untersuchungsverfahren, in die eine Geschwindigkeitskomponente eingeht.
3. Der Revisionstest, der anhaltende Konzentration bei einfacher geistiger Tempoarbeit erfaßt, hat sich als geeignetes Differentialdiagnostikum zur Objektivierung dieser Verhaltenstendenzen erwiesen. Ausgehend von der Gesamtleistungsmenge (GM = 180) beträgt die Rate der richtigen Zuordnungen zu den Gruppen 86%.
4. Die Verhaltens- und Reaktionsweisen der Patienten mit demonstrativen Überlagerungen zeichnen sich durch typische Verhaltensauffälligkeiten und Verzögerungsstrategien aus.

Für die psychometrische Einzelfalldiagnostik ist zu folgern, daß ab einem bestimmten Leistungsniveau Anlaß zur kritischen Überprüfung und Wertung der Untersuchungsergebnisse gegeben ist.

Literatur

Marschner G, Hamster W (1980) Revisions-Test, Handanweisung. Hogrefe, Göttingen

Klinische Gesichtspunkte des chronischen Subduralhämatoms

G. Ladurner, P. Stix, G. Flaschka, R. Reschauer, G. Bertha und H. Lechner

Psychiatrisch-Neurologische Universitätsklinik, Auenbruggerplatz 22, A-8036 Graz

Durch die Einführung der Computertomographie in die Neurotraumatologie hat sich die Diagnosestellung beim subduralen Hämatom wesentlich vereinfacht. Damit ist es auch zu einer Zunahme der Zahl an Patienten gekommen, bei denen ein chronisches Subduralhämatom diagnostiziert werden konnte. So wurden im Zeitraum von 4 Jahren an der Psychiatrisch-Neurologischen Klinik Graz insgesamt 44 Fälle mit einem chronischen Subduralhämatom diagnostiziert. Als Zuordnungskriterien diente dabei der Operationsbefund. Eine neurologische Symptomatik in Form von Halbseitenzeichen lag insgesamt bei 42% der Patienten vor. Eine Anisokorie war in 7%, eine Fazialisparese in 20%, und eine Stauungspapille in 9% vorhanden. Eine Hirndrucksymptomatik fand sich bei 59% der Patienten. Psychiatrische Symptome in Form einer Funktionspsychose bzw. einer Bewußtseinstrübung bis zum Koma bestanden in 77%.

Dabei ergab sich, daß ausschließlich neurologische Ausfälle nur in 23% gegenüber ausschließlich psychiatrischen Störungen in 52% in der Minderzahl waren. Sowohl psychiatrische als auch neurologische Symptome bestanden dagegen in 25%.

Damit zeigt sich, daß die ausschließlich psychiatrische Symptomatik beim chronischen Subduralhämatom im Vordergrund der Klinik steht, so daß hier die Abgrenzung zu posttraumatischen Psychosen ohne Komplikationen besonders schwierig ist.

Dies sowie die relative Unspezifität der neurologischen Symptome, bei denen nur in 7% eine Anisokorie zu finden war, und das Vorliegen einer Traumaanamnese in nur 68% weisen darauf hin, daß die Computertomographie hier in großem Umfang als Screeningmethode eingesetzt werden muß.

Sozialpsychologische Aspekte der Genesung von Unfallpatienten

D. Havemann, O. Rogner und D. Frey

Abteilung für Unfallchirurgie, Hospitalstraße 40, D-2300 Kiel 1

Anlaß einer gemeinsamen Studie von Unfallchirurgen und Psychologen über psychische Einflüsse auf Genesungsverläufe von Unfallverletzten war die Beobachtung, daß bei vergleichbaren Verletzungszuständen unterschiedliche Genesungsprozesse ablaufen, deren Ursachen bisher nicht gesichert sind. Der Ursachenermittlung diente die Untersuchung der Auswirkungen von kognitiven und emotionalen Reaktionen nach dem Unfall:
1. Vermeidbarkeit des Unfalls,
2. Eigenverantwortlichkeit – Gesundungswillen – für den Genesungsverlauf,
3. Information über den Unfallfolgezustand.

Untersuchungsmittel waren Methoden der psychologischen Grundlagenforschung, der Einstellungs-, Kognitions- und Streßforschung. Gegenstand der Untersuchung waren 70 nach AIS-80 bzw. ISS-Schweregrad klassifizierte, männliche unfallchirurgische Kranke, die 1981 bis 1982 sich in unfallchirurgischer Behandlung befanden. Altersdurchschnitt: 32,4 Jahre (15–79 Jahre). Unfallarten: 40% Freizeit und Sport, 30% Verkehr, 25% Arbeit.

Ergebnisse: Die Resultate sind statistisch reine Effekte der psychologischen Einflußvariablen. Der Einfluß, der auf den Schweregrad der Verletzung zurückzuführen wäre, wurde statistisch durch Anwendung der Kovarianzanalyse kontrolliert.

1) Die Einschätzung des Unfalls als *vermeidbar* führte zu einem signifikant verlängerten Krankenhausaufenthalt (31,0 Tage) und einer höheren Komplikationsrate (1,6 Komplikationen) als ein *mäßig vermeidbar* eingeschätzter Unfall (19,8 Tage, 1,2 Komplikationen) und als ein für *nicht vermeidbar* gehaltener Unfall (16,9 Tage, 1,2 Komplikationen).

2) *Gut informierte* Unfallkranke zeigten einen signifikant komplikationsärmeren Verlauf und eine kürzere Verweildauer (19,2 Tage bzw. 1,2 Komplikationen) als Unfallverletzte, die den Verlauf ihrer Heilung nicht abschätzen konnten (33,4 Tage bzw. 1,8 Komplikationen).

3) Die Abhängigkeit der Verweildauer von der *Eigenverantwortlichkeit* für den Genesungsablauf („Engagement") wurde ebenfalls nachgewiesen. Bei hohem oder mäßig starkem Engagement betrug die Krankenhausaufenthaltsdauer 20,6 bzw. 17,1 Tage, bei fehlender Eigenverantwortlichkeit dagegen 32,7 Tage.

Insgesamt zeigte sich eine deutliche Abhängigkeit des Genesungsverlaufs von psychologischen Einflußfaktoren.

VII. Knorpelläsionen an Knie- und Sprunggelenk

Diagnostik der Knorpelläsion

P. Hertel

Unfallchirurgische Klinik am Zentrum für Chirurgie der Justus-Liebig-Universität, Klinikstraße 29, D-6300 Gießen

Auch im Zeitalter der exakten arthrographischen und tomographischen Röntgendiagnostik und der Arthroskopie bleiben Knorpelverletzungen im Akutstadium weitgehend verborgen. Im CT lassen die geringen Dichteunterschiede von Knorpel, Kapsel, Gelenkflüssigkeit oder Blut sowie das zu geringe Auflösungsvermögen eine isolierte Knorpelverletzung weder als Abscherung noch als Riß und noch viel weniger als Kontusionsmarke erkennen. Das CT wird erst dann positiv, wenn auch das Nativröntgenbild bei entsprechender Technik eine ossäre Beteiligung aufdeckt.

Knorpelläsionen am oberen Sprunggelenk werden bei weit offenen Verletzungen sowie bei etwa jedem 30. operierten Supinationstrauma entdeckt [4]. Im Vordergrund steht die Problematik der Knorpelverletzungen des Kniegelenkes.

Da Knorpelläsionen selbst nur über eine in ihrer Nachbarschaft gereizte Synovialhaut Aufschluß über die Schädigung geben, werden bei isolierten Knorpelläsionen erst dann diagnostische Konsequenzen gezogen, wenn sich nicht die reparative Beseitigung des Schadens, sondern die entzündliche Reaktion auf die Läsion eingestellt hat [1], oder wenn nach Abscherung eines Knorpelfragmentes Einklemmungen auftreten. Einklemmungen von chondralen Fragmenten sind jedoch offensichtlich recht selten. Die Fragmente wachsen in der Überzahl synovial fest oder werden aufgelöst [3].

Die größte Chance ihrer Entdeckung hat die frische Knorpelläsion, wenn das Gelenk bereits eröffnet ist, wenn weitere, meist ligamentäre Läsionen zu Arthrotomien führen, wenn schmale Knochensäume im Röntgenbild nicht fehlgedeutet werden und besonders dann, wenn das Leitsymptom Hämarthros konsequent verfolgt wird (Tabelle 1). Die Arthroskopie

Tabelle 1. Hämarthros bei 170 akuten Knieverletzungen

Bandruptur	98
Knorpelverletzungen	37
Meniskusverletzungen	24
Kapselblutungen	48
Keine Blutungsquelle gefunden	10
	217 Diagnosen

Tabelle 2. Diagnostik Patellaluxation (24 Patienten)

Erste Luxation	22
Zweite Luxation	2
Klinische Diagnose	13
Arthroskopische Diagnose	
Patellaluxation vermutet	4
Patellaluxation überraschend	7
	24

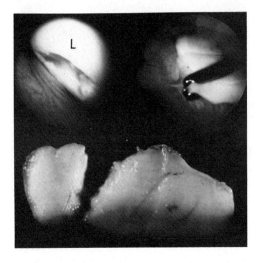

Abb. 1. Chondrales Fragment vom lateralen Femurkondylus nach Patellaluxation rechts, mit Klemme extrahiert (S. M., 17 Jahre). *L* Lateraler Femurkondylus

als effektive Suchmethode beim Hämarthros deckt umschriebene Knorpelläsionen vorwiegend auf: bei Patellaluxationen, bei schweren Knorpelkontusionen und seltener bei Bandverletzungen.

Die Patellaluxation ist auch heute noch ein sehr häufig als Innenbandverletzung oder Innenmeniskusläsion mißdeutetes Phänomen [2]. Wir haben in etwa der Hälfte der erstmaligen Patellaluxationen diese erst durch die typischen Läsionen bei der Arthroskopie beweisen können, als wir die Ursache des Hämarthros erforschten (Tabelle 2). Luxationen oder Subluxationen der Kniescheibe waren unbemerkt verlaufen, der Kollaps des Patienten war mißverstanden worden, die mediale Symptomatik leitete in eine falsche Richtung. Im Arthroskop sah man den Knorpelschaden an der medialen Facette der Patella oder am lateralen Femurkondylus oder an beiden Lokalisationen (Abb. 1).

Direkte Kontusionsverletzungen treten besonders an der Patellarückfläche und an den vorderen Umfängen der Kondylenrollen in Erscheinung.

Knorpelkompression, verbunden mit Scherkräften, führt zur Lösung flächiger Knorpelfragmente oder zu tiefen Knorpelfissuren (Abb. 2).

Umschriebene chronische Knorpelläsionen liegen in den Dislokationsstraßen bei Meniskuslappenrissen und bei Korbhenkelrissen. Die Ursache für eine lokale Knorpelläsion läßt sich jedoch nicht immer finden (Abb. 3). Bei der Osteochondrosis dissecans bleibt die

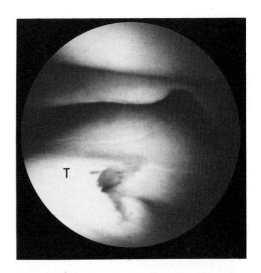

Abb. 2. Knorpelfissur im Tibiakopf nach Distorsionstrauma mit blutigem Gelenkerguß (S. A., 17 Jahre). *T* Tibiakondylus

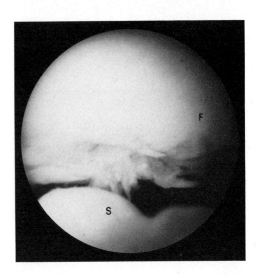

Abb. 3. Umschriebene Knorpelläsion bei einem Bergsteiger ohne vorhergehendes Trauma (P. H., 37 Jahre). *F* Medialer Femurcondylus, *S* Synovialfalte

Diagnostik am offenen Kniegelenk die Methode der Wahl, die gleichzeitig eine adäquate Therapie zuläßt.

Bei noch intakten Knorpelflächen ist die Läsion bei den geringen Farbunterschieden im Arthroskop kaum zu erkennen, bei gelöstem Dissecat ist die Entscheidung zur Refixation bzw. Exstirpation des Dissecates allein vom arthroskopischen Befund her schwierig zu treffen (Abb. 4).

Bei kniegelenksnahen Umstellungsosteotomien stellt die intraoperative Arthroskopie einen guten Kompromiß zwischen der alleinigen Umstellungsosteotomie, der notwendigen intraartikulären Diagnostik und der umstrittenen primären Gelenkrevision dar, besonders wenn die Möglichkeiten der arthroskopischen Chirurgie genutzt werden (Abb. 5).

Iatrogene Knorpelläsionen sind leicht zu entdecken und oft schwierig zu dokumentieren. Bei der Marknagelung darf der Nagel, besonders bei jungen Patienten, nicht über die 1-cm-

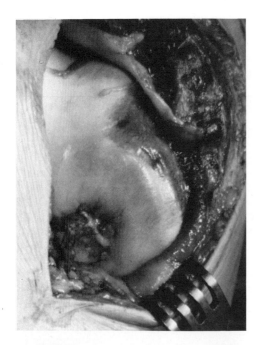

Abb. 4. Osteochondrosis dissecans mit im Bett gedrehtem Dissecat (W. J., 26 Jahre)

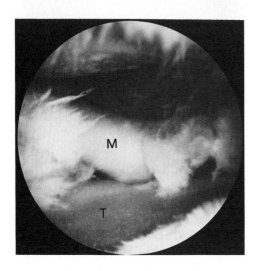

Abb. 5. Knorpelverlust und Meniskusdegeneration bei Valgusarthrose (L. H., 46 Jahre). *M* Außenmeniskus, *T* knorpelfreier Tibiakondylus

Grenze zur Blumensaat-Linie vorgetrieben werden. Bei der Arthroskopie wie bei jeder Punktion des Gelenkes dürfen Kanülen und Instrumente nicht unter Gewalt eingeführt werden, da sonst Knorpelabscherungen und Hobelläsionen drohen. Auch die konventionelle Arthrotomie zur Meniskusoperation sollte den zunächst geduldigen Knorpel schonen. Die Diagnostik der vorderen Kreuzbandläsion durch Jerktest oder den Pivot shift in Narkose hat so vorsichtig zu erfolgen, daß eine Abscherung von Knorpelfragmenten durch die hohen lateralen Kompressionskräfte vermieden wird.

Traumatische, geschlossene Knorpelläsionen sind bis heute schwer zu entdecken — die Problematik der Zusammenhangsfrage bleibt uns erhalten. Bei der ausgedehnten Verbreitung von Kontusions- und Distorsionsverletzungen und der geringen Symptomatik von Knorpelverletzungen stellt auch die Arthroskopie nur einen kleinen Beitrag zur Lösung des Problemes dar.

Zusammenfassung

Die Problematik der Knorpelverletzungen wird dargestellt. Knorpelverletzungen werden primär als Begleitverletzungen oder in der Erforschung des ungeklärten Hämarthros entdeckt. Die Arthroskopie leistet als sicherste diagnostische Methode dennoch nur einen begrenzten Beitrag zur Epidemiologie des Knorpelschadens.

Literatur

1. Cotta H, Puhl D (1976) Pathophysiologie des Knorpelschadens. Hefte Unfallheilkd 127:1
2. Hertel P, Schweiberer L (1980) Die Akutarthroskopie des Kniegelenkes als diagnostischer und therapeutischer Eingriff. Unfallheilkunde 83:233
3. O'Conner RL (1977) Arthroscopy. Lippincott, Philadelphia Toronto
4. Zwipp H, Oestern HJ (1983) Die Knorpelläsion am oberen Sprunggelenk — Eine häufig verkannte Verletzung? Hefte Unfallheilkd 165:241

Klinische Erfahrungen mit dem Fibrinkleber bei der Versorgung von osteochondralen Frakturen

T. Gaudernak und G. Skorpik

Unfallkrankenhaus Lorenz Böhler, Donaueschingenstraße 13, A-1200 Wien

Seit 1977 verwenden wir das Fibrinklebesystem zur Replantation osteochondraler Fragmente. Der wesentliche Vorteil dieses Klebers gegenüber anderen besteht in seiner ausgezeichneten Gewebsverträglichkeit bei ausreichendem Haftvermögen. Wir haben bisher über 100 Replantationen durchgeführt und nur selten zusätzliche Osteosynthesen verwendet.

Methode

Seit der lyophilisierte Kleber zur Verfügung steht, verwenden wir nur noch diesen. In der Anwendung hat sich die Doppelspritze sehr bewährt, wobei die hohe Thrombinkonzentration vorteilhaft ist. Von wesentlicher Bedeutung ist die Beschaffenheit des knöchernen Lagers — es muß einerseits frei von Blutkoagula sein, andererseits sollte keine frische Blu-

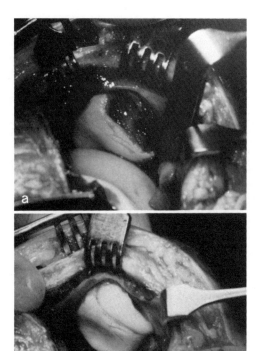

Abb. 1a, b. Patellaluxation bei 13jährigem Mädchen. a Ideale Voraussetzung für die Replantation eines Knorpel-Knochenfragmentes: mit dem Knorpel ist ein fast ebenso großes Knochenstück ausgebrochen, das „Bett" ist gut durchblutet, der Knorpel des Replantates ist makroskopisch unverletzt und der umgebende Knorpel nur gering traumatisiert. b Das abgescherte Stück läßt sich zwanglos einfügen und festkleben

tung bestehen. Bei schlechter Durchblutung muß das Bett angefrischt werden. Wir beschränken uns auf die Replantation osteochondraler Fragmente. Ist der Knochenanteil sehr klein, dann muß der subchondrale Knochen unter dem zu transplantierenden Knorpel mehrfach angebohrt werden, um eine Einheilung zu erzielen. Röntgenologisch ist in diesen Fällen dann später eine teilweise Verkalkung der basalen Knorpelschichten zu erkennen.

Fügt sich das Fragment fugenlos in das Bett, so ist nach Einbringen von wenigen Tropfen Kleber und Kompression durch 3 min (Kontrolle mit der Uhr) die Klebung stabil.

Probleme ergeben sich, wenn der Knorpel ödematös geschwollen ist oder bei ausgedehnten Prellschäden, Lazerationen und Frakturen des zu replantierenden Knochenstückes. Das Replantat läßt sich dann oft nicht zwanglos einfügen. In diesen Fällen ist das Anfrischen des Transplantatbettes erforderlich. Bei oberflächlichen Knorpelfrakturen kann eine zusätzliche Knorpelglättung notwendig werden. Bei Impressionen ist eine Auffüllung mit Spongiosa-Fibrinkleber-Mischung vorzunehmen.

In der Regel stellen wir für 3–6 Wochen im Gipsverband ruhig, eine Belastung des Knorpels ist uns erwünscht, wobei wir aber die Belastung mit 20 kg begrenzen. Bei ausgedehnten Gelenkzertrümmerungen kann eine Entlastung bis zu 16 Wochen und mehr erforderlich sein (Abb. 1 u. Tabelle 1).

Tabelle 1. Replantation osteochondraler Fragmente mit Fibrinkleber. (Ulb 1977–1982, Nachuntersuchung 1983, n = 57

Patella: mediale Kante und Fläche	16
Talus: laterale Kante	13
Condylus lateralis femoris	10
Talus: mediale Kante	4
Condylus medialis femoris	3
Condylus medialis tibiae	1
Condylus lateralis tibiae	1
Trümmerfrakturen:	
Condylus lateralis tibiae	5
Talus	3
distale Tibia	1

Osteochondrale Fragmente an der medialen Patellafläche

16 Patienten mit einem Durchschnittsalter von 22 Jahren (12 bis 47) wurden nachuntersucht. Die durchschnittliche Zeit vom Unfall bis zur Operation war 5,5 Tage, aber auch nach 17 Tagen konnte ein Knorpel-Knochenstück noch erfolgreich replantiert werden. Die Fragmentgröße lag zwischen 6:4 und 23:28 min. 6mal mußten Fragmente entsprechend zugerichtet werden, um sie replantieren zu können, 4mal war zur exakten Reposition eine zusätzliche Schraubenkompressionsosteosynthese notwendig. Die postoperative Ruhigstellung erfolgte durch 4 bis 6 Wochen mit einer Oberschenkelgipshülse. Entsprechend dem Verletzungsmechanismus einer Patellaluxation waren Knorpelprellschäden und Frakturen, die das Ergebnis wesentlich beeinflussen, sehr häufig. Die Patellasubluxation wurde durch Retinakulumraffung und z. T. durch Tuberositasversetzung korrigiert. In 10 Fällen war die Einheilung ideal, 6mal war röntgenologisch eine Vorwölbung des Replantatknochens festzustellen. 13 Patienten bewegten vollständig frei, 3 zeigten eine Beugebehinderung von 10°. 10 Patienten waren vollständig beschwerdefrei, 3 klagten über leichte Beschwerden im Sinne einer Chondropathie und 3 gaben stärkere Beschwerden mit Wetterfühligkeit und Problemen beim Treppensteigen an.

Replantationen osteochondraler Fragmente an der lateralen Taluskante

13 Patienten konnten nachuntersucht werden. Das Durchschnittsalter war 26 Jahre (17 bis 56). Die durchschnittliche Dauer vom Unfall zur Operation war 3,3 Tage (0–15). Das ausgebrochene Fragment war 10:10 bis 20:10 mm groß. Nach Naht der gerissenen Sprunggelenkaußenbänder wurde postoperativ mit einem Unterschenkelgipsverband für 6 Wochen ruhiggestellt und 4 bis 5 Wochen entlastet.

Intraoperativ konnte eine ideale Reposition bei 8 Patienten erzielt werden, 5mal war röntgenologisch postoperativ noch ein feiner Spalt zu erkennen. 6mal war die Einheilung ideal, 2mal das Replantat etwas eingesunken, 1mal entwickelte sich eine Osteochondrose. Nicht eingeheilt sind 2 Fragmente, wobei diese Patienten aber vollkommen beschwerdefrei sind. Ein Fragment ist verkippt eingeheilt. Eine Reoperation war 1mal erforderlich, da sich bei der Routinekontrolle postoperativ eine Verschiebung des Replantates zeigte. 7 Patienten blieben arthrosefrei, eine leichte Arthrose mußten wir bei 5 und eine zweitgradige Arthrose bei 1 Patienten feststellen. Freie Beweglichkeit boten 8 Patienten, eine leichte Einschränkung bis 10° 5 Patienten. 9 von den 13 Patienten erlangten volle Sportfähigkeit.

Wesentlich seltener sind in unserem Patientengut Abscherungsbrüche an der medialen Taluskante. Sie sind gewöhnlich mit anderen schweren Sprunggelenkverletzungen kombiniert. Von unseren 4 nachuntersuchten Patienten zeigten 2 eine ideale Einheilung, bei 1 eine teilweise Loslösung des Replantates mit Bildung eines Corpus liberum. Eine schwere Arthrose mit Beweglichkeitseinschränkung entstand bei einem Patienten mit einer offenen Luxationsfraktur des Sprungbeines.

Replantation osteochondraler Fragmente am lateralen Oberschenkelkondyl

Bei 10 nachuntersuchten Patienten war das Durchschnittsalter 17,5 Jahre (11 bis 29). Die Operation erfolgte bis zu 13 Tagen nach dem Unfall. 5mal lag der Defekt an der Kondylenfläche, 5mal an der Kante, verursacht durch eine Patellaluxation. Das kleinste Fragment maß 15:8 mm, das größte 30:20 mm. Die operative Reposition war in 8 Fällen leicht möglich, 2mal schwierig, insgesamt wurde 4mal eine zusätzliche Osteosynthese angewendet. Trotz guter operativer Reposition war nur 3mal eine ideale Einheilung zu verzeichnen, 4mal war das Replantat etwas eingesunken, 2mal vorgewölbt und 1mal verkippt. 7mal bestand keine Arthrose, 3mal eine leichte. Beschwerdefrei und mit freier Beweglichkeit waren 9 Patienten. 1mal war eine Reoperation wegen Patellaluxation erforderlich, 2mal Osteosynthesematerialentfernungen.

Bei 3 Patienten wurden osteochondrale Fragmente am *medialen Oberschenkelkondyl* replantiert. Bei der Nachuntersuchung waren diese Patienten vollständig beschwerdefrei.

Replantation osteochondraler Fragmente bei Trümmerfrakturen

5 Patienten mit einer Trümmerfraktur im Bereich des lateralen Schienbeinkondyls, 3 Patienten mit einer Zertrümmerung des Sprungbeines und 1 Patient mit distaler Schienbeintrümmerfraktur wurden nachuntersucht.

Bei den Trümmerfrakturen hat es sich bewährt, die großen Fragmente durch Osteosynthese zu vereinigen und die kleineren Fragmente mit Fibrinkleber einzukleben. Auch hoffnungslos erscheinende Trümmerfrakturen können so gut rekonstruiert werden. Das Patientenalter liegt zwischen 24 und 74 Jahren, vom Unfall bis zur Operation verstrichen 0 bis 11 Tage. Entsprechend der Verletzung war die Knorpeloberfläche immer mehrfach frakturiert und immer die Gelenkfläche selbst betroffen.

Zusätzliche Osteosynthesen kamen in der Regel zur Anwendung und in 3 Fällen war eine ausgedehnte Spongiosaunterfütterung notwendig. Je nach Schwere der Verletzung haben die Patienten 8 bis 16 Wochen das Bein nicht belastet.

3mal kam es zur idealen Einheilung, 2mal zu einem geringen Einsinken des Replantates, 2mal zu leichten und 2mal zu deutlichen Unebenheiten der rekonstruierten Gelenkfläche. Entsprechend der Schwere der Verletzungen klagen 7 Patienten über Beschwerden und nur 4 üben wieder Sport aus. Freie Beweglichkeit hat nur 1 Patient erreicht. Bei 6 Patienten entwickelte sich eine generalisierte Arthrose.

Zusammenfassung

Von 1977 bis 1982 haben wir 101mal Knorpel-Knochenfragmente eingeklebt. Von 68 Patienten mit frischen Verletzungen im Knie- und Sprunggelenkbereich konnten wir 57 Patienten klinisch und röntgenologisch nachuntersuchen. Bei 48 Patienten mit 1 bis 2 osteochondralen Fragmenten wurde röntgenologisch in 70% eine gute Einheilung gefunden. 5 Fragmente sind röntgenologisch nicht einwandfrei eingeheilt und 3 im Röntgenbild nicht sicher beurteilbar. Bei weiteren 5 Patienten liegt das replantierte Fragment gut abgrenzbar in situ. 75% der Patienten sind vollständig beschwerdefrei und üben wieder Sport aus — auch solche mit nicht eingeheilten Fragmenten. Eine Reoperation wegen Fragmentlockerung in der 1. postoperativen Woche war 1mal erforderlich.

Nach unseren Erfahrungen sollen osteochondrale Fragmente mit Fibrinkleber replantiert werden. Nur selten ist eine zusätzlich Osteosynthese erforderlich (15%). Die frühzeitige Replantation ist anzustreben, aber auch nach 1 bis 2 Wochen kann noch ein ausgezeichnetes Ergebnis erzielt werden.

9 mit Fibrinkleber und Osteosynthesen rekonstruierte Trümmerfrakturen der Schienbeinkondylen und des Talus konnten nachuntersucht werden. Gute Fragmentheilung wurde in 7 Fällen erzielt. Obwohl 4 Patienten wieder Sport ausüben sind nur 2 vollständig beschwerdefrei und röntgenologisch ohne Arthrose. Bei den Mehrfragmentbrüchen war immer eine Spongiosaunterfütterung der Fragmente notwendig und z. T. bestanden irreparable Knorpelquetschungsherde.

Literatur

1. Gaudernak T (1982) Klinische Erfahrungen mit dem Fibrinkleber bei der Versorgung von Knorpel-Knochenfragmenten und Dissekaten. In: Cotta A, Braun A (Hrsg) Fibrinkleber in Orthopädie und Traumatologie, 4. Heidelberger Orthopädie Symposium, Mai 1981. Thieme, Stuttgart
2. Zilch H, Friedebold G (1983) Diagnostik und Therapie chondraler und osteochondraler Frakturen im Bereich des oberen Sprunggelenkes. Unfallheilkunde 86:153–160

Knorpeltransplantation

W. Hesse und I. Hesse

I. Orthopädische Klinik der Hessing-Stiftung, Hessingstraße 17, D-8900 Augsburg

Einleitung

Die Transplantation von Knorpel und Gelenken gewann durch den Chirurgen Lexer erstmals an Bedeutung. Er berichtete bereits 1909 über die allgemeine Verpflanzung ganzer Kniegelenke beim Menschen.

In der Literatur wird bis heute sowohl über Erfolge als auch Mißerfolge berichtet.

Einteilung der verschiedenen Transplantate

Um die Wertigkeit für die klinische Anwendung beurteilen zu können, ist es falsch, von der Knorpeltransplantation schlechthin zu sprechen. Vielmehr ist es erforderlich, die Transplantate nach folgenden Gesichtspunkten einzuteilen:
1. Art der Transplantate:
    a) autologe Transplantate,
    b) homologe Transplantate
      – nicht konserviert,
      – konserviert.
2. Größe der Transplantate.
3. Schichtung der Transplantate:
    a) chondrale Transplantate,
    b) osteochondrale Transplantate.
4. Qualität des Transplantatlagers.
5. Art der angewandten Operationstechnik.
6. Art der Nachbehandlung.

Wissenschaftliche Grundlagen zur Wertigkeit der verschiedenen Transplantationsmöglichkeiten

(Unter besonderer Berücksichtigung von 271 experimentellen Knorpeltransplantationen, von 28 klinischen Transplantationen an der Unfallchirurgischen Klinik der Medizinischen Hochschule Hannover und 2 Transplantationen an der Orthopädischen Universitätsklinik Freiburg.)

1. Sowohl autologe als auch nicht konservierte homologe osteochondrale Transplantate heilen unter optimalen Bedingungen als hyaliner Gelenkknorpel ohne Umbauvorgänge ein.
   Eine Konservierung homologer Transplantate führt stets zur Nekrose der Chondrozyten und zur Resorption der Matrix. Bestenfalls wird ein konserviertes Transplantat durch

knorpelähnliches Gewebe ersetzt, das aber wegen des vermehrten Abriebs biomechanisch minderwertig ist.

Der avaskuläre Gelenkknorpel nimmt eine immunologische Sonderstellung ein. Dazu gibt es 2 grundsätzlich verschiedene Theorien. Die eine besagt, daß Chondrozyten und ihre Matrix eine schwache Antigenität besitzen (Loeb 1926; Gibson et al. 1957). Die andere Theorie schreibt den Chondrozyten starke antigene Eigenschaften zu, postuliert aber, daß die Matrix eine Art Schranke zwischen Chondrozyten und Immunsystem darstellt (Bacsich u. Wyburn 1947).

Für die letztere Theorie sprechen eher die Beobachtungen von Moskalewski u. Kawiak (1965), daß homolog transplantierte Knorpelzellen, die enzymatisch von ihrer Matrix getrennt waren, in Verbindung mit einer lymphozytären Infiltration nekrotisch wurden. Elves (1974) fand, daß isolierte Knorpelzellen ein ausgeprägtes Antigenmuster besitzen. Malseed u. Heyner (1976) stellten bei Rattenchondrozyten speziesspezifische, stamm- und gewebespezifische Antigene fest.

Die immunologische Sonderstellung des Knorpels beruht demnach nicht auf einer schwachen Antigenität, sondern auf der Schutzfunktion der Matrix. So verhindert die Matrix einerseits den Abtransport von Antigenen von den Chondrozyten zum Immunsystem, andererseits den Antransport zytotoxischer Antikörper (Elves 1976).
2. Mit zunehmender Gesamtgröße und zunehmender Schichtdicke des ossären Anteils der Transplantate sinkt die Erfolgsrate. Dies gilt besonders für homologe, weniger für autologe Transplantate.
3. Osteochondralen Transplantaten ist gegenüber rein chondralen Transplantaten der Vorzug zu geben. Der ossäre Anteil der Transplantate bildet bessere Bedingungen für die Fixation und für die frühfunktionelle Nachbehandlung.
4. Für einen Transplantationserfolg ist ein ausreichend durchblutetes knöchernes Transplantatlager erforderlich. Generalisierte Arthrose, Arthritis und Achsenfehlstellungen erhöhen das Risiko.
5. Neben einer allgemeinen subtilen Operationstechnik ist zu beachten, daß die Transplantate spaltliniengetreu, d. h. unter Beachtung der Vorzugsrichtung der oberflächlichen kollagenen Fibrillen eingesetzt werden. Weiterhin sollen die Krümmungsradien von Transplantat und Transplantatlager übereinstimmen. Autologe Transplantate, die aus dem hinteren unbelasteten Teil der Femurkondylen in die Hauptbelastungszone übertragen werden, differieren teils in Spaltlinienmuster und Krümmungsradien mit dem Transplantationsort. Daraus erklären sich klinische Mißerfolge autologer Gelenkknorpeltransplantationen.
6. Als Nachbehandlung ist eine postoperative Bewegungstherapie notwendig, um mögliche Störungen der Syntheseleistung der Chondrozyten auf ein Mindestmaß zu beschränken. Solange das Transplantat nicht belastungsstabil ist, ist das operierte Gelenk zu entlasten, um es vor mechanischen irreversiblen Schäden zu schützen. Entlastung führt zwar zu einem Matrixverlust, der jedoch, wenn er auf 6–12 Wochen befristet ist, reversibel ist.

Indikationsbereiche

Als Kriterien für die Indikation zur autologen und frischen homologen Transplantation sind die Größe des Defektes, die Lokalisation des Defektes und das Alter des Empfängers heranzuziehen. So stellen größere, lokal begrenzte Knorpel- oder Knochenknorpeldefekte im Bereich der Belastungszonen der Femurkondylen im jüngeren Lebensalter eine Indikation zur frischen homologen Knorpeltransplantation dar.

Organgewinnung

Als Spender kommen meist Unfalltote ohne Gelenkschäden bis zu einem Alter von 30 Jahren in Betracht. Es darf nur normaler und biologisch hochwertiger hyaliner Gelenkknorpel verwendet werden.

Der optimale Zeitpunkt der Gewebeentnahme ist nach Feststellung des dissoziierten Hirntodes bei noch intaktem Kreislauf und bei Beatmung gegeben. Spätestens sollte aber die Entnahme 30–60 min nach Kreislaufstillstand abgeschlossen sein.

Aus der Belastungszone des entsprechenden Gelenkes wird mit einer oszillierenden Säge ausreichend Gewebe entnommen. Dieses wird mit Ringer-Lösung mehrmals gespült, anschließend in einen sterilen Behälter mit Ringer-Lactat- oder Collins-Lösung gelegt. Nach steriler Verpackung wird das Gewebe hypotherm bei 4 °C im Kühlschrank gelagert und spätestens nach 36 h transplantiert.

Technik der Knorpeltransplantation

Bei der Transplantation wird entsprechend der Form, dem Durchmesser und der Tiefe des Defektes ein exakt passendes Transplantat präpariert. Das Knorpelknochentransplantat wird spaltliniengetreu vorsichtig und mit leichtem Daumendruck ohne Verwendung von Instrumenten in den Defekt eingepaßt. Bei exakter Abmessung und Präparation sitzt das Transplantat stufenlos und schlüssig im Transplantatlager. Wenn die Wand des Lagers überall geschlossen und das Transplantat damit vollständig umgeben ist, ist die Fixation mit 1 oder 2 Bohrdrähten bei größeren Transplantaten ausreichend. Dies bedeutet eine bewegungsstabile Fixation.

Klinische Fallbeispiele

Zwei Beispiele sollen die klinische Anwendung demonstrieren.

Eine 20jährige Patientin mit Osteochondrosis dissecans hatte 2 Jahre nach Dissecatentfernung und subchondralen Bohrungen weiterhin rezidivierende Gelenkergüsse und eine erheblich schmerzhaft eingeschränkte Gelenkfunktion. Sie war arbeitsunfähig geblieben. Bei der zweiten Operation wurde der Herd ausgeräumt und soweit präpariert, bis ein gut durchblutetes Lager zum Vorschein kam. Der ausgestanzte Defekt wurde mit einem frischen homologen osteochondralen Stücktransplantat gedeckt. Die arthroskopische Kontrolle nach einem Jahr ergab einen normalen hyalinen Gelenkknorpel. Das klinische Ergebnis war sehr gut. (Abb. 1).

Ein 38jähriger Patient mit Osteochondrosis dissecans bei gleichzeitig bestehender Hyperurikämie war trotz Voroperation arbeitsunfähig geblieben. Bei der zweiten Operation fand sich am lateralen Femurkondylus des linken Kniegelenks ein ausgedehnter osteochondraler Defekt mit destruiertem Knorpelrand (Abb. 2a). Nach Ausräumung des Herdes lag ein osteochondraler Defekt von 2,5 cm Durchmesser und 2,5 cm Tiefe vor. Der knöcherne Defektgrund wurde teilweise mit autologer Spongiosa aufgefüllt. Anschließend wurde

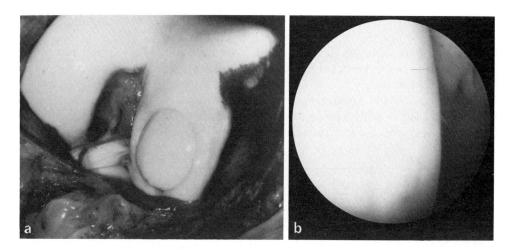

Abb. 1a, b. 20jährige Patientin mit Osteochondrosis dissecans. a Operationssitus mit einem nicht konservierten osteochondralen homologen Transplantat am lateralen Femurkondylus des linken Kniegelenks. b Die arthroskopische Kontrolle nach 1 Jahr zeigt das gut eingeheilte Transplantat mit einem normalen Gelenkknorpel

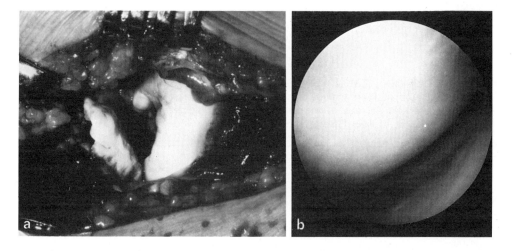

Abb. 2a, b. 38jähriger Patient mit Osteochondrosis dissecans. a Am lateralen Femurkondylus des linken Kniegelenks befindet sich ein ausgedehnter osteochondraler Defekt mit destruiertem Knorpelrand. b Bei der arthroskopischen Kontrolle 1 Jahr nach frischer homologer Knorpel-Knochentransplantation weist der laterale Femurkondylus einen normalen Gelenkknorpel auf. Das Transplantat ist gut eingeheilt

ein exakt passendes, osteochondrales, nicht konserviertes homologes Knochen-Knorpelstück spaltliniengetreu transplantiert. Die arthroskopische Kontrolle nach einem Jahr ließ ein gut eingeheiltes Transplantat mit normalem Knorpel erkennen (Abb. 2b).

Schlußfolgerung und Ausblick

Nicht konservierte homologe osteochondrale Stücktransplantate heilen unter Beachtung der durch die Grundlagenforschung ermittelten Prinzipien ohne Umbauvorgänge als vitaler hyaliner Gelenkknorpel ein.

Um eine umfassende Anwendung am Menschen bei ausgewählten Indikationen zu ermöglichen, bedarf es erheblicher Anstrengungen der Organisation eines Transplantationsdienstes im regionalen und überregionalen Bereich.

Zusammenfassung

Nicht konservierte homologe osteochondrale Stücktransplantate heilen wegen der immunologischen Sonderstellung des Gelenkknorpels unter optimalen Bedingungen folgenlos als vitaler hyaliner Gelenkknorpel ein. Darin besteht die Möglichkeit der klinischen Anwendung. Es sind jedoch folgende Prinzipien, die zugleich die Grenzen der Knorpeltransplantation abstecken, zu beachten: Erhaltung der Vitalität, Schutz vor immunologischen Reaktionen, optimale Fixation, gute Durchblutungsverhältnisse des Transplantatlagers, Begrenzung des knöchernen Anteils, Wiederherstellung der Kongruenz und Achsenverhältnisse, Identität des Spaltlinienmusters, zeitlich begrenzte postoperative Entlastung und sofortige postoperative Bewegungstherapie.

Literatur

1. Bacsich P, Wyburn GM (1947) The significance of the mucoprotein content on the survival of homografts of cartilage and cornea. Proc R Soc Edinb [Br] 62:321–327
2. Elves MW (1974) A study of the transplantation antigens on chondrocytes from articular cartilage. J Bone Joint Surg [Br] 56:178–185
3. Elves MW (1976) Newer knowledge of the immunology of bone and cartilage. Clin Orthop 120:232–259
4. Gibson T, Curran RC, Davis WB (1957) The survival of living homograft cartilage in man. Transplant Bull 4:105–106
5. Hesse W, Hesse I (1982) Elektronenmikroskopische Untersuchungen über die Einheilung konservierter und nicht konservierter allogener Gelenkknorpeltransplantate. Z Orthop 120/5:641–649
6. Loeb L (1926) Auto-transplantation and homo-transplantation of cartilage in the guinea-pig. Am J Pathol 2:111–122
7. Malseed ZM, Heyner S (1976) Antigenic profile of the rat chondrocyte. Arthritis Rheum 19:223–231
8. Moskalewski S, Kawiak J (1965) Cartilage formation after transplantation of isolated chondrocytes. Transplantation 3:737–747
9. Tscherne H, Hesse W (1981) Transplantation von Knorpel und Gelenken. In: Pichlmayr R (Hrsg) Allgemeine und spezielle Operationslehre – Transplantationschirurgie –, Bd III. Springer, Berlin Heidelberg New York, S 951–973

Chondrozytentransplantation

G. Helbing

Klinik für Unfallchirurgie, Hand-, Plastische und Wiederherstellungschirurgie der Universität Ulm, Steinhövelstraße 9, D-7900 Ulm

Beim Erwachsenen stellt jede Knorpelläsion eine Präarthrose dar. Ohne adäquate Therapie sind degenerative Veränderungen über kurz oder lang vorgezeichnet, weil eine echte Regeneration hyalinen Knorpels im Unterschied zum kindlichen Organismus spontan nicht zustande kommt. Der Ersatz defekten Gelenkknorpels kann nur durch Bindegewebsproliferation von den synovialen Randbereichen oder aus dem subchondralen Knochen erfolgen. Durch metaplastische Umwandlung entsteht Faserknorpel.

In einer weitgehend präventiv orientierten Traumatologie gilt es, Knorpelschäden frühzeitig zu erkennen und arthrotischen Spätschäden vorzubeugen. Das therapeutische Ziel ist dabei die Rekonstruktion von hyalinem Gelenkknorpel.

Da dieses Ziel weder durch spontane Reparation noch mit medikamentösen Mitteln zu erreichen ist, erscheint die Knorpeltransplantation als der direkteste Weg, zumal Knorpel eigentlich ein ideales Transplantat sein müßte: Er ist avaskulär, die Stoffwechselsituation ist bradytroph und das Transplantat läßt sich formal mit geeigneten Werkzeugen anpassen. Trotzdem hat sich die Gelenkknorpeltransplantation bis heute nicht als Routineverfahren durchsetzen können. Seit den ersten Halbgelenk- oder Gelenktransplantationen durch Lexer 1908 [3] bis zu den technisch eleganteren Hüftgelenktransplantationen durch Wagner [5] war immer wieder ein ähnliches Phänomen zu beobachten: Trotz initial beeindruckender klinischer Erfolge kam es nach Jahren zur Destruktion der transplantierten Gelenke.

Die Ursachen sind letztlich nicht geklärt. An der Blutversorgung liegt es sicher nicht, denn der mittransplantierte Anteil subchondralen Knochens wird nachweislich um- und eingebaut. Eine immunologische Abwehrreaktion gegen das Transplantat ist nicht wahrscheinlich; jedenfalls wäre sie kaum mit einer jahrelangen Immuntoleranz durch den Empfänger zu vereinbaren. Man muß heute annehmen, daß das Schicksal eines Knorpeltransplantats überwiegend vom Überleben der Knorpelzellen abhängt. Obwohl nach einer Untersuchung von Libby [4] das Kollagengerüst nach Abschluß des Wachstums einem metabolischen Umbau nicht mehr unterliegt, ist der Umsatz von Proteoglykanen in der Grundsubstanz durch intakte Chondrozyten wahrscheinlich von wesentlicher Bedeutung für die biomechanischen Gelenkknorpelparameter. Ohne Proteoglykansynthese kann auch das inerte Kollagengerüst nur eine begrenzte Zeit überdauern.

Bei der Therapie von Knorpelläsionen sind die Ansprüche an das Behandlungsziel auf jeden Fall höher anzusetzen, als das Ergebnis einer spontanen Reparation. Derzeit realisierte Behandlungsmaßnahmen beinhalten neben entlastenden Osteotomien eine Unterstützung der Bindegewebsproliferation etwa in Form der Pridie-Bohrung, die homologe Transplantation konservierten Gelenkknorpels, die autologe Knorpeltransplantation von unbelasteten in belastete Gelenkanteile sowie die homologe Transplantation nicht konservierten Knorpels. Dem Behandlungsziel „Ersatzknorpel" kommt wahrscheinlich der transplantierte, nicht konservierte Knorpel am nächsten [2]. Einer routinemäßigen Anwendung steht aber der relativ große organisatorische Aufwand mit dem Problem der Synchronisation von Spender und Empfänger entgegen. Die autologe Transplantation ist mit den

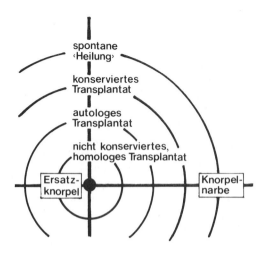

Abb. 1. Schematische Darstellung der Wertigkeit verschiedener Knorpeltransplantate

Nachteilen struktureller Inkompatibilität sowie der Entnahme aus gesunden Gelenkabschnitten behaftet. Bei der Verwendung konservierter Transplantate handelt es sich um avitales Material (Abb. 1).

Als Alternative zu den genannten Behandlungsformen könnte sich die Transplantation isolierter Chondrozyten [1] entwickeln: Ein Transplantat aus fetalen Knorpelzellen bietet gegenüber einem Knorpelstücktransplantat experimentell eine Reihe von Vorteilen: Es ist regenerationsfähig, manipulierbar und ohne wesentlichen Verlust biologischer Eigenschaften konservierbar. Theoretisch ist damit die Transplantation von Regenerationspotenz möglich. Die Voraussetzungen für eine Transplantation isolierter Chondrozyten wurden experimentell untersucht.

Mit Hilfe eines Zellkultursystems kann in dem Spendermaterial die Anzahl proliferierender, d. h. koloniebildender Zellen bestimmt werden. Die Inzidenz neugebildeter Zellkolonien gilt dabei als ein Maß für die Regenerationsfähigkeit des Transplantats.

Durch geeignete Substanzen, etwa Somatomedin, kann die Proliferation gesteigert werden. Daraus läßt sich die Möglichkeit ableiten, die pluripotenten Knorpelvorläuferzellen in vitro zu determinieren.

Im Gegensatz zu Knorpelstücktransplantaten können Einzelzellsuspensionen mit geeigneten Apparaturen ohne Nachteile bei tiefen Temperaturen konserviert werden. Schon bei gleichartiger Konservierung von nur streichholzkopfgroßen Knorpelpartikeln ist im Vergleich zu konservierten Einzelzellen ein erheblicher Verlust an Proliferationsfähigkeit zu registrieren. Dagegen unterscheidet sich die Anzahl sowohl vitaler, als auch proliferationsfähiger Zellen vor und nach Kältekonservierung nur unwesentlich (Abb. 2).

Fetale Chondrozyten stellen somit ein Transplantat auf Abruf dar, welches darüberhinaus den Vorteil hat, daß vor der Transplantation genügend Zeit für Qualitätskontrollen hinsichtlich Proliferationsfähigkeit und Sterilität zur Verfügung steht. Tierversuche am Kaninchenknie ergaben einen Hinweis auch auf die biologische Wertigkeit des Transplantats in vivo.

Klinisch wurde die Transplantation humaner fetaler Chondrozyten bisher mehr als 40mal ausschließlich am Kniegelenk durchgeführt. Am Knie besteht die Möglichkeit, den Therapieeffekt auch arthroskopisch zu beurteilen, wobei eine Biopsie entnommen werden

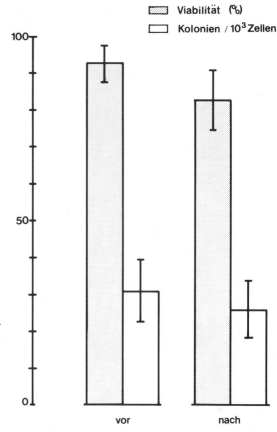

Abb. 2. „Recovery" kryopreservierter Chondrozytensuspensionen. Relativer Anteil viabler (gemessen mit Trypan-Blau-Methode) und proliferationsfähiger Chondrozyten (in vitro-Assay) vor und nach Konservierung bei minus 90 °C

kann. Zur Fixation der Zellsuspension wurde das Fibrinklebesystem benutzt. Die Zellen wurden nach dem Auftauen in dem thrombinhaltigen Anteil resuspendiert und unmittelbar bei der Transplantation mit dem Fibrinogen zusammengebracht: Es entstand ein Plasmaclot, der das Transplantat im Defekt hielt (Abb. 3).

Komplikationen oder Störungen, die über solche bei einer Arthrotomie zu erwartenden hinausgehen, wurden nicht beobachtet. Insbesondere ergaben sich keine Hinweise auf eine immunologische Abwehrreaktion gegen das Transplantat. Arthroskopisch fand sich nach 3 und 6 Monaten in den meisten Fällen der Defekt bis zum Niveau des umgebenden Gelenkknorpels aufgefüllt, wobei das Transplantat eine glatte, avaskuläre Oberfläche aufwies. Histologisch fanden sich häufig Regionen faserigen Gewebes, darin aber auch Bezirke mit hyaliner Matrix.

Derzeit ist der Effekt einer Chondrozytentransplantation mit Hilfe des Fibrinklebesystems in einem primären Defektverschluß zu sehen. Ob das therapeutische Problem der Knorpelläsion auf diesem Weg lösbar ist, kann erst gefolgert werden, wenn es nachweislich gelingt, die in vitro meßbaren regenerativen Eigenschaften voll zu transplantieren.

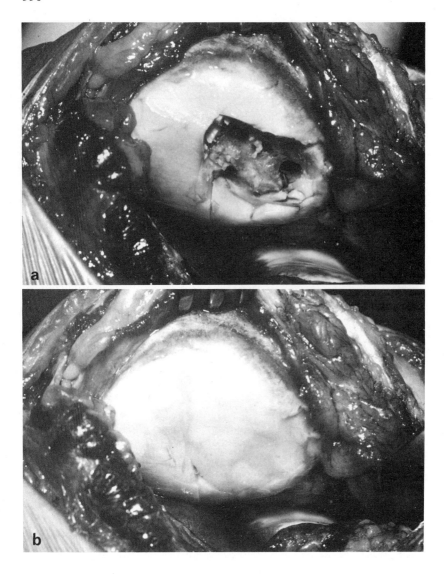

Abb. 3a, b. Großer retropatellarer Knorpeldefekt: **a** für die Transplantation präpariert, **b** nach Chondrozytentransplantation

Literatur

1. Helbing G (1982) Transplantation isolierter Chondrozyten in Gelenkknorpeldefekte. Fortschr Med 100:83–87
2. Hesse W, Hesse I (1982) Elektronenmikroskopische Untersuchungen über die Einheilung konservierter und nicht konservierter allogener Gelenkknorpeltransplantate. Z Orthop 120:641–649
3. Lexer E (1908) Die Verwendung der freien Knochenplastik nebst Versuchen über Gelenkversteifung und Gelenktransplantation. Arch Klin Chir 86:939–948

4. Libby WF (1964) Replacement rates for human tissue from atmospheric radiocarbon. Science 146:1170
5. Wagner H (1972) Möglichkeiten und klinische Erfahrungen mit der Knorpeltransplantation. Z Orthop 110:705

Therapie der chronischen Knorpelschäden an Knie- und Sprunggelenk

A. Schreiber, J. Brandenberg und H. Zollinger

Orthopädische Universitätsklinik Balgrist, Forchstraße 340, CH-8008 Zürich

Nach den Ausführungen über die Therapie der frischen Knorpelläsionen, die Knorpel- und Chondrozytentransplantationen einerseits und vor der Darstellung spezifischer operativer Maßnahmen zur Behandlung arthrotischer Zustände, ist uns die Aufgabe gestellt, einige Grundsätze der Therapie bei chronischen Knorpelschäden auszuführen.

In Anlehnung an den von Hackenbroch für die Hüfte geprägten Begriff muß man wohl auch hier in erster Linie auf die sog. Präarthrosen hinweisen:
— Kongruenzstörungen durch angeborene oder erworbene Fehlform, Fehlstellung und Achsenabweichung.
— Instabilitäten, die durch funktionelle Fehlbelastung und Mikrotraumen zu Knorpelverschleiß führen.
— Entzündungen.
— Stoffwechselstörungen (z. B. Gicht, Chondrokalzinose).
— Andere Allgemeinerkrankungen (z. B. Osteonekrosen von Talus und Femurkondylen)

Mit Ausnahme der traumatischen Knorpelschädigungen und der akuten Knorpelzerstörungen durch bakterielle Arthritiden sind die Schädigungen des Gelenkknorpels, die hier zur Diskussion stehen, langdauernde, langsam fortschreitende Prozesse. Diese werden eingeleitet mit einer Demaskierung der Kollagenfibrillen, führen zur Aufweichung und Erosion des Knorpels und enden mit der vollständigen Auflösung des kartilaginären Belages, wie das in vorangehenden Referaten bereits dargelegt worden ist. Synovitiden begleiten diese Vorgänge. Spätfolgen sind reaktive arthrotische Veränderungen der subchondralen Bezirke mit Sklerosierung, Geröllzystenbildung, Osteophytose usw.

Schmerzen und/oder Schwellungen sind die unspezifischen, klinischen Leitsymptome.

Art, Lokalisation, Ausmaß und Schweregrad von Ätiologie und klinischem Bild entscheiden über die Möglichkeiten eher kausaler oder nur symptomatischer Therapie. Immer dort, wo eine Fehlstellung durch eine Stellungskorrektur, eine Gelenkstufe durch Schaffung einer neuen Kongruenz, eine Instabilität durch Rekonstruktion des Bandapparates, eine habituelle Luxation durch operative Behandlung, eine Überbeanspruchung durch Belastungsverminderung oder eine metabolisch bedingte Schädigung behoben werden kann, ist eine kausale Therapie anzustreben.

Ist die Schädigung schon zu weit fortgeschritten, wird durch zusätzliche symptomatische Therapie versucht, das weitere Fortschreiten der Schädigung zu mindern und deren subjektiv störende Auswirkungen auszuschalten.

Nebst angeborenen Systemerkrankungen, wie z. B. die Osteogenesis imperfecta oder die Arthrogryposis und den erworbenen Systemerkrankungen, wie z. B. die Rachitis, sind es v. a. posttraumatische Folgezustände, welche zu *Achsenfehlstellungen* an Ober- und Unterschenkel führen, z. B. Epiphysenfrakturen im Kindesalter, aber auch konservativ, seltener operativ behandelte Frakturen nach Wachstumsabschluß. Primär denken wir v. a. an die Achsenabweichungen in Valgus- und Varusrichtung, respektive Antekurvations-, Rekurvationsrichtung. Nicht zu vergessen sind aber die noch häufiger gesehenen Rotationsfehlstellungen, welche den Bewegungsablauf der benachbarten Gelenke stören und zu entsprechenden Fehlbelastungen in diesen Gelenken führen können. Durch Korrektureingriffe wird ein normales Gelenkspiel sowie ein physiologischer Kraftfluß wieder hergestellt. Form und Funktion sind auch hier untrennbare Begriffe.

Die Ursache von *Gelenkinkongruenzen* sind vielfältig: Auch hier ist wiederum der posttraumatische Zustand, v. a. nach intraartikulären Frakturen, zu erwähnen. Die großzügige Indikationsstellung zur operativen Behandlung dieser intraartikulären Frakturen soll so weit wie möglich die Gelenkkongruenz wieder herstellen. Gelingt dies nicht, so z. B. nach Tibiaplateauimpressionsfrakturen mit Trümmerzonen, sind sekundäre Korrektureingriffe, v. a. die infrakondyläre Osteotomie, angezeigt.

Auch der Zustand nach *Meniskektomie* stellt eine zu lange verkannte Form der Gelenkinkongruenz dar. In den letzten Jahren hat sich deshalb die Erkenntnis durchgesetzt, nicht in jedem Fall eine totale Meniskektomie durchzuführen, sondern so weit wie möglich sich auf Teilmeniskektomien unter Resektion von Korbhenkelläsionen oder freien Meniskuslappen zu beschränken. Bei randständigen, kapselnahen Meniskusrissen haben wir zunehmend die Meniskusnaht mit gutem Erfolg durchgeführt. Die *Osteochondrosis dissecans* führt unbehandelt ebenfalls zu schweren Gelenksinkongruenzen, wobei freie Dissecate zusätzlich chronisch schädigende Elemente im Gelenk darstellen. Die Anfrischung und die Schraubenfixation dieser Dissecate führen in der Regel zu guten Resultaten.

Bandinstabilitäten führen zu einem chronischen Knorpelschaden. Bekannt ist hier v. a. der enge Zusammenhang zwischen Instabilität des oberen Sprunggelenkes und gehäuften Auftreten einer Osteochondrosis dissecans des Talus.

Mit der Verschraubung, evtl. auch Spongiosaunterfütterung einer Zysten- und Dissecatzone an der Taluskante muß deshalb meist auch eine Bandstabilisierung durchgeführt werden.

Schuhzurichtungen und die Abgabe einer Knöchelbandage können bei weniger störenden und weniger ausgeprägten Instabilitäten dem Knorpelverschleiß durch rezidivierendes Übertreten entgegenwirken und in schweren, einer operativen Behandlung nicht mehr zugänglichen Fällen sogar das Tragen eines Gabelapparates. Im Kniegelenk ist die Giving-way-Symptomatik und das schmerzhafte Pivot-shift-Phänomen einerseits Ausdruck der Bandinstabilität, andererseits des chronischen Knorpelverschleisses. Die primäre Bandnaht sollte deshalb unter allen Umständen angestrebt werden. Die Beurteilung eines akut verletzten Kniegelenkes ist jedoch oftmals erschwert, die Instabilitäten lassen sich im akuten Stadium wegen Schmerz, Schwellung und Verspannung des Patienten schlecht beurteilen. Ein blutiger Gelenkerguß ist jedoch Leitsymptom, um weitere diagnostische Schritte einzuleiten. Die alleinige Gipsruhigstellung nach blutigem Gelenkpunktat erscheint uns bei den heutigen diagnostischen Möglichkeiten kaum noch gerechtfertigt. Die Arthrographie und v. a. die Arthroskopie lassen die Diagnose erzwingen und oft eine primäre Versorgung erreichen. An dieser Stelle möchten wir aber doch auch noch auf die iatrogene Knorpelschädigung durch unachtsames arthroskopisches Manipulieren hinweisen. In diesem Zusammenhang ist auch ein warnendes Fragezeichen hinter die nicht selten mehrstündigen transarthroskopischen Operationen zu setzen. Wir meinen, daß hier eine kleine, schonungsvoll durchgeführte Arthrotomie dem Gelenkknorpel immer noch zuträglicher sei und der Preis für einen kürzeren Klinikaufenthalt und gelegentliches Prestigedenken des Operateurs eher etwas hoch ist.

Ist es nun trotzdem zur chronischen Bandinstabilität gekommen, sind intra- und extraartikuläre Bandplastikoperationen angezeigt. Die angegebenen Methoden sind recht vielfältig und die langfristigen Resultate noch unsicher.

Oft sind es denn auch wieder orthopädietechnische Möglichkeiten, Knieführungsapparate, laterale Schuhranderhöhung, oder nur eine Kniekappe mit Heussner-Feder, welche durch eine äußere Gelenkstabilisierung der Instabilität bzw. der chronischen Knorpelschädigung entgegenwirken.

Nach diesen, vorwiegend mechanisch bedingten chronischen Knorpelschäden möchten wir noch auf die große Gruppe der *generalisierten Erkrankungen*, welche vorwiegend entzündlich oder metabolisch zu chronischem Knorpelschaden führen, hinweisen. Die Therapie dieser Erkrankungen überschreitet in der Regel das Fachgebiet der orthopädischen Chirurgie.

Die Behandlung einer Gicht, einer Hämophilie, der großen Gruppe der rheumatischen Erkrankungen, erfordert die enge interdisziplinäre Zusammenarbeit. Nebst den gezielten medikamentösen Behandlungen, wie antihyperurikämische Maßnahmen, Substitution des Faktors A oder einer rheumatischen Basistherapie, sind Synovektomien, Korrektur der Fehlstellung und v. a. orthopädietechnische Maßnahmen, welche von der Orthopädie beigesteuert werden.

Die bisher erwähnten symptomatischen und kausalen Therapiemöglichkeiten mögen recht mechanistisch erscheinen und man sollte noch ein Wort zur Frage evtl. kausal wirksamer Medikamente sagen: Abgesehen von den noch im Versuchsstadium befindlichen Knorpeltransplantationen, sind einige Präparate bekannt, welche zwar nicht unumstritten, aber trotzdem häufiger angewandt werden, und die zu einem Wiederaufbau von geschädigtem Knorpel führen sollen. Hierbei sind verschiedenste Produkte von Knorpelextrakten bekannt, welche intraartikulär oder intramuskulär appliziert zur Regeneration des Knorpels führen sollen. Dabei scheint aufgrund von In-vito-Versuchen die Hemmung lysosomaler Enzyme eine wichtige Rolle zu spielen.

Ist trotz den vielseitigen Bemühungen, die chronische Knorpelschädigung zu beheben, ein irreversibler arthrotischer Zustand erreicht, dann sind es wiederum orthopädisch-operative Maßnahmen, welche dem Patienten durch Implantation von Kunstgelenken eine schmerzfreie und teilweise auch verbesserte Gelenkbeweglichkeit ermöglichen. Wo die untere Altersgrenze für eine Alloarthroplastik noch nicht errreicht ist, lassen oft nur noch gelenkversteifende Eingriffe die Schmerzzustände beheben. Dabei ist jedoch die gegenseitige Beeinflussung von verschiedenen Gelenken gut zu bedenken, stellt eine Extremität doch immer eine Bewegungskette dar.

Besonders zu unterstreichen ist hierbei neben einer gut geleiteten und konsequent durchgeführten Physiotherapie auch die entprechende orthopädietechnische Nachbehandlung mit Schuhzurichtungen, Apparaten, Hilfsmitteln usw. Die Therapie der chronischen Knorpelschäden ist somit, wie anhand kurzer Hinweise darzulegen versucht wurde, eine orthopädische Behandlung in ihrer besten Tradition, kombiniert präventiv und kurativ, konservativ und operativ, d. h. eine langfristige Betreuung von Patienten mit präarthrotischen Zuständen.

Der retropatellare Knorpelschaden

L. Gotzen und K. Lehrberger

Unfallchirurgische Klinik, Medizinische Hochschule Hannover, Konstanty-Gutschow-Straße 8, D-3000 Hannover 61

Die Kniescheibe ist Bestandteil des Streckapparates und als Sesambein zwischen Quadrizepssehne und Lig. patellae eingeschaltet. Sie sichert die Zugrichtung des M. quadriceps und vergrößert zugleich den Hebelarm seiner Sehne [7].

Die normale Funktion der Kniescheibe beruht auf Stabilität und Kongruenz des Femoropatellargelenkes. Statisch sind hierfür die Gestaltung des femoralen Patellagleitlagers sowie die Konfiguration und Position der Kniescheibe maßgeblich. Die Kapsel mit ihren patellofemoralen Verstärkungsbändern medial- und lateralseitig ist ebenfalls ein statisches Stabilisierungselement.

Der schräg verlaufende distal-medial plazierte M. vastus medialis obliquus (VMO) ist von besonderer Bedeutung für die dynamische Führung der Kniescheibe [6]. Sein Gegenspieler ist der M. vastus lateralis.

Als Ursache für den schmerzhaften retropatellaren Knorpelschaden stehen biomechanische Faktoren im Vordergrund, die eine funktionelle Instabilität der Kniescheibe und funktionelle Inkongruenz des Femoropatellargelenkes als Folge haben (Abb. 1). Häufig werden Unfallereignisse in der Anamnese als auslösendes Moment angegeben, wobei es sich meist um Subluxationen der Kniescheibe handelt.

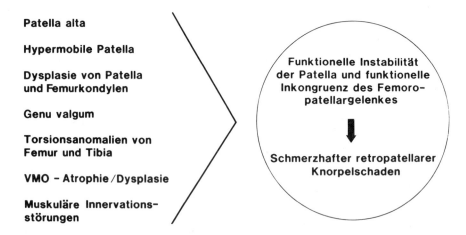

Abb. 1. Biomechanische Ätiologie des retropatellaren Knorpelschadens

Konservative Behandlung

Im Mittelpunkt der konservativen Maßnahmen steht ein gezieltes Aufbautraining der Quadrizepsmuskulatur in Kombination mit Dehnungsübungen der oftmals kontrakten ischiokruralen Muskulatur (Tight hamstrings). Entscheidend ist, daß das Quadrizepstraining zunächst in Streckstellung des Kniegelenkes durchgeführt wird. Einmal ist dabei der M. vastus medialis am besten isometrisch anspannbar, zum anderen werden hohe retropatellare Drucke vermieden. Das Muskeltraining wird im Liegen mit kontralateral aufgestelltem Bein durchgeführt. In Streckstellung wird die Muskulatur maximal angespannt und anschließend das Bein auf das Niveau des gegenseitigen gehoben und 2—3 s in dieser Position gehalten. Nach langsamer Absenkung erfolgt eine vollständige Muskelrelaxation, ehe diese Übung wiederholt wird. Knöchelgewichte steigern die Effektivität. Wir empfehlen unseren Patienten, diese Übungen in der Häufigkeit von 3mal 80 pro Tag durchzuführen. Es kann erforderlich sein, das Knie unter Benutzung zweier Gehstützen für einige Zeit zu entlasten.

Eine unterstützende analgetische und antiphlogistische Therapie ist in der Anfangsphase der Behandlung hilfreich.

Die nächste Steigerung des Muskeltrainings besteht darin, daß terminale Extensionsübungen aus einer Kniebeugestellung von 20—30° heraus vorgenommen werden, indem ein entsprechender Keil unter das Kniegelenk gestellt wird. Erst wenn diese Übungen ohne Beschwerden durchgeführt werden können, kommen durchgehende Flexions-Extensionsbewegungen mit vermehrter Gewichtsbelastung zur Anwendung. Daran kann sich eine stufenweise Zunahme sportlicher Aktivität anschließen.

De Haven et al. [3], aber auch Henry u. Crosland [4] aus den USA berichten über eine Erfolgsrate von 70 bis 80% unter konsequent durchgeführter konservativer Behandlung bei chondropathischen Kniescheibenbeschwerden.

Operative Behandlung

Ist nach 3—6 Monaten konservativer Therapie kein Erfolg zu verzeichnen, stellt sich die Indikation zum operativen Vorgehen, welches folgende Maßnahmen umfaßt:
— Eingehende Exploration des Kniebinnenraumes.
— Knorpelabrasio und ggf. Pridie-Bohrungen.
— Rekonstruktion des Streckapparates nach der Hughston-Technik [5].

Die proximale Rekonstruktion beinhaltet ein laterales Release und einen VMO-Transfer. Die distale Rekonstruktion geht mit einer Versetzung der Tuberositas tibiae einher und darf erst nach Abschluß des Wachstums vorgenommen werden (Abb. 2).

Der Zugang erfolgt über eine laterale Längsinzision. Diese Schnittführung ist zu bevorzugen, weil sie atraumatischer sowie funktionell und kosmetisch günstiger ist. Die weitere Präparation erstreckt sich durch die Bursa praepatellaris nach medial.

Über eine mediale parapatellare Arthrotomie, die oberhalb der Patella entlang der mittelständigen Quadrizepssehne beginnt und damit den Vastus medialis obliquus ablöst und sich entlang des Lig. patellae fortsetzt, wird das Gelenk breit eröffnet. Hierdurch wird die von medial kommende nervale Versorgung der Kniescheibe unterbrochen. Die damit verbundene Denervierung der Patella trägt wesentlich zur postoperativen Beschwerdefreiheit bei [1].

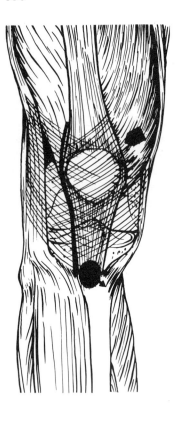

Abb. 2. Proximale und distale Rekonstruktion des Streckapparates ➡ Verlagerung des M. vastus medialis obliquus nach distal und lateral; → Versetzung der Tuberositas tibia nach medial und distal

An die Arthrotomie schließt sich stets eine sorgfältige Exploration des Kniebinnenraumes an, um Begleitschäden an Menisken, Plica und Synovialis sowie Femurkondylen zu sanieren und freie Gelenkkörper zu entfernen.

Die Knorpelschäden an der Kniescheibenrückfläche werden großzügig abradiert, wenn nötig bis auf den Knochen. Bei sklerosierter Kortikalis sind Pridie-Bohrungen angezeigt zur Eröffnung des subchondralen Raumes. Hierdurch soll eine Druckentlastung innerhalb der Patella stattfinden und die Bildung von Knorpelersatzgewebe gefördert werden.

Daran schließt sich als erster Schritt der proximalen Rekonstruktion das laterale Release an. Es beginnt oberhalb der Kniescheibe, um eine effektive Desinsertion des M. vastus lateralis zu erreichen und erstreckt sich entlang der Kniescheibe und des Lig. patellae, sicher bis auf die Synovialmembran reichend. Bei korrekt durchgeführtem Release kommt es zu einem breiten Klaffen zwischen Retinakulum sowie Kapsel mit ihren Verstärkungsbändern einerseits und der Patella sowie dem Lig. patellae andererseits.

Wenn eine distale Rekonstruktion zusätzlich angezeigt ist, wird diese als nächstes durchgeführt. Die Versetzung der Tuberositas tibiae nach medial beträgt in der Regel 0,5 bis 1 cm. Ist eine Patella alta vorhanden, muß eine entsprechende, aus den präoperativen Röntgenaufnahmen auszumessende Distalisierung vorgenommen werden. Für die Osteotomie der Tuberositas und ihre Verlagerung bieten sich die beiden in Abb. 3 dargestellten Techniken an.

Der zweite Schritt der proximalen Rekonstruktion ist der VMO-Transfer. Um die dynamische Steuerungsfunktion des M. vastus medialis obliquus auf die Patella zu verbessern,

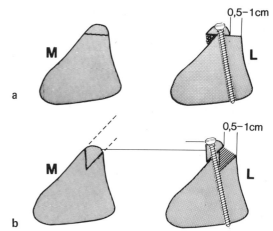

Abb. 3a, b. Osteotomie und Versetzung der Tuberositas tibiae a Tangentiale Osteotomie; b Keilförmige Osteotomie nach Blauth [2]. *M* medial, *L* lateral

wird er vorgezogen und je nach Ausgangsposition und Entwicklungszustand bei 9 und 11 Uhr bzw. 1 und 3 Uhr an die Kniescheibe fixiert oder sogar auf die Kniescheibe gesteppt. Man muß sich intraoperativ vom korrekten Gleitvorgang der Patella überzeugen, indem das Kniegelenk durchbewegt wird. Als Anhaltspunkt kann gelten, daß der laterale Kniescheibenrand mit dem ventralen Rand des lateralen Femurkondylus abschneiden soll.

Nachbehandlung

Hierzu ist anzumerken, daß in den ersten 2 Wochen, bis der VMO sicher angeheilt ist, im wesentlichen nur passive Bewegungsübungen durchgeführt werden, am zweckmäßigsten auf der motorbetriebenen Bewegungsschiene. Danach gestaltet sich das Muskelaufbautraining im wesentlichen wie bei der konservativen Behandlung. Insgesamt bleiben die Patienten für 6 Wochen an Gehstützen. Eine Ruhigstellung im Gipsverband findet nicht statt.

Eigenes Krankengut

In der Zeit von 1979 bis 1982 wurden an unserer Klinik 51 Rekonstruktionen des Streckapparates vorgenommen. Das Durchschnittsalter der Patienten betrug 21 Jahre bei nahezu gleichem Verhältnis zwischen weiblichem und männlichem Geschlecht. 27mal wurde eine alleinige proximale Rekonstruktion durchgeführt, bei 24 Gelenken eine proximale und distale Rekonstruktion.

Als wesentliche Komplikationen anzuführen sind 1 Infektion, 1 Ermüdungsbruch der Tibia im Bereich der Tuberositasosteotomie, 2 Schraubenbrüche und bei 2 Patienten mit alleiniger proximaler Rekonstruktion vorübergehende Reluxationen, die aber nach intensivem Muskeltraining nicht mehr auftraten.

30 Patienten aus den Jahren 1979 bis 1981 konnten nachuntersucht werden, wobei die Kriterien aus der Hughston-Klinik [8] zugrunde gelegt wurden. Nach dieser relativ großzügigen Bewertung war nur bei dem Patienten mit der Knieinfektion das Ergebnis als mäßig bis schlecht zu beurteilen.

Zusammenfassung

Meist ist der retropatellare Knorpelschaden kein eigenständiges Krankheitsbild, sondern Folge einer gestörten Funktion des Streckapparates. Die konservative Behandlung mit gezieltem Muskelaufbautraining zur dynamischen Stabilisierung der Kniescheibe und Regulierung ihres Gleitvorganges steht am Anfang jeder Behandlung und bringt bei konsequenter Durchführung in einem hohen Prozentsatz Beschwerdefreiheit. Das operative Vorgehen beinhaltet neben Chondrektomie und subchondralen Bohrungen an der Patellarückfläche eine Rekonstruktion des Streckapparates mit dem Ziel, Stabilität und Führung der Kniescheibe sowie Kongruenz des Femoropatellargelenkes zu verbessern.

Literatur

1. Baudet B, Gay R, Durroux R, Marzines C, Rajon P (1982) The innervation of the patella and its surgical consequences. Orthop Transactions 6:60
2. Blauth W, Mann M (1977) Medialversetzung der Tuberositas tibiae und gleichzeitige Vorverlagerung. Z Orthop 115:252
3. DeHaven KE, Dolan WA, Mayer PJ (1980) Chondromalacia patella and the painful knee: Clinical diagnosis and nonoperative treatment. Fam Physician 21:117
4. Henry JC, Crosland JW (1979) Conservative treatment of patellofemoral subluxation. Am J Sports Med 7:12
5. Hughston JC, Walsh WM (1979) Proximal and distal reconstruction of the extensor mechanism for patella subluxation. Clin Orthop 144:36
6. Knight JL (1978) Chondromalacia patellae. Orthop Review 11:129
7. Lanz P v, Wachsmuth W (1972) Praktische Anatomie I/Iv, Bein und Statik. Springer, Berlin Heidelberg New York
8. Turba JE, Walsh WM, McLeod WD (1979) Long-term results of extensor mechanism reconstruction. Am J Sports Med 7:91

Osteotomien bei der posttraumatischen Gonarthrose

W. Scharf, J. Poigenfürst, G. Korisek und H. Schneider

I. Universitätsklinik für Unfallchirurgie, Alser Straße 4, A-1097 Wien

Die Osteotomie hat den Sinn, posttraumatische Arthroseursachen durch Achsenkorrektur zu verhindern bzw. eine Verschlechterung zu vermeiden. Als Ursachen für die posttraumatische Gonarthrose kommen die nicht reponierten intraartikulären Brüche, Achsenknickung durch Fehlheilung oder Fehlwachstum nach Epiphysenverletzungen, Fehlbelastung bei chronischer Kniebandinstabilität sowie lokale Knorpelschädigung nach Meniskektomie oder langbestehender Meniskusverletzung in Frage. Im folgenden wird nur über die Osteotomien zur Achsenkorrektur gesprochen.

Normalerweise bildet die horizontal verlaufende Kniebasislinie mit der mechanischen Femurachse einen lateral gemessenen Winkel von 82–85°, mit der mechanischen Tibiaachse einen Winkel von 92–95°. Beide Winkel ergänzen sich zu 180° und ergeben eine symmetrische Lastverteilung im Kniegelenk. Beim Genu valgum reicht die Traglinie von der Kniegelenkmitte nach lateral ab, beim Genu varum nach medial, woraus sich eine einseitige Überlastung des Gelenkabschnittes ergibt. Umgekehrt kann ein isolierter Knorpelschaden sekundär zur Ausbildung einer Achsenabweichung führen.

Obwohl die Korrektur einer Fehlstellung möglichst am Ort ihrer Entstehung (am Scheitelpunkt der Achsenabweichung) erfolgen sollte, wird die valgisierende Osteotomie besser am Schienbeinkopf durchgeführt. Für die varisierende Osteotomie eignet sich fast immer die suprakondyläre Oberschenkelosteotomie, weil hier die Schienbeinkopfosteotomie zur Verschlechterung der Achsenverhältnisse führt.

Voraussetzung für eine exakte Osteotomie sind Röntgenaufnahmen beider Beine im Stehen sowie Röntgenpausen zur Bestimmung der Lokalisation der Osteotomie und des Korrekturwinkels.

Bei einer Varusfehlstellung bzw. Varusgonarthrose wird also eine Umstellungsosteotomie am Schienbeinkopf bevorzugt, bei Valgusfehlstellung bzw. Valgusgonarthrose die suprakondyläre varisierende Osteotomie. Bei Rekurvationsfehlstellung bzw. Überstreckung des Kniegelenks wird die antekurvierende suprakondyläre Osteotomie oder die Aufrichtungsosteotomie am Schienbeinkopf von vorne empfohlen. Im umgekehrten Fall einer Antekurvationsfehlstellung bzw. Streckdefizit des Kniegelenks eignet sich die suprakondyläre Osteotomie bzw. die Keilentnahme von vorne im Sinne einer Resektionsosteotomie.

Zur Fixation kann ein Gipsverband mit oder ohne Adaptationsosteosynthese, eine Verplattung oder ein Fixateur externe angelegt werden. Wenn bei einer Aufrichtungsosteotomie die Interposition eines Knochenkeiles erfolgt, erübrigt sich häufig jegliche Ruhigstellung. Im eigenen Arbeitsbereich werden den Operationsmethoden der Vorzug eingeräumt, nach welchen auf eine postoperative Ruhigstellung verzichtet werden kann und sofortige Übungsstabilität gegeben ist.

Klinische Beispiele von suprakondylären Oberschenkelosteotomien und Schienbeinkopfosteotomien werden zur Illustration gezeigt. In den Fallbeispielen wird auch darauf hingewiesen, daß bei Varusgonarthrose und gleichzeitig bestehender chronischer Kniegelenkinstabilität zusammen mit der Osteotomie eine bandplastische Operation durchgeführt werden soll. Bei Vorliegen von Arthrosegraden I und II empfehlen wir den intraartikulären Kreuzbandersatz, bei Arthrosegraden III und IV lediglich extraartikuläre Plastiken.

Patientengut

Es wird über 64 kniegelenksnahe Osteotomien bei posttraumatischen Fehlstellungen bzw. Arthrosen an 62 Patienten aus dem UKH Kalwang und der I. Universitätsklinik für Unfallchirurgie, Wien, berichtet. Über Patientenalter, Intervall zwischen Unfall und Korrektur sowie über den Nachuntersuchungszeitraum gibt Tabelle 1 Auskunft. In Tabelle 2 sind die vorangegangenen Traumen, die zur Notwendigkeit der Osteotomie geführt haben, aufgelistet. Tabelle 3 gibt über die Art der Eingriffe Aufschluß und Tabelle 4 einen Überblick über die Spätergebnisse.

Tabelle 1. Kniegelenknahe Osteotomien

Patientengut:	64 kniegelenksnahe Osteotomien bei 62 Patienten
Patientenalter zum Zeitpunkt der Korrektur:	4 bis 74 Jahre (im Durchschnitt 48 Jahre) Männer: 36, Frauen: 26
Intervall Unfall-Korrektur:	3 Monate bis 51 Jahre
Nachuntersuchungszeitraum:	1–27 Jahre (im Durchschnitt 9 Jahre)

Tabelle 2. Vorangegangenes Trauma (n = 64)

Oberschenkelschaftfraktur	n = 4
Suprakondyläre Oberschenkelfraktur	n = 6
Fraktur des medialen oder lateralen Oberschenkelkondyls	n = 6
Epiphysenlösung des distalen Oberschenkels	n = 4
Fraktur des medialen oder lateralen Schienbeinkondyls	n = 9
Infrakondyläre Schienbeinfaktur	n = 5
Unterschenkelschaftfraktur	n = 8
Kniebandverletzung	n = 10
Meniskusruptur	n = 12

Tabelle 3. Art des Eingriffes (n = 64)

Suprakondylär	varisierend	quer	n = 8
		V-förmig	n = 4
	valgisierend	quer	n = 5
		V-förmig	n = 11
Schienbeinkopf	valgisierend		n = 29
	varisierend		n = 7

Schlußfolgerungen

Da in mehr als 2/3 der Fälle Patienten mit Arthrosegraden III–IV operiert wurden und in 95% eine Besserung ihrer Knieschmerzen erzielt wurde, kann die Osteotomie auch für Patienten mit Arthrosegraden III bis IV empfohlen werden. Es muß jedoch eine Restbeweglichkeit des Kniegelenkes von zumindest 60° vorhanden sein. Das Bewegungsausmaß konnte nur in 26% der Fälle gebessert werden, bei den übrigen Patienten lag das selbe Bewegungsausmaß wie präoperativ vor oder es kam zu einer geringgradigen Verschlechterung. Da jedoch andererseits Schmerzlinderung bzw. Schmerzfreiheit aus der Operation resultierte, wurde dies von den Patienten nicht negativ beurteilt.

Zuletzt muß der Osteotomie vor allem im Kniegelenkbereich noch der Vorteil eingeräumt werden, daß der Weg für evtl. später notwendige Operationen nicht verbaut wird.

Tabelle 4. Spätergebnisse (n = 62)

	Besserung	Verschlechterung	Wie präoperativ
Schmerzen	n = 59 (95%)	–	n = 3
Bewegungsausmaß	n = 16 (26%)	n = 5 (8%)	n = 41 (66%)
Bandstabilität	n = 14 (23%)	n = 10 (16%)	n = 38 (61%)
Achsenstellung	n = 62 (100%)	–	–
Rö-Arthrose	n = 11 (18%)	n = 8 (13%)	n = 43 (69%)
Beurteilung durch den Patienten	n = 59 (95%)	–	n = 3

Zusammenfassung

Es wird über 63 kniegelenknahe Osteotomien bei posttraumatischen Fehlstellungen bzw. Arthrosen an 62 Patienten aus dem UKH Kalwang und der I. Universitätsklinik für Unfallchirurgie, Wien, berichtet. Die häufigsten Traumen, die zur Achsenfehlstellung bzw. Arthrose geführt haben, sind die Meniskusruptur, die Kniebandverletzung, Frakturen der Schienbeinkondylen und Unterschenkelfrakturen. Seltener sahen wir infrakondyläre Schienbeinfrakturen, Oberschenkelschaftfrakturen, suprakondyläre Oberschenkelfrakturen, Frakturen des medialen oder lateralen Oberschenkelkondyls sowie Epiphysenlösungen des distalen Oberschenkels. Suprakondyläre Osteotomien wurden 12mal varisierend und 16mal valgisierend ausgeführt. Die Schienbeinkopfosteotomien waren in 29 Fällen Valgisations- und in 7 Fällen Varisationsosteotomien. Die Spätergebnisse erbrachten, daß 59 von 62 Patienten schmerzfrei sind oder eine beträchtliche Besserung ihres Beschwerdebildes erfahren haben. Bei den 3 nicht zufriedenen Patienten handelt es sich um Fälle mit Arthrosegrad III und IV mit einem präoperativen Bewegungsausmaß unter 60°.

Literatur

1. Coventry MB (1965) Osteotomy of the upper portion of the tibia for degenerative arthritis of the knee. J Bone Joint Surg [Am] 47:984
2. Coventry MB (1973) Osteotomy about the knee for degenerative and rheumatoid arthritis. J Bone Joint Surg [Am] 55:23
3. Frank W, Oest O, Rettig H (1974) Die Röntgenaufnahme in der Operationsplanung von Korrekturosteotomien der Beine. Z Orthop 112:344
4. Haas M, Behrens S, Jacobitz J (1978) Technik und Ergebnisse der kniegelenksnahen Osteotomien. Unfallheilkunde 81:634
5. Jonasch E (1959) Zur Klassifizierung der Arthrose im Kniegelenk. Verh Dtsch Orthop Ges 46:579
6. Oest O (1978) Die Achsenfehlstellung als präarthrotische Deformität für das Kniegelenk und die röntgenologische Beinachsenbeurteilung. Unfallheilkunde 81:629
7. Richter R (1976) Die Indikation zur Korrekturosteotomie am Kniegelenk. Beitr Orthop Traumatol 23:530
8. Seyfarth H, Ansorge E (1973) Ergebnisse der supratuberkulären Tibiaosteotomie bei der Gonarthrose. Beitr Orthop 20:645
9. Slocum DB, Larson RL, James SL, Grenier R (1974) High tibial osteotomy. Clin Orthop 104:239
10. Zilch H, Adlkofer M, Gromer W, Friedebold G (1978) Umstellungsosteotomien am Schienbeinkopf. Unfallheilkunde 81:642

Arthrodesen bei der posttraumatischen Gonarthrose

G. Hierholzer

BG-Unfallklinik, Großenbaumer Allee 250, D-4100 Duisburg 28

Einleitung

Trotz der Fortschritte der Chirurgie des Kniegelenkersatzes ist die Alloarthroplastik dieses Gelenkes noch mit erheblichen Problemen verbunden. Aus unserer Sicht ist bei der fortgeschrittenen posttraumatischen Gonarthrose die Operation zur Arthrodese unverändert eine der wichtigen Behandlungsmöglichkeiten. Seit der Beschreibung der Arthrodesenoperation für das Kniegelenk durch Albert [1] vor 100 Jahren wurde die Technik konsequent weiterentwickelt. Mechanisch wichtig erscheint ein Beitrag von Hibbs [6], der zur Stabilitätserhöhung die Patella gelenkspaltüberbrückend in ein vorbereitetes Bett des Femurs und der Tibia einbrachte. Key [9] hat wohl erstmals das Konzept der Kompressionsarthrodese am Kniegelenk angewandt, Greifensteiner [4] entwickelte später dazu den Doppeldrahtspannbügel. Charnley [3] verbesserte die Technik der Kompressionsarthrodese durch die Anwendung eines Rahmenfixateur mit Steinmann-Nägeln und Müller [12] erhöhte die mit dieser Technik zu erzielende Stabilität durch 2 in der Frontalebene und parallel zueinander angeordnete Rahmen (Abb. 1). 1975 [7] haben wir mit dem Rohrfixateur externe der Arbeitsgemeinschaft für Osteosynthesefragen eine technisch vereinfachte räumliche Montageform vorgeschlagen (Abb. 2).

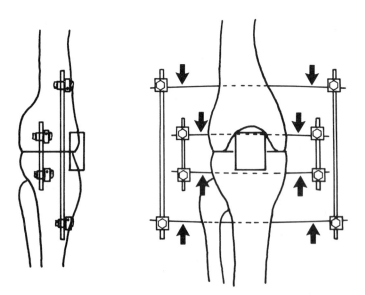

Abb. 1. Schematische Darstellung der Fixateur-externe-Arthrodese des Kniegelenks mittels Rahmenkonstruktion nach Charnley-Müller (Montageform Typ III)

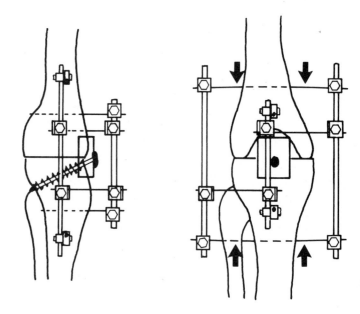

Abb. 2. Schematische Darstellung der Fixateur-externe-Arthrodese des Kniegelenks durch dreidimensionale Konstruktion (Montageform Typ III)

Methode

Das Prinzip der Fixateur-externe-Osteosynthese für die Operation zur Arthrodese des Kniegelenkes mit 2 geeigneten Montagemöglichkeiten ist in Abb. 1 und 2 schematisch dargestellt. Wir bevorzugen die räumliche Montage (Abb. 2 u. 3), wobei im Regelfall im jeweiligen Hauptfragment 1 Steinmann-Nagel ausreicht. Nach Ausübung axialer Kompression werden dann in ventro-dorsaler Richtung proximal und distal des Arthrodesenspaltes jeweils eine Schanz'sche Schraube nach entsprechendem Vorbohren eingebracht und unter Vorspannung an dem ventralen Rohr fixiert. Die ventrale Klammer wird dann schließlich durch einen medial und lateral liegenden schrägverlaufenden Steinmann-Nagel mit dem in der Frontalebene liegenden Rahmen verbunden. Die Montage ist im besonderen Maße geeignet, das unter der Mobilisierung in ventro-dorsaler Richtung einwirkende Biegemoment zu neutralisieren. Im mechanischen Experiment können mit diesem Vorgehen Kompressionswerte erzielt werden, die den mit der Doppelplattentechnik nach Mittelmeier [11] erreichten Werten nahekommen. Der Vorteil der Fixateur-externe-Technik liegt aber in der Möglichkeit, die Stabilität überbrückend, d. h. unter Aussparung eines gefährdeten Bereiches zu erzielen und in dem Wegfallen eines weiteren operativen Eingriffes bei der Metallentfernung. Nach der Doppelplattentechnik sollte diese konsequenterweise in 2 weiteren operativen Schritten erfolgen.

Für die knöcherne Präparation empfehlen wir eine leicht walzenförmige Zurichtung der Oberfläche an der Femurrolle und am Tibiakopf entsprechend der Abb. 4. Mit diesem Vorgehen wird nicht nur eine Vergrößerung der Kontaktfläche geschaffen, das Ausmaß an Kontakt ist damit auch nicht an die Exaktheit einer Keilentnahme gebunden. Eine Zug-

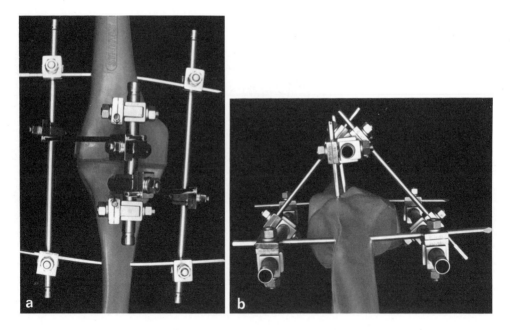

Abb. 3. a, b Modelldarstellung der Kniearthrodese mit Fixateur externe Typ III

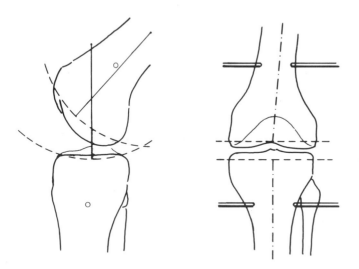

Abb. 4. Schematische Darstellung der walzenförmigen Zurichtung der Arthrodesenfläche zur Vergrößerung des Kontaktes und leichteren postoperativen Korrekturmöglichkeit

schraube, die durch die gelenküberbrückende Patella in den Tibiakopf eingebracht wird, wirkt ebenfalls stabilitätserhöhend.

Ergebnisse

Im Rahmen einer Sammelstudie der Deutschen Sektion der Internationalen Arbeitsgemeinschaft für Osteosynthesefragen haben wir die Ergebnisse nach operativ herbeigeführter Kniearthrodese und die Leistungsfähigkeit der dabei ganz überwiegend angewendeten Fixateur-externe-Osteosynthese überprüft. Die von den in Tabelle 1 aufgeführten Kliniken durchgeführte Studie umfaßt 239 Patienten, von denen 174 nachuntersucht werden konnten. 14 Patienten waren gestorben, bei 6 Patienten mußte unabhängig von der Arthrodese wegen einer chronischen Knocheninfektion eine Amputation durchgeführt werden. Die Altersverteilung der Patienten ist in Tabelle 2 wiedergegeben. Die Indikation zur Kniearthrodese der nachuntersuchten 174 Patienten sind in Tabelle 3 aufgeführt. Typ II (Tabelle 4) der Fixateur-externe-Osteosynthese entspricht der Rahmenordnung und Typ III (Tabelle 4) der räumlichen Montage. Die Aufschlüsselung der Komplikationen (Tabelle 5) zeigt einen relativ hohen Anteil an postoperativen Weichteilentzündungen für die nicht ausreichend übungsstabile Spannbügeltechnik, die neben der Heilungsverzögerung zur Unruhe an den Metallaustrittsstellen führt.

Die durchschnittliche Dauer bis zur belastungsfähigen knöchernen Durchbauung ist in Tabelle 6 wiedergegeben. Diese Analyse erscheint uns aussagekräftiger als die Zeitangabe

Tabelle 1. AO-Sammelstudie; beteiligte Kliniken

Berlin,	Universitätsklinik
Duisburg,	Berufsgenossenschaftliche Klinik
Gießen,	Universitätsklinik
Mainz,	Universitätsklinik
Tübingen,	Berufsgenossenschaftliche Klinik
Ulm,	Universitätsklinik

Tabelle 2. Altersverteilung von 174 Patienten zum Zeitpunkt der Kniearthrodesenoperation

Alter in Jahren	n Patienten
10–19	5
20–29	10
30–39	32
40–49	29
50–59	51
60–69	29
70–79	16
80–89	2

Tabelle 3. Indikation zur Kniearthrodese bei 174 Patienten

Indikation		n Patienten
Arthrose	idiopathisch	15
	posttraumatisch	82
	rheumatisch	10
Knocheninfektion		48
Instabilität		12
Verschiedene Faktoren		7
		174

Tabelle 4. Fixationstechnik zur Kniearthrodese bei 174 Patienten

Fixationstechnik	n Patienten
Fixateur externe (Typ II)	32
Fixateur externe (Typ III)	92
Nagel	5
Platte	5
Spannbügel + Gips	40

Tabelle 5. Komplikationen nach Eingriffen zur Kniearthrodese bei 174 Patienten

Komplikationen	Fixateur externe n	Nagel n	Platte n	Spannbügel n
Reizerscheinungen an Metallaustrittsstellen	12	–	–	3
Weichteilinfektion	14	–	1	11
Peronäusschaden	1	–	–	–
Keine knöcherne Heilung	3[a]	3	–	–
Metallbruch	–	3	–	–

[a] Nach Reoperation verheilt

über die Entfernung des Fixateur externe. In einigen Kliniken wurde bereits bei noch liegendem Metall auf Vollbelastung übergegangen, in dem anderen Teil grundsätzlich erst nach der Metallentfernung. Der für die Plattenosteosynthese ausgewiesene Vorteil einer kürzeren Dauer bis zur knöchernen Durchbauung wird relativiert durch die obengenannte Kontraindikation dieser Technik bei der posttraumatischen Knocheninfektion, für die wir die überbrückende Stabilisierung bevorzugen. Außerdem sind für die Plattenentfernung zumindest ein oder konsequenterweise zwei operative Eingriffe erforderlich.

Tabelle 6. Durchschnittliche Dauer bis zur belastungsfähigen knöchernen Durchbauung

Fixationstechnik	x̄ Wochen
Fixateur externe (Typ II)	12,5
Fixateur externe (Typ III)	11,5
Nagel	—[a]
Platte	11,0
Spannbügel + Gips	17,5

[a] Angabe für Nageltechnik nicht sinnvoll, da in 2 von 5 Fällen Durchbauung nicht eintrat

Tabelle 7. Nachuntersuchungsergebnisse nach Kniearthrodesen. Subjektive Angaben bei 174 Patienten

Subjektive Angaben	Gruppe I x̄ = 1,9 Jahre Angaben in %	Gruppe II x̄ = 10,5 Jahre Angaben in %
Weitgehend beschwerdefrei	39,7	39,6
Unterschiedliche Beschwerden	60,3	60,4
Insgesamt zufrieden	87,3	89,6

Tabelle 8. Nachuntersuchungsergebnisse nach Kniearthrodesen. Angaben über die Gehstrecke bei 174 Patienten

Gehstrecke	Gruppe I x̄ = 1,9 Jahre Angaben in %	Gruppe II x̄ = 10,5 Jahre Angaben in %
< 1 km	34,9	8,3
> 1 km	65,1	91,7

Tabelle 9. Nachuntersuchungsergebnisse nach Kniearthrodesen, Stellung der Beinachse in der Frontalebene (Neutral-0-Methode) bei 174 Patienten

Valgus		Varus	
> 10° % (n)	0°–10° % (n)	–10° % (n)	> 10° % (n)
6,3 (11)	79,3 (138)	12,7 (22)	1,7 (3)

Tabelle 10. Nachuntersuchungsergebnisse nach Kniearthrodesen, Stellung der Beinachse in der Sagittalebene (Neutral-0-Methode) bei 174 Patienten

Flexion				Hyperextension
0°–5° % (n)	10° % (n)	15° % (n)	>15° % (n)	<10° % (n)
26,4 (46)	37,4 (65)	17,8 (31)	17,2 (30)	1,2 (2)

Tabelle 11. Nachuntersuchungsergebnisse nach Kniearthrodesen, Beinverkürzung gemessen im Vergleich zur Gegenseite

	Verkürzung in cm			
	0–1	1,5–2,5	3–5	5
Angaben in %	0,6	42,8	45,2	11,4

Tabelle 12. Nachuntersuchungsergebnisse nach Kniearthrodesen ($\bar{x}$ = 10,5 Jahre). Arthrosegrad und -häufigkeit an den röntgenologisch spätkontrollierten Nachbargelenken (n = 33 Patienten, Alter $\bar{x}$ = 59 Jahre)

Arthrosegrad nach Stadler	Hüft- gelenk n	Vergleichs- seite n	Oberes Sprung- gelenk n	Vergleichs- seite n
–	13	20	16	28
+	3	3	10	4
++	16	10	5	1
+++	1	–	2	–

Tabelle 13. Nachuntersuchungsergebnisse nach Kniearthrodesen ($\bar{x}$ = 10,5 Jahre). Funktion der röntgenologisch spätkontrollierten Nachbargelenke (n = 33 Patienten, Alter $\bar{x}$ = 59 Jahre)

Bewegungs- einschränkung	Hüft- gelenk n	Vergleichs- seite n	Oberes Sprung- gelenk n	Vergleichs- seite n
0–1/10	24	32	13	28
<1/3	4	1	16	4
<2/3	2	–	2	–
>2/3	3	–	2	1

Besonders wichtig erscheinen uns die Angaben über die subjektiven Beschwerden (Tabelle 7). Es ist hervorzuheben, daß der Anteil der insgesamt zufriedenen Patienten bei der Gruppe mit einer Beobachtungszeit von mehr als 10 Jahren nicht abnimmt. Während die Beschwerden in den ersten Jahren überwiegend den Arthrodesenbereich selbst und eine Gangbehinderung betreffen, beziehen sie sich in den darauffolgenden Jahren überwiegend auf die angrenzenden Gelenke und auf den Bereich der Wirbelsäule. Entsprechend der Tabelle 8 kann im Verlaufe der Jahre mit einer Zunahme der Gehstrecke gerechnet werden.

Aus der Tabelle 9 und 10 ist zu entnehmen, daß der Operateur postoperativ die zu fordernde leichte Valgusstellung und das Vermeiden einer zu starken Flexion eingehend berücksichtigen muß [10, 13]. Natürlich geht die aus posttraumatischer Indikation herbeigeführte Kniearthrodese mit unterschiedlicher Beinverkürzung einher. Diese ist am Schuhwerk bis auf etwa 1 cm auszugleichen, um das notwendige „Durchschwingen" des Beines beim Gehen zu gewährleisten (Tabelle 11).

Zur Frage einer Anschlußarthrose an den benachbarten Gelenken nach operativer Kniearthrodese und deren funktionelle Auswirkung sind hauptsächlich die Befunde der bei der Gruppe II der Patienten mit einer Beobachtungszeit von mehr als 10 Jahren von besonderem Interesse (Tabelle 12 und 13). Für die Bewertung von Arthrosegrad [16] und Arthrosehäufigkeit ist allerdings das Durchschnittsalter dieser Patienten von 59 Jahren zu beachten und ein Teil der Veränderungen unabhängig von der Verletzungsfolge dem Lebensalter zuzuordnen. In Übereinstimmung mit anderen Autoren [5, 8, 17, 18] finden wir am Hüftgelenk und an den Sprunggelenken vermehrt röntgenologische Verschleißerscheinungen. Die fehlende Pufferwirkung und der veränderte Bewegungsablauf werden als Ursachen diskutiert [5, 14, 15]. Die Einzelanalyse zeigt aber auch, daß eine Varus- und Innenrotationsfehlstellung zusätzlich prädisponierende Bedeutung für eine Arthrose der angrenzenden Gelenke haben. Im Gegensatz zu anderen Autoren [2, 8] fanden wir am Kniegelenk der Gegenseite nur geringe arthrotische Veränderungen.

Aus den Ergebnissen leiten wir eine Bestätigung unserer Indikation zur Kniearthrodese bei der fortgeschrittenen posttraumatischen Gonarthrose ab. Folgende Faktoren beeinflussen sie in besonderem Maße: Lange Lebenserwartung, zusätzliche Veränderungen an den Weichteilen wie Narbenbildungen, Bandschädigung und postthrombotisches Syndrom, Infektionsvorgeschichte, bestehende Knocheninfektion und knöcherne Defektbildung.

Zusammenfassung

Die Operation zur Arthrodese des Kniegelenks stellt ein leistungsfähiges Behandlungsverfahren für die fortgeschrittene posttraumatische Gonarthrose dar. Es wird ein technisch weiterentwickeltes Operationsverfahren der Fixateur-externe-Osteosynthese für die Kniearthrodese angegeben. Die Sammelarbeit von Kliniken der Deutschen Sektion der Internationalen Arbeitsgemeinschaft für Osteosynthesefragen betrifft 239 Patienten. 14 Patienten waren gestorben, bei 6 Patienten mußte unabhängig von der Arthrodese wegen einer chronischen Knocheninfektion eine Amputation durchgeführt werden, 174 Patienten konnten nachuntersucht werden. Es wurden 2 Gruppen gebildet mit einer durchschnittlichen Nachuntersuchungszeit von 1,9 bzw. 10,5 Jahren. Klinische und röntgenologische Befunde wie auch die Analyse der subjektiven Beschwerden sind tabellarisch aufgelistet. Insbesondere die Spätergebnisse machen deutlich, daß mit der Kniearthrodese langfristig ein sehr zufriedenstellendes Ergebnis zu erreichen ist. Die Frage der Anschlußarthrose und deren funktionelle Bedeutung werden diskutiert. Abschließend erfolgt eine Nennung, der die Indikation zur Kniearthrodese begünstigenden Faktoren.

Literatur

1. Albert E (1882) Einige Fälle von künstlichen Ankylosenbildungen an paralytischen Gliedmaßen. Zentralbl Chir 42:
2. Brattström H (1972) Some operations in advanced destructed knee joints in rheumatoid arthritis. Acta Orthop Belg 38:68
3. Charnley JC, Baker SL (1952) Compression arthrodesis of the knee. J Bone Joint Surg 343:187
4. Greifensteiner H (1953) Kompressionsarthrodese des Kniegelenkes. Z Orthop 83:404
5. Hamacher P, Koch FG (1973) Spätfolgen nach Kniearthordese. Z Orthop 111:441
6. Hibbs R (1930) The treatment of tuberculosis of the joints of the lower extremities by operative fusion. J Bone Joint Surg 12:749
7. Hierholzer G (1975) Arthrodese nach Schienbeinkopfbrüchen. Hefte Unfallheilkd 126:283
8. Janssen G (1976) Spätzustände nach Kniegelenksarthrodesen. Orthop Praxis 12:748
9. Key A (1932) Positive pressure in arthrodesis for tuberculosis of the knee joint. South Med J 25:909
10. Meeder PJ, Holz U, Pfister U, Wentzensen A (1981) Indikation und Technik der Kniegelenksarthrodese. Aktuel Traumatol 11:210
11. Mittelmeier H (1975) Arthrodesis of the knee joint using autodynamic plates. In: Chapchal G (ed) The arthrodesis in the restoration of working ability. Thieme, Stuttgart
12. Müller ME (1955) Die Kompressionsosteosynthese unter besonderer Berücksichtigung der Kniearthrodese. Helv Chir Acta 6:474
13. Schreiber A (1975) The arthrodesis of the knee. In: Chapchal G (ed) The arthrodesis in the restoration of working ability. Thieme, Stuttgart
14. Siller TN, Hadjipavlou A (1976) Kneearthrodesis: Long term results. Can J Surg 19:217
15. Spranger M (1976) Der pathophysiologische Bewegungsablauf nach Kniearthrodese und seine Auswirkung auf die periankylotischen Bewegungszentren. Orthop Praxis 12:739
16. Stadler J, Gauer E, Rüedi T (1975) Arthrosezeichen. Arch Orthop Unfallchir 82:311
17. Steiner E (1976) Kniearthrodese-Untersuchung nach 15 Jahren. Orthop Praxis 12:752
18. Urech CH (1977) Über Kniearthrodesen. Z Unfallmed Berufskr 70:95

Prothesen bei posttraumatischer Gonarthrose

A. Rüter

Chirurgische Kliniken, Klinik für Unfall- und Wiederherstellungschirurgie, Krankenhauszweckverband Augsburg, Henisiusstraße 1, D-8900 Augsburg

Einleitung

Im unfallchirurgischen Krankengut kommt dem prothetischen Ersatz des Kniegelenks nur eine sehr geringe Bedeutung zu. Anders als z. B. beim Schenkelhals verbietet sich die Anwendung einer Prothese bei der frischen Fraktur der Femurkondylen oder des Tibiakopfes aus mehreren Gründen. Bei sorgfältiger Rekonstruktion dieser Brüche mit den modernen Mitteln der Osteosynthese lassen sich auch bei Einschluß schwierigster Verletzungen in etwa 80% gute und sehr gute Ergebnisse erzielen. Weiterhin ist gerade bei den Mehrfragmentbrüchen die ausreichende Verankerung einer Prothese nicht gewährleistet. Sie kommt daher niemals zur Behandlung der frischen Fraktur in Betracht.

Die posttraumatische Arthrose nach Tibiakopffrakturen beschränkt sich in aller Regel auf ein, meist das laterale Compartement. Diese Situation stellt die klassische Indikation zur Umlenkung der Lastachse durch eine Tibiakopfosteotomie dar. Als Indikation bei der posttraumatischen Arthrose des Kniegelenkes bleiben somit allenfalls Zustände nach distaler intraartikulärer Femurfraktur. Dabei ist aber zu beachten, daß anhaltende Beschwerden nach solchen Verletzungen bei 2/3 der Patienten ihren Ausgang im Retropatellargelenk nehmen [7].

So finden sich in der eingesehenen Literatur auch keine Arbeiten, die sich speziell mit dem Problem der Prothetik des Kniegelenkes bei posttraumatischer Arthrose beschäftigen. Die Situation entspricht also derjenigen bei anderer Ätiologie dieses Leidens. Es ist somit notwendig und erlaubt, auf einige Fragen der Knieprothetik überhaupt einzugehen.

Pathophysiologische Besonderheiten

Das System der Kreuzbänder bestimmt Form und Bewegungsablauf der Gelenkkörper [6]. Durch die Roll-Gleit-Bewegung erfolgt bei zunehmender Beugung eine Verlängerung des Hebelarmes des Quadrizeps, so daß das Kniegelenk einem „stufenlosen Getriebe" entspricht [6]. Ein intakter Kapsel-Band-Apparat schützt das Gelenk vor unphysiologischen Bewegungen in der Frontal- und Horizontalebene. Die Schlußrotation folgt der Form der Gelenkoberflächen.

Ein Gelenkersatz, der eine dieser Strukturen variiert oder verwirft, verändert die gesamte biomechanische Konzeption dieses hochbelasteten Gelenkes.

Ein weiteres Problem dieser Region ist die relativ dünne Weichteilbedeckung, die immer wieder als Ursache der hohen Infektbelastung angeführt wird. Im Hinblick auf Operationstechnik und funktionelles Endergebnis entsteht eine weitere Schwierigkeit aus der Tatsache, daß die meisten fortgeschrittenen Arthrosen mit einem erheblichen Streckausfall einhergehen.

Die Probleme: Gelenkmechanik — Weichteilbedeckung — Streckdefizit: werden somit zu den prinzipiellen Fragen jedes Kniegelenkersatzes.

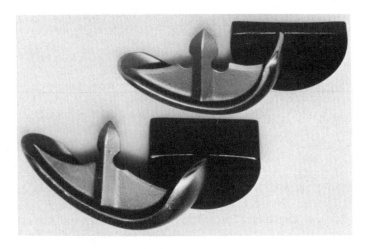

Abb. 1. Einseitige Schlittenprothese „Modell Marmor"

Oberflächenprothesen

Einseitige Schlittenprothesen

Die erste, in größerer Fallzahl eingesetzte Oberflächenprothese war u. W. das Polycentric-Knie. Hierbei wurden 2 wenige Millimeter breite, halbkreisförmige Kufen in Schlitze der Femurkondylen einzementiert. Die rinnenförmigen Tibiaimplantate hatten einen breiteren Querdurchmesser, so daß umschriebene Rotationsbewegungen möglich waren.

Diese Form wurde nun von allen Autoren und Herstellern recht einheitlich dahingehend abgewandelt, daß breite flache Kufen, die die Kondylenform nachzuahmen versuchen, mittels Zapfen oder segelförmiger Verankerungen im Femurkondylus eingesetzt werden. Das Tibiaplateau wird durch Prothesen ersetzt, die fast der gesamten Größe entsprechen, möglichst jedoch durch einen knöchernen Saum geführt sein sollen. Hierbei sind bei den meisten Modellen die Femurimplantate in 3–4 verschiedenen Krümmungsradien und 2 verschiedenen Breiten, die Tibiaprothesen in 2 Größen und verschiedenen Höhen im Angebot. Die meist von 6–18 mm variierenden Stärken sollen hierbei die Korrektur der Beinachse bei gleichzeitiger Straffung des Kapsel-Band-Apparates erlauben.

Die Abb. 1 zeigt das „Marmor-Knie" als einen typischen Vertreter dieser für den einseitigen Ersatz gedachten Modelle.

Zweiseitiger Schlitten

Bei Veränderungen in beiden Compartementen ist es theoretisch möglich, die o. e. Schlittenprothesen medial und lateral einzusetzen. In der Praxis macht die korrekte Positionierung der 4 Prothesenanteile zueinander jedoch erhebliche Schwierigkeiten. Hinzu kommt, daß auch bei einer solchen Anordnung das Femoropatellargelenk nicht ersetzt werden kann. Frühere Versuche einzelner Hersteller, für dieses Gelenk zusätzlich isolierte Prothe-

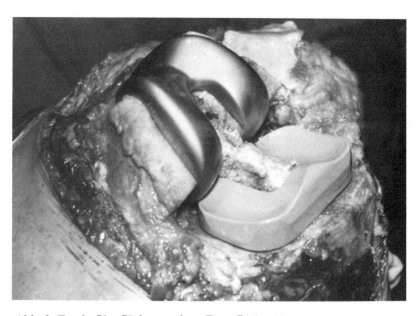

Abb. 2. Totale Oberflächenprothese Typ „Richard"

Tabelle 1. Retropatellare Beschwerden und Subluxationen bei Knieprothesen

Bargar [2]	n = 56	50%
Hilzensauer [5]	90	55%
Schwägerl [8]	31 Guépar	50%
	122 GSB	20%

senanteile zur Verfügung zu stellen, machten einen korrekten Ersatz aller 6 Gelenkflächen zu einem kaum mehr exakt plan- und durchführbaren Eingriff.

Für diese Indikationen ist heute der sog. „totale Oberflächenersatz", wiederum in verschiedensten Modellen, im Handel. Ihnen gemeinsam ist, daß der Femurersatz klammerförmig beide Femurkondylen und das patellare Gleitlager umfaßt. Bezüglich des Tibiaplateaus variieren die Modelle zum Teil dadurch, daß einige ein Belassen der Eminentia, und damit der Kreuzbandansätze erlauben, während andere eine Resektion der Kreuzbänder notwendig machen. Hierbei wird die Führung des Gelenkes in der Sagittalebene durch eine Ausmuldung des Kunststoffplateaus erreicht. Als Vertreter der ersten Gruppe sei das Richard-Knie (Abb. 2) als typisches Modell der zweiten das Mark II-Knie von Freeman genannt. All diese Prothesen werden wiederum in unterschiedlichen Krümmungsradien und Plateaugrößen und -stärken angeboten.

Die Frage, inwieweit das gleichzeitige Einbringen einer Patellaprothese den hohen Prozentsatz der Beschwerden in diesem Gelenk (Tabelle 1) zu senken vermag, kann u. W. heute noch nicht sicher beantwortet werden.

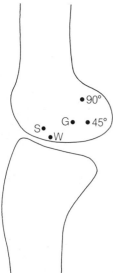

Abb. 3. Lage der Gelenkachsen bei verschiedenen Scharnierprothesen (s. auch Tabelle 2)

Tabelle 2. Änderungen der Belastung bei verschiedener Lage einer starren Gelenkachse [nach Wagner (10)]

	45° Beugung	90° Beugung
Krafteinwirkung auf die Achse des Scharniergelenkes in kg		
Normal	438	640
G	523	859
S	600	847
W	703	1043
Anpreßdruck der Patella bei verschiedenen Achslagen in kg		
Normal	145	603
G	212	864
W	387	1282

Scharnierprothesen

Wenn die knöchernen Strukturen des Kniegelenks keine sichere Verankerung einer Oberflächenprothese gewährleisten, oder die Bandführung so geschädigt ist, daß diese Art des Gelenkersatzes nicht mehr stabil geführt werden kann, müssen Prothesen zur Anwendung kommen, die intramedullär verankert sind und in sich eine Gelenkführung bieten.

Das spezielle Problem der Prothesenmechanik ist hierbei, daß die natürliche Gelenkachse bei Beugung wandert und jede Starrachse somit einen unphysiologischen Zustand „zementiert", dessen Auswirkungen auf die Gelenkbelastung aus den Beispielen in Abb. 3 und Tabelle 2 deutlich hervorgehen.

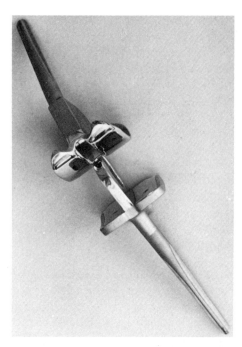

Abb. 4. Scharnierprothese mit gleitender, nicht straff geführter Achse, „BSG-Prothese"

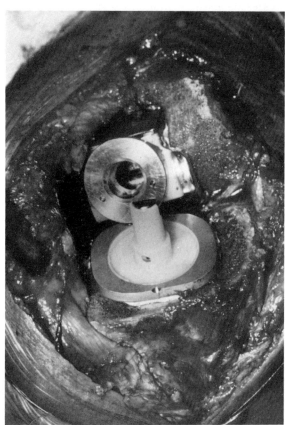

Abb. 5. Prothese mit einer horizontalen und einer vertikalen Starrachse Typ „Rotationsprothese"

Im moderneren Prothesenbau wird daher versucht, diesem Achsenwandern Rechnung zu tragen, oder zumindest eine Starrachse möglichst weit dorsal, d. h., bei langem Hebelarm der Strecker, zu plazieren. Zusätzlich soll die Prothese eine gewisse Rotation erlauben. Auch wenn diese bei Wegfall der physiologischen Oberflächenform der Gelenkpartner normalerweise nicht mehr erfolgt, reduziert dieser zusätzliche Freiheitsgrad die besonders schädlichen Rotationskräfte auf die Prothesenverankerung.

Die Abb. 4 zeigt als Vertreterin eines Modells mit gleitender, nicht straff geführter Achse die BSG-Prothese. In Abb. 5 findet sich die sog. Rotationsprothese, die neben der Querachse ein gesondertes Rotationsgelenk besitzt.

Alle modernen Scharnierprothesen werden zumindest fakultativ mit einem Patellaschild angeboten. Dieses erlaubt nicht nur den Ersatz des Femoropatellargelenkes, sondern sichert zusätzlich die Femurkomponente gegen Rotationskräfte.

Diskussion

Die Übersicht der neueren Literatur zeigt gute und sehr gute Ergebnisse bei Prothesen des Kniegelenks in 70 bis 90% der Fälle. Die diesen Beobachtungen zugrunde liegenden Stückzahlen übersteigen nur selten 200. Erfahrungen und Aussagekraft sind somit keinesfalls mit denen der Prothetik des Hüftgelenks zu vergleichen.

Schwerste Komplikationen, wie Prothesenlockerung und -bruch, Femurfrakturen und Infekte, die eine Amputation notwendig machen, sind insgesamt in bis zu 20% der Fälle beschrieben [1, 3, 4]. Hinzu kommt das nicht sicher gelöste Problem der retropatellaren Beschwerden bei sonst funktionierender Prothese.

Vor den Alternativen der Tibiakopfosteotomie und der vergleichsweise wenig behindernden Arthrodese bleibt damit der prothetische Ersatz des Kniegelenks die letzte therapeutische Entscheidung.

Hierbei ist die Indikation bei monoartikulär geschädigten Unfallverletzten noch eingeengter zu stellen als beim polyarthrotischen Patienten.

Zusammenfassung

Mechanik der Prothese, Weichteilmantel und Streckdefizit sind die Problempunkte des alloarthroplastischen Kniegelenkersatzes. Die posttraumatische Arthrose bietet gegenüber anderen Formen dieses Leidens hierbei keine Besonderheiten. Bei der frischen kniegelenknahen Fraktur verbietet sich eine Protheseimplantation. Wenn Knochenstruktur und Bandführung es erlauben, sollte im gegebenen Fall eine Oberflächenprothese implantiert werden. Nur wenn eine dieser Voraussetzungen nicht gegeben ist, sind sog. Scharnierprothesen indiziert.

Insgesamt ist in Anbetracht der relativ hohen Komplikationsrate und der Leistungsfähigkeit von Umstellungsosteotomie und Arthrodese speziell bei monoartikulär geschädigten Unfallpatienten die Indikation zum prothetischen Kniegelenkersatz sehr kritisch zu stellen.

Literatur

1. Ahlberg A, Lund'en A (1981) Secondary operations after knee joint replacement. Clin Orthop 156:170
2. Bargar WL, Cracchiolo A, Amstutz HC (1980) Results with the constrained total knee prosthesis in treating severely disabled patients and patient with failed total knee replacements. J Bone Joint Surg [Am] 62/4:504–512
3. Convery FR, Minteer-Convery M, Malcom LL (1980) The spherocentric knee: A re-evaluation and modification. J Bone Joint Surg [Am] 62/3:320–327
4. Gschwend N (1981) Die GSB-Knieprothese. Aktuel Probl Chir Orthop 15:24
5. Hilzensauer G, Hofer H (1981) Nachuntersuchungsergebnisse bei P. c. P. Patienten mit Kniegelenksendoprothesen. Aktuel Probl Chir Orthop 15:35
6. Menschik A (1981) Einführung in die Kinematik des Kniegelenkes unter Berücksichtigung allgemeiner Gesichtspunkte. Aktuel Probl Chir Orthop 15:10
7. Rüter A, Burri C (1980) Kongreßbericht 20. Tagung der Österr. Gesellsch. f. Chirurgie, S 660
8. Schwägerl W, Böhler N, Czurda R (1981) Komplikationen nach Kniegelenksendoprothetik. Aktuel Probl Chir Orthop 15:78
9. Wagner J, Bourgeois R, Baillon JM, Halleux P (1973) Etude biomécanique des prothèses totales à charnière du genou. Acta Orthop Belg 39:217

Freie Mitteilungen

Knorpelmikroläsionen am Kniegelenk

T. Farkas, I. Zimmermann, A. Renner und G. Nemes

National-Institut für Traumatologie Ungarn, Baross ucta 23–25, H-1430 Budapest VIII

Die mikroskopische Aufbereitung unter der Operation entnommener Knorpelanteile zeigt an der Oberfläche viele kleine Einrisse.

Während größere Defekte in einer Defektheilung enden, zeigen die Mikroeinrisse keine Heilungstendenz.

Tierexperimentell wurde eine dosiert umschriebene Kontusionierung der Knorpeloberfläche durchgeführt.

Mikroangiographisch läßt sich bereits nach diesem geringen Trauma innerhalb von 2 Wochen eine Zellschädigung nachweisen.

Ausgehend von diesen Ergebnissen wird der mögliche ursächliche Zusammenhang mit der posttraumatischen Arthrose auch nach Minimaltraumen diskutiert.

Der Wert der Arthroskopie für Diagnostik und Therapie der Chondropathia patellae

G. Feldkamp

Orthopädische Klinik Volmarstein, D-5802 Wetter 2

Die Chondropathia patellae als klinischer Sammelbegriff tritt häufig bei normal aussehendem Knorpel auf. Die Chondromalazie als morphologischer Terminus ist ein häufiger, altersabhängiger Befund, der gewöhnlich symptomlos ist. Zur Klärung möglicher Korrelationen zwischen Anamnese, klinischem Befund, Röntgenzeichen auf der einen und Knorpelbefund auf der anderen Seite, wurden 49 Kniegelenke mit der Verdachtsdiagnose Chondropathia patellae analysiert. Alle Kniegelenke wurden entweder arthroskopiert oder gleich arthrotomiert.

Der Vergleich der Schmerzlokalisation mit dem entsprechenden Facettenbefall ergab keine positive Korrelation. Es war immer die mediale Facette am weitaus häufigsten malazisch verändert, gefolgt vom unteren Pol und der lateralen Facette.

Nimmt man die große Gruppe der Streckapparatfehlstellungen, so ist weder durch die Höhe der Patella noch durch den Grad der Lateralisation ein Rückschluß auf den Grad der Knorpelveränderung möglich. Dabei ist die Häufigkeit malazischer Veränderungen gegenüber Vergleichskollektiven meniskektomierter Patienten deutlich erhöht. Aus der Inkongruenz des Retropatellargelenkes – durch dysplastische Patellatypen oder ein dysplastisches Gleitlager – läßt sich keine positive Korrelation zur Chondromalazie ableiten.

Es besteht also keine klinische oder röntgenologische Möglichkeit, ohne Arthroskopie ein Bild vom Grad der Chondromalazie zu gewinnen. Nun ist aber gerade die Kombination aus Knorpelsanierung und Beseitigung der ursächlichen Fehlstellung oder Inkongruenz Voraussetzung für ein optimales Ergebnis.

So ist die Arthroskopie außer zur Differentialdiagnose eines Meniskusleidens oder unklarer Traumafolgen v. a. zur Frage der Notwendigkeit einer Knorpelsanierung unverzichtbar, wenn eine Arthrotomie zur Behebung ursächlicher Störungen nicht zur Diskussion steht.

Die osteochondralen Abscherfrakturen der Patella und ihres Gleitlagers

H. Keller und Ch. Kieser

Chirurgische Klinik, Stadtspital Triemli, CH-8063 Zürich

Die traumatischen Knorpel-/Knochenläsionen sind immer noch häufig übersehene Verletzungen des Kniegelenkes.

In den Jahren 1973–1982 wurden im Stadtspital Triemli in Zürich 28 Patienten mit Knorpel-/Knochenfrakturen der Patella und ihres Gleitlagers beobachtet. Bei 19 Patienten wurde die Diagnose innerhalb weniger Tage gestellt. Bei 9 Patienten lag das Unfallereignis mehrere Monate bis 2 Jahre zurück, bis die richtige Diagnose erkannt wurde. Insgesamt handelt es sich 16mal um Abscherfrakturen der Patellarückfläche, 9mal um solche des lateralen Femurkondylus und 3mal trat die gesamte Läsion gleichzeitig an Patella und Femurkondylus auf.

Diese Läsionen entstehen in der Regel durch eine Patellaluxation, seltener durch ein direktes Trauma. Ihre Erkennung ist wesentlich, da die Patienten erst wieder arbeitsfähig oder beschwerdefrei werden, wenn das freie Fragment entweder replantiert oder entfernt worden ist.

Die Dislokation der Kniescheibe kann zu einer Abscherung des distalen Patellafirstes und/oder zu einer Absprengung aus dem lateralen Femurkondylus führen. Dabei klagt der Patient häufig über Schmerzen im Bereich des medialen Patellarandes oder des medialen Seitenbandes. Das Kniegelenk ist stabil, oft findet man einen Hämarthros. Die Diagnose kann in den meisten Fällen radiologisch gestellt werden. Die Läsion der Patellaunterfläche wird in den axialen Patellaaufnahmen sichtbar. Dabei stellt sich fast immer der Defekt an der Patellaunterfläche dar. Etwas weniger häufig sieht man das abgesprengte Fragment im lateralen Recessus. Seltener können Defekt und abgesprengtes Fragment sichtbar gemacht werden.

Schwieriger ist es, ein freies Fragment, welches aus dem lateralen Kondylus stammt, zu finden, da es oft irgendwo im Knie versteckt sein kann. Hier wird dann der Defekt oft erst im Tomogramm sichtbar.

Zusammenfassend heißt dies: Um eine osteochondrale Abscherfraktur der Patella oder deren Gleitlager nicht zu verpassen, muß auch bei frischen Knietraumen eine axiale Patellaaufnahme gemacht werden.

Traumatische Knorpelläsion am Kniegelenk

A. Lies und I. Scheuer

Universitätsklinik „Bergmannsheil", Hunscheidtstraße 1, D-4630 Bochum

Knorpelverletzungen an der Patella, den Femurkondylen sowie am Tibiakopfplateau geschehen häufig, werden aber wegen der oft schwierigen Diagnostik leicht übersehen und enden in einer mehr oder weniger ausgeprägten, dann sog. schicksalshaften Arthrose.

Wir unterscheiden bei Knorpelläsionen am Kniegelenk die osteochondrale Fraktur, die sog. Knorpelabscherung sowie die Knorpelimpression. Die frisch traumatischen Knorpelverletzungen am Kniegelenk sollten wie sonstige Gelenkfrakturen primär operativ versorgt werden. Frisch osteochondrale Absprengungen werden daher exakt reponiert und bewegungsstabil fixiert. Nur kleinere Fragmente kann man entfernen. Der subchondrale Knochen wird zur Förderung der Regeneration angebohrt, die Impression – je nach Größe – über einen seitlichen separaten Bohrkanal aufgebohrt und mit Spongiosa unterfüttert.

Wir haben in unserer Klinik von 1977 bis 1982 über 40 derartige Knorpelläsionen operativ behandelt. Es wird ausführlich über die Therapie und den Verlauf berichtet und zu den Ergebnissen in einer kritischen Analyse Stellung genommen.

Langzeitergebnisse der allogenen Knorpeltransplantation

D. Rogge und P. Kalbe

Unfallchirurgische Klinik, Medizinische Hochschule Hannover,
Konstanty-Gutschow-Straße 8, D-3000 Hannover 61

Die Knorpeltransplantation ist die Therapie der Wahl bei großen Knorpeldefekten, sofern es sich um herdförmige Veränderungen bei sonst intaktem Gelenk handelt. Ist wegen der Ausdehnung des Defektes eine autogene Transplantation nicht möglich, muß allogener Knorpel verwendet werden.

Vornehmlich bei Osteochondrosis dissecans wurden in 10 Jahren 25 allogene Knorpeltransplantationen am Kniegelenk durchgeführt. Zur Ermittlung der Langzeitergebnisse wurden 20 dieser Fälle nach im Mittel 5,9 (3–10) Jahren untersucht. 13 Transplantate wurden frisch verwendet. 4 Transplantate wurden in flüssigem Stickstoff bei −196 °C, 2 bei −30° und 1 in Cialit konserviert.

Die nach strikten klinischen und röntgenologischen Kriterien durchgeführte Nachuntersuchung bestätigte tierexperimentelle Erfahrungen. Jede Konservierung beeinträchtigt die Vitalität des Transplantates und damit das Endergebnis. Das in Cialit und 2 bei −30 °C konservierte Transplantate wurden nekrotisch. Bei der Stickstoffkonservierung bleibt ein Teil der Zellen vital, dementsprechend zeigten 3 von 4 Transplantaten gute Ergebnisse. Nur bei der frischen Transplantation kann das Transplantat vital erhalten werden. Bei 13 Transplantaten resultierte nur 1mal eine Nekrose bei 8 sehr guten, 3 guten und einem befriedigenden Ergebnis. Bei den meisten Kniegelenken fanden sich auch nach Jahren allenfalls lokale und keine allgemeinen degenerativen Veränderungen bei freier Funktion, Beschwerdefreiheit und sportlicher Tätigkeit. Angesichts der guten Spätergebnisse erscheint die frische allogene Knorpeltransplantation als Standardvorgehen bei größeren Knorpeldefekten gerechtfertigt.

Die homologe Knorpeltransplantation in der Behandlung des Knorpeldefektes am Kniegelenk

L. Zichner und D. Scale

Orthopädische Universitätsklinik Friedrichsheim,
Marienburgstraße 2, D-6000 Frankfurt/Main

Die operative Behandlung des lokalisierten Knorpelknochendefektes hängt von der Lage und Ausdehnung des Herdes ab (Zichner u. Hovy 1983). Bei großen Defekten, die nicht durch ein belastungsfähiges Ersatzgewebe aufgefüllt worden sind, führen wir beim jüngeren Patienten die Transplantation homologer Knorpelknochenblöcke durch, wenn bewegungs- und belastungseinschränkende schmerzhafte Reizzustände bestehen.

Methodik. Die Transplantate werden vor dem 25. Lebensjahr Gestorbener innerhalb der 6-Stunden-Grenze nach Eintritt des Todes in der Regel in der Gerichtsmedizin entnommen. Im Operationssaal wird ein entsprechendes kongruentes Knorpelknochenstück mittels Stanze herauspräpariert und nach Zustanzen und Anfrischen des Defektbodens in diesen imprimiert. Eine zusätzliche Fixation erfolgt nicht.

Krankengut. In den vergangenen 16 Jahren wurden 10 solcher Knorpelknochentransplantationen durchgeführt; 8mal war der mediale, 2mal der laterale Femurkondylus betroffen. Das Alter der Empfänger betrug 19–42 Jahre (im Durchschnitt 26,5 Jahre). 9 Männer und 1 Frau wurden operiert. Nach einem Intervall von durchschnittlich 7 Jahren wurden die Patienten nachuntersucht.

Ergebnisse. Der röntgenologische Verlauf zeigte, daß nach 6 Monaten das knöcherne Transplantat sicheren Anschluß an den Knochen gefunden hatte. Doch erst nach einem Zeitraum von 10 Jahren ist eine deutliche Abgrenzung zwischen Empfänger- und Spenderknochen nicht mehr zu erkennen. Die subchondrale Knochenbegrenzung bleibt als klare Kontur erhalten.

Der transplantierte Knorpel findet keine Verbindung zum bodenständigen Knorpelgewebe. Auch nach Jahren ist arthroskopisch die Grenzlinie deutlich zu erkennen.

Arthrotische Veränderungen finden sich erst nach 10 Jahren; diese korrespondieren jedoch weitgehend mit den allgemeinen degenerativen Veränderungen – auch der Gegenseite.

Die transarthroskopisch entnommenen Gewebeproben aus dem transplantierten Knorpel zeigen eine Demaskierung der Knorpelgrundsubstanz und eine Umwandlung in Faserknorpel.

Die Transplantation homologer Knorpelknochenbezirke zum Ersatz lokalisierter Defekte der Femurkondylen des Kniegelenkes ist als Therapiealternative in ausgesuchten Fällen anzusehen. Sie ist zu erwägen, wenn andere operative Maßnahmen nicht erfolgreich waren. Die Einheilung des Transplantates erfolgt knöchern nach Jahren komplett, der Knorpel erlangt keine Verbindung zum umgebenden Gewebe. Die klinischen Ergebnisse sind zufriedenstellend, die andernfalls zu erwartende Arthrose wird deutlich verzögert.

Benjamin-Osteotomie des Kniegelenks als Alternative

A. Wanivenhaus, R. Widhalm und R. Parzer

Orthopädische Abteilung, A. ö., Krankenhaus der Stadt St. Pölten, Kremser Landstraße 36, A-3100 St. Pölten

Von November 1978 bis Dezember 1981 wurden an unserer Abteilung 50 Patienten mit einer intraligamentären Doppelosteotomie des Kniegelenkes versorgt. Diese von Alexander Benjamin 1969 publizierte Methode verwendeten wir für alle Kniegelenkarthrosen und die Arthritis, rheumatischer und posttraumatischer Genese. Als Kontraindikation betrachteten wir lediglich Einbrüche knöcherner Gelenkflächen und Bandinstabilität mit einer Aufklappbarkeit über 10°.

Bei größeren Fehlstellungen entnehmen wir einen Keil. Nach der Stellungskorrektur haben wir etwa zu gleichen Teilen durch Blount-Klammerung einen übungsstabilen Zustand erreicht bzw. mit einer Oberschenkelgipshülse durch 4 Wochen versorgt.

Bei 40% der Fälle war ein sehr gutes Ergebnis zu verzeichnen; weitere 40% waren zufriedenstellend und 20% unbefriedigend. Als Zweitoperation war in 12% der Fälle eine Kniegelenkendoprothese und in 8% eine Tibiakopfosteotomie erforderlich. 56% der Patienten würden sich sofort wieder dieser Operation unterziehen; 32% waren bei der Beantwortung dieser Frage unsicher und nur 12% würden sich nicht mehr operieren lassen. Die Gruppe der Patienten, die über ständigen Ruheschmerz klagte, verbesserte sich von 57% auf postoperativ 14%. Die Patientengruppe, die über ständigen Schmerz bei der Arbeit klagte, verringerte sich von 90% auf postoperativ 28%. Auch die präoperativ bei 56% bestehenden Schwellungen im Gelenkbereich reduzierten sich auf 12%.

Bei durchschnittlich 36 Monaten Nachuntersuchungszeitraum scheinen die Haupteffekte der Osteotomie der antiinflammatorische Effekt und die Schmerzbeseitigung zu sein. Als günstiger Nebeneffekt kann noch die Korrektur einer Fehlstellung angeführt werden, so daß sich diese Operation als Hauptindikation, v. a. bei entzündlichen Kniegelenkleiden mit ausgeprägter Synovitis, anbietet. Zusätzlich konnten wir auch einen günstigen Effekt auf die Patellofemoralarthrose beobachten (präoperativ 64% schmerzhaft auf postoperativ 36%). Wir erklären uns dies auf Grund des Nisseneffektes und eigener szintigraphischer Untersuchungen, bei welchen wir ein Überschreiten der gesteigerten Knochenaktivität über die Gelenkflächen hinaus beobachten konnten.

Die 20% Versager rekrutierten sich zu 100% aus Varusfehlstellungen. Dennoch ist es uns bisher nicht möglich, über das wahrscheinlich zu erwartende Ergebnis bei der Indikationsstellung zu dieser Methode exakte Kriterien zu erstellen.

Ergebnisse der interligamentären Tibiakopfumstellungsosteotomie bei arthrotischen und posttraumatischen Fehlstellungen

W. Schwarzkopf, G. Ritter und P. Kirschner

Abteilung für Unfallchirurgie, Chirurgische Universitätsklinik,
Langenbeckstraße 1, D-6500 Mainz

Die interligamentäre Varisations- und Valgisationsosteotomie am Tibiakopf hat sich aufgrund ihrer Vorteile bezüglich Stabilität und Frühmobilisation als Verfahren der Wahl bei arthrotischen und posttraumatischen Fehlstellungen im Kniegelenkbereich durchgesetzt.

In unserem Krankengut von 1971–1981 wurden 36 interligamentäre Umstellungsosteotomien am Tibiakopf durchgeführt, wobei 21 aufgrund idiopathischer und 15 infolge posttraumatischer Fehlstellungen erforderlich wurden. Es handelte sich um 17 Varus- und 4 Valgus- bzw. um 9 Varus- und 6 Valgusfehlstellungen. Die größte Häufigkeit der durchgeführten Umstellungsosteotomien lag um das 50. bis 60. Lebensjahr.

Im Durchschnitt betrug die zu operierende Fehlstellung bei idiopathischen und bei traumatischen Fehlstellungen annähernd 9°. Das Ausmaß der präoperativen Fehlstellung nahm mit zunehmendem Alter deutlich zu und zwar von durchschnittlich 7° bei den bis 30jährigen, bis zu 13° bei den 70jährigen.

Als stabilisierendes Osteosynthesematerial bevorzugen wir die L-Platte, ein dünnes, wenig raumforderndes Implantat, das es ermöglicht, Achsenkorrekturen exakt auszuführen, bis zur knöchernen Heilung zu erhalten und Übungsstabilität zu gewährleisten.

Bei infektbedingten Fehlstellungen oder widrigen Weichteilverhältnissen verwenden wir den äußeren Spanner.

Insgesamt wurden 36 Osteotomien, 31mal mit L-Platten und 5mal mit äußerem Spanner fixiert. Die Teilbelastung erfolgte bei Verwendung einer L-Platte etwas früher als beim Fixateur externe. Eine volle Belastung war nach 16 bzw. 13 Wochen zu erreichen. Auffällig war, daß die mittels äußerem Spanner fixierten Osteotomien postoperativ die eingestellten Winkelverhältnisse schlecht erhielten. Sie zeigten mit durchschnittlich 3,1° größere Korrekturverluste als dies bei mit einer L-Platte versorgten Osteotomien der Fall war. Bei diesen betrug die postoperative Winkelabweichung in der Regel nur 2,3°. Dabei scheint ein Wert um 2° Korrekturverlust eine besondere Rolle zu spielen, da bei den Fällen, in denen dieser Wert nicht oder nicht wesentlich überschritten wurde, überwiegend gute und sehr gute Ergebnisse zu verzeichnen waren.

An Komplikationen kam es neben einer Weichteilinfektion bei 4 interligamentären Eingriffen zu Läsionen des N. peronaeus, 3 bei posttraumatischen Zuständen und alle bei der Korrektur größerer Valgusdeformitäten. 3 Fälle mit Sensibilitätsstörungen erwiesen sich als vollständig reversibel, ein motorischer Ausfall war zum Zeitpunkt der Nachuntersuchung noch als mäßige Fußheberschwäche nachweisbar.

Nach der Auswertung des gesamten Patientengutes nach nebenstehendem System, das subjektive und objektive Befunde nach einem Punktesystem aufschlüsselte, fand sich bei den nachuntersuchten Fällen 17mal ein sehr gutes, 10mal ein gutes, 6mal ein mäßiges und 3mal ein schlechtes Ergebnis. Daraus ergab sich, daß 2/3 der Fehlstellungen voll befriedigende und 1/3 unbefriedigende Ergebnisse zeigten. Es fand sich jedoch auch, daß die traumatischen Achsenveränderungen schlechtere Ergebnisse aufwiesen, als dies bei idiopathischen Fehlstellungen der Fall war.

Die Indikation zur gelenknahen Tibiakopfosteotomie und unikondylären Schlittenprothese bei Kniegelenkarthrose

A. Wentzensen, U. Pfister, J. Dietz und A. Ode

BG-Unfallklinik Tübingen, Rosenauer Weg 95, D-7400 Tübingen

Als Indikationskriterien zur operativen Behandlung der unilateralen Kniegelenkarthrose müssen Art und Ausmaß der Arthrose unter Berücksichtigung der Schmerzen sowie Alter, Gelenkbeweglichkeit, Achsenfehlstellung und Zustand des Bandapparates herangezogen werden. Bei den kniegelenknahen Osteotomien ist eine exakte präoperative röntgenologische Planung zur Bestimmung des Ausmaßes des Korrekturwinkels erforderlich. Sowohl durch die interligamentäre additive Tibiakopfosteotomie als auch durch die unikondyläre Schlittenprothese lassen sich Achsenfehlstellungen und Bandlockerungen der Konkavseite beseitigen. Bei den Schlittenprothesen ist ein sekundärer Korrekturverlust nicht zu erwarten, bei den interligamentären Tibiakopfosteotomien kann dieser durch Nachsintern des eingebrachten Knochenspanes auftreten. Überwogen in der Gruppe der Schlittenprothesen die degenerativ idiopathischen Arthrosen, so waren in der Gruppe der Osteotomien degenerativ idiopathische und posttraumatische Veränderungen gleichmäßig verteilt. Das Durchschnittsalter bei den Schlittenprothesen betrug 69, bei den interligamentären Tibiakopfosteotomien 53 Jahre. In beiden Kollektiven erfolgten Nachuntersuchungen 6 Monate nach Operation.

35 Schlittenprothesen wurden im Mittel 78 Monate nach Operation und 50 interligamentäre Tibiakopfosteotomien im Mittel 33 Monate nach Operation untersucht. In beiden Gruppen ließen sich die subjektiven Beschwerden gleichermaßen verbessern, die Gelenkinstabilität ließ sich in der Gruppe der Schlittenprothesen in der Regel beseitigen. In der Gruppe der interligamentären Tibiakopfosteotomien war dies nur bei den Varusfehlern gleichermaßen möglich. Bei den Valgusfehlern ließ sich die Gelenkinstabilität in 2/3 der Fälle beseitigen. Ein Übergreifen der unilateralen Arthrose auf das andere Compartement war in der Gruppe der Schlittenprothesen nicht zu beobachten, bei Korrektur der Achse in den Normbereich ließ sich in der Gruppe der Osteotomien in 80% ein Fortschreiten der Arthrose nicht beobachten. Die Indikation zur Schlittenprothese sollte dann gestellt werden, wenn eine erhebliche unilaterale Gelenkzerstörung mit starker Schmerzhaftigkeit, eine Achsenfehlstellung von maximal 20°, eine Gelenkbeweglichkeit von mindestens 70° und eine Beugekontraktur von weniger als 20° bei Patienten, die älter als 60 Jahre sind, besteht. Bei jüngeren Patienten mit Beschränkung der Gelenkveränderung auf ein Compartment und gleichzeitig konkavseitiger ausreichender Bandlockerung sowie einem Bewegungsausmaß von mindestens 70° und einer Beugekontraktur von unter 20°, sollte die Indikation zur interligamentären additiven Osteotomie gestellt werden.

Die Hemipatellektomie nach Goymann zur Behandlung der Gleitwegarthrose

E. Puhlvers, P. Thümler und V. Goymann

Orthopädische Klinik und Poliklinik der Universität Essen (GHS),
Hufelandstraße 55, D-4300 Essen

Bei fortgeschrittener femoropatellarer Arthrose ist die Wiederherstellung optimaler Funktionsbedingungen innerhalb des Kniescheibengleitweges durch unterschiedliche Operationsverfahren angestrebt worden.

Goymann hat an Leichenknien Kontaktprints der Auflageflächen in verschiedenen Beugestellungen gewonnen, aus deren Form und Aufteilung abzuleiten ist, daß es mit höherem Grad der Beugestellung zu einer Aufspaltung der Kontaktflächen und zunehmender breitflächiger Auflage der Quadrizepssehne kommt. Mit zunehmender Beugung und ansteigenden Druckkräften wird die Quadrizepssehne mehr und mehr in die Kraftableitung einbezogen, während die Kniescheibe tiefer in die Fossa intercondylica tritt.

Dieser Effekt stellt eine funktionelle Höhenminderung dar und entspricht einer Vergrößerung des Anstellwinkels der Kraft und somit einer Druckreduzierung im Gleitweg. Die von Goymann als tangentiale Hemipatellektomie bezeichnete Methode mit plastischer Deckung der Osteotomiefläche wird daher mehreren therapeutischen Forderungen gerecht; das erkrankte Gewebe wird beseitigt und durch funktionsfähiges Gewebe ersetzt; bei Vergrößerung der Auflagefläche der Kniescheibe wird gleichzeitig die biologische Voraussetzung zur Druckreduzierung erreicht.

Das Prinzip der Operation beruht auf dem Gedanken, daß durch Abtragung des gesamten erkrankten Gewebes unter Berücksichtigung der angestrebten Kongruenz durch die Ausbildung eines als quasi Wasserkissen funktionierenden Hämatoms zwischen Patellarückfläche und Transplantat eine optimale Kongruenz erreicht wird.

Die Nachuntersuchungsergebnisse der letzten 10 Jahre bei 46 tangentialen Hemipatellektomien zeigen, daß 85% aller Fälle subjektiv eine grundlegende Besserung angeben.

Frühergebnisse nach Patellaosteotomie bei Chondropathia patellae

O. Paar und P. Bernett

Institut für Sporttraumatologie und Poliklinik für Sportverletzungen rechts der Isar der TU München, Connollystraße 32, D-8000 München 40

Die unterschiedlichen Dysplasieformen der Patella sind u. a. für die Entwicklung eines retropatellaren Knorpelschadens verantwortlich. Als Operationsmethode hat sich die aufklappbare Osteotomie der Patella nach Morscher bewährt. Dazu wird die Patella sagittal in Höhe des Patellafirstes osteotomiert. Ein kortikospongiöser Span, mit 2 parallel gebohrten Kirschner-Drähten zusätzlich im Osteotomiespalt fixiert, erweitert den Patellafacettenwinkel. Die zunehmende Kongruenz im Femoropatellargelenk führt zu einer Normalisierung des retropatellaren Druckes und damit zu verbesserten Ernährungsbedingungen für den Gelenkknorpel. Zusatzeingriffe, die besonders bei luxationsgefährdeten Patellae Fehlanlagen im Femoropatellargelenk auszugleichen vermögen, werden, wann immer nötig, gleichzeitig mit der Patellaosteotomie durchgeführt. Die Sicherung der Osteotomiestelle mit Kirschner-Drähten ermöglicht eine gipsfreie Nachbehandlung. Seit 1982 wurde bei 16 Patienten 17mal die Patellaosteotomie durchgeführt. Das Durchschnittsalter lag bei 22,5 Jahren. In allen Fällen war der retropatellare Knorpel schwer degenerativ verändert. In 6 Fällen lag zudem eine zum Teil erhebliche Instabilität der patellaren Gleitbahn vor. Die Patellaosteotomie wurde 9mal mit einer Medialisierung bzw. Distalisierung und 3mal mit einer Vorverlagerung der Tuberositas tibiae kombiniert. 5mal begnügten wir uns mit einer Spaltung der lateralen und Doppelung der medialen Retinacula. Zuvor wurde der pathologisch veränderte Gelenkknorpel bis auf eine makroskopisch intakte Knorpelschicht entfernt und der subchondrale Knochen nach Bedarf aufgebohrt. Der postoperative Verlauf war in allen Fällen komplikationslos. Im Durchschnitt war die operierte Extremität 5 Wochen nach dem Eingriff frei beweglich und belastbar. Bei der Nachuntersuchung klagten 3 Patienten über gelegentlich auftretende belastungsabhängige Beschwerden, die z. T. auf einen fortschreitenden Knorpelschaden zurückzuführen sind. Zeichen für ernsthafte Störungen, wie rezidivierende Gelenkergüsse und Schwellungen, konnten wir in keinem Fall beobachten.

Behandlungsergebnisse der Operation nach Bandi bei diversen posttraumatischen Zuständen des Kniegelenks

H. J. Müller und M. Graeber

Orthopädische Abteilung, BG-Unfallklinik Murnau, Prof.-Küntscher-Straße 8, D-8110 Murnau

Von 1977–1981 haben wir bei 38 Patienten mit Unfallfolgen am Knie eine Operation nach Bandi durchgeführt. Bei 25 dieser Patienten konnten wir das Behandlungsergebnis nachprüfen. Wir nahmen eine Einteilung in 2 Gruppen vor. Bei Patienten der Gruppe I (17) waren keine, bei der Gruppe II (8) aber zusätzlich unfallunabhängige Veränderungen im Sinne der Patelladysplasie, eines Patellahochstandes, einer Fehlplazierung der Tuberositas tibiae oder Hypoplasie der Tuberositas vorhanden. Die Operationsergebnisse sind bei der Gruppe II deswegen erheblich besser, weil mit der Bandi-Operation auch die unfallunabhängige Beschwerdeursache beseitigt werden konnte. Zudem kamen diese Patienten schon nach geringerer Traumatisierung in die Fachbehandlung, weil das durch die angeborenen Veränderungen erhöht reizbereite Knie starke Schmerzen verursachte. Grundsätzlich ist die Bandi-Operation erfolgreich einzusetzen, wenn sie nicht zu spät erfolgt und die unfallbedingten Formveränderungen nicht zu stark und auch der Knorpelschaden nicht zu umfangreich ist oder durch weitere wiederherstellungschirurgische Maßnahmen saniert werden kann. Daß die Hälfte der Patienten der Gruppe II ein schlechtes Operationsergebnis aufzeigt, hat seine häufigste Ursache im zu späten Einsatz der Bandi-Operationen. Die posttraumatische Arthrose war zu weit fortgeschritten, so daß die Entlastungsoperation für das Femoropatellargelenk wenig half. Die Indikation für die Bandi-Operation am verletzten Knie ist nur dann gegeben, wenn die dringend gebotene Druckentlastung des Femoropatellargelenks bald nach dem Unfall erfolgen kann und Form- und Knorpelschäden nicht zu umfangreich sind.

Totalersatz des Kniegelenks nach Blauth bei Gonarthrosen

U. Maronna und D. Scale

Orthopädische Universitätsklinik und Poliklinik Friedrichsheim, Marienburgstraße 2, D-6000 Frankfurt/Main 71

Verschiedene Ursachen können zum völligen Verschleiß des Gelenkknorpels führen. Dieser bewirkt eine zumeist starke und zunehmende Achsabweichung im Varus- und Valgussinne. Als Ausdruck von Heilungsversuchen finden wir ausgedehnte Exophyten, die die Beweglichkeit einschränken, zu zunehmenden Beugekontrakturen führen und die Auslockerung von Seiten- und v. a. Kreuzbänder begünstigen. Weder der gelenkerhaltende Eingriff einer Osteotomie noch der Gleitflächenersatz sind erfolgversprechend. In solchen Fällen der fortgeschrittenen Arthrose hat sich der totalendoprothetische Ersatz mit dem Blauth-Kniegelenk bewährt.
 Als Indikation für den Einbau dieser Scharnierprothese sehen wir:
1. Achsabweichungen von mehr als 20° im Varus- oder Valgussinne,
2. Beugekontrakturen von mehr als 30°,
3. schwere Bandlockerungen, wobei die Kreuzbänder, v. a. das hintere, ausschlaggebend sind.
 Kontraindikationen sind:
1. Infektionen in der kürzeren Anamnese,
2. neuropathische Gelenkzerstörungen,
3. aufgehobene Rotationsfähigkeit im gleichseitigen Hüftgelenk.

Da diese Prothese keine Rotationsfähigkeit besitzt, kann auf die entsprechende Hüftfunktion nicht verzichtet werden, um eine vorzeitige Auslockerung bzw. Frakturen oberhalb des Prothesenstiels zu vermeiden. Wir sahen bisher keine.

Von Oktober 1974–Dezember 1981 haben wir an unserer Klinik 177 Blauth-Endoprothesen implantiert. 98 Patienten mit 109 Gelenken konnten in den letzten Monaten nachuntersucht werden (Durchschnittsalter: 73 Jahre). Bei 164 der 177 Fälle war der durchgeführte Eingriff der erste endoprothetische Gelenkersatz. 13mal wurde ein Blauth-Kniegelenk anstelle eines ausgelockerten anderen Implantates verwendet. Wegen z. T. großer Defekte nach Lockerung wie z. B. bei diesen Doppelschlittenprothesen haben wir mit Eigen- oder/und Gefrierspongiosa unterfüttert.

Die Nachkontrolle erfolgte zwischen 14 Monaten und 8,5 Jahren. Die Ergebnisse sind überwiegend gut: Das Bewegungsausmaß konnte meist gebessert, die präoperativ oft extremen Beugekontrakturen stets beseitigt werden. Wir streben bei der Nachbehandlung eine Beugung von 90–100° an. Fast alle Patienten erreichten dieses Bewegungsausmaß.

Das klinisch wichtigste Symptom, das zur Operation führte, war der Schmerz. Auch noch Jahre nach dem Eingriff bestand bei vielen Patienten Schmerzfreiheit oder nur geringe Beschwerden. Fast immer konnten Gehleistung sowie Verrichtungen im täglichen Leben gebessert werden. Viele unserer Patienten sind inzwischen 80 Jahre und älter. 9 Patienten gaben leichte, 2 deutliche Schmerzen an der Kniescheibe an. Röntgenologisch fanden wir in diesen Fällen eine Lateralisation bzw. Subluxation der Kniescheibe mit deutlichen Osteolysen an der Patellarückfläche. Wir empfehlen hier den Patellarückflächenersatz, u. U. mit gleichzeitiger Regulierung der Gleitbahn. Aseptische Lockerungen sahen wir nicht. In 1 Fall mußten wir die Prothese wegen eines Infektes entfernen. Eine zweite septische Lockerung mit deutlichem Saum und periostalen Reaktionen sahen wir 4 Jahre nach Implantation als Spätinfekt, die 83jährige Frau lehnt eine Operation ab.

Die Behandlung schwerer Knorpelschäden des Kniegelenks mit dem Geomedic-Knie

U. Harland und R. Berg

Orthopädische Universitätsklinik der Justus-Liebig-Universität, D-6300 Gießen

Knorpelschäden des Kniegelenks haben verschiedene Ursachen. Die posttraumatische Gonarthrose bietet, sofern sie durch Achsfehlstellung entstanden ist, die Möglichkeit der Umstellungsosteotomie.

Bei starker Destruktion des Gelenks stehen die Arthrodese, mit Verlust der Beweglichkeit und Gewinn an Stabilität oder die Alloarthroplastik, mit erhaltener Beweglichkeit und zeitlich begrenzter Stabilität, zur Verfügung.

Bei über 3800 nachuntersuchten Kniegelenkprothesen war in 5,7% der Fälle eine posttraumatische Gonarthrose die Operationsindikation.

An der Orthopädischen Universitätsklinik in Gießen wird seit 1972 bei schweren Knorpelschäden das Geomedic-Kniegelenk von Coventry implantiert.

Von Vorteil ist, daß zur Implantation nur eine geringe Knochenresektion notwendig ist, der Bandapparat erhalten bleibt und daß der implantierte Fremdkörper klein ist. Nachteilig ist der fehlende Patellarückflächenersatz sowie die relativ stabile Seitführung, die dem Gelenk biomechanisch nahezu die Funktion eines Scharniergelenks gibt.

Bei Nachuntersuchungen zeigte das Gelenk eine gute Beweglichkeit, die Haltbarkeit ist der von Schlittenprothesen vergleichbar.

Die fehlende Versorgung des femoropatellaren Gelenks hat dazu geführt, daß die Implantationshäufigkeit heute an unserer Klinik zugunsten des Kondylarkniegelenks zurückgestellt worden ist.

Behandlungsmaßnahmen bei der Osteochondronekrose des Kniegelenks

L. Zichner und L. Hovy

Orthopädische Universitätsklinik Friedrichsheim, Marienburgstraße 2,
D-6000 Frankfurt/Main

Dem röntgenologischen und histologischen Bild der Osteonekrose des Kniegelenks liegen entweder idiopathisch auftretende Veränderungen zugrunde (spontane Osteonekrose) oder die Gewebszerstörung tritt sekundär nach systemischer Gabe von Kortison oder Zytostatika oder intraartikulärer Kortisonapplikation auf. Röntgenologisch unterscheiden sich die primären nicht von den sekundären Osteonekrosen.

Krankengut. Wir haben in den vergangenen 10 Jahren bei 36 Patienten 39 Osteonekrosen des Kniegelenks behandelt. 37 fanden sich an den Femurkondylen, 33 davon medial; 2 Nekrosen sahen wir am medialen Tibiaplateau. Das Durchschnittsalter der Patienten betrug 54,2 Jahre (9–78 Jahre). Die spontanen Osteonekrosen betrafen die höheren Lebensdekaden.

Therapie. Eine kausale Therapie der Osteonekrose ist nicht möglich. Die Behandlung ist symptomatisch und hängt vom Stadium der Erkrankung ab. In sehr frühem Stadium ist die Entlastung und ggf. Analgetika- und Antiphlogistikagabe angezeigt.

Schreitet der Prozeß fort, bestehen Reizzustände und/oder droht eine Gelenkinkongruenz, ist die operative Revision angezeigt. Bei jüngeren Patienten ist der gelenkerhaltende Eingriff anzustreben. Je nach Ausgangslage führen wir die retrograde Nekroseausstanzung und Spongiosaplastik, bzw. ist der Knorpel zerstört, die Pridie-Bohrung durch. Bei Achsenfehlstellungen, auch geringen Grades, sind zusätzlich kniegelenknahe Osteotomien zur Entlastung des betreffenden Compartementes angezeigt.

Ist der Herd sehr groß und liegt er in der Hauptbelastungszone, nehmen wir die (homologe) Knochen-Knorpel-Transplantation vor. Bei Patienten jenseits des 60. Lebensjahres ist die Schlittenprothese eine empfehlenswerte Methode.

Ergebnisse. Die Nachuntersuchungen, im Durchschnitt 3,5 Jahre nach der Operation durchgeführt, ergaben, daß nach Stanzung und Spongiosaplastik die Patienten beschwerdefrei und frei beweglich waren. Gleiches gilt für die Kniegelenke nach Pridie-Bohrung. Die Refixation des Knorpelknochenherdes einschließlich Spongiosaunterfütterung hat sich uns nicht bewährt.

Die Ergebnisse nach Schlittenimplantation gleichen denen nach dieser Operation bei degenerativen Veränderungen. Der Zeitpunkt der Implantation sollte nicht zu früh gewählt werden, um die nekrobiotischen Umbauvorgänge zum Abschluß kommen zu lassen und um eine sichere Verankerung zu gewährleisten. Vorzeitige Lockerungen sind nicht eingetreten.

Indikationsstellung und Behandlungsergebnisse der Kniegelenkarthrodese

K. Weise, P. J. Meeder und U. Pfister

BG-Unfallklinik Tübingen, Rosenauer Weg 95, D-7400 Tübingen

Die Indikation zur Kniegelenkarthrodese stellt sich in folgenden Fällen:
1. posttraumatische Gonarthrose,
2. degenerative Gonarthrose,
3. entzündliche Gelenkveränderungen:
   a) postoperativ, posttraumatisch
   b) rheumatisch
   c) tuberkulös
4. Instabilität:
   a) irreparable Bandlockerungen
   b) lähmungsbedingt
5. gelenknahe Pseudarthrosen,
6. benigne, semimaligne Tumoren.

Von 1969–1982 wurden 121 Arthrodesen des Kniegelenks durchgeführt. Neben posttraumatischen Gonarthrosen waren v. a. Infekte und Instabilitäten bei teilweiser Überschneidung dieser Folgezustände Voraussetzung zur Versteifung. Der vor allem verwendete Rahmen-Fixateur wurde in den letzten Jahren durch die Kompressionsarthrodese mittels dreidimensionalem Fixateur externe abgelöst. Der durchschnittliche Zeitraum bis zum knöchernen Durchbau lag bei beiden Verfahren zwischen 13 und 15 Wochen. 57 Patienten wurden bisher v. a. in Hinblick auf sekundäre Schäden der angrenzenden Gelenke durchschnittlich nach 66 Monaten nachuntersucht. Über subjektive Beschwerden verschieden starken Ausmaßes klagten 27 Patienten, 16 wiesen ein deutlich hinkendes Gangbild auf, nahezu alle verwendeten eine Gehhilfe. Die durchschnittliche Beinverkürzung betrug 3,8 cm. 11 Patienten zeigten zeitweilige Fistelungen. 10 der 121 Arthrodesen wurden primär nicht fest, 6 erreichten knöchernen Durchbau nach Rearthrodese, 4 Patienten wurden nicht reoperiert.

Rehabilitationswert von Kniearthrodesen

H. Zollinger, P. E. Ochsner und M. Genoni

SUVA, Unfallabteilung, Postfach, CH-6002 Luzern

Pro Jahr werden der Schweizerischen Unfallversicherungsanstalt SUVA weit über 10000 schwere Kniegelenkverletzungen gemeldet. Nur bei einem sehr kleinen Teil (1967–1979: 89 Fälle) muß im Durchschnitt 15 Monate nach dem primären Unfall eine Kniegelenkarthrodese durchgeführt werden.

Meist (45 von 80 Fällen) führten kniegelenknahe Frakturen über eine schmerzhafte Bewegungseinschränkung, häufig auch ligamentäre Läsionen (27 von 80 Fällen) über eine irreparable Kniegelenkinstabilität zur Arthrodese.

Im Durchschnitt wurde die Gelenkversteifung 14,7 Monate nach dem primären Unfall durchgeführt. Nur in 6 Fällen wurde primär, d. h. innerhalb der ersten Woche nach Unfall, arthrodesiert.

In der Literatur wird die Kniegelenkarthrodese ganz überwiegend als Methode beurteilt, welche dem Patienten mit hoher Zuverlässigkeit Stabilität, Schmerzfreiheit und einen guten Gebrauchswert seiner betroffenen Extremität verschaffe. Aufgrund häufiger eigener negativer Beobachtungen und subjektiver Angaben in unserem rein posttraumatischen Krankengut haben wir den Rehabilitationswert des Eingriffes an 80 eigenen Fällen überprüft.

Lokale Komplikationen (Infekte 9, Pseudarthrose 3, Tiefenvenenthrombose 3, Hautprobleme 4, Sudeck 1 von 80 Fällen), postoperative Achsenfehlstellungen mit Notwendigkeit einer späteren Stellungskorrektur (4 von 80 Fällen) und eine gehäufte Frakturanfälligkeit der arthrodesierten Extremität (3 von 80 Fällen innerhalb 3 Wochen) wirkten sich negativ auf den Heilungsverlauf aus.

Subjektiv beklagten sich eine Großzahl der Patienten über Schwäche und Unsicherheit, Mühe beim Treppensteigen, eingeschränkte Steh- und/oder Sitzfähigkeit sowie Behinderung in Beruf und natürlich auch beim Sport.

Nur 24% sind mit dem Eingriff zufrieden oder bedingt zufrieden. 76% der Patienten sind mit dem erreichten Resultat nicht zufrieden.

Die durchschnittliche, für die alleinigen Folgen der Kniegelenkarthrodese ausgerichtete Invalidenrente beträgt 45%. Die Verbesserung der Arbeitsfähigkeit bei den Patienten, deren Behinderung ausschließlich in der Knieversteifung bestand, lag bei 54% gegenüber 13% Arbeitsfähigkeit vor Durchführung der Arthrodese.

Zusammenfassend erlaubt unsere Analyse die Feststellung, daß die Kniegelenkarthrodese bei posttraumatischen Kniegelenkschäden in der Regel zwar Stabilität in gewünschter Stellung verschafft, daß Restbeschwerden und eine deutlich eingeschränkte Gebrauchsfähigkeit und damit eine entsprechend hohe bleibende Invalidität bei der Mehrheit der Patienten mit Kniegelenkarthrodesen bestehen bleiben.

Posterpublikationen

Technik der arthroskopischen Meniskusteilresektion

W. Glötzer und K. P. Benedetto

Universitätsklinik für Unfallchirurgie, Anichstraße 35, A-6020 Innsbruck

An der Universitätsklinik für Unfallchirurgie in Innsbruck überblicken wir im Zeitraum von Januar 1981 bis 15. Mai 1983 722 Arthroskopien. Im Rahmen dieser Arthroskopien wurden 143 arthroskopische Operationen, in der Großzahl Meniskusteilresektionen, durchgeführt.

Die Operation erfolgt in Allgemein- oder Periduralanästhesie, Rückenlage und Oberschenkelblutsperre, wobei das Knie frei hängt. Eine Oberschenkelstütze oder -Halterung kann die Manipulation am Knie durch den Assistenten erleichtern. Wir bevorzugen die Resektion nach der 3-Punkt-Technik. Das Arthroskop liegt im lateralen Trigunum oder zentral, die Läsion des Meniskus wird mittels eines Häkchens durch eine mediale Inzision ausgetastet. Durch eine weitere Inzision entweder durch das Ligamentum patellae oder paraligamentär wird das Faßinstrument eingeführt und der abzutrennende Teil des Meniskus gespannt. Gezeigt wird auf den Postern die Möglichkeit der Resektion eines Korbhenkelrisses mittels Schere oder ausfahrbarem Messer.

Die Extraktion der resezierten Meniskusteile erfolgt meist nach Erweiterung der Stichinzision, die auf Grund der Arthroskopie in gasförmigem Milieu klein gewählt wird. Es besteht über einen 3-Weg-Hahn die Möglichkeit der ausgedehnten postoperativen Spülung des Gelenkes mit Ringer-Lösung oder der Operation in flüssigem Medium. Der Vorteil der arthroskopischen Meniskusteilresektion liegt in der schonenden Operationstechnik, schnelleren Mobilisation und Rehabilitation sowie im kurzen stationären Aufenthalt (1–2 Tage).

Die Arthrographie des oberen Sprunggelenks

L. Sükösd und A. Turi

János Krankenhaus, I. Ag u. 3, H-1016 Budapest

Seit einem halben Jahrhundert diskutieren die Unfallchirurgen über die Problematik der sog. Knöchelverstauchung. Die Meinungen betreffend deren Therapie sind ebenso unterschiedlich wie die der Diagnose.

Vor mehr als 10 Jahren begannen wir mit der Arthrographie, parallel mit den gehaltenen Aufnahmen für die genaue Differentialdiagnose der frischen Bandläsionen des oberen

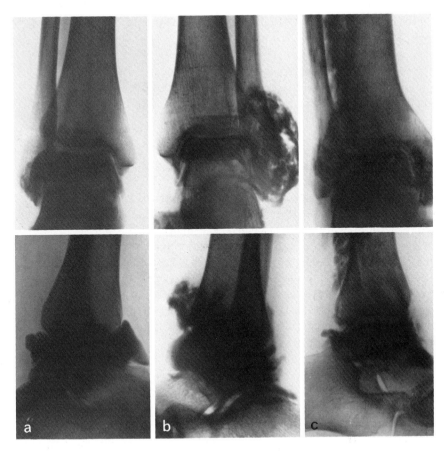

Abb. 1a–c. Typisches Radiogramm. **a** Intakter Bandapparat, **b** laterale Bandruptur, **c** Syndesmolyse

Sprunggelenks. Unser Ziel war es, eine einfache und dabei sichere Möglichkeit zu finden, um die häufigen, banalen „Fußdistorsionen" von Bandrupturen differieren zu können. Unsere Erfahrungen anhand von mehr als 500 Arthrographien zeigten, daß der diagnostische Wert der Arthrographie absolut sicher ist bei frischen Bandläsionen. Gegenüber den gehaltenen Aufnahmen sehen wir mehrere Vorteile:

1. Durch Röntgenaufnahmen ist die Diagnostizierung der lateralen, medialen oder Syndesmosenbandrupturen möglich. Vergleichende Aufnahmen sind unnötig (Abb. 1).
2. Fehldiagnosen, wie sie bei den technisch ungenügend gehaltenen Aufnahmen vorkommen, sind ausgeschlossen. Das zufällig paraartikulär injizierte Kontrastmittel ist einwandfrei beurteilbar, und die Untersuchung kann nach wenigen Stunden wiederholt werden.
3. Bei Anwendung irgendeines Lokalanästhetikums ist der Eingriff schmerzfrei.
4. Die einfache, ohne besondere technische Ausrüstung durchführbare Untersuchung ist auch in jeder überlasteten Ambulanz geeignet.

Tierexperimentelle Untersuchung über die Möglichkeit einer primären Knorpelheilung

I. Zimmermann, T. Farkas, A. Renner und G. Nemes

National-Institut für Traumatologie Ungarn, Baross u. 23–25, H-1430 Budapest VII

Ausgehend von der Tatsache, daß Mikroläsionen beim Erwachsenen nicht zur Ausheilung kommen, wurde im Tierexperiment die Heilung von Mikrorissen unter Anwendung eines Fibrinklebers beobachtet.

In einer Versuchsreihe von 36 Kaninchen erfolgte die Läsionssetzung der Femurkondylen nach der Methode von Meachim. Während eine Seite in typischer Weise mit dem Fibrinkleber behandelt wurde, blieb die andere Seite unbehandelt.

Die histologische und rasterelektronenmikroskopische Aufbereitung des Materials erbrachte auf der unbehandelten Seite die bereits bekannte Spaltenbildung ohne Heilungstendenz. Unter der Behandlung mit dem Fibrinkleber trat ein Rückgang der Spalten und nach 16 Wochen eine nahtlose Verschmelzung der Gewebe auf.

Aufgrund unserer Untersuchungen können wir bestätigen, daß mit dem Fibrinkleber eine Kontaktsituation hergestellt werden kann, die eine „intrinsic", primäre Heilung ermöglicht.

VIII. Verschiedenes

Freie Mitteilungen

Die Abduktionsfraktur des Schenkelhalses

E. L. F. B. Raaymakers, C. J. Timmermans und H. G. J. Voesten

Afdeling Heelkunde, Academisch Medisch Centrum, Meibergdreef 9,
NL-1105 AZ Amsterdam-Zuidoost

In den vergangenen Jahren haben wir die Abduktionsfraktur des Schenkelhalses mit 3 verschiedenen Methoden behandelt. Bis 1975 wurden 10 Patienten in Extension behandelt. Das Heilungsresultat war optimal, aber die Behandlung aufwendig. Ab 1975 haben wir darum die älteren Leute funktionell behandelt. Leider meinten wir damals, die dorsale Abkippung des Femurkopfes sei von Bedeutung, um das Risiko einer sekundären Instabilität der Fraktur vorauszusagen. Deswegen wurde bei allen jüngeren Patienten (unter 70 Jahren) mit einer dorsalen Kippung von mehr als 20° eine Osteosynthese durchgeführt.

Bei der Eröffnung des Hüftgelenks aber lag in der Mehrheit dieser Fälle eine komplett stabile Fraktur vor! Deshalb haben wir seit 1977 alle Patienten mit einer Abduktionsfraktur konservativ behandelt. Nach 3–7 Tagen Bettruhe ohne Extension wurden sie mobilisiert, wenn möglich mit partieller Belastung. Vollbelastung wurde nach 8 Wochen gestattet.

Bis April 1982 wurden 67 Patienten auf diese Art und Weise früh funktionell behandelt. 35 Patienten im Alter von 15–74 Jahren zeigten alle eine spontane Frakturheilung, obwohl 6mal eine dorsale Abkippung von mehr als 20° bestand. Bei 32 Patienten im Alter von 75 bis 91 Jahren sahen wir 7mal eine sekundäre Instabilität. Nur 1mal lag in dieser Gruppe eine dorsale Abkippung von mehr als 20° vor. Eine Instabilität ist hier keine Katastrophe. Eine Endoprothese oder Totalprothese, die man dann sekundär einbringt, hätten wir bei diesen alten Menschen auch als primäre Versorgung gewählt.

Unserer Meinung nach ist die Stabilität der Abduktionsfraktur eine Altersfrage. Bei jüngeren Patienten mit kräftigem Knochen ist eine richtige Impaktierung der Bruchteile möglich, wodurch eine sekundäre Instabilität äußerst unwahrscheinlich wird. Diese Impaktierung gelingt bei älteren Leuten mit osteoporotischen Knochen weniger gut.

Kopfnekrosen haben wir in allen 3 Gruppen: Extension, Osteosynthese und funktionelle Behandlung im gleichen Prozentsatz gesehen.

Wir meinen darum, daß jeder Patient mit einer eingekeilten Schenkelhalsfraktur funktionell behandelt werden kann. Bei ca. 20% der Patienten über 75 Jahren muß man mit einer sekundären Instabilität und einem verspäteten (partiellen) Hüftgelenkersatz rechnen.

Die Hüftkopffraktur und ihre Prognose

P. Engelhardt

Orthopädische Universitätsklinik Balgrist, Forchstraße 340, CH-8008 Zürich

Transkapitale Frakturen des Hüftkopfes bzw. Abrißfrakturen sind ohne gleichzeitige Verletzung der Hüftpfanne außerordentlich selten. Meistens treten sie als Kombinationsverletzung im Zusammenhang mit einer Hüftluxation auf. Nach dem Vorschlag der Arbeitsgemeinschaft für Osteosynthese wird in 3 Typen klassifiziert:
1. Abrißfraktur durch das Ligamentum teres capitis femoris,
2. Abscherfraktur (transkapitale Fraktur),
3. Impressionsfraktur.

Therapeutisch ist bei der Fraktur des Typ I die Entfernung des freien Gelenkkörpers indiziert, sofern die Kongruenz des Hüftgelenks gestört ist. Bei veralteten Ausrissen, bzw. Gelenkkörpern, die sich im kaudalen Kapselanteil aufhalten, ist bei meist freier Beweglichkeit keine operative Revision notwendig. Die Prognosen der Abscherfrakturen sind wegen der häufig stattgefundenen Hüftgelenkluxation schlecht. Eine Reposition und Verschraubung des Kopfteiles ist nur bei jüngeren Patienten indiziert, im Alter kann nach Reposition der Hüfte gleich der totalendoprothetische Ersatz durchgeführt werden. Bei den Impressionsfrakturen ist sorgfältig die Differentialdiagnose gegen idiopathische Femurkopfnekrosen zu führen. Sofern die Einstauchung des Kopfspongiosa außerhalb der Belastungszone stattfand, kann die Prognose als günstig angesehen werden. Bei Impressionen des kranialen Kopfanteiles empfiehlt sich Entlastung, bei einem jüngeren Individuum u. U. die Auffüllung mit transzervikal eingebrachter Spongiosa. Längerfristige Untersuchungen zu diesem Problem fehlen.

Grundsätzlich ist die Diagnose der isolierten Hüftkopfverletzung nicht leicht, Tomographien, u. U. auch Arthrographien, können das Ausmaß des Gelenkschadens klären helfen. Eine grundsätzlich operative Therapie scheint uns nicht gerechtfertigt zu sein.

Die Behandlung der proximalen und distalen Diaphysenfrakturen von Femur und Tibia durch die Verriegelungsnagelung

A. Betz, D. Wilker, F. Eitel und L. Schweiberer

Chirurgische Klinik und Poliklinik Innenstadt der Universität München,
Nußbaumstraße 20, D-8000 München 2

Die Marknagelung an Femur und Tibia gilt bei entsprechender Indikation als die Methode der Wahl zur Erlangung einer nicht nur übungs- sondern auch belastungsfähigen Osteosynthese. Sprechen wir von guter Indikation, so setzen wir die sichere Verklemmung des Marknagels im proximalen und distalen Fragment voraus. Erweitert man die Indikation auf den metaphysären Bereich, so kann man davon ausgehen, daß die Verklemmung nur im proximalen oder nur im distalen Fragment erfolgt. In diesem Fall sprechen wir beim konventionellen Marknagel von relativer oder sogar von Ausnahmeindikation, da die Vorteile der intramedullären Schienung nicht mehr wirksam ausgenutzt werden können. In diesem Grenzbereich wird dann die Plattenosteosynthese zu einem mit der Marknagelung konkurrierenden Osteosyntheseverfahren.

Anders verhält es sich beim Verriegelungsnagel: Er verbindet die Funktionsweisen von Marknagel und Platte bzw. Fixateur externe miteinander. Bei der dynamischen distalen Verriegelung funktioniert der Nagel nach dem Prinzip der Schienung in Folge seiner elastischen Längs- und Querverklemmung. Im distalen Fragment wirkt er über die Bolzen als Kraftträger, also biomechanisch wie der Fixateur externe bzw. die Platte. So wird die relative und Ausnahmeindikation des konventionellen Marknagels zur guten Indikation des Verriegelungsnagels. Die dynamische Verriegelung wird bezüglich der Nachbehandlung wie die übliche Marknagelung, die statische analog zur Plattenosteosynthese behandelt. Jedoch ist bei Abbindung der Fragmente die statische Verriegelung früh in eine dynamische umzuwandeln. Damit sind alle Vorteile einer funktionellen Nachbehandlung mit Belastungsstabilität gegeben.

Zwischen Januar 1982 und April 1983 haben wir 48 Patienten mit dem Verriegelungsnagel behandelt. 38mal kam die dynamische und 10mal die statische Verriegelung zur Anwendung. In 2 Fällen war es bei Reoperationen nach Plattenosteosynthese zu Infektionen gekommen. Es handelte sich um eine beginnende Bohrmehlinfektion sowie um ein infiziertes Hämatom. Durch sofortige Revision konnte der Infekt erfolgreich behandelt werden.

Die Verriegelungsnagelung hat uns bei diesen metaphysennahen Frakturen gute funktionelle Ergebnisse gebracht.

Die zentralen Talusfrakturen – Behandlung und Prognose[*]

H. L. Lindenmaier und E. H. Kuner

Abteilung für Unfallchirurgie, Chirurgische Universitätsklinik, Hugstetter Straße 55, D-7800 Freiburg

Die Behandlungsergebnisse nach 207 zentralen Talusfrakturen beruhen auf einer Sammelstudie von 14 deutschen AO-Kliniken der Jahre 1968 bis 1978. Beeinflussend für die Pro-

---

[*] Unter Mitarbeit von: H. Zilch, G. Friedebold, Berlin; H. G. Beyer, R. Rahmanzadeh, Berlin; C.-D. Wilde, F. Schmülling, K. P. Schmit-Neuerburg, Essen; C. V. Acheraden, G. Hierholzer, Duisburg; J. Mockwitz, H. Contzen, Frankfurt; M. Simon, A. Pannike, Frankfurt; H. L. Lindenmaier, A. Hertz, E. H. Kuner, Freiburg; H. Ecke, Gießen; W. Dürr, Koblenz; W. Kurock, C.-H. Schweikert, Mainz; N. Cadario, H. R. Mittelbach, Pirmasens; P. J. Meeder, S. Weller, Tübingen; F. Thielemann, L. Koslowski, Tübingen; I. Neugebauer, M. Strobel, C. Burri, Ulm

gnose waren 36% lokale Nebenverletzungen, 19% Trümmerfrakturen und 14% offene Frakturen sowie eine Luxation oder Subluxationsstellung in 69%. 59% der zentralen Talusfrakturen wurden operativ behandelt, eine Entlastung erfolgte für 4,6 Monate; diese Gruppe war prognostisch ungünstiger als die konservative mit 42% lokalen Nebenverletzungen, 76% Luxationen/Subluxationsstellungen, 25% Trümmerfrakturen, 18% offene Frakturen. Bei 3,4% war eine primäre Arthrodese der Sprunggelenke erforderlich, bei knapp 4% eine Oberschenkel- bzw. Unterschenkelamputation. Die Infektionsrate lag bei 6,7%, die Nekroserate war mit 17,9% niedriger als bei anderen Untersuchungen. Bei der Kontrolle der isolierten Talusfrakturen lag die Arthroserate in der operativen Gruppe bei 50% und bei 55% in der konservativen Gruppe. Die Beweglichkeit im oberen Sprunggelenk war zu 26% gegenüber 42% operativ/konservativ frei, im unteren Gelenk zu 15% gegenüber 42%. Subjektive Beschwerden waren vergleichsweise relativ gering, stärker beeinträchtigende Beschwerden wurden in der operativen Gruppe mit 22,5%, in der konservativen Gruppe mit 11,5% angegeben. Die Ergebnisse bestätigen, daß zentrale Talusfrakturen zu den chirurgischen Notfällen gehören, welche der sofortigen qualifizierten Therapie mit möglichst exakter anatomischer Reposition bedürfen.

Marginale Zirkulation bei schweren Verletzungen im Fuß- und Sprunggelenkbereich

H. U. Stäubli, R. Ganz und B. Noesberger

Orthopädische Universitätsklinik, Inselspital, CH-3010 Bern

Die Erkennung neurovaskulärer Begleitschäden nach Traumatisierung im Bereich des Fußes und des oberen Sprunggelenks kann durch verschiedene Faktoren erschwert sein: Schädel-Hirn-Trauma, hypovolämischer Schock mit peripherer Vasokonstriktion, Mehrfachfrakturen oder Frakturen in Serie sowie akzidentelle Hypothermie erschweren die klinische Diagnosestellung. Indirekte Hinweise auf die Größe der einwirkenden physikalischen Kräfte können die Rekonstruktion des Unfallmechanismus, die Analyse der Frakturmorphologie, Frakturfragmentdislokationsgrad, Richtung und Ausmaß von Gelenkluxationen und Schweregrad der Weichteiltraumatisierung liefern. Bei der Vitalitätsbeurteilung traumatisierter Gewebe können prinzipiell 3 Schweregrade vaskulärer Verletzungen unterschieden werden:
A: Erhaltene Basisdurchblutung.
B: Subtotale Amputation mit vitalitätsgefährdender Hypozirkulation.
C: Totale Amputation oder Avulsion.
  Klinische Zeichen der akuten venösen Weichteillappeninsuffizienz sind: Zyanose, Schwellung, kapilläre Abblassung, lebhaft-einschießende kapilläre Wiederauffüllung sowie profuse Blutung nach Stichinzision.
  Klinische Zeichen der akuten arteriellen Weichteillappeninsuffizienz sind: Blässe, fehlende kapilläre Abblassung und Wiederauffüllung, keine aktive Blutung nach Stichinzision.

Behandlungsprinzipien: Primär sollten wenn möglich Frakturdislokationen und Gelenkluxationen behoben und Lagerungsschäden vermieden werden. Bei offenen Verletzungen ist ein schonendes atraumatisches Operieren, ein sorgfältiges Weichteildebridement, eine ausreichende Kompartmentdekompression sowie eine spannungsfreie Weichteildeckung anzustreben. Geeignete, die Weichteillappen primär nicht gefährdende und evtl. nötig werdende sekundäre lokale oder freie Lappenplastiken nicht beeinträchtigende Osteosynthese- und Gelenktransfixationsmethoden sollten Verwendung finden. Bei subtotaler Amputation sollten vor einer möglichen Revaskularisierung die stammnahen Gefäße auf serielle Läsionen hin geprüft werden. Ist im Rahmen der Gesamtsituation eine Revaskularisierung bei subtotaler Amputation oder eine Replantation bei totaler Amputation oder Avulsion indiziert, sollten neurologische Defektzustände wie Hypoasensibilität, Anhidrosis und motorische Ausfälle der Planta pedis, der Ferse und des Fußrückens klinisch erfaßt oder operativ explorativ bestätigt oder ausgeschlossen werden (N. tibialis, N. plantaris medialis, N. plantaris lateralis und Rami calcanei mediales). Kälteintoleranz, funktionelle Einbußen, Kontrakturen der intrinsischen Fußmuskulatur sowie trophische Störungen sind häufige Folgezustände nach Quetsch- und Avulsionsverletzungen im Fuß- und Sprunggelenkbereich.

Das Stauchungstrauma der distalen Femurepiphysenfuge und konsekutive Achsenfehlstellung — Indikation und Technik der Korrekturosteotomie

H. W. Springorum

Orthopädische Universitätsklinik Heidelberg, Schlierbacher Landstraße 200a, D-6900 Heidelberg

Zweckmäßigerweise werden die Läsionen der körperfernen Oberschenkelwachstumsfuge nach ihrer Genese unterschieden. Für die traumatischen Schäden hat sich das Einteilungsschema nach Salter-Harris bewährt, das mit 5 Einteilungsstufen der Wachstumsfugenschädigung der Dreierklassifizierung des Aitken-Schemas überlegen erscheint. Fugenschäden der distalen Oberschenkelwachstumsfuge sind deshalb so schwerwiegend, weil mehr als 2/3 des Längenwachstums von der körperfernen Epiphysenfuge erbracht werden, die proximalen Fugen leisten lediglich 1/3 des Längenwachstums.

Für die Annahme eines Stauchungstraumas als Ursache eines Achsenfehlers halten wir den Nachweis der Fugenverlötung im Röntgenbild für unverzichtbar. Die Abgrenzung von Achsenfehlern anderer Genese — z. B. für gutachterliche Fragestellungen — ist auf andere Weise nicht möglich. Achsenfehler anderer Genese sind oft durch typischen Röntgenbefund zu identifizieren, wie z. B. das gonarthrotische Achsenfehlerknie oder das idiopathische Achsenfehlerknie, das im typischen Falle beiderseitig und symmetrisch vorliegt.

Für die suprakondyläre Korrektur empfehlen wir von medialseitig die Rechtwinkelhüftplatte mit geringer Unterstellung, von lateralseitig die Kondylenplatte. Die Schnittführung über der Keilbasis hat sich bewährt.

In unserer Klinik werden darüberhinaus die Keilentnahmen mit Fixation durch gekreuzte Kirschner-Drähte, insbesondere in jüngerem Behandlungsalter, mit gutem Erfolg angewandt.

Eine Überdosierung der Korrektur sollte vermieden werden.

Knochendefekt als extreme Form einer atrophen Klavikulapseudarthrose

Ch. Heim und D. Scharplatz

Chirurgische Abteilung, Krankenhaus Thusis, CH-7430 Thusis

Einleitung. Wir berichten über eine atrophe Klavikulapseudarthrose mit aseptischem Knochendefekt von 5 cm, fast 4 Jahre nach jugendlicher Querfraktur mit üblicher „Rucksack"-Ruhigstellung. Die sekundäre operative Sanierung erforderte 4 Eingriffe und zeigt hervorragend Tücken, Optimum und Nachbehandlung der operativen Technik.

Fallbeschreibung. Typische indirekte Klavikulaquerfraktur links im mittleren Drittel mit 12 Jahren, Rucksackverband für 4 Wochen. Knapp 4 Jahre später klinisch alle Pseudarthrosezeichen (Schmerzen, falsche Schulterbeweglichkeit), radiologisch 5-cm-Knochendefekt. Sekundäre Osteosynthese mit AO-3,5-DCP-Platte (8-Loch), Knochenspanüberbrückung aus der Crista iliaca und Drahtcerclage des Sternoklavikulargelenks. Wegen lateraler Non-union bei der Metallentfernung nach 1 Jahr „Miniosteosynthese" mit Fingerplättchen, bereits 4 Wochen später nach neuem Sturz nötige Refixation mit Veterinär-DCP. Jetzt nach Metallentfernung funktionell und kosmetisch befriedigendes Resultat.

Diskussion. Die indirekten Klavikulafrakturen nehmen zu (6–16% aller Verletzungen, [9]), die *primäre konservative* Ruhigstellung ist unbestritten [1, 2, 6, 7]. Volle Arbeitsfähigkeit wird so in 95% innerhalb von 4–6 Wochen erreicht [2, 7]. Trotz „mobiler Ruhigstellung" – 160 Verbandsanordnungen sprechen für sich – entstehen selten Pseudarthrosen (0,3–4%) [1, 2, 7]. Alle Formen kommen vor: hypertrophe bzw. biologisch aktive, atrophe oder avitale, Defektbildung bei Infekt [4]. Eine interessante Diskrepanz besteht zwischen der guten osteogenen Regenerationskraft der Klavikula und der Osteolysetendenz v. a. des lateralen Klavikulaendes im Jugendalter [7, 3, 5]. Mechanische Unruhe kann wie Infekt und Zirkulationsstörung zur aseptischen Defektbildung führen.

Gültige *primäre Operationsindikationen* sind heute [1, 2, 7]: Endständige Frakturen und Luxationen (15–20%), offene Frakturen Grad II–III, drohende Hautdurchspießung und extreme Dislokation, primäre Nervengefäßläsion. *Sekundär* operiert werden sollten: Pseudarthrosen bei aktiven Patienten, Plexusirritation und Gefäßeinengung [1, 2, 7]. Optimale Stabilität wird bei primärer und sekundärer Operation durch die AO-3,5-DCP-Platte erreicht, atrophe Pseudarthrosen brauchen Spongiosaplastik oder Knochenspan [1, 2]. Endständige Läsionen werden mit Drahtcerclagen stabil. „Miniosteosynthesen" (Drahtung, einzelne Schrauben), rotationsinstabile Marknagelung halten der Unruhe nicht stand. Postoperative

Schulterimmobilisation darf 10–14 Tage nicht überschreiten [1, 2]. Die Metallentfernung schließlich (nicht vor 15 Monaten) kann ebenso wie die 2monatige Schonung nach Entfernung (kein Extremsport) Refrakturen verhindern.

Literatur

1. Albrecht H (1982) Die Klavikulafraktur. Helv Chir Acta 5:571–583
2. Bronz G (1981) Die stabile Klavikulaosteosynthese. Unfallheilkunde 84:319–325
3. Cahill BR (1982) Osteolysis of the distal part of the clavicle in male athletes. J Bone Joint Surg [Am] 64A, 7:1053–1058
4. Friedrich B (1973) Zur Aetiologie der Pseudarthrosen. Unfallheilkunde 76:308–312
5. Hermann PH (1981) Posttraumatische Osteolyse des distalen Klavikulaendes. Röntgenblätter 34:399–401
6. Müller ME et al (1977) Manual der Osteosynthese. 2. Aufl. Springer, Berlin Heidelberg New York, S 166–168
7. Rabenseifer L (1981) Zur Aetiologie und Therapie bei Schlüsselbeinpseudarthrosen. Aktuel Traumatol 11:130–132

Klinische Analyse typischer Implantatbrüche

S. Decker

Unfallchirurgische Klinik des Friederikenstiftes Evang. Krankenhaus, Humboldtstraße 5, D-3000 Hannover 1

Der größte Teil aller Schäden an Platten, Nägeln oder Endoprothesen entsteht unter der Einwirkung periodischer Belastungen, die im Sinne einer mechanischen Überbeanspruchung zum Bruch des Implantates führen können.

Eine Analyse des klinischen und röntgenologischen Verlaufs bei 72 Implantatbrüchen nach Osteosynthesen ergab in allen Fällen eine größtenteils vermeidbare mechanische Überbeanspruchung des Implantates, die sich auf eine primäre oder sekundäre Instabilität der Osteosynthese zurückführen ließ. Auch bei den 53 Hüftprothesenschaftbrüchen konnte aus dem klinischen und röntgenologischen Verlauf abgeleitet und in einigen Fällen durch werkstoffkundliche Untersuchungen bestätigt werden, daß es sich um Dauerschwingbrüche handelte, denen regelmäßig eine Lockerung des proximalen Zementköchers vorausgegangen war. In einigen Fällen war eine ungünstige Varusposition und ungenügende Zementeinbettung der Prothese nachweisbar.

Ersterfahrung mit der Freeman-Prothese des Kniegelenks

D. Terbrüggen und F. Hasper

Abteilung für Unfall- und Wiederherstellungschirurgie, Kreiskrankenhaus Sinsheim
bei Heidelberg, D-6920 Sinsheim

Mit Thomas sehen wir die Indikation zur Implantation einer Gelenkendoprothese in der Abwendung drohender oder bereits bestehender Gehunfähigkeit, sei es durch traumatische, degenerative oder rheumatisch-entzündliche Destruktionszustände. Die Schmerzanamnesen unserer insgesamt 15 Patienten, die mit der Freeman-Totalendoprothese des Kniegelenks versorgt wurden, gingen in der Regel über mehr als 10 Jahre, deren Vorbehandlung über bis zu 50 Kniegelenkinjektionen, häufig mit Kortisonbeigabe.

Wir bevorzugen zum totalen Kniegelenkersatz die schaft- und scharnierlose Totalendoprothese, da sie als reine kondyläre Prothese nur eine bescheidene Gelenkresektion erforderlich macht und somit gute Rückzugsmöglichkeiten im Falle von Komplikationen offen läßt. Zum anderen besitzt diese Prothese eine der Physiologie sehr nahe Kinematik.

Bis Mai 1983 wurden durch uns 16 bikondyläre Kniegelenktotalendoprothesen vom Typ Freeman-Samuelson an 15 Patienten implantiert. Das Durchschnittsalter der Patienten lag bei 70,7 Jahren und die Geschlechtskorrelation Frau:Mann bei 2:1.

Die durch Destruktion entstandene Kniegelenkinstabilität konnte bei intakten Seitenbändern ausgeglichen und Varus- und Valgusfehlstellungen bis zu 30°, Streckdefizite bis zu 40° annähernd ausgeglichen oder behoben werden. Der durchschnittliche Bewegungsgewinn nach totaler Kniegelenkarthroplastik lag bei durchschnittlich 40°. Die Schmerzsitua-

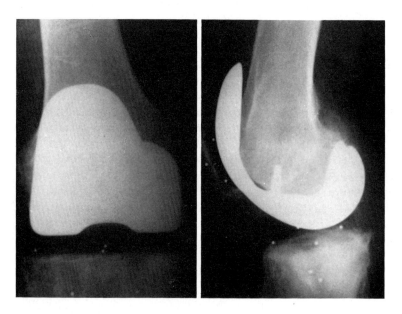

Abb. 1. Prothesenmodell „Freeman-Samuelson Mark II"

tion konnte bei 15 Kniegelenken deutlich verbessert werden, so daß 10 Patienten keine oder nur geringe und 5 Patienten mäßige Schmerzen angaben.

Die Fehlresultate sind auf Subluxationen (3) und Luxationen (1) der Patella zurückzuführen. Gangbild und Wegstrecke der Patienten verbesserten sich eindeutig, ebenso konnten die Gehhilfen in der Anzahl reduziert (11) oder gar aufgegeben (5) werden. Lockerungen oder Infekte mußten wir noch nicht verzeichnen.

Trotz der geringen Fallzahl meinen wir doch, daß diese Endoprothese mit ihrem breiten Spektrum an Rückzugsmöglichkeiten eine gute Alternative darstellt, um Gehfähigkeit zu erhalten und zu gewinnen.

Ein Fortschritt ist unzweifelhaft das neue Prothesenmodell von Freeman-Samuelson Mark II, das die zementlose Implantation zuläßt (Abb. 1).

Durch die bei diesem Modell vorhandene konkave Gleitrinne mit entsprechender konvexer Patellarückfläche dürften die Patellaprobleme in der überwiegenden Mehrzahl zu beheben sein.

Der Wert des Rohrfixateurs bei speziellen Arthrodesen im oberen Sprunggelenk

P. E. Ochsner und H. Zollinger

Poliklinik, Orthopädische Universitätsklinik Balgrist, Forchstraße 340, CH-8008 Zürich

In der Regel läßt sich bei der Arthrodese des oberen Sprunggelenkes eine so große Abstützfläche herstellen, daß durch eine ventral angelegte Kompression mit einem Schraubenfixateur nach Charnley, kombiniert mit dem Zug der Achillessehne, eine ausreichende Stabilität und rascher Durchbau erzielt werden kann. In einigen Fällen kann aber dieser Fixateur nicht befriedigen, so bei massiver Osteoporose, zweifelhafter oder fehlender Abstützfläche im Arthrodesegebiet, Defekt- oder Trümmerzone nach Frakturen (Abb. 1a) und Entfernung einer TEP oder bei Osteitis bzw. (Infekt-)Pseudarthrosen der distalen Tibia. In solchen Situationen ist ein Fixateursystem erforderlich, das gelegentlich auch ohne nennenswerte Kompression in der Lage ist, den Durchbau zu erzwingen. Beim Rohrfixateur wird dies durch die erhebliche Eigenstabilität der Rohre erreicht.

Um die Vorteile des Rohrfixateurs voll zum Tragen zu bringen, müssen proximal und distal der Arthrodese je 2 Steinmann-Nägel eingebracht werden. Distal kommt dafür je ein Steinmann-Nagel im Talus und Calcaneus in Frage (Abb. 1b). In der Tibia sollen die Steinmann-Nägel weit auseinander liegen, der distale in unmittelbarer Nähe des oberen Sprunggelenks, um so die Biegestabilität wesentlich zu verbessern. Als zusätzliche Maßnahme kommen in Frage: Überbrückung durch die Fibula (Abb. 1b), Spongiosaplastik (Abb. 1c), Dekortikation. Die Nachbehandlung verlangt gegenüber der üblichen Arthrodese keine Besonderheiten. Bei bisher 5 Arthrodesen konnte durchwegs nach 6–8 Wochen der Fixateur entfernt werden. Nach 3–4 Monaten war in allen Fällen die gipsfreie Vollbelastung möglich.

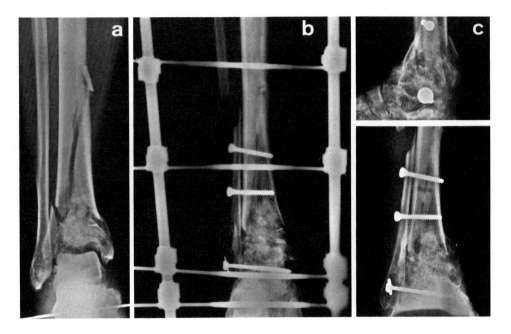

Abb. 1 a–c. 48jährige Polyblessée. **a** Eine Primärversorgung der massiven Trümmerfraktur des Pilon tibial rechts erfolgte nicht. **b** Arthrodese nach 6 Wochen. **c** 12 Wochen postoperativ belastungsfähiges Bein mit deutlicher Brückenbildung im Bereich der Spongiosaplombe ventral im Talushals

Dynamischer Bandersatz in der Versorgung von 50 chronischen acromioclaviculären Verrenkungen

G. Nemes, T. Farkas, A. Renner und I. Zimmermann

National-Institut für Traumatologie Ungarn, Baross u. 23–25, H-1430 Budapest VIII

Die große Vielfalt der operativen Möglichkeiten zur Behandlung der veralteten Ac-Sprengung (Tossy III) zeigt bereits die wesentlichen Schwierigkeiten auf.

Anhand einer 10jährigen Erfahrung (52 Patienten mit chronischen bzw. rezidivierenden Rupturen) wird unser operatives Vorgehen ausgewertet.

Dabei erfolgt die Mobilisierung des kurzen Bizepskopfes mit einem Knochenkern und anschließender Fixierung desselben in einem Bohrloch der Klavikula. Eine zusätzliche Fixierung mit transartikulärer Zuggurtung und einer um den Proc. coracoideus herumgeführten Drahtcerclage sichert das Implantat.

Bis auf 2 Patienten konnte ein subjektiv gutes Resultat erreicht werden.

Behandlung der habituellen Kniescheibenluxation durch Medialverlagerung der Tuberositas tibiae

E. Egkher und B. Bader

II. Universitätsklinik für Unfallchirurgie der Universität Wien, Spitalgasse 23, A-1090 Wien

Die Entstehungsursache der habituellen Kniescheibenluxation ist in den einzelnen Fällen kaum eruierbar. Meist liegt die Erstluxation lange zurück, wobei anamnestisch oft eine spontane Reposition nach Entlastung oder Streckung im Kniegelenk erfolgte. Aber auch die Fehldeutung dieser Verletzung durch den erstbehandelnden Arzt hinsichtlich einer medialen Seitenbandverletzung ist nicht selten. Können jedoch über den Verletzungsmechanismus, der zur Erstluxation führte, genaue Aussagen gemacht werden, so ist die Beschreibung meist ähnlich: In mäßiger Beugestellung des Kniegelenks kommt es entweder unter einem Innenrotationstrauma des Unterschenkels oder/und einem Valgusstreß im Kniegelenk unter Belastung des Beines zum plötzlichen Versagen oder Nachgeben der Extremität. Durch die leichte Beugehaltung liegt die Kniescheibe genau im Bereich des Sulcus terminalis. Die seitliche Führung ist hier nicht ausreichend, die Kniescheibenluxation kann so unter den oben beschriebenen Unfallmechanismen ausgelöst werden. Meist tritt gleichzeitig eine Zerreißung der medialen Retinacula auf. Die unzulängliche Ausheilung der Verletzung des Bandapparates, eine vermehrte valgische Zugrichtung des Streckapparates gekoppelt mit einer Schwäche des Vastus medialis, eine Dysplasie des Femoropatellargelenks, ein falsch eingespieltes Bewegungsmuster führen zur Ausbildung einer habituellen Kniescheibenluxation.

Zur Behebung dieser Erkrankung wird in der Literatur eine Vielzahl an Methoden mit recht unterschiedlichen biomechanischen Grundüberlegungen und Heilungsergebnissen angegeben. Aufgrund der Ursachen, die zur Ausbildung einer habituellen Patellaluxation führen, aber vor allem, wenn bereits eine Knorpelveränderung vorliegt, wird allgemein beim Erwachsenen die Medialisierung der Tuberositas tibiae empfohlen. Wegen der Knochenform der Tibiae kommt es jedoch bei der üblichen Medialverlagerung zur Rotation der Patellasehne und oft sogar zur Zurückversetzung der Tuberositas tibiae.

Wir führen daher seit ca. 5 Jahren an der II. Universitätsklinik für Unfallchirurgie in Wien die Operationstechnik, wie sie von Blauth beschrieben wird, durch. Zur gewünschten Medial-, Distal- und Vorverlagerung der Tuberositas tibiae wird diese nach Abschälung des Periosts entsprechend parallel zur medialen Ebene der Tibia herausgeschnitten und mit 1 oder 2 Schrauben refixiert. Eine Rotation des Patellabandes und damit eine atypische Belastung im Bereich des Femoropatellargelenks bleibt aus.

Diese Operationstechnik haben wir bis dato 28mal durchgeführt. Es ist postoperativ zu keiner Reluxation mehr gekommen, alle Patienten haben eine hohe Sicherheit beim Gebrauch des Kniegelenks auch bei sportlicher Tätigkeit wiedererlangt. Lediglich beim Knien auf einer harten Unterlage klagen ca. 4/5 über Beschwerden lokal im Bereich der medial- und vorverlagerten Tuberositas tibiae.

Sportliche Rehabilitation nach plastischen Kreuzbandoperationen

N. Deigentesch und P. Bernett

Institut für Sporttraumatologie und Poliklinik für Sportverletzungen rechts der Isar der Technischen Universität München, D-8000 München 40

Von insgesamt 181 am vorderen und hinteren Kreuzband operierten Patienten konnten wir 127, entsprechend 70,5%, zur Klärung folgender Fragen nachuntersuchen:
1. Inwieweit eine Sportausübung wieder möglich war, und
2. inwieweit das objektive Ergebnis mit dem subjektiven Ergebnis übereinstimmt.

Bei 25 Verletzten war ausschließlich das vordere Kreuzband betroffen, 39mal sahen wir zusätzlich zur Ruptur des vorderen Kreuzbandes eine Verletzung des Innenmeniskus. Das typische Unhappy triad stellten wir in 30 Fällen fest, in 13 Fällen waren Kreuzband und Innenband betroffen, in den restlichen Fällen fanden sich multiple andere Begleitverletzungen.

Durch einen vom Patienten selbständig auszufüllenden Fragebogen eruierten wir die subjektiven Ergebnisse. Dem gegenüber stellten wir die objektiven, durch eine klinische Untersuchung gefundenen Resultate.

Die Mehrzahl der von uns operierten Patienten konnte die Stabilität von Seiten des Kreuzbandes wieder gewinnen, besonders gute Ergebnisse zeigte dabei die freie Transplantation des Lig. patellae bei chronischen Instabilitäten und die primäre Naht bei frischen Verletzungen. Zusätzlich wurden die Begleitverletzungen adäquat behandelt, besondere Beachtung wurde der hinteren Kapselschale gewidmet.

Eine Sportausübung wurde in über 75% der Fälle wieder erreicht. Es zeigte sich jedoch eine deutliche Abweichung zwischen subjektiver Beschwerdehaftigkeit und objektivem Untersuchungsbefund.

Unsere Untersuchung erbrachte kein bestimmtes Kriterium als Entscheidungshilfe zur Wiederaufnahme des Sports. Die immer wieder zu diskutierende Kompensierung der Muskelatrophie konnte in unserem Fall nicht als Kriterium herangezogen werden, da selbst nach längerer sportlicher Betätigung immer noch eine meßbare Umfangsdifferenz im Oberschenkelbereich gegeben war.

Posterpublikationen

Ultraschallmeßtechnik über den Heilverlauf von Frakturen

E. Lottersberger, W. Reczek und N. Leitgeb

Departement für Unfallchirurgie, Chirurgische Universitätsklinik,
Auenbruggerplatz, A-8036 Graz

Die an sich schon schmale Bandbreite der iatrogenen Beeinflussung der Frakturheilung wird fallweise durch die nicht immer eindeutige Beurteilbarkeit von Röntgenbild und klinischem Befund noch mehr eingeengt. Zur Herabsetzung der Auswirkungen der indirekten Frakturschäden ist daher v. a. bei der konservativen Frakturbehandlung eine erweiterte Verlaufsdiagnostik begrüßenswert. Im Vordergrund steht dabei die exaktere Bestimmung des Zeitpunktes der ehestmöglichen Wiederbelastbarkeit. Wir überprüften daher die Anwendbarkeit des Ultraschallverfahrens als ergänzende Untersuchungsmethode zur konventionellen Röntgendiagnostik.

Beim Ultraschall-Echoverfahren wird ein kurzer Impuls von einem Sender-Empfänger in das zu untersuchende Objekt eingestrahlt. Dieser Impuls wird an den Grenzflächen zwischen den verschiedenen Geweben teilweise reflektiert, so daß spezifische Echos mit verschiedener Laufzeit nacheinander vom selben Schallkopf, nun mehr als Empfänger arbeitend, empfangen werden können. In den vorliegenden Untersuchungen wurde die Eignung der computerunterstützten A-scan-Analyse zur Charakterisierung des Verlaufes der Kallusentwicklung untersucht. Dazu erwies sich die Ermittlung der Schallgeschwindigkeit im Kallus als besonders erfolgversprechend. Wie die im Tierversuch laufend dokumentierten Röntgenbilder belegen, bleiben die äußeren Abmessungen des Kallus im Verlauf der Frakturheilung konstant. Mit den aus den Röntgenbildern gewonnenen Abmessungen kann man daher zusammen mit den sonographisch ermittelten Echolaufzeiten die Schallgeschwindigkeit im Frakturbereich errechnen. Die bisherigen Ergebnisse weisen darauf hin, daß Schallgeschwindigkeiten über einem Richtwert von 3000 m/s eine bereits ausreichende Kallusstabilität angeben. Der ständige Vergleich der Ultraschall-A-scan-Analyse mit dem Röntgenbild und dem klinischen Befund im Tierversuch zeigte deutlich, daß mittels der Ultraschalluntersuchung die Belastbarkeit einer verheilenden Fraktur bereits zu einem Zeitpunkt festgestellt werden konnte, der im Röntgenbild als verfrüht anzunehmen war. Dieser war zwar in unserer Versuchsreihe individuell verschieden, aber oft bereits vor dem 21. Tag nach Frakturzeitsetzung erreicht. In der Literatur wird die durchschnittliche Heildauer von Unterschenkelfrakturen bei Kaninchen mit 28 Tagen und mehr angegeben.

Die prospektiven Resultate aus unseren Tierversuchen und die völlige Unschädlichkeit des Verfahrens ermutigen uns, die Ultraschalldiagnostik auch beim Menschen anzuwenden. Wir erhoffen uns dadurch nicht nur den Zeitpunkt der ehestmöglichen Wiederbelastbarkeit exakter bestimmen zu können, sondern auch in der kontinuierlichen Beobachtung des sekundären Heilverlaufs einer Fraktur die indirekten Frakturschäden durch eine unzureichende oder zu lange Gipsbehandlung in Grenzen zu halten, bzw. die Gefahren einer fehlgeleiteten Frakturbehandlung frühestmöglich zu erkennen.

Funktionelle Gelenkachsendarstellung der unteren Extremitäten

W. Menke, H. Schild, R. Volkert und O. Hatz

Orthopädische Universitätsklinik, Langenbeckstraße 1, D-6500 Mainz

Einleitung. Am „funktionellen Hüftgelenkschluß" sind mehrere Komponenten beteiligt, wozu u. a. die Femurtorsion, die funktionelle Einstellung der Schenkelhalsachse zur Frontalebene und die Pfanneneingangsebene in der Frontal- und Transversalebene zählen. So bietet die Bestimmung der Femurtorsion nur einen Einblick in die formalen Gegebenheiten, erst die Betrachtung in einem funktionellen Zusammenhang gibt die tatsächlichen Verhältnisse wieder (Bernbeck, Rohlederer).

An die Femurtorsionsbestimmung muß sich also eine klinische Untersuchung anschließen, in der versucht wird, die gefundenen Meßwerte in einen funktionellen Zusammenhang zu bringen.

Methodik und Ergebnisse. Mit der Computertomographie steht ein Untersuchungsverfahren zur Verfügung, mit dem Skelettachsen in der Transversalebene mit ausreichender Genauigkeit bestimmt werden können (Jacob, Hernandez). Während dieser Untersuchung werden die Füße in einem Fixationsgerät mit einstellbarem Fußteil in funktioneller Winkelstellung fixiert, die in der vorausgehenden klinischen Untersuchung ermittelt wurde (Volkert). Werden in dieser Position die CT-Transversalschnitte durchgeführt, ist über die übliche Torsionsbestimmung hinaus eine Einschätzung der funktionellen Einstellung der transversalen Gelenkachsen möglich. An 25 Patienten mit unterschiedlichen orthopädischen Krankheitsbildern im Alter von 7–52 Jahren wurde eine Torsionsbestimmung in der beschriebenen Methode vorgenommen. Im Mittel zeigte sich auf beiden Seiten eine gleich große funktionelle Auswärtsdrehung der Schenkelhalsachse gegenüber der Frontalebene von etwa $12°$. Dies fand sich auch in der Gruppe der weiblichen Patienten, bei denen die Femurtorsion im Mittel um $10°$ größer war, woraus die in dieser Gruppe verstärkte Einwärtsdrehung der Femurkondylen resultierte. Insbesondere bei der Zusammenstellung der funktionellen Schenkelhalswinkel fiel in allen Gruppen eine hohe Standardabweichung auf, woraus sich die Notwendigkeit einer individuellen Messung ableiten läßt.

Diskussion. Gesamtzahl und Heterogenität des untersuchten Patientengutes erlauben keine allgemeingültige Aussage, die Variabilität der gefundenen Meßergebnisse zeigt lediglich die Notwendigkeit einer jeweils individuellen Untersuchung auf. Die dargestellte Technik vermittelt über die normale Torsionsbestimmung hinaus einen Einblick in die funktionelle Gelenkachseneinstellung, darüberhinaus scheint auch eine Beurteilung der Pfanneneingangsebene in transversaler Richtung möglich. Damit sind entscheidende Faktoren eines „funktionellen Hüftgelenkschlusses" nicht mehr nur klinisch erfaßbar.

Extensionsvorrichtung zur intraoperativen Anwendung bei Azetabulumfrakturen und frischen Wirbelsäulentraumen (Korrektur von Fehlstellungen)

H. Hertz und A. Opitz

I. Universitätsklinik für Unfallchirurgie, Alser Straße 4, A-1097 Wien

Die Aufrechterhaltung eines gleichmäßigen kräftigen Längszuges während einer Operation kann für die Reposition von Luxationen und Frakturen von entscheidender Bedeutung sein. Ein Zuggerät wurde unter Zwischenschaltung einer Federwaage bei oben genannten Indikationen verwendet (Abb. 1 a).

Bei der Rekonstruktion einer Hüftgelenkpfanne ist zur Aufrechterhaltung des meist für die Kontrolle des Repositionsergebnisses notwendigen Längszugs große Kraftanstrengung

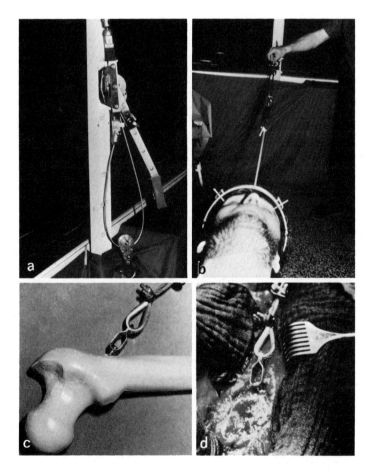

Abb. 1. a Zuggerät an Wandstativ. **b** Zuggerät mit zwischengeschalteter Federwaage am Halo-Fixateur. Rekonstruktion von Azetabulumfrakturen: Zug an Trochanterschraube. **c** Montage am Kunstknochen, **d** intraoperative Anwendung

nötig. Durch Zug an einer Spongiosaschraube, die in Verlängerung der Schenkelhalsachse in die laterale Kortikalis des Trochantermassivs eingebracht wird, kommt es zu einer gleichmäßigen Entlastung des Azetabulums, welche durch reinen Längszug am Bein nicht möglich ist. Auf diese Weise kann die Tragfläche des Azetabulums überblickt, die Reposition korrigiert und eine intraartikuläre Schraubenlage mit Sicherheit vermieden werden (Abb. 1c, d). Besonderes Augenmerk ist auf die Vermeidung eines Dehnungsschadens des N. ischiadicus zu legen.

Eine präoperative Korrektur von Achsenfehlstellungen nach frischen Brust- und Lendenwirbelfrakturen durch axialen Längszug, Skolioseausgleich und Lordosierung unter Bildwandlerkontrolle erleichtert die anschließende operative Stabilisierung. Es erübrigen sich damit intraoperative Röntgenaufnahmen zur Kontrolle des Repositionsergebnisses, die zeitaufwendig und technisch häufig unzulänglich sind und außerdem die Sterilität gefährden.

Bei Halswirbelsäulenfrakturen ist ein kräftiger Zug nicht erforderlich, die einfache Veränderung der Zurichtung erleichtert aber die Reposition sowie die Einpassung von Knochentransplantaten durch Veränderung der Halswirbelsäulenlordose (Abb. 1b).

Freie Transplantation der 2. Zehe

D. V. Egloff

Clinique de Longeraie, Avenue de la Gare 9, CH-1003 Lausanne

Nach traumatischer Amputation des Daumens kann eine freie Transplantation der 2. Zehe durchgeführt werden. Sie ermöglicht, ein bewegliches Element mit einer orthotopischen und diskriminativen Sensibilität wiederherzustellen. Dies ist ein großer Vorteil, verglichen mit einer autoplastischen Daumenrekonstruktion. Die Transplantation der 2. Zehe gibt die besten Ergebnisse, wenn die Amputation in der Nachbarschaft des MP-Gelenkes liegt. Falls die Amputation mehr proximal liegt, bleibt uns als eine gültige Alternative die Pollicization eines ganzen Langfingers oder eines Amputationsstumpfes – wenn vorhanden. Wenn alle langen Finger amputiert sind, ist die freie Transplantation der 2. Zehe eine gute Lösung. Sie ermöglicht die Wiederherstellung einer sehr funktionellen Zwei-Elementen-Zange. Die Wiederherstellung eines einzigen langen Fingers aus kosmetischen Gründen wird nur unternommen, wenn das proximale Interphalangealgelenk unversehrt ist.

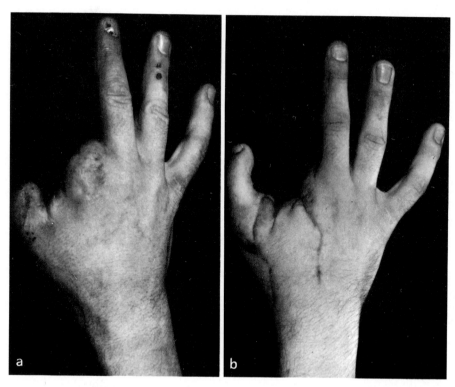

Abb. 1. a Traumatische Amputation des Daumens im MP-Gelenk. **b** Zustand nach Wiederherstellung durch eine 2. Zehe-Transplantation

Die Anwendung der neuen Selbstassistenzapparatur (Robotassistent) in der Handchirurgie

G. László

Krankenhaus des Landesrettungsdienstes Ungarn, Abteilung Traumatologie,
Szobi u. 3, H-1067 Budapest

Bisheriger Zustand. Schwerer Eingriff = großer Aufwand an Assistenz, mehr Assistenten = mehr Köpfe über dem Operationstisch, und mehr Hände im Operationsgebiet = Platzknappheit, Gedrängtheit, Unruhe.

Neue Lösung. Robotassistent (Ra) von Dr. G. Tari, der zwei grundlegende Funktionen hat:
— er übernimmt die Rolle des herkömmlichen Op-Tisches,
— er erfüllt wichtige Aufgaben des Assistenten.

Unsere Erfahrungen. Die Vorrichtung wurde in unserer Abteilung im Laufe der letzten 20 Monate in 228 Fällen verwendet. Wir haben folgende Vorteile bei der Anwendung des Ra. entdeckt:

- entsprechend dem Operationsverlauf läßt sich die zu operierende Hand jederzeit in eine optimale Lage versetzen und dort fixieren;
- die sich während der Operation als notwendig erweisenden Lageveränderungen sind einfach und schnell auszuführen;
- der Chirurg kann in einer bequemen Körperhaltung operieren;
- in der Mehrzahl der Fälle ist die Hilfe eines Assistenten entbehrlich, vermindert sich die Platzknappheit um den Op-Tisch;
- bei komplizierteren Eingriffen kann ein Assistent dem Operateur eine qualitativ höhere Hilfe leisten;
- der Ra. verbessert in besonderem Maße die Bedingungen für mikrochirurgische Eingriffe;
- der Ra. ist im Nachtdienst jederzeit einsetzbar;
- die wirtschaftliche Rentabilität liegt in der Entbehrung hochqualifizierter Fachkräfte (ärztliche Assistenz).

Nachteil der Anwendung des Ra:
- wegen der Gummibandage, welche den Unterarm fixiert, eignet sich das Gerät nur für Operationen, die distal von der Mitte des Unterarmes ausgeführt werden.

Unserer Meinung nach öffnet der Ra. einen neuen Weg in der Handchirurgie.

Zinkenplattenosteosynthese der Frakturen des distalen Radiusendes nach Streli

K. D. Moser

Glimpfingerstraße 102, A-4020 Linz

Bei der Radiusfraktur an typischer Stelle handelt es sich zwar um die häufigste Fraktur überhaupt, eine erfolgversprechende Therapie konnte bislang jedoch nur bei ausgesuchten Frakturtypen gefunden werden. Frakturen mit Gelenkbeteiligungen und Trümmerfrakturen zeigen bei konservativer Therapie häufig Mißerfolge. In bis zu 50% aller Fälle muß mit einem Korrekturverlust oder Fehlstellung gerechnet werden. Bohrdrahtosteosynthesen erzielen lediglich eine instabile Adaptation, Platten-Schrauben-Kombinationen weisen den Nachteil der Instabilität zwischen Platte und Schraube auf. Deshalb wurde die Zinkenplatte entwickelt. Durch Wahl einer festen Verbindung zwischen den die Gelenkfläche tragenden Zinken und dem Plattenschaft wird ein sekundärer Korrekturverlust verhindert. Auch bei Entfernung der Platte verhindern die sklerosierten Zinkenkanäle ein sekundäres Einsinken der Gelenkfläche. Durch die breite Unterstützung der Gelenkfläche durch die Zinken und die erreichte hohe Stabilität wird eine übungsstabile Osteosynthese erreicht. Die Patienten beginnen postoperativ mit Bewegungsübungen des Handgelenks, nach 3 Wochen kann mit einer guten Beweglichkeit gerechnet werden.

Seit November 1981 wurden im Unfallkrankenhaus Linz 26 Patienten mit der Radiuszinkenplatte versorgt. In 9 Fällen handelte es sich um eine Korrekturosteotomie, in den übrigen 17 Fällen lag eine Radiusfraktur an typischer Stelle vor, welche sich konservativ nicht halten ließ oder bei welcher mit einem erheblichen sekundären Korrekturverlust gerechnet werden mußte. Der durchschnittliche stationäre Aufenthalt betrug 3 Tage. Die postoperativ ereichte Reposition der Gelenkfläche konnte bis auf einen Fall, bei dem eine schwere Osteoporose vorlag, gehalten werden. In den meisten Fällen konnte eine gute bis ausgezeichnete Beweglichkeit des Handgelenkes erreicht werden.

Zur Schraubenarthrodese der Fingergelenke

S. Pechlaner und W. Vogl

Riedgasse 26A, A-6020 Innsbruck

Bei der Notwendigkeit der Versteifung von Fingergelenken einer geschädigten Hand hat sich die Kompressionsschraubenarthrodese besonders bewährt.
    Unser operatives Vorgehen sei an einem proximalen Interphalangealgelenk dargestellt:
    Bogenförmiger Hautschnitt um das betreffende Gelenk und Präparation des Hautlappens.
    V-förmige, distal gestielte Inzision des Tractus intermedius, Präparation mit dem Periost und Aufklappen des Sehnenspans nach distal. Nach Abschieben der seitlichen Strecksehnenzügel und Durchtrennung der Seitenbänder sowie Inzision der volaren Kapselplatte kann das Gelenk luxiert und die Resektion der Gelenkflächen durchgeführt werden.

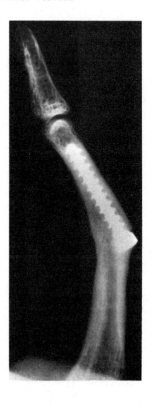

Abb. 1. Arthrodese mittels Kegelkopfschraube

Dabei wird die Basis der Mittelphalange senkrecht auf die Längsachse des Mittelgliedes sparsam reseziert, am Grundglied erfolgt die Resektion im gewünschten Arthrodesewinkel.

An der Mittelphalange wird knapp streckseitig des Mittelpunktes der Resektionsfläche und senkrecht auf die Mittelgliedachse entsprechend dem vorgesehenen Schraubendurchmesser aufgebohrt und das Gewinde geschnitten.

Am Grundglied wird von peripher her vom Mittelpunkt der Resektionsfläche und senkrecht auf diese das Gleitloch angelegt. Mit Hilfe einer Kegelfräse wird proximal der Kopfraum für die Schraube erweitert.

Weichteilnekrosen über dem Schraubenkopf und die damit verbundene Infektgefahr und Notwendigkeit der Schraubenentfernung, sowie die Schwächung der proximalen Phalange durch die erhebliche Ausnehmung für den üblichen Schraubenkopf haben uns bewogen, den Schraubenkopf kegelförmig abzudrehen und damit zu verkleinern. Dies ergibt mit der adäquaten kegelförmigen Ausfräsung des Kopfraumes ein stabiles, großflächiges Widerlager für die Kompression. Die resektionsbedingte Fältelung der lateralen Strecksehnenzügel wird zur Vermeidung eines Streckdefektes im Endgelenk gerafft. Der Schraubenkopf wird durch den anfangs präparierten Sehnenspan breit abgedeckt. Die Arthrodeseschraube wird im allgemeinen nicht mehr entfernt.

Die postoperative Ruhigstellung beträgt 4 Wochen, um die gerafften Strecksehnenzügel zu festigen.

Indikation zur operativen Versorgung nach Verletzungen des ulnaren Daumengrundgelenkbandes

S. Pechlaner

Riedgasse 26A, A-6020 Innsbruck

Bei Schädigung des Daumengrundgelenkbandes unterscheiden wir folgende Verletzungstypen:

Typ 0: Elongation: Ruptur einzelner Faserbündel an verschiedener Stelle im Bandverlauf; die Gesamtkontinuität des Bandes bleibt aber erhalten.

Typ I: Intraligamentäre Ruptur: Völliger Riß des Bandes mit proximalem und distalem Bandstumpf.

Typ II: Abriß des Bandes von seiner proximalen oder distalen Insertion.

Typ III: Knöcherner Bandausriß aus seiner proximalen oder distalen Insertion.

Dokumentiert die gehaltene Aufnahme eine vermehrte Aufklappbarkeit von über 20°, ist eine völlige Instabilität anzunehmen.

Während bei Elongationen und stabilen, kaum verschobenen knöchernen Bandausrissen die konservative Behandlung gute Ergebnisse bringt, empfehlen wir bei Verletzungen des Typ I, II und den instabilen oder deutlich dislozierten Ausrissen vom Typ III die operative Versorgung.

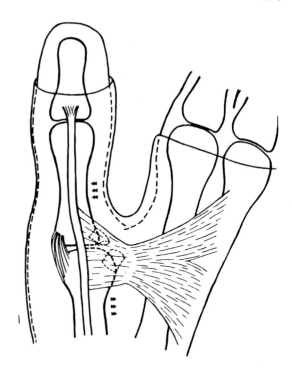

Abb. 1. Subluxationstendenz bei konservativer Behandlung

Dies einerseits, weil im Gipsverband der M. adductor pollicis bei Instabilität des Grundgelenkes den 1. MHK mangels starrer Fixation ellenwärts zieht, während die Daumenphalangen fest im Gips fixiert sind. So kann es zur Subluxation des Grundgelenkes kommen.

Andererseits beweisen Operationsbefunde, wie weit distal geschädigte Bandenden disloziert werden. Denn bei radialer Abknickung des Daumens kommt es zu einer Luxation der Adduktoraponeurose über das Köpfchen des 1. MHK. Durch die Reposition wird das distal ab- bzw. ausgerissene Bandende nach proximal gedrängt und kann im Extremfall subkutan zu liegen kommen.

Wenn auch in diesen Fällen durch Vernarbung von Kapselgewebe eine scheinbare Stabilität erreicht wird, wird die frühere Bandfestigkeit nicht erreicht.

Klinische Erfahrungen mit dem Fibrin-Antibiotikum-Verbund bei der Osteomyelitis

A. Braun, R. Kratzat und A. Güssbacher

Orthopädische Klinik und Poliklinik der Universität Heidelberg,
Schlierbacher Landstraße 200a, D-6900 Heidelberg

Zur lokalen Therapie der chronischen Osteomyelitis wurden Eigenblut-Antibiotikum-Plomben und Gentamycin-PMMA-Kugelketten beschrieben. Ziel der lokalen Applikationsform des Antibiotikums ist, einen hohen antibakteriellen Wirkstoffspiegel im infizierten Milieu zu erreichen. Der Fibrin-Antibiotikum-Verbund (FAV) wird von uns seit 1979 klinisch als ergänzende Lokalbehandlung von Knochen- und Weichteilinfektionen verwendet. Chirurgische Maßnahmen wie Debridement und Stabilisierung haben nach wie vor therapeutische Priorität. Die physiologische Matrix und plastische Formbarkeit von Fibrin während der Polymerisation sind gegenüber den Gentamycin-PMMA-Kugelketten wesentliche Vorteile. Fibrin fördert die Fibroblastenproliferation und beschleunigt damit reparative Vorgänge.

Von April 1979 bis April 1983 wurden insgesamt 49 Patienten mit einem Knochen- und Weichteilinfekt mit dem FAV behandelt. In 39 Fällen kam es zur Infektberuhigung (26 primäre und 13 sekundäre Wundheilungen), in 10 Fällen trat keine Infektberuhigung ein.

Nach klinischer Anwendung des Fibrin-Gentamycin-Verbunds wurde in 18 Fällen die Serum- und in 17 Fällen die Urin-Gentamycin-Konzentration gemessen. Die Serumkonzentrationsbestimmung erfolgte 1, 2, 4, 8, 24 und 48 h nach Applikation von 250–500 mg Gentamycinsulfat nach Körpergewicht. Vergleicht man die Gentamycinserumkonzentration nach FGV mit derjenigen nach i. m.-Applikation von 80 mg Gentamycin und lokal eingebrachten PMMA-Kugelketten, so entspricht das Elutionsverhalten der klinischen Forderung einer kurzfristigen, lokal hochdosierten Antibiotikumfreisetzung. Die Urinkonzentrationsbestimmung erfolgte an 7 aufeinanderfolgenden Tagen nach Applikation. Die entsprechenden Werte nach Implantation von PMMA-Kugelketten waren bis zum 4. Tag deutlich unter, danach geringfügig über denjenigen nach Einbringen von FGV.

Die Technik ermöglicht eine primäre Spongiosaplastik.

Osteoplastik am Gesichtsschädel mit einer neuen Substanz – Biozement (BZ). Tierexperimentelle Resultate

J. Raveh und H. Stich

Universitäts-HNO-Klinik, Inselspital, CH-3010 Bern

Das häufige Trauma des Gesichtsschädels und die notwendige exakte knöcherne und weichteilmäßige Rekonstruktion dieser sowohl funktionell als auch kosmetisch heiklen Region hat uns veranlaßt, einige Modifikationen anzustreben. Dies geht aus den klinischen-intraoperativen Posteraufnahmen hervor, wobei die gleichzeitige Revision der Schädelbasis eine äußerst günstige Ausgangslage für die Mittelgesichtsrekonstruktion bietet. Trotz der Tatsache, daß wir die Verwendung von metallischen Allomaterialien erheblich reduzieren konnten, ist v. a. im frontalen Gebiet die Drahtfixation der Knochenfragmente notwendig. Um dies vermeiden zu können, haben wir eine neue Substanz entwickelt, dessen organische Matrix, aus der sog. Bowen-Formel bestehend, ein dreidimensional vernetztes Gerüst bildet, in welches bioaktive Füllkomponenten eingebaut wurden (A_2-Biokeramik, Bioglas Hench, Apatit). Das Ziel der tierexperimentellen Anwendung (Literatur) war die Überprüfung dieses Materials als Fixation und Überbrückungsmittel v. a. am knöchernen Gesichtsschädel. Die Resultate nach bis zu 2 Jahren ergaben sehr befriedigende Ergebnisse, indem sich direkte trennschichtfreie Kontakte im Grenzflächenbereich BZ – Knochen mit zapfenartigen Verankerungen bildeten. Daß die Füllkomponente teilweise resorbiert und durch Knochensubstanz ersetzt wird, trägt zur Stabilität und Vergrößerung der Verankerungsfläche bei. Die Regeneration des Flimmerepithels der Stirnhöhlenmukosa und die biokompatible Reaktion der Menigen und des Kortex, welche sich im direkten Kontakt mit dem BZ befanden, erlauben die Anwendung dieses Materials, wobei die Toxizität des Monomers der üblichen PMMA vermieden werden kann.

Literatur

1. Raveh J, Stich H, Ruchti C (1982) Osteoplastik und Defektüberbrückung am Gesichtsschädel mit einer neuen Substanz – Biozement. Tierexperimentelle Resultate. Dtsch Zahnärztl Z 37:498
2. Raveh J, Stich H, Schawalder P, Ruchti C, Cottier H (1982) Biocement – A new material. Results of its experimental use of osseous repair of skull cap defects with lesions of the dura mater and liquorrhea, reconstruction of the anterior wall of the frontal sinuses and fixation of alloimplants. Acta Otolaryngol 94:371
3. Raveh J, Stich H, Sutter F, Greiner R (1982) Neue Rekonstruktionsmöglichkeiten des Unterkiefers bei knöchernen Defekten nach Tumorresektionen. Tierexperimentelle und klinische Resultate. Chirurg 53:459

Empirische Untersuchungen zur Interaktion von Hirnverletzung, Alter und Erkrankungsdauer bei Schädel-Hirn-Traumen

W. Hamster und K. Mayer

Neurologische Universitätsklinik Tübingen, Abteilung Neuropsychiatrie mit Neurologischer Poliklinik, Liebermeisterstraße 18–20, D-7400 Tübingen

Bei der Beurteilung psychischer Hirnverletzungsfolgen wird in der Verlaufsbeurteilung davon ausgegangen, daß bei gedeckten Hirntraumen ohne posttraumatisches Anfallsleiden oder unfallunabhängigen weiteren zerebralen Erkrankungen der Altersfaktor einen normalen, d. h. additiven Effekt zum bestehenden Leistungsdefizit hat.

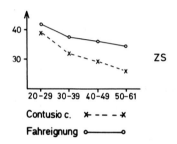

Abb. 1. Die Mengenleistung im Zahlen-Symboltest (ZS) aus dem Hawie in 4 Altersstufen, Contusio cerebri und Kontrollen

Patienten. 588 Patienten mit einer gedeckten Hirnverletzung nach Art und Ausmaß einer Contusio cerebri (Altersspanne 20–65 Jahre, keine Hirntraumen mit weiteren, unfallunabhängigen zerebralen Erkrankungen, keine Patienten mit demonstrativen Tendenzen).

Ergebnisse. 1. In den 2-faktoriellen Varianzanalysen über die Faktoren Lebensalter und Erkrankungsdauer zeigte sich fast ausschließlich eine Relevanz des Faktors Lebensalter auf die psychophysischen Leistungsfunktionen (Hawie, Revisionstest, Test d2, KVT) (Abb. 1).

Altersspezifisch nachlassende Leistungen in den überprüften Dimensionen sind aber bekannt. In einer weiteren Analyse überprüften wir, ob der Altersfaktor bei den Hirnverletzten einen Einfluß hat, der über den normalen Altersabbau hinausgeht.

2. Wir verglichen die Kontusionspatienten mit einer Kontrollgruppe zerebral Gesunder (N über 1000). Im Widerspruch zur additiven Hypothese ist bei den Hirnverletzten ein mit der Altersstufe ansteigendes und nicht parallel zur Altersnorm verlaufendes Leistungsdefizit festzustellen.

Die Befunde müssen an weiteren Stichproben und in Längsschnittanalysen überprüft werden, da die Annahme einer vorzeitigen Alterung von Hirnverletzten weitreichende Folgen hätte.

Literatur

Hamster W (1978) Empirische Untersuchungen zur diagnostischen Valenz von Leistungstests in der klinischen Psychologie. Dissertation, Universität Tübingen

Zur Diagnostik der Kombinationsverletzungen von Gehirn und Rückenmark unter besonderer Berücksichtigung der BWS-Verletzungen

J. Piek, C. B. Lumenta und W. J. Bock

Medizinische Einrichtungen der Universität Düsseldorf, Neurochirurgische Klinik, Moorenstraße 5, D-4000 Düsseldorf 1

Bei einer jährlichen Aufnahmefrequenz von 150–180 Patienten mit schweren Schädel-Hirn-Traumen fanden wir eine gleichzeitige Beteiligung der BWS von 1975–1980 in 4 Fällen, von 1981–1982 in 9 Fällen. Aus der Erfahrung mit diesen Patienten und anderen mit begleitenden Verletzungen anderer Wirbelsäulenabschnitte (HWS 6–8%, LWS 0,5–1%) hat sich der folgende Untersuchungsablauf im Rahmen der Notfalldiagnostik bewährt.

Die *Fremdanamnese* läßt bereits eine Beteiligung der BWS bei diesen Patienten vermuten. Es handelt sich ausschließlich um Hochgeschwindigkeitsunfälle, die geeignet sind, einen zumindest zweifachen Aufprall des Körpers zu ermöglichen. Die *klinische Untersuchung* zeigt nur in 1/3 lokale Verletzungszeichen der BWS, jedoch in 2/3 der Fälle Mono- oder Paraparesen im neurologischen Befund. Nach *Stabilisierung der Vitalfunktionen* beantwortet die *initiale Nativdiagnostik* (seitliche HWS-Aufnahme, Thorax a.-p. in „harter" Aufnahmetechnik, Schädel a.-p. mit geöffnetem Mund) für den nun stattfindenden Transport und Umlagerung zur CT-Untersuchung und ggf. Operation bereits folgende Fragen: Impression im Schädelbereich? Densfraktur? HWS-Luxation? Thoraxverletzung? BWS-Dislokation? Lage von Tubus und Venenkatheter? Ziel ist, lagerungsbedingte Schäden bei den nun folgenden Maßnahmen zu vermeiden (Anteflexion des Kopfes bei CT-Untersuchung!) und die korrekte Lage der Zugänge zu sichern. Das *CT* des *Schädels* beginnt mit Schichten in Ventrikelhöhe, um beim Entdecken eines Hämatoms schnellstmöglich die weiteren Schritte hinsichtlich Operation einzuleiten. Ist ein dringender neurochirurgischer Eingriff indiziert, erfolgen keine weiteren Röntgenuntersuchungen und die Lagerung der Patienten ihrer WS-Verletzung entsprechend. Erst hiernach erfolgt die *ergänzende Nativdiagnostik*. Diese beinhaltet die seitliche Schädelaufnahme und die Nativdiagnostik der vermuteten weiteren Verletzungen. Die Operationsindikation bei Wirbelsäulenverletzungen stützt sich nur auf die Nativdiagnostik und den neurologischen Befund (zunehmende spinale Symptomatik). *Schichtaufnahmen der WS* sind nur bei geplanten operativen stabilisierenden Maßnahmen indiziert. Wegen der Einklemmungsgefahr ist eine *Myelographie* bei der Kombination von SHT und WS-Verletzung kontraindiziert. Das *spinale CT* bietet zwar erhebliche technische und diagnostische Vorteile (Rekonstruktionen in verschiedenen Ebenen, geringe Strahlenbelastung), ist im Rahmen der Notfalldiagnostik jedoch zu zeitaufwendig und verzögert dringendere Maßnahmen, trägt insbesondere zur Operationsindikation nicht bei. Es ist nur bei dem Verdacht auf eine raumfordernde spinale Blutung ohne knöcherne Verletzung indiziert. Es bewährt sich jedoch im weiteren Krankheitsverlauf zur Kontrolle der Frakturheilung und bei der Frage nach entzündlichen Komplikationen.

Die Langzeitregistrierung des intrakraniellen Druckes bei Schädel-Hirn-Verletzten im klinischen Routinebetrieb

R. Schedl, P. Fasol, W. Sebek, H. Spängler und M. Strickner

II. Universitätsklinik für Unfallchirurgie, Spitalgasse 23, A-1097 Wien

An der II. Universitätsklinik für Unfallchirurgie Wien haben wir 1976 in Zusammenarbeit mit der Forschungsstelle für Intensivtherapie an der Klinik für Anästhesie und Allgemeine Intensivmedizin mit dem Hirndruckmonitoring bei Schädel-Hirn-Traumen begonnen und überblicken derzeit 130 Patienten (davon 41 Polytraumen mit insgesamt 70 Zusatzverletzungen). Das von uns verwendete fiberoptische System wird epidural implantiert und zeichnet sich durch eine hohe Nullpunktkonstanz aus.

Die Indikation zum intrakraniellen Druckmonitoring stellen wir prinzipiell bei jedem bewußtlosen Patienten nach Ausschluß einer Raumforderung durch Karotisangiographie oder Computertomographie, sofern der Zustand des Patienten eine intensivmedizinische Beobachtung und Betreuung erforderlich macht. Bei operationspflichtigen raumfordernden Blutungen beginnen wir mit dem Monitoring in der Regel unmittelbar nach Entleerung des Hämatomes. Die durchschnittliche Meßdauer betrug bei unseren Patienten 126 h (3–444 h). Die Entfernung der Sonden erfolgt bei Irrelevanz der weiteren Hirndruckmessung (konstantes Hirndruckniveau über einen längeren Zeitraum), bei Wiedererlangung des Bewußtseins oder bei Ableben des Patienten. In 11 Fällen traten technische Komplikationen auf (Zerstörung oder Dislokation der Sonde), die bisher einzige klinisch relevante Komplikation ist ein Spätinfekt 6 Wochen nach Sondenexplantation.

Die Dokumentation erfolgt punktuell in eigenen Protokollblättern und kontinuierlich über einen mechanischen Schreiber. Eine zusätzliche Möglichkeit hat sich durch den Einsatz eines computergestützten Monitorings ergeben.

Dieses Verfahren ist v. a. in der Langzeitregistrierung durch die Möglichkeit retrospektiver synoptischer Zusammenstellungen von Hirndruckverlauf und Hämodynamik und der präzisen zeitlichen Zuordnungsmöglichkeit hirndruckrelevanter Patientenparameter (Respiratoreinstellung, Blutgaswerte) von Vorteil.

Eine unmittelbare Verbesserung der Prognose von Schädel-Hirn-Traumen durch das intrakranielle Druckmonitoring allein ist bisher nicht erwiesen. Es liegt jedoch auf der Hand, daß die Gefahr therapeutisch ausgelöster Hirndrucksteigerungen aufgezeigt und vermieden werden kann. So hat sich der praktische Wert v. a. in der Kontrolle pflegerischer Maßnahmen am Patienten ergeben. Der hohe Informationswert rechtfertigt die Invasivität der epiduralen Meßmethoden des intrakraniellen Druckes.

Schlußansprache

J. Probst

1. stellvertretender Präsident der Deutschen Gesellschaft für Unfallheilkunde e. V.

Sehr verehrte Herren Präsidenten,
meine sehr verehrten Damen, meine Herren!

Bevor wir nach vier ebenso inhaltsreichen wie schönen gemeinsamen Kongreßtagen heimkehren, möchten die Gäste ihren Gastgebern danken. Leider kann Herr Kollege Burri als Vertreter der nächsten gastgebenden Gesellschaft heute nicht bei uns sein, ein Trauerfall in der eigenen Familie mußte ihn vorzeitig aufbrechen lassen, er trägt zu dieser Stunde seinen Vater zu Grabe.

Meine sehr verehrten Damen, meine Herren, diese gemeinsame Unfalltagung war gleichzeitig der Beginn des zweiten Durchganges. 11 Jahre ist es her, daß wir erstmals Gäste unserer schweizerischen Freunde und Kollegen waren. Dies war also das erste Rezidiv, das uns ebenso herausforderte wie – das kann man jetzt schon abschließend sagen – in seiner therapeutischen Konsequenz befriedigte. Was nicht etwa heißen soll, daß alle Probleme geheilt seien. Vielmehr haben wir diesmal vielleicht noch mehr als früher gewissermaßen streitbar – nicht etwa streitig! – diskutiert, dies ist sicher nicht zuletzt zurückzuführen auf die sich immer mehr verbreiternde Grundlage, auf die sich unsere drei Gesellschaften stellen können. Das ist der eine Sinn unserer Gemeinsamkeit.

Der andere ist die persönliche Begegnung im Kongreßsaal und auch außerhalb desselben. Unsere schweizerischen Freunde, vor allem aber Herr Kollege Heim und Herr Kollege Jeannet, haben in bewundernswürdiger Weise dafür gesorgt, daß auch dieser gleich wichtige Teil des Kongresses nicht zu kurz kam. Wer etwa am gestrigen Abend dem Konzert in der Kathedrale lauschen konnte, wird auch das nicht vergessen!

Unser lieber Kollege Heim hat den Kongreß eingeleitet mit einem Alphorn. Es war nicht C-Dur, sondern d-moll. So verliefen auch die Verhandlungen nach dem Motto: „SUAVITER IN MODO – FORTITER IN RE". Und das war wohl auch der eigentliche Sinn des „Rütlischwures" von 1972.

Meine Damen und Herren, Sie werden nicht erwarten, daß ich nun mit einer Signaltrompete „Das Ganze – halt!" blase. Ein „Halt" kann es für uns ja gar nicht geben. Eine Retraite wäre eher angemessen; denn danach geht es am (an einem) anderen Tage weiter.

In diesem Sinne sage ich unseren Gastgebern noch einmal freundschaftlichen Dank und lade Sie alle gleichzeitig zur Fortsetzung in 4 Jahren nach Berlin ein. Ihnen allen wünsche ich eine gute und unfallfreie Heimfahrt!

Hefte zur Unfallheilkunde

Beihefte zur Zeitschrift „Unfallheilkunde/Traumatology" Herausgeber: J. Rehn, L. Schweiberer

147. Heft: L.-J. Lugger
Der Wadenbeinschaft
1981. 69 Abbildungen, 10 Tabellen.
VIII, 100 Seiten
Broschiert DM 38,-. ISBN 3-540-10421-6

149. Heft:
Verletzungen der Wirbelsäule
13. Reisensburger Workshop zu Ehren von H. Willenegger
14. bis 16. Februar 1980
Herausgeber: C. Burri, A. Rüter
Unter Mitarbeit zahlreicher Fachwissenschaftler
1980. 1 Porträt, 168 Abbildungen, 38 Tabellen.
XIII, 270 Seiten
Broschiert DM 64,-. ISBN 3-540-10202-7

150. Heft: E. Jonasch, E. Bertel
Verletzungen bei Kindern bis zum 14. Lebensjahr
Medizinisch-statistische Studie über 263 166 Verletzte
1981. 5 Abbildungen, 188 Tabellen. XI, 146 Seiten.
Broschiert DM 42,-. ISBN 3-540-10476-3

151. Heft: R. Kleining
Der Fixateur externe an der Tibia
Biomechanische Untersuchungen
1981. 78 Abbildungen, 12 Tabellen. VII, 85 Seiten.
Broschiert DM 34,-. ISBN 3-540-10555-0

152. Heft: F. Klapp
Diaphysäre und metaphysäre Verletzungen im Wachstumsalter
Eine Experimentelle Studie
1981. 51 zum Teil farbige Abbildungen in 106 Einzeldarstellungen. VII, 77 Seiten
Broschiert DM 49,-. ISBN 3-540-10750-5

153. Heft:
44. Jahrestagung der Deutschen Gesellschaft für Unfallheilkunde e.V.
19. bis 22. November 1980, Berlin
Kongreßbericht im Auftrage des Vorstandes zusammengestellt von J. Probst, A. Pannike
1981. 184 Abbildungen. XXIV, 531 Seiten.
Broschiert DM 128,-. ISBN 3-540-10926-9

154. Heft: F. Eitel
Indikation zur operativen Frakturenbehandlung
Experimentalchirurgische und klinische Aspekte
1981. 38 Abbildungen. VIII, 88 Seiten
Broschiert DM 36,-. ISBN 3-540-10995-1

155. Heft:
Verletzungen des Ellbogens
14. Reisensburger Workshop
19. bis 21. Februar 1981
Herausgeber: C. Burri, A. Rüter
Unter Mitarbeit zahlreicher Fachwissenschaftler
1982. 213 Abbildungen. XIII, 325 Seiten
Broschiert DM 98,-. ISBN 3-540-11028-3

156. Heft:
Der Schock
Hypovolämisch-traumatischer und septischer Schock
18. Jahrestagung der Österreichischen Gesellschaft für Unfallchirurgie gemeinsam mit der Österreichischen Gesellschaft für Anästhesiologie, Reanimation und Intensivtherapie
30. September bis 2. Oktober 1982, Salzburg
Kongreßbericht im Auftrage der Vorstände zusammengestellt von G. Schlag
1983. 247 Abbildungen. XXIII, 590 Seiten
Broschiert DM 112,-. ISBN 3-540-12579-5

157. Heft:
16. Tagung der Österreichischen Gesellschaft für Unfallchirurgie
3. bis 4. Oktober 1980, Salzburg
Kongreßbericht im Auftrage des Vorstandes zusammengestellt von J. Poigenfürst
1982. 196 Abbildungen. XXII, 416 Seiten
Broschiert DM 128,-. ISBN 3-540-11387-8

158. Heft:
45. Jahrestagung der Deutschen Gesellschaft für Unfallheilkunde e.V.
22. bis 25. November 1981, Berlin
Kongreßbericht im Auftrage des Vorstandes zusammengestellt von A. Pannike
1982. 289 Abbildungen. XXVI, 754 Seiten
Broschiert DM 168,-. ISBN 3-540-11718-0

Hefte zur Unfallheilkunde

Beihefte zur Zeitschrift „Unfallheilkunde/Traumatology" Herausgeber: J. Rehn, L. Schweiberer

159. Heft: B. Helpap
Die lokale Gewebsverbrennung
Folgen der Thermochirurgie
1983. 46 Abbildungen. X, 90 Seiten
Broschiert DM 36,–. ISBN 3-540-11891-8

160. Heft:
Verletzungen des Schultergürtels
15. Reisensburger Workshop zu Ehren von
M. Allgöwer
18. bis 20. Februar 1982
Herausgeber: C. Burri, A. Rüter
Unter Mitarbeit zahlreicher Fachwissenschaftler
1982. 194 Abbildungen. XV, 284 Seiten
Broschiert DM 169,–. ISBN 3-540-11767-9

161. Heft:
Die Verriegelungsnagelung
3. Internationales Verriegelungsnagel-Symposium
2. und 3. April 1982, Frankfurt/Main
Herausgeber: J. Mockwitz, H. Contzen
1983. 107 Abbildungen. XII, 190 Seiten
Broschiert DM 78,–. ISBN 3-540-12009-2

162. Heft:
Fraktur und Weichteilschaden
28. Hannoversches Unfallseminar
7. November 1981
Herausgeber: H. Tscherne, L. Gotzen
Unter Mitarbeit zahlreicher Fachwissenschaftler
1983. 104 Abbildungen. IX, 160 Seiten
Broschiert DM 78,–. ISBN 3-540-12095-5

164. Heft:
46. Jahrestagung der Deutschen Gesellschaft für Unfallheilkunde e. V.
28. November bis 1. Dezember 1982, Berlin
Kongreßbericht im Auftrage des Vorstandes
zusammengestellt von A. Pannike
1984. Etwa 337 Abbildungen. Etwa 704 Seiten
Broschiert DM 198,–. ISBN 3-540-12604-X

165. Heft:
**Experimentelle Traumatologie
Neue klinische Erfahrungen**
Forumband der 4. Deutsch-Österreichisch-
Schweizerischen Unfalltagung in Lausanne,
8. bis 11. Juni 1983
Herausgeber: C. Burri, U. Heim, J. Poigenfürst
1983. 74 Abbildungen, XVII, 307 Seiten
Broschiert DM 88,–. ISBN 3-540-12460-8

166. Heft: L. v. Laer
Skelett-Traumata im Wachstumsalter
1984. 49 Abbildungen. VIII, 84 Seiten.
Broschiert DM 42,–. ISBN 3-540-12605-8

167. Heft:
Bandverletzungen des Kniegelenkes
17. Jahrestagung der Österreichischen Gesellschaft
für Unfallchirurgie
1. bis 3. Oktober 1981, Salzburg
Kongreßbericht im Auftrage des Vorstandes zusammengestellt von H. Frick
1983. Etwa 212 Abbildungen, etwa 185 Tabellen.
Etwa 504 Seiten
Broschiert DM 128,–. ISBN 3-540-12606-6

170. Heft:
**Posttraumatische Schäden
des Schultergürtels**
17. Reisensburger Workshop zu Ehren von
M. E. Müller und J. Rehn, 3. bis 5. März 1983
Herausgeber: C. Burri, A. Rüter
1984. 86 Abbildungen. XV, 236 Seiten
Broschiert DM 98,–. ISBN 3-540-12970-7

Springer-Verlag
Berlin
Heidelberg
New York
Tokyo

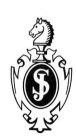